S. Niebuhr-Siebert, U. Wiecha (Hrsg.)

Kindliche Sprach-, Sprech-, Stimm- und Schluckstörungen

Sandra Niebuhr-Siebert, Ulrike Wiecha (Hrsg.)

Kindliche Sprach-, Sprech-, Stimm- und Schluckstörungen

Gezielte Elternberatung

Mit Beiträgen von: Solveig Chilla, Erfurt; Ursula Franke, Köln; Britta Grabherr, Potsdam; Claudia Hachul, Bamberg; Norina Lauer, Idstein; Martina Michalske, Karlsruhe; Franziska Menzel, Dortmund; Sandra Niebuhr-Siebert, Berlin; Dagmar Slickers, Dortmund; Anja Starke, Dortmund; Katja Subellok, Dortmund; Katja Wenger, Berlin; Ulrike Wiecha, Berlin

ELSEVIER URBAN & FISCHER

URBAN & FISCHER München

Zuschriften an:
Elsevier GmbH, Urban & Fischer Verlag, Hackerbrücke 6, 80335 München

Herausgeberinnen:
Dr. Sandra Niebuhr-Siebert
Hoffbauer Berufsakademie gGmbH
Hermannswerder 7
14473 Potsdam

Ulrike Wiecha
Neue Christstr. 5
14059 Berlin

Wichtiger Hinweis für den Benutzer
Die Erkenntnisse in der Sprachtherapie und Medizin unterliegen laufendem Wandel durch Forschung und klinische Erfahrungen. Herausgeberinnen und Autorinnen dieses Werkes haben große Sorgfalt darauf verwendet, dass die in diesem Werk gemachten therapeutischen Angaben (insbesondere hinsichtlich Indikation, Dosierung und unerwünschter Wirkungen) dem derzeitigen Wissensstand entsprechen. Das entbindet die Nutzerin dieses Werkes aber nicht von der Verpflichtung, anhand weiterer schriftlicher Informationsquellen zu überprüfen, ob die dort gemachten Angaben von denen in diesem Werk abweichen und seine Verordnung in eigener Verantwortung zu treffen.
Für die Vollständigkeit und Auswahl der aufgeführten Medikamente übernimmt der Verlag keine Gewähr.
Geschützte Warennamen (Warenzeichen) werden in der Regel besonders kenntlich gemacht (®). Aus dem Fehlen eines solchen Hinweises kann jedoch nicht automatisch geschlossen werden, dass es sich um einen freien Warennamen handelt.

Bibliografische Information der Deutschen Nationalbibliothek
Die Deutsche Nationalbibliothek verzeichnet diese Publikation in der Deutschen Nationalbibliografie; detaillierte bibliografische Daten sind im Internet über http://www.d-nb.de/ abrufbar.

1. Auflage 2012

Der Urban & Fischer Verlag ist ein Imprint der Elsevier GmbH.

12 13 14 15 16 5 4 3 2 1

Um den Textfluss nicht zu stören, wurde bei Berufsbezeichnungen die grammatikalisch feminine Form gewählt. Selbstverständlich sind in diesen Fällen immer Männer und Frauen gemeint.

Planung und Lektorat: Anne Wiehage, Fröndenberg; Christiane Tietze, München
Redaktion: Lisa Binse, Rheda-Wiedenbrück
Herstellung: Ulrike Schmidt, München
Satz: abavo GmbH, Buchloe/Deutschland; TnQ, Chennai/Indien
Druck und Bindung: Dimograf, Bielsko-Biata, Polen
Umschlaggestaltung: SpieszDesign, Neu-Ulm
Titelfotografie: © Gorilla – Fotolia.com

ISBN Print 978-3-437-44402-9
ISBN e-Book 978-3-437-59664-3

Aktuelle Informationen finden Sie im Internet unter **www.elsevier.de** und **www.elsevier.com**

Vorwort

Dieses Buch ist für Sie geschrieben: Sie, die als Therapeutinnen, Ärztinnen, Erzieherinnen, Lehrerinnen arbeiten, Kinder begleiten, Entwicklungen beobachten, Schicksale berühren und immer auch dem fragenden Blick der Eltern begegnen, ihm standhalten, ihn beantworten müssen.

Das Buch ist selbstverständlich auch für Sie, liebe Therapeuten, Ärzte, Erzieher und Lehrer geschrieben, fühlen Sie sich bitte angesprochen, auch wenn wir uns, um das Schreiben und Lesen erträglich zu machen, durchgängig für die weiblichen Endungen entschieden haben.

Was wollen wir? Mit diesem Buch wollen wir Ihnen als Expertinnen gut „gebündelte" Beratungsmaterialien an die Hand geben. Wir nehmen das Bedürfnis der Eltern an Aufklärung, an Information ernst. Wir wollen, dass Sie Informationen über Störungsbilder, deren Ursachen, Prognosen, alltagstaugliche Begleitung und Förderung verständlich, aber umfassend an Eltern weitergeben können. Eltern sollen ein Was, Warum, Wohin und Wie beantwortet bekommen. Eltern haben ein Recht auf den letzten Stand der Forschung. Das Buch ist kein Ratgeber. Es ist eine Materialsammlung für Expertinnen – hoffentlich systematisch, möglichst umfassend.

Danke, kleine Cosima! Du bist toll! Danke an alle Autorinnen, die unserer Idee zum Buch vertraut haben und es mit ihrem Wissen und ihrer Erfahrung so zuverlässig bereichert haben. Und: ein ganz besonderer Dank gilt Dir, liebe Ute (Ritterfeld), Du bist es, die in ihrem Zuhören und Ermuntern wesentlich dazu beigetragen hat, dass wir uns das Buch zugetraut haben. Voilá, es ist da!

Berlin, Februar 2012
Sandra Niebuhr-Siebert
Ulrike Wiecha

Adressen

Prof.'in Dr. Solveig Chilla
Juniorprofessorin für Pädagogik bei Störungen in Sprache und Kommunikation/Entwicklung von Sprachkompetenz
Erziehungswissenschaftliche Fakultät
Fachgebiet Sonder- und Sozialpädagogik
Nordhäuser Straße 63
99089 Erfurt

Ursula Franke
ATZ Köln (AutismusTherapieZentrum)
Adam Stegerwaldstr. 9
51063 Köln

Britta Grabherr
Universität Potsdam
Humanwissenschaftliche Fakultät
Grundschulpädagogik Deutsch
Karl-Liebknecht-Str. 24–25
14476 Potsdam OT Golm

Dr. Claudia Hachul
Otto-Friedrich-Universität Bamberg
Nationales Bildungspanel
96045 Bamberg

Prof. Dr. Norina Lauer
Studiendekanin Logopädie
Hochschule Fresenius
Limburger Str. 2
65510 Idstein

Dipl.-Reha.-Päd. Franziska Menzel
TU Dortmund
Fakultät Rehabilitationswissenschaften
Sprache und Kommunikation
Emil-Figge-Str. 50
44227 Dortmund

Martina Michalske
Rudolfstr. 19
76131 Karlsruhe

Dr. Sandra Niebuhr-Siebert
Hoffbauer Berufsakademie gGmbH
Leiterin Studiengang Sprache und Sprachförderung in Sozialer Arbeit
Hermannswerder 7
14473 Potsdam

Dipl.-Päd. Dagmar Slickers
TU Dortmund
Fakultät Rehabilitationswissenschaften
Zentrum für Beratung und Therapie
Emil-Figge-Str. 50
44227 Dortmund

Anja Starke, M. Sc.
Klinische Linguistin
TU Dortmund
Fakultät Rehabilitationswissenschaften
Sprache und Kommunikation
Emil-Figge-Str. 50
44227 Dortmund

Priv.-Doz. Dr. Katja Subellok
TU Dortmund
Fakultät Rehabilitationswissenschaften
Sprache und Kommunikation
Emil-Figge-Str. 50
44227 Dortmund

Katja Wenger
Schreinerstr. 56
10247 Berlin

Ulrike Wiecha
Neue Christstr. 5
14059 Berlin

Abbildungsnachweis

Alle nicht besonders gekennzeichneten Grafiken und Abbildungen stammen von den jeweiligen Autorinnen, © Elsevier GmbH, München.

Abb. 4.1: Nach Hecking, M. & Schlesiger, C. (2010). Late Bloomer oder Sprachentwicklungsstörung? Diagnostik und Beratung für Familien mit Late Talkern nach dem Dortmunder Konzept. Forum Logopädie, 24 (1), 6–15, Schulz-Kirchner Verlag Idstein
Neusatz von Heike Hübner, Berlin

Abb. 4.2: Nach Kühn, P. & Suchodoletz, v. W. (2009). Ist ein verzögerter Sprachbeginn ein Risiko für Sprachstörungen im Einschulungsalter? Kinderärztliche Praxis, 80, 343–348, Verlag Kirchheim Mainz
Neusatz von Heike Hübner, Berlin

Abb. 5.1: Nach Suchodoletz, v. W. (2007). Prävention umschriebener Sprachentwicklungsstörungen. In: W. v. Suchodoletz (Hrsg.). Prävention von Entwicklungsstörungen. Hogrefe Göttingen
Neusatz von Heike Hübner, Berlin

Abb. 5.2, 10.1, 15.1, 17.3: Neusatz Heike Hübner, Berlin

Abb. 11.1: Designerin Heidi Carelsberg

Anhang 3+4: Bisher unveröffentlichtes Manuskript „Wir lernen Deutsch". Ein Wegweiser für die Familie. Herausgeber Bezirksamt Mitte von Berlin. Illustration: Marc Musenberg

Inhaltsverzeichnis

I Grundlagen

KAPITEL

1 Einleitung

Eltern umfassend informieren, begleiten und unterstützen. Das Informationsbedürfnis von Eltern ernst nehmen, es wahrnehmen. Darum geht es in diesem Buch.

Im Teil I werden Grundlagen beschrieben. Diese sind vor allem für Expertinnen von kindlichen Sprach-, Sprech-, Stimm- und Schluckstörungen zusammengestellt, weniger für die Eltern. Das Beratungskapitel (> Kapitel 2) von Niebuhr-Siebert und Wenger gibt einen Überblick über Grundsätzliches zum Thema Beratung: Was ist Beratung? Was ist bei der Beratung von Eltern zu beachten? Wie kann ein Beratungsgespräch sinnvoll geplant werden? Das Kapitel gibt den Beratenden Gesprächsbausteine und Beratungsmethoden an die Hand, mit denen die praktische Arbeit professionell vorbereitet, effizient durchgeführt und reflektiert nachbereitet werden kann.

Das Kapitel Spracherwerb unterscheidet zwischen Erwerbsprozessen von Deutsch als Erstsprache (> Kapitel 3.1) und als Zweitsprache (> Kapitel 3.2). Für den Erstspracherwerb werden Fragen nach dem „Wie wird eine Sprache erworben und was genau müssen Kinder erwerben" beantwortet. Es werden Entwicklungsfolgen für das Sprachverstehen, für den Lauterwerb, der phonologischen Entwicklung, dem Erwerb von Wortschatz und Semantik, der Grammatikentwicklung und der Entwicklung kommunikativer Fähigkeiten dargestellt. Im Kapitel Zweisprachigkeit von Chilla werden zunächst die Merkmale unterschiedlicher Erwerbsverläufe erörtert. Ein Kind kann eine weitere Sprache gleichzeitig also simultan zu seiner ersten Sprache erwerben oder zeitlich versetzt und somit sukzessiv zur ersten. Der sukzessive Erwerb wird auch als Zweitspracherwerb bezeichnet. Für den Zweitspracherwerb werden Erwerbsverläufe und Fördermöglichkeiten dargeboten.

Teil II des Buches umfasst die Informationsmaterialien zu einzelnen Störungsbildern: Late Talker von Schlesiger (> Kapitel 4), Sprachentwicklungsstörungen von Niebuhr-Siebert (> Kapitel 5), Sprachentwicklungsstörungen bei Mehrsprachigkeit von Chilla (> Kapitel 6), Artikulationsstörungen von Michalske (> Kapitel 7), Abweichende Entwicklungen kindlicher Schluckmuster von Menzel (> Kapitel 8), Zentral-auditive Verarbeitungsstörungen von Lauer (> Kapitel 9), von Wiecha Hörstörungsbedingte Sprachstörungen (> Kapitel 10), Stottern (> Kapitel 11), Poltern (> Kapitel 12) und Kindliche Stimmstörungen (> Kapitel 13), Mutismus von Subellok und Starke (> Kapitel 14), Sprachstörungen bei Kindern mit Autismus von Franke (> Kapitel 15), Sprachstörungen bei geistiger Behinderung von Slickers (> Kapitel 16) und Lese-Rechtschreibstörungen von Grabherr (> Kapitel 17).

Die Störungskapitel sind in ihrem Aufbau vergleichbar. Neben einer ICD-10-Beschreibung des Störungsbildes wird die Charakteristik der Störung genau beschrieben, Ursachen und Präventionsmöglichkeiten werden diskutiert. Wo möglich, wird zu den einzelnen Störungsbildern eine Checkliste abgebildet, die Eltern hilft, einzuschätzen, ob bei ihrem Kind eine Störung vorliegen könnte und Handlungsbedarf besteht. Die Checkliste ersetzt selbstverständlich nicht die genaue professionelle Diagnose. Außerdem werden diagnostische Möglichkeiten dargestellt, Therapieansätze aufgezeigt, wobei Einzelfallbeispiele exemplarisch Therapieverläufe nachvollziehbar machen sollen. Auch Prognosen werden abgegeben, dort wo sie aufgrund des Forschungsstands abgegeben werden können. Besondere Hilfen sollen die Hinweise zu störungsspezifischen Möglichkeiten der elterlichen Förderung geben. Keine allgemeinen Hinweise, sondern Fördermöglichkeiten, abgestimmt auf die durch das Störungsbild entstandenen Bedarfe. Auch Fördermöglichkeiten, wie sie in Institutionen Kita und Schule möglich sind, werden vorgestellt. Weitere

Hinweise zu Fördermaterialien, Büchern, Spielen, CDs schließen sich an. Ein Glossar soll den Eltern helfen, mit Fachbegriffen umgehen zu lernen. Nicht immer wurde auf Fachbegriffe verzichtet, um Eltern Gespräche mit Expertinnen über das Störungsbild ihres Kindes zu erleichtern.

Im Anhang werden folgende Materialien zur Verfügung gestellt:

- ein Sprachbeobachtungsbogen zur „Ermittlung des Förderbedarfs im Bereich Sprache" (EFIS), welcher zusammen mit Erzieherinnen verschiedener Berliner Kitas entwickelt und erprobt wurde. Der Bogen kann insbesondere in Kindertageseinrichtungen zur Sprachbeobachtung eingesetzt werden [➤ Anhang 1].
- ein Elternfragebogen, der den Medienkonsum und das Freizeitverhalten der Kinder zuhause erfragt. Der Elternfragebogen wird in verschiedenen Sprachen, zunächst auf Türkisch, Russisch und Arabisch im PLUS im Web zum Download bereitstehen [➤ Anhang 2].
- die Abbildung „Was ein Kind zum Sprechenlernen braucht". Mit der einfachen Abbildung sollen Eltern an sprachförderliches Verhalten im Alltag herangeführt werden [➤ Anhang 3].
- die Abbildung „Hilfen für das Sprechenlernen". Auch hier soll eine einfache Abbildung Eltern sprachanregendes Verhalten einfach und auf einen Blick aufzeigen [➤ Anhang 4].
- ein Merkblatt zum Umgang mit Medien, welches insbesondere die sprachlichen Förderpotenziale verschiedener Medien aufzeigt [➤ Anhang 5].
- eine Übersicht zu der Frage: „Wie kann ich mein Kind in seiner Sprachentwicklung unterstützen?", die wichtige Aspekte des sprachbewussten Alltags thematisiert [➤ Anhang 6].
- die kindliche sprachliche Entwicklung im Überblick [➤ Anhang 7].

Alle Störungsbilder (➤ Kap. 4 bis ➤ Kap. 17) sind beim PLUS im Web unter www.elsevier.de einzeln herunterladbar, die Checklisten und konkrete Anregungen zur Sprachförderung können zudem gesondert von ihrem jeweiligen Kapitel heruntergeladen werden.

KAPITEL

2 Eltern beraten

Sandra Niebuhr-Siebert und Katja Wenger

2.1 Was ist Beratung?

> *Beratung ist „eine freiwillige kurzfristige, soziale Interaktion zwischen mindestens zwei Personen. Das Ziel der Beratung besteht darin, in einem gemeinsam verantworteten Beratungsprozess die Entscheidungs- und damit Handlungssicherheit zur Bewältigung eines aktuellen Problems zu erhöhen. Dies geschieht in der Regel durch die Vermittlung von neuen Informationen und/oder durch die Analyse, Neustrukturierung und Neubewertung vorhandener Informationen."*
> (Schwarzer und Posse 2005, 139).

Diese Definition unterstreicht die Aufgabe von Beratung, die Entscheidungs- oder Handlungskompetenz von Ratsuchenden wiederherzustellen. Beratung soll die hilfesuchenden Personen dabei unterstützen, mehr Wissen zu erlangen, eine bessere Orientierung zu gewinnen oder ihre Lösungskompetenzen zu erweitern (Sickendiek, Engel und Nestmann 2008).

2.1.1 Expertinnenberatung

In der Expertinnenberatung gibt die Beraterin als Expertin über ein bestimmtes Gebiet ihr Wissen oder ihre Lösungsvorschläge an die Ratsuchenden weiter. Die Ratsuchende möchte in der Beratung ihre Informationsdefizite beheben bzw. das Problem an die Beraterin weitergeben mit dem Auftrag, eine Problemlösung vorzuschlagen. Die Informationsberatung, mit hohen Redeanteilen der Beraterin, kann zur Aufklärung über ein Thema dienen. Die Beraterin verdeutlicht die Vor- und Nachteile einer Therapie oder spricht über die zukünftigen Auswirkungen einer Beeinträchtigung des Kindes auf das familiäre Leben. Dieses Beratungsmodell greift, wenn die Ratsuchenden ihre Anliegen und Probleme konkret formulieren können. Häufig sind diese Voraussetzungen jedoch nicht gegeben und somit führt die vorgeschlagene Lösung keineswegs zum intendierten Ziel. Zudem scheinen bei zunehmender Vielschichtigkeit der Problemlagen eigens entwickelte Lösungen häufig besser und verlässlicher zu sein als von außen durch Expertinnen herangetragene Lösungsvorschläge.

2.1.2 Prozessberatung

Die Beraterin formuliert in der Prozessberatung keine Lösungsvorschläge, sondern begleitet die Ratsuchende im Prozess. Sie regt an, wie eigene Lösungen entwickelt werden können und welche Faktoren dabei zu berücksichtigen sind. Der Beratungsprozess wird so gestaltet, dass sich die Ratsuchende die Lösung ihres Problems selbst erarbeitet. Bei der Prozessberatung wird also die Ratsuchende als Expertin in eigener Sache gesehen, die mithilfe der Prozessberatung in die Lage versetzt wird, ihre Anliegen eigenständig zu bewältigen. Die Beraterin begleitet den Prozess, in dem sie Ressourcen aktiviert und Hilfe zur Selbsthilfe leistet. Eine solche Form von Beratung wird der Komplexität des lebensweltlichen Kontextes der Ratsuchenden gerecht, da an die Fähigkeit der Ratsuchenden appelliert wird, unter Bereitstellung von Hilfen durch die Beraterin selbsttätig Alternativen und Lösungen zu konstruieren. Dementsprechend zielt Beratung auf die Förderung und Wiederherstellung von Bewältigungskompetenzen der Klientinnen selbst und ihrer sozialen Umwelt ab, ohne den Klientinnen die eigentliche Problemlösung abnehmen zu wollen (Sickendiek, Engel und Nestmann 2008).

Hinweis

Die Trennung zwischen Expertinnen- und Prozessberatung ist eine idealtypische Trennung zu analytischen Zwecken. In der Realität sind beide Formen miteinander gekoppelt.

In der Beratung von Eltern, deren Kinder von Sprach-, Sprech- oder Stimmstörungen betroffen sind, gibt es beide Beratungsanteile. Eltern kommen mit konkreten Fragen, z. B. welche Auswirkungen die Beeinträchtigung ihres Kindes hat. Sie wollen mehr über die Bedingungen und Ursachen erfahren. Sie kommen auch, wenn sie sich am Anfang eines Prozesses, die neuen Lebensumstände zu verarbeiten, befinden.

2.2 Zielgruppe Eltern

Eltern mit Kindern, die eine leichte, mittlere oder gar schwere Behinderung haben, können sich im Alltag subjektiv belasteter fühlen als Eltern, deren Kinder sich gemessen an gesellschaftlichen Normen unauffällig entwickeln (Sarimski 1993). Eltern sind in Beratungskontexten diejenigen, die eine Beratung aufsuchen und erhalten. Sie sind diejenigen, die für ihre Kinder Entscheidungen treffen müssen oder es auf äußeres Anraten, aber gegen inneren Willen tun sollten oder zu tun haben. Trotzdem sind sie von der Störung oder Behinderung ihres Kindes nur mittelbar betroffen. Im Mittelpunkt steht das Kind und seine Entwicklungs- und Fördermöglichkeiten. Eltern nehmen sich deshalb nicht als Hauptpersonen wahr, nicht als diejenigen, um die es eigentlich geht. Trotzdem sind sie diejenigen, die Beratung und Hilfe erhalten, um als Wegbegleiterinnen den „richtigen" Weg mit ihrem Kind einschlagen zu können. Eltern müssen sich mit Unerwartetem konfrontieren, sie müssen ihre bisherige Lebensplanung und ihr Selbstverständnis überdenken, ohne es immer zu können und zu wollen. Sie sorgen sich in besonderem Maße um die Entwicklung ihres Kindes. Sie müssen sich mit öffentlichen Stigmatisierungen auseinandersetzen. Sie stellen sich Schuldfragen und erleben Schuldzuweisungen. Sie müssen selbstverständlich und ohne, dass sie sich dafür freiwillig entscheiden konnten, einen erheblichen zeitlichen und nervlichen Mehraufwand aufbringen. Sie müssen Kränkungen und Ängste in besonderer Weise aushalten können, lernen, ihr Kind neu zu sehen, um es nicht aus den Augen zu verlieren. Eltern sollten in Beratungskontexten in ihrer Autonomie gestärkt werden, denn diese wird ihnen bei Diagnostikexzessen und in Beratungssitzungen, in bürokratisch kalt klingenden Antragszetteln und Entbindungen von Schweigepflichten genommen.

WICHTIG

Eltern von Kindern mit gesellschaftlich erzeugten (kommunikativen) Behinderungen können genauso für das Wohl ihrer Kinder sorgen, wie alle anderen Eltern auch, sie dürfen ihre Kinder autonom erziehen und sie dürfen, wenn sie es für richtig und erfolgversprechend halten, Hilfe für ihre Kinder und für sich in Anspruch nehmen. Sorgen Beratungskontexte für das Wohl der Eltern, ist für das Wohl der Kinder gleichermaßen gesorgt.

2.3 Kritische Lebensereignisse und Bewältigungsstrategien

Wie bewältigen Eltern kritische Lebensereignisse? Das Annehmen des eigenen Kindes mit (kommunikativen) Entwicklungsstörungen kann als kritisches Lebensereignis wahrgenommen werden. Einem solchen Lebensereignis gehen immer zahlreiche Bedingungen, also eine Geschichte voraus. Betroffene Eltern haben mit ihrer Persönlichkeit ganz unterschiedliche Fähigkeiten und Ressourcen, mit ihrem Kind und der Situation umzugehen. Darüber hinaus nimmt die spezifische Umwelt, die Erzieherinnen in den Kindertagesstätten oder die behandelnde Kinderärztin, befreundete Eltern oder Nachbarinnen, Einfluss auf die Lebenssituation und das lebendige kritische Ereignis. Der Prozess der Annahme und Bewältigung ist nicht statisch, sondern nimmt verschiedene Facetten an, z. B. Annahme, Hoffnung, Ablehnung oder Verdrängung (Fillipp 1990).

Kritische Lebensereignisse verlangen danach, dass man sich selbst und seine Umwelt neu organisiert. Affektive Reaktionen sind nachhaltig und benötigen einen höheren Adaptionsaufwand. Bewältigung heißt, Handlungen (Coping-Strategien) zu finden, die der Belastung und empfundenen Bedrohung entgegenwirken. Unter Coping werden die kognitiven und die verhaltensbezogenen Bemühungen verstanden mit den, durch das kritische Lebensereignis ausgelösten Anforderungen umzugehen. Coping-Prozesse beschreiben diejenigen von einer Person durchlebten Prozesse, die mit der Auseinandersetzung und Wahrnehmung der eigenen Umwelt beginnen und mit der Beseitigung oder Adaptation von Stressoren enden. Coping-Fähigkeiten sind alle Merkmale einer Person, den Coping-Prozess einzuleiten, zu durchleben, zu reflektieren und sich neu zu orientieren. Strategien zum Coping sind beispielsweise das Ereignis zu akzeptieren, mit einer Expertin zu kooperieren, belastende Gefühle zu unterdrücken, Haltung zu bewahren, optimistisch zu bleiben, die Diagnose zu verharmlosen, sich emotional aufzulehnen, Zuwendung zu suchen oder durch einen Emotionsausbruch zu entlasten. Aufgabe von Beratung sollte es sein, die problemzentierte und die emotionsorientierte Bewältigung voranzubringen. Bei der problemzentrierten Bewältigung sollte eine Balance zwischen Ressource und Anforderung angestrebt werden. Bei der emotionsorientierten sollte gelernt werden, Affekte und Gefühle zu kontrollieren.

Info

Beratung

Beraterinnen können sich an folgenden Fragen orientieren:

1. Welche Coping-Strategien nutzen Eltern bereits?
2. Welche Coping-Strategien könnten sie für sich nutzen?

2.4 Beratungsbeziehung

Die Beratungsbeziehung ist eine entscheidende Wirkungsgröße für einen erfolgreichen Beratungsprozess (Sickendiek, Engel und Nestmann 2008). Nach Carl Rogers und seiner klientenzentrierten Beratung können drei Haltungen der Beraterin benannt werden, die Einfluss auf eine wirkungsvolle Beratungsbeziehung haben. Die Haltung Empathie beschreibt die Fähigkeit, Gefühle nachempfinden und Gedanken nachvollziehen zu können. Die Beraterin bemüht sich, die Gefühle, Motive und Wünsche der Ratsuchenden zu verstehen. Eine weitere Haltung ist die der positiven Wertschätzung. Die Beraterin respektiert die Ratsuchende uneingeschränkt als Person, akzeptiert jedoch nicht alle Haltungen und Einstellungen einer Person. Die Aufgabe der Beraterin ist es, die Gedankenkonstruktionen der Ratsuchenden zu hinterfragen und respektlos mit allen Arten von Gewissheiten zu sein. Die Haltung Echtheit und Authentizität bezieht sich darauf, dass die Beraterin der Ratsuchenden als Person gegenübertritt und dabei ihre eigenen Wahrnehmungen, Gefühle und Gedanken mit einbringt. Die so entstehende Wahrhaftigkeit der Beraterin in der Beziehung ermöglicht Ratsuchenden, Vertrauen zu fassen und sich zu öffnen (Schäfter 2010, 69f).

WICHTIG

Die Gestaltung der Beziehung zu einer Ratsuchenden spielt eine große Rolle. Von Beginn an ist eine wertschätzende, mitfühlende und offene Einstellung gegenüber den Ratsuchenden geboten. Erst die Beziehung ermöglicht, dass von Seiten der Ratsuchenden eine Offenheit entsteht, gegenüber Erinnerungen, Vorstellungen, Gefühlen und deren Bezug auf die aktuelle Problemsituation.

2.5 Gesprächsplanungen

Beratung ist nur ein Teil der sprachtherapeutischen Arbeit. Beratung darf hierbei nicht zum Ersatz der therapeutischen Intervention führen (Iven 2000). Die Therapeutin ist verantwortlich für den Rahmen des Beratungsprozesses. In der Regel besteht das Ziel einer Beratung im sprachtherapeutischen Setting in der Verbesserung der Kommunikationsfähigkeit (Büttner und Quindel 2005).

Zu den Phasen des Beratungsgespräches zählen

1. die Themenklärung,
2. die Problembeschreibung,
3. die Zielformulierung,
4. die Lösungsfindung
5. und die Gesprächsreflexion.

2

Bei der Gesprächsklärung ist darauf zu achten, dass Themen von der Therapeutin intendiert sein können, dass aber auch Ratsuchende und deren Angehörige Themen mitbringen oder im Beratungsprozess selbst erst Themen entstehen. Um Probleme genauer beschreiben zu können, sollte danach gefragt werden, wer beteiligt ist, wann und wo ein Problem auftritt und wie Beteiligte auf das Problem reagiert haben, gerade reagieren oder reagieren werden.

WICHTIG

Im Beratungskontext Ziele zu formulieren, bedeutet, eine als problematisch empfundene Gegenwart in eine positive Zukunft zu entwerfen.

Konkrete Zielformulierungen ermöglichen konkrete Lösungen. Für eine Lösungsfindung hilft es, danach zu fragen, ob bestimmte Versuche schon erfolgreich waren. In einer abschließenden Reflexion sollte es darum gehen, neue Erfahrungen und gefundene Lösungen zu bewerten. Ist die Bewertung eher negativ, sollte eine Zielformulierung eventuell noch konkreter und kleinschrittiger erfolgen. Nicht auszuschließen bleibt es, Probleme und Anliegen neu zu formulieren.

Info

Therapeutische Selbstreflexion

Für die Selbstreflexion der Therapeutin eignen sich folgende Fragen (Büttner und Quindel 2005, 90):
- Welche Ziele sind erreicht?
- Welche neuen Informationen habe ich bekommen?
- Wo mache ich beim nächsten Gespräch weiter?

Eine gute Gesprächsvorbereitung sollte äußere und innere Aspekte berücksichtigen. Die äußere Vorbereitung betrifft mögliche Themen, die innere die eigenen Befindlichkeiten und Einstellungen.

Hinweis

Es hilft vor schwierigen Gesprächen einen „inneren Film" ablaufen zu lassen. Das gibt Sicherheit und ermöglicht das Überdenken spezifischer Aspekte (Büttner und Quindel 2005).

2.6 Gesprächsbausteine

Mit Gesprächsbausteinen können theoretische Konzepte des individuellen persönlichen Beratungsstils praktisch umgesetzt werden. Sie helfen dabei, wichtige Aspekte im Gespräch aufzugreifen und zu formulieren.

2.6.1 Beziehung aufbauen

Eine tragfähige Beziehung ist die Basis für das therapeutische Arbeiten. In der nachfolgenden ➤ Tab. 2.1 sind wesentliche Aspekte zusammengetragen, die beim Aufbau einer tragfähigen Beziehung beachtet werden sollten (nach Büttner und Quindel 2005).

2.6.2 Emotionen aufgreifen

In vielen Beratungssituationen muss die Therapeutin wahrnehmen, wie sich die Ratsuchende fühlt. Emotionen, die mit der Kommunikationsstörung im Zusammenhang stehen, sollten der Ratsuchenden bewusst werden, da sie andernfalls das Erreichen von Therapiezielen erschweren können.

Hinweis

Emotionen wahrnehmen heißt Aussagen der Ratsuchenden paraphrasieren (➤ Kap. 2.7), emotionale Inhalte der zu Beratenden verbalisieren, nonverbale und paraverbale Signale wahrnehmen und ansprechen, der Ratsuchenden eventuelle Widersprüche zwischen sprachlichem und nichtsprachlichem Verhalten aufzeigen, aufgespaltene Ambivalenzen erkennen.

2.6.3 Informationen übermitteln

In der Beratung sollte es grundlegend darum gehen, über wichtige Aspekte, die eine Störung betreffen, aufzuklären. Dabei ist es wichtig, fachliche Informationen verständlich und in Bezug auf die konkrete Situation der Ratsuchenden zu vermitteln. Hilfreich kann es sein, gezielt Informationen auszuwählen.

Tab. 2.1 Aufbau einer positiven Beratungsbeziehung

Positiven Kontakt herstellen	Blickkontakt und eine offene entspannte Körperhaltung signalisieren der zu Beratenden eine positive Einstellung.
Symmetrie im Gespräch herstellen	Da die Therapeutin per se mehr Fachwissen hat, ist das Beratungsgespräch komplementärer Art und nicht symmetrisch. Symmetrie erzeugt aber eine sich gegenseitig als gleichwertig anerkennende Gesprächsatmosphäre. Sie kann hergestellt werden, wenn die Beraterin ihr Vertrauen in die Problemlösefähigkeiten der Ratsuchenden signalisiert.
Gesprächsblockaden vermeiden	Gesprächsblockaden sind: Vorschnell eine Lösung zu finden, etwas zu bewerten, Ursachen aufzuzeigen und zu diskutieren, dass die Beraterin zu viel von sich selbst spricht, die Beraterin versucht, den Ratsuchenden zu beruhigen oder abzulenken, oder Kompetenzgerangel in Beratungskontexten entstehen.
Aktiv zuhören	Der Ratsuchenden aktiv zuzuhören heißt, sich Zeit zu nehmen im Gespräch, sich zurückzunehmen als Therapeutin, der Ratsuchenden die Möglichkeit und den Raum zu geben, sich auszudrücken. Dabei kann ein vorsichtiges Kopfnicken zum Gespräch ermuntern. Methoden des Paraphrasierens und verbalen Spiegelns ermöglichen ein Aufgreifen von Äußerungen der Ratsuchenden (➤ Tab. 2.2).
Offene Angebote formulieren	Die Therapeutin gibt der Ratsuchenden zu verstehen, dass das, was sie sagt, von Interesse ist. Mögliche Reaktionen sind: „Möchten Sie mir noch mehr erzählen?" „Ich würde gern etwas darüber hören." „Das scheint etwas zu sein, was Ihnen sehr wichtig ist?"
Wertschätzung vermitteln	Zuversicht und Kontakt können durch kleine Komplimente vermittelt werden.

Von Ratsuchenden werden Beratungsgespräche als verständlich und empathisch empfunden, wenn die Beraterin Selbsterfahrenes in die Beratung einbringt.

2.6.4 Lösungen finden

WICHTIG

Nicht die Beraterin, sondern die Ratsuchende definiert das Ziel in der Beratung.

Einige Ratsuchende kommen mit klaren Vorstellungen, was sie erwartet, andere sind sich der Zielsetzung noch unklar. Hier ermöglichen der Einbezug von Erwartungen anderer und der Überweisungskontext ein Erarbeiten des klientinnenspezifischen Eigeninteresses. Statt über Probleme zu sprechen, ist es wichtig, Ziele zu formulieren.

Info

Das sind gute Ziele!

positiv: Was kann erreicht werden? Nicht: Was soll vermieden werden?
prozesshaft: Wie lässt sich ein Ziel erreichen?
konkret: Wie sehen Handlungen im Einzelnen konkret aus?
erreichbar: Welche Ziele können selbstständig erreicht werden?
attraktiv: Was ist den Beteiligten wichtig?
(Büttner und Quindel 2005, 125)

Lösungsideen können über Fragen nach Annahmen oder über das Formulieren von hypothetischen Lösungen und deren Konsequenzen gefunden werden.

Um gefundene Lösungen in den Alltag besser zu implementieren, kann auf verschiedene Techniken zurückgegriffen werden. Beispielsweise können unter Zuhilfenahme einer Skala von 1 bis 10 kleine Schritte auf das gewünschte Ziel hin visualisiert werden. Darüber hinaus lassen sich mit der Methode des Reframing (➤ Tab. 2.2) die Ressourcen der Ratsuchenden aufzeigen. Besonders wichtig ist, Erfolgen Raum zu geben, in dem sie wertgeschätzt werden.

2.6.5 Konflikte meistern

Konflikte sind Bestandteil menschlicher Beziehung und bieten Chancen zur Veränderung und zur Weiterentwicklung. Um Konflikte frühzeitig zu erkennen, müssen Therapeutinnen die Wahrnehmung ih-

2

Tab. 2.2 Beratungsmethoden

Interventionsstrategien in Therapie und Beratung	Methoden	Beschreibung
Unterbrechen von Handlungsketten	Über die Formulierung neuer Fragestellungen, wie Skalierungsfragen und dem Suchen nach Ausnahmen, sollen wiederkehrende Handlungsketten unterbrochen werden, beispielsweise: „Als wie hoch schätzen Sie das Problem des Stotterns Ihres Kindes auf einer Skala von 1 bis 10 ein?", Reframing	Starre und wiederkehrende Denk- und Handlungsmuster sollen „aufgeweicht" und in Frage gestellt werden. Im Beratungsprozess eignet sich das Reframing besonders gut. Durch ein positives Umdeuten werden festgefahrene Sichtweisen oder Positionen in Frage gestellt und verändern sich.
Vereinfachen	Beraterinnen helfen den Ratsuchenden, abzugrenzen, auszuwählen, zu strukturieren. Ratsuchende können über Symbole Inhalte eventuell besser beschreiben und wiedergeben.	Komplexe Situationsbeschreibungen und Probleme werden in lösbare kleinschrittige Aufgaben aufgeteilt.
Konfrontieren	Ratsuchende werden mit ihren Problemen konfrontiert, Diskrepanzen zwischen Verhalten und Erzähltem werden von der Beraterin angesprochen (verbales Spiegeln).	Vermeidungsverhalten soll verhindert werden, beispielsweise macht die Beraterin darauf aufmerksam, dass der Ratsuchende erzählt, er sei bei einem Ereignis ganz entspannt gewesen und habe dabei aber während des Erzählens die Hand zur Faust geballt.
Selbstaktivieren	Es werden Aufgaben zu Selbstbeobachtung und -beurteilung im Alltag gestellt. Hier können kleine Hausaufgaben mitgegeben werden.	Die Eigenbeteiligung der Ratsuchenden bei der Problembewältigung soll erhöht werden.
Attribuieren	Die Beraterin gibt ihre Hypothese an die Ratsuchende weiter, diese kann sie annehmen oder ablehnen.	Es werden Erklärungen für unverstandene Konflikte und Probleme angeboten.
Rückmelden	Nach einem Rollentausch kann die Beraterin eine ihr von der Ratsuchenden zugewiesenen Rolle einnehmen und gibt der Ratsuchenden im Anschluss Rückmeldung über ihre Empfindungen und ihr Erleben.	Die Ratsuchende erhält Rückmeldungen über sich, ihr Verhalten und ihre Beziehungskonstellationen.

rer eigenen Gefühle und Reaktionen schärfen. Konflikte klären heißt aber noch nicht, sie zu lösen, sondern die Unterschiede in der Wahrnehmung herauszumodellieren und zu akzeptieren.

2.7 Beratungsmethoden

Die Methoden der Beratung, die in der Beratungsliteratur publiziert werden, leiten sich häufig aus psychotherapeutischen Konzepten ab. Das Spektrum der Methoden reicht vom aktiven Zuhören über Verfahren zur Anregung der Selbstreflexion, über die Deutung und Interpretation, bis zum Aufgreifen der Emotionen und zum Entwickeln von Strategien, Verhaltensweisen neu zu lernen.

In ➤ Tabelle 2.2 sollen einige Methoden kurz dargestellt werden. Das Schema orientiert sich an der Kategorisierung von methodischen Vorgehensweisen (nach Bastine 1976 in Sickendieck, Engel und Nestmann 2008, 141f).

LITERATUR

Büttner C, Quindel R (2005). Gesprächsführung und Beratung. Heidelberg: Springer.

Filipp SH, Brauckmann W (1990). Verfahren zur Erfassung kritischer Lebensereignisse: Eine Übersicht. In: Filipp SH (Hrsg.). Kritische Lebensereignisse. 2. A. Göttingen: Kohlhammer. S. 35–48.

Iven C (2000). Gemeinsam an Lösungen arbeiten. L.O.G.O.S. Interdisziplinär; 2: 84–97.

Sarimski K (1993). Belastung von Müttern behinderter Kleinkinder. Frühförderung interdisziplinär; 12: 156–164.

Sickendiek U, Engel E, Nestmann F (2008). Beratung. Eine Einführung in sozialpädagogische und psychosoziale Beratungsansätze. Weinheim/München: Juventa.

Schäfter C (2010). Die Beratungsbeziehung in der sozialen Arbeit. Eine theoretische und empirische Annäherung. Wiesbaden: Verlag für Sozialwissenschaften.

Schwarzer C, Posse N (2005). Beratung im Handlungsfeld Schule. Pädagogische Rundschau; 59: 139–153.

KAPITEL

3 Spracherwerb

Sandra Niebuhr-Siebert und Solveig Chilla

Alternative Bezeichnungen: Erstspracherwerb, Muttersprache, Mehrsprachigkeit, Bilingualität, Multilingualität

In den folgenden beiden Kapiteln (➤ Kap. 3.1 und ➤ 3.2) werden unterschiedliche Spracherwerbswege vorgestellt. Eine Sprache zu erwerben, heißt nicht nur einzelne Wörter dieser Sprache zu lernen, sondern insbesondere das strukturelle Regelsystem zu erschließen. Zu den strukturellen Komponenten von Sprache zählen das Lautsystem (Phonologie), die Regeln zur Wortbildung (Morphologie) und die Regeln zur Bildung von Sätzen oder Texten (Syntax). In den folgenden zwei Kapiteln soll vorgestellt werden, wie Kinder eine oder mehrere Sprachen erwerben und welche sprachlichen Strukturen sie zu welchem Entwicklungszeitpunkt erwerben.

3.1 Der Erwerb der Muttersprache

Sandra Niebuhr-Siebert

Der Begriff „Muttersprache“ ist geläufig, aber dennoch irreführend, da Kinder natürlich nicht nur die Sprache ihrer Mütter, sondern auch die ihrer Väter oder ihrer Umgebung erlernen. Gemeint ist mit dem Begriff diejenige Sprache, die einem Kind mit Geburt bzw. bereits im Mutterleib vertraut ist. Das ist i. d. R. die Sprache der Mutter. Insbesondere der monolinguale Erwerb einer Sprache steht in diesem Kapitel (➤ Kap. 3.1) im Vordergrund.

3.1.1 Wie erwerben Kinder Sprache?

Es gibt eine lange von Wissenschaftlerinnen geführte Diskussion darüber, wie viel sprachlich strukturelles, d. h. grammatisches Wissen, und wie viel Spracherwerbsfähigkeit angeboren sind. Dabei geht es um die Frage, ob menschliche Sprache eine grundlegende Struktur hat, die zur genetischen Ausstattung des Menschen gehört und sich von anderen kognitiven Fähigkeiten, wie beispielsweise dem Denken, unterscheidet. Vertreter des Nativismus, und dazu zählen beispielsweise Chomsky (1995, 2002) und Pinker (1994, 1999), folgen dem Ansatz, dass der Erwerb einer Sprache und ihrer Grammatik angeborenen Prinzipien folgt. Tomasello (2003) hingegen vertritt die Auffassung, dass Spracherwerb als Ergebnis der Verarbeitung von Inputinformationen mithilfe sozial-interaktiver Fähigkeiten und vor allem genereller kognitiv-funktionaler Verarbeitungsprozeduren aufgefasst werden kann. Damit hebt Tomasello das soziale Interagieren und die allgemeine kognitive Verarbeitung besonders hervor. Unterschiede in den Ansätzen lassen sich auf eine Gewichtung unterschiedlicher Aspekte zurückführen. Eine Spracherwerbstheorie muss sich daran messen lassen, inwieweit sie erklären kann, dass insbesondere Kinder schnell und effizient Sprache erwerben und das, obwohl das sprachliche Angebot nicht perfekt ist (Chilla, Rothweiler und Babur 2010).

Info

Wichtige Erklärungsansätze

- Nachahmen und Verstärken (Behaviorismus)
- Sozial interagieren (Interaktionismus)
- Die Funktion von Kommunikation ausnutzen (Funktionalismus)
- Kognitiv reifen (Kognitivismus)
- Spracherwerb als angeborene Fähigkeit (Nativismus)

Nachahmen und Verstärken

Kinder lernen Sprache, indem sie Erwachsene nachahmen, Sprache imitieren. Richtiges Nachahmen wird durch Lob verstärkt, falsches korrigiert. Nachahmen aber reicht nicht aus als Erklärungsansatz für alle Fassetten des Spracherwerbs, denn Kinder äußern u. a. sprachliche Formen, die sie von Erwachsenen noch nie gehört haben, z. B. „ich esste einen Apfel".

Sozial interagieren

Erwachsene können sich intuitiv auf den Sprachstand der Kinder einstellen, und sich in ihrem kommunikativen Verhalten den Bedürfnissen der Kinder anpassen. Dieses Verhalten wird „motherese" genannt.

Info

Beschreibung „Motherese"

- inhaltlich und grammatisch einfache Äußerungen
- eher kurze als lange Sätze
- explizites Erklären von Wortbedeutungen
- viele Wiederholungen oder Umschreibungen
- langsames Sprechen
- verniedlichende Redeweise
- steigende Intonation

Die Funktion von Kommunikation ausnutzen

Kinder wollen mit ihrer Umgebung kommunizieren. Sie sind motiviert, Sprache zu erwerben. Sprache gibt ihnen die Möglichkeit, Wünsche und Bedürfnisse zu äußern, Entdeckungen und Gedanken mitzuteilen.

Kognitiv reifen

Spracherwerb steht im Zusammenhang mit der intellektuellen Reifung des Kindes. Es lernt Sinneseindrücke zu verarbeiten, zu denken, sich an Erlebtes zu erinnern. In diesem Gefüge erwirbt das Kind seine Sprache. Kognition und Sprache beziehen sich aufeinander. Ein Kind braucht sprachliche Mittel dann, wenn es kognitiv verstanden hat, z. B. vergleicht es Größen von Tassen, wenn es kognitiv dazu in der Lage ist, einen Vergleich überhaupt erst zu denken.

Spracherwerb als angeborene Fähigkeit

Das kindliche Gehirn ist bereit für den Erwerb einer Sprache. Spracherwerbsmechanismen ermöglichen dem Kind, dass es sprachliche Strukturen verarbeiten kann, dass es im sprachlichen „Input" auf das Richtige „achtet".

Info

Warum ist die Spracherwerbsfähigkeit angeboren?

- Ein Kind kann jede beliebige Sprache erwerben und das mühelos, schnell und im frühen Kindesalter. In diesem Alter ist es allerdings kognitiv zu den notwendigen komplexen Anforderungen noch nicht in der Lage, die der Erwerb einer Sprache einfordert.
- Der Spracherwerb verläuft bei Kindern in vergleichbaren Phasen.
- Einige Spracherwerbsprozesse lassen sich nicht auf den Input zurückführen.

3.1.2 Was erwerben Kinder?

Von Geburt bis zwölften Monat

Mit etwa einem Jahr spricht ein Kind seine ersten Wörter. Bis dahin müssen komplexe Lernschritte in den Bereichen Sprachverstehen und Sprachproduktion gemeistert werden (➤ Tab. 3.1).

Sprachverstehen

Sprachverstehen bezeichnet die Fähigkeit, Wörtern, Sätzen und Texten Bedeutung zu entnehmen. Kinder kommen mit ausgereiftem Gehör zu Welt. Die Reifung der Hörbahnen (Nervenzellen für das Hören) hält aber noch bis zum Jugendalter an. Kurz nach der Geburt können Kinder ihre Muttersprache bereits aus einem Angebot von verschiedenen Sprachen „heraushören". Sie können sprachliche Laute von nichtsprachlichen unterscheiden. Bereits mit sechs Monaten nehmen Kinder den Wechsel von ähnlich klingenden Silben wie „ba" und „pa" oder „ba" und „ga" wahr. Wortgrenzen werden von Kindern erkannt, weil sie auf Betonungsmuster in Wörtern „achten". Im Deutschen etwa wird sehr häufig

Tab. 3.1 Sprachverstehen und Sprachproduktion im zeitlichen Erwerbsverlauf (aus Niebuhr-Siebert und Wendlandt 2011, 46)

Alter (circa)	Sprachverstehen	Sprachproduktion
3 Monate vor der Geburt	Hörvermögen des Kindes ist entwickelt	
nach der Geburt	Kind unterscheidet sprachliche von nicht-sprachlichen Lauten; es kann alle denkbaren Laute verschiedener Sprachen wahrnehmen und voneinander unterscheiden; es erkennt seine Muttersprache wieder	
bis 6. Woche		Kind schreit, es bildet erste Laute mit fast geschlossenen Lippen
7. Woche bis 3. Monat		Kind bildet Gurrlaute, besonders bei Wohlbefinden, z. B. /gr/
4. bis 5. Monat	Kind reagiert auf seinen eigenen Namen	**Marginales Lallen**: Kind probiert verschiedene Laute aus, auch Laute, die nicht in der Muttersprache vorkommen
ab 6. Monat	Kind kann Wortsilben voneinander unterscheiden, auch wenn diese nur sehr geringfügig voneinander abweichen: z. B. ba und pa	**Reduplizierendes Lallen**: Kind produziert Silben, indem es einen Engelaut, z. B. /t/, /d/, /g/, /k/, /b/, /p/ mit einem offenen Selbstlaut, z. B. /a/, /o/ produziert; Kind lallt gleich klingende Silben, die potenziell Silben aus Wörtern der Muttersprache sein könnten, z. B. babababa
bis 7,5. Monat	Kind erkennt, wo ein Wort anfängt und wo es aufhört, indem es auf betonte Silben in Wörtern „achtet", z. B. „Hose" oder „Affe"	
bis 9. Monat	Die Fähigkeit des Kindes, nicht-muttersprachliche Laute voneinander zu unterscheiden, nimmt allmählich ab	
ab 9. Monat	Kind kann unterscheiden, ob Lautkombinationen in seiner Muttersprache möglich sind oder nicht; es erkennt Wortgrenzen von Wörtern mit schwach betonter Silbe am Wortanfang; Kind kann Satzteile (Phrasen) anhand von Sprechpausen erkennen; es beginnt sprachliche Äußerungen unter Einbezug des Kontextes, von Zeigegesten und Blickrichtung zu verstehen	**Variierendes Lallen**: Kind kombiniert verschieden klingende Silben, z. B. gatewu; es bildet nun immer häufiger nur noch Laute, die in seiner Muttersprache vorkommen; es verwendet erste Protowörter, d. h. Wörter, wie „mimi" (Milch), die zwar noch nicht richtig ausgesprochen werden, aber in ihrer Bedeutung bereits festgelegt sind
10. bis 12. Monat	Kind fängt an, einzelne Wörter zu verstehen	Lalläußerungen werden stetig länger; die Betonungsmuster der Lalläußerungen ähneln denen von Sätzen der Muttersprache; Kind verwendet nun erste Wörter, die der Muttersprache entsprechen

die erste Silbe im Wort betont, wie in den Worten „Vogel" oder „essen". Damit fängt ein neues Wort immer dann an, wenn eine betonte Silbe zu hören ist. Auch das Wissen um mögliche Abfolgen von Sprachlauten hilft Kindern, Wortgrenzen zu erkennen. Die Lautverbindung /tk/ zum Beispiel kommt im Deutschen meist nicht innerhalb von Wörtern vor, weshalb bei „auf dem Marktkauft" nach dem Wort „Markt" eine Wortgrenze angenommen werden muss. Bis zu einem Alter von neun Monaten nimmt die Fähigkeit, nicht-muttersprachliche Laute zu unterscheiden, deutlich ab. Die Unterscheidungsfähigkeit für muttersprachliche Laute und Lautverbindungen hingegen nimmt zu. Kinder können in

3

diesem Alter auch dann Wortgrenzen erkennen, wenn das Wort mit einer schwachbetonten Silbe anfängt. Kinder beginnen erste sprachliche Äußerungen zu verstehen, indem sie Zeigegesten und Blickkontakt für das Verstehen nutzen. Zwischen dem zehnten und zwölften Monat beginnt das Kind, Wörter auch unabhängig vom Kontext zu verstehen (Niebuhr-Siebert und Wendlandt 2011).

Sprachproduktion

In den ersten Wochen machen sich Säuglinge durch Schreien bemerkbar und äußern auf diese Weise Lust und Unlust. Hinzu kommen erste Laute, die mit fast geschlossenen Lippen gebildet werden. Ab etwa der siebten Woche bis zum dritten Monat erzeugen Kinder vor allem bei Wohlbefinden Gurrlaute, zum Beispiel /gr/. Ab etwa dem vierten Monat werden alle denkbaren Laute ausprobiert. Dabei werden verschiedene Artikulationsarten wie die Verschlusslaute (/b/, /p/) und Reibelaute (/w/, /f/) erforscht sowie verschiedene Artikulationsorte, z. B. die Lautbildung mithilfe von Lippen, wie beim /b/, oder mithilfe des oberen Zahnkamms, wie beim /t/ oder des Gaumens, wie beim /g/. Die ab dem vierten Monat in der Phase des **Marginalen Lallens** gebildeten Laute ähneln Mitlaut-Selbstlautabfolgen (/na/ oder /ga/). Ab dem sechsten Monat äußern Kinder Silben mit einem Engelaut, wie beispielsweise einem /t/, /d/, /g/, /k/ und einem offenen Selbstlaut, zum Beispiel /a/ oder /o/. Dabei ist für diese Phase, dem **Reduplizierenden Lallen**, das Wiederholen von Silben wie „babababa" charakteristisch. Ab dem neunten Monat, in der Phase des **Variierenden Lallens**, kombinieren Kinder verschiedene Silben, zum Beispiel „mabuda". Es werden zunehmend häufiger Laute produziert, die in der Muttersprache vorkommen. Ab dem neunten Monat verwenden Kinder erste Protowörter. Protowörter sind lautlich gleich bleibende Formen, die noch nicht der Muttersprache entsprechen, aber absichtsvoll und mit konstanter Bedeutung geäußert werden: Das Wort „Mimi" beispielsweise bedeutet immer Milch. Kinder verwenden zwischen dem zehnten und zwölften Monat zunehmend erste referenzielle Wörter, also Wörter, die der Muttersprache entsprechen und in verschiedenen Kontexten einen festen inhaltlichen Bezug haben (Schrey-Dern 2006).

Ab einem Jahr bis sechs Jahre

Sprachverstehen und Sprachverstehensstrategien

Mit etwa einem Jahr verstehen Kinder bereits bis zu 50 einzelne Wörter. Sätze verstehen Kinder in diesem Alter allerdings noch nicht. Die Fähigkeit, Sprache zu verstehen, erwerben Kinder über Verständnisstrategien. Zunächst nutzen sie die so genannte **Schlüsselwortstrategie,** das heißt, einzelne Wörter und Hinweise aus der konkreten Situation werden zum Sprachverstehen herangezogen (Dannenbauer und Chipman 1988). Mit etwa 18 Monaten verstehen Kinder bereits eine Vielzahl von Wörtern ohne konkreten Bezugsrahmen. Mit ungefähr zwei Jahren beginnen Kinder neben der **Bezeichnungsfunktion** (das Wort „Banane" bezeichnet eine echte Banane oder das Bild einer Banane) auch die **Aussagefunktion** zu erwerben: Im Satz: „Das ist ein rotes Kleid", bezeichnet das Wort „rot" die Farbe des Kleides. Das Wort „rot" sagt etwas über den Zustand des Kleides aus. Zum Verstehen nutzen Kinder in dieser Phase die **pragmatische Strategie.** Sie verstehen anhand ihrer Erfahrung und danach, wie wahrscheinlich das Verstandene sein könnte. Zweijährige können syntaktischen Strukturen noch keine Bedeutung entnehmen, sie bevorzugen aber, wie Experimente zeigen, korrekte gegenüber inkorrekten Sätzen (Kannengieser 2009). Mit etwa 30 Monaten wirkt sich das umfassendere Verblexikon auf das Satzverstehen aus. Sprachlich Repräsentiertes kann immer besser mental nachvollzogen werden. Kinder kommen zunehmend mehr *kontextungebundenen* Aufforderungen adäquat nach. Sie verstehen Personalpronomen, wie „er" und „wir", Possessivpronomen wie „mein" und „dein" und die Fragepronomina „wer", „wo" und „was". Mit etwa drei Jahren verstehen Kinder zunehmend besser Adjektive, unter anderem Farbadjektive. Das Lexikon ist nun hinsichtlich der Wortarten weitgehend komplett. Mit 3½ Jahren nutzen Kinder die **Wortreihenfolgestrategie,** d. h., sie interpretieren Sätze so, dass der Akteur im Satz immer zuerst genannt wird. Den Satz „Den Hund beißt der Mann" deuten Kinder so, dass der Hund den Mann beißt. Zu dieser Fehlinterpretation kommt es, weil das Kasussystem noch nicht vollständig erworben ist. Mit fünf Jahren nutzen Kinder zunehmend auch die **grammatische Strategie** zum Verstehen: Sie beziehen grammati-

Tab. 3.2 Wortschatzumfang beim Sprachverstehen (aus Niebuhr-Siebert und Wendlandt 2011)

Alter in Jahren	Wortschatzumfang (in Wörtern)
1;0	50
1;6	100–180
2;0	200–400
2;6	2.000
6;0	9.000–14.000

Tab. 3.3 Phon- und Phonemerwerb im Überblick (aus Niebuhr-Siebert und Wendlandt 2011, 54f.)

Alter des Kindes in Jahren	Phonerwerb	Phonemerwerb
1;0		
1;6	m, b, d, t, n	m, p, d
2;0	p, f, v (Welt), l	b, n
2;6	x (wie in Buch), g, k, h, pf, ʁ (Roller)	v (gesprochen wie in Welt), f, l, t, ɳ (Finger), x (Buch), h, k, s (Messer), z (Hose)
3;0	j, ɳ (Finger)	j, ɳ, g, pf
3;6		ts
4;0	ç (ich)	ç (ich)
4;6	ʃ (Schaf)	ʃ (Schaf)

sche Hinweise, z. B. Kasus in den Interpretationsprozess ein. Auch Neben- und Passivsätze werden verstanden. Mit etwa sechs Jahren nutzen Kinder zum Verstehen neben anderen Strategien die **Ereignisfolgestrategie,** womit das Verstehen von Satzgefügen, die mit „bevor" oder „weil" eingeleitet werden, möglich wird.

Lauterwerb und phonologische Entwicklung

Ziel der Lautentwicklung ist es, die Laute der Muttersprache bilden und die Phoneme einer Sprache erkennen zu können. Phoneme sind bedeutungsunterscheidende Sprachlaute. Die Laute /h/ und /r/ sind im Deutschen bedeutungsunterscheidend, denn Hose bedeutet etwas anderes als Rose. Ein Laut gilt als erworben, wenn er im Lautbestand des Kindes enthalten ist und vom Kind willentlich korrekt gebildet werden kann. ➤ Tab. 3.2 gibt einen Überblick darüber, in welchem Alter 90 % der Kinder (90 %-Kriterium) bestimmte Laute erworben haben (Fox 2003). Der phonologische Erwerb kann bislang nicht hinreichend erklärt werden. Als relativ gesichert gilt, dass bis zu einem Alter von 18 Monaten, in der Phase der ersten 50 Wörter, eine lautliche Orientierung stattfindet. In dieser Phase werden eher einfache Wörter mit einfacher Silbenstruktur gebildet, so folgt beispielsweise auf den Mitlaut /n/ der Selbstlaut /a/. Bei den Mitlauten dominieren in der Sprache der Kinder solche, die im Mund weiter vorn gebildet werden, zum Beispiel /b/ oder /p/ sowie Nasale, zum Beispiel /m/ oder /n/. Mit 18 Monaten beginnen Kinder Phoneme und damit die bedeutungsunterscheidenden Merkmale von Lauten zu erwerben. In dieser Phase sind Veränderungen der Wortstruktur durch Silben- oder Lautauslassung wie „nane" für Banane oder „mei" für „mein", Hinzufügungen, „mimi" für Milch, oder Vertauschen von Silben, „lupet" für „blutet", typisch. Auch Ersetzungsprozesse wie „Buk" für „Buch" oder Angleichen (Assimilieren) von Lauten („fiff" für Fisch) innerhalb eines Wortes sind für diese Phase charakteristisch. Mit 3½ Jahren werden nahezu alle Phoneme bis auf /ç/ (ich), /ts/ (Ziege) und /ʃ/ (Schule) realisiert. Mit etwa fünf Jahren ist der phonemische Lauterwerb abgeschlossen (➤ Tab. 3.3). Eine weitere Erwerbsaufgabe für Kinder besteht darin, Betonungsmuster (Prosodie) des Deutschen zu erschließen. Die Betonung liegt gewöhnlich auf der vorletzten betonbaren Silbe. Die einzige nichtbetonbare Silbe ist die Schwa-Silbe, zum Beispiel in Hase (im Überblick s. Fikkert et al. 1998).

Wortschatzumfang und Wortartenentwicklung

Um einen Wortschatz aufzubauen, müssen Kinder zunächst erkennen, dass Wörter etwas repräsentieren, also für etwas anderes stehen. Das Wort „Hase" etwa bezeichnet einen realen Hasen, ist aber nicht der Hase selbst. In den produktiven Phasen des Wortschatzerwerbs liegt die Erwerbsrate bei ca. 10 Wörtern pro Tag (Aitchison 1994). Das Wortverständnis übersteigt zu jedem Zeitpunkt der Sprachentwicklung den Umfang des produktiven Wortschatzes. Für ein normal entwickeltes Kind gilt, dass bei einem Sprachverständnis von 50 bis 60 Wörtern ein bis zehn Wörter produziert werden und bei einem Sprachverständnis von bis zu 100 Wörtern ein Kind etwa 50 Wörter produziert (Klann-Delius 1999). Die im frühen Spracherwerbsprozess dominierenden Wortarten, beispielsweise Lautmalereien, nehmen im Laufe der Entwicklung kontinuierlich ab, während komplexere, wie Funktionswortarten, zunehmen. Bis etwa 18 Monate dominieren personal-soziale Wörter wie „ja", „nein", „hallo" und relationale Wörter, wie „da", „auf", „auch" und „weg" sowie Lautmalereien und erste Nomenbezeichnungen, z. B. „Ball", „Teddy", „Auto". Bis zu 2½ Jahren wächst der Nomenanteil deutlich und der Erwerb von Verben, z. B. essen oder malen beginnt. Ab 2½ Jahren kommt es zu einem deutlichen Zuwachs von Verben und Funktionswörtern, also Wörtern mit vorwiegend grammatischer Bedeutung, wie z. B. „weil" (Kauschke 2000). Wenn Kinder im Wortschatzspurt besonders schnell neue Wörter lernen, reicht oft eine Repräsentation aus (Fast mapping), um ein neues Wort zu produzieren (➤ Tab. 3.4). Es wird angenommen, dass dem Erwerb von Wortformen und Wortbedeutungen bestimmte Lernmechanismen zugrunde liegen, z. B., dass eine präsentierte Wortform sich auf das gesamte wahrgenommene Objekt bezieht und nicht nur auf einzelne Teile. Stuhl etwa bezeichnet den ganzen Stuhl und nicht nur ein Stuhlbein. Kinder empfinden die Beziehung zwischen Wortform und Bedeutung als bindend, beide sind nicht beliebig austauschbar. Im frühen Wortschatzerwerb sind *Fehlinterpretationen* der Unterdehnung und Überdehnung zu beobachten. Unterdehnung meint, dass ein Wort wie „Hund" nur für einen einzigen bestimmten Hund benutzt wird. Alle anderen Hunde werden vom Kind noch nicht als Hund bezeichnet. Überdehnung benennt den Fall, dass etwa das Wort „Hund" auf alle Tiere überdehnt wird, die ebenfalls ein Fell und vier Beine haben, z. B. Pferde, Mäuse oder Kühe.

Grammatikentwicklung

Dem Bereich der Grammatik können verschiedene sprachliche Phänomene zugeordnet werden, die vom Kind erworben werden müssen: die Satzstellung (Syntax), die vier Fälle (Kasus), die Verbbeugung (Flexion) und das Markieren der Zeitformen (Tempus), die Verneinung (Negation), die Fragebildung (Interrogation) und die Mehrzahl (Plural).

Erwerb der Satzstellung

In der Phase der Einwortäußerungen (Phase I) kann ein einziges Wort für einen ganzen Satz stehen: „Mama" kann „Mama, schau mal!" oder „Mama, ich ha-

Tab. 3.4 Wortschatzumfang und Wortschatzentwicklung im Überblick (aus Niebuhr-Siebert und Wendlandt 2011, 54f.)

Alter des Kindes	Wortschatzumfang und Wortschatzentwicklung
1;0	Kind spricht erste Wörter 50 Wort Phase: bis 1;6 erwirbt ein Kind etwa 50 Wörter Es benutzt personal-soziale Wörter, z. B. ja, nein, hallo; relationale Wörter, z. B. da, auch, auf, weg; einige Lautmalereien, wie wauwau und erste Nomen, z. B. Auto, Teddy, Ball
1;6	Beginn des Wortschatzspurts: Kind erwirbt täglich neue Wörter Beginn des Fast Mappings: Kind kann schnell neue Wörter abspeichern Über- und Unterdehnungen sind typisch, z. B. Hund für alle Vierbeiner (Überdehnung) oder Hund für nur einen einzigen Hund (Unterdehnung) Kind erwirbt viele Nomen, einzelne Verben und erste Adjektive
2;0	Kind benutzt Adverbien des Ortes, z. B. dort, hier und der Zeit, z. B. jetzt, später Es verwendet die Kopula: sein und werden; es verwendet Modalverben, z. B. können, dürfen, müssen und Fragepronomen, z. B. Wo? Wer?
2;6	Kind spricht ca. 500 Wörter Es verwendet Verben, Adjektive als Mengenangaben, z. B. viele, keine, Personalpronomen, z. B. er, ich, wir, du, Artikel, wie der, die, das, ein, eine, Präpositionen, z. B. in, an, auf, unter
3;0	Kind bildet erste Ableitungen von Nomen aus Verben, z. B. reparieren – Reparierung Es bildet aus zwei Nomen zusammengesetzte Wörter, z. B. Zugauto Kind benutzt erste koordinierende (z. B. und) sowie subordinierende Konjunktionen (z. B. weil)
3;6	Kind verwendet Relativpronomen, z. B. die Katze, die da läuft
4;0	Kind erwirbt im Vergleich zu vorher weniger Wörter
5;0	Kind verwendet etwa 3.000 bis 5.000 Wörter

be Hunger" bedeuten. In Phase II mit etwa 18 Monaten beginnen Kinder Zweiwortäußerungen zu produzieren. In dieser Phase ist die Wortstellung variabel, zum Beispiel „Tür aufmachen" oder „aufmachen Tür". In Phase III mit etwa zwei Jahren produzieren Kinder Mehrwortäußerungen. Die Äußerungslänge steigt kontinuierlich. Verben werden an das Ende des Satzes gestellt: „Papa Auto fahren" oder „Coco das aufmachen". Äußerungen werden um Adverbiale erweitert: „Papa schnell Auto fahren". In der Phase IV mit etwa 2½ Jahren steht das Verb in der zweiten Position im Hauptsatz: „Coco geht baden". Kinder können Verben nun auch vor das Subjekt stellen, wenn Inhalte besonders hervorgehoben werden sollen (Inversion bei Topikalisierung) und Adverbiale oder Objekte die erste Position im Satz besetzen: „Dann kommt der Mann" oder „Peter heißt der Junge". In Phase V mit etwa drei Jahren setzen Kinder gebeugte Verben in Nebensätzen korrekt an die letzte Position im Satz: „Die Katze fängt Mäuse, weil Katzen Mäuse fressen" (Clahsen 1988) (➤ Tab. 3.5).

Tab. 3.5 Erwerb der Satzstellung im Überblick (aus Niebuhr-Siebert und Wendlandt 2011, 54f.)

Alter Phase	Erwerb der Satzstellung
1;0 Phase 1	Vorläufer des Erwerbs der Satzstellung: Kind spricht überwiegend Einwortäußerungen, z. B. Ball, Teddy, da, nein Kind kombiniert Wörter nicht miteinander
1;6 Phase 2	Erwerb des Satz-Prinzips: Kind spricht Zweiwortäußerungen, z. B. Tür aufmachen; es ist in der Wortstellung aber variabel, z. B.: aufmachen Tür – Tür aufmachen
2;0 Phase 3	Vorläufer der einzelsprachlichen Grammatik: Kind spricht vorwiegend in Mehrwortäußerungen; es setzt Verben an das Ende des Satzes, z. B. Papa Auto fahren; es erweitert Satzstrukturen um Komplemente wie Adverbiale, z. B. Papa schnell Auto fahren oder Objekte, z. B. Anna Ball haben
2;6 Phase 4	Erwerb einzelsprachlicher satzstruktureller Besonderheiten: Kind setzt Verben an die zweite Position im Satz; es benutzt obligatorische Funktionswörter wie Artikel, z. B. der, die, das; Auxiliare, z. B. sein, haben, werden; Präpositionen, z. B. in, an, auf, unter; Kind kann Verben vor das Subjekt stellen, wenn es Inhalte besonders hervorheben will (Inversion bei Topikalisierung), z. B. das Auto will ich
3;0 Phase 5	Erwerb der komplexen Satzstruktur: Kind beherrscht die Verbendstellung im Nebensatz; es benutzt untergeordnete Konjunktionen, z. B. weil

Kasus

Die Fälle Nominativ (1. Fall), Genitiv (2. Fall), Dativ (3. Fall) und Akkusativ (4. Fall) werden im Deutschen am Artikel, Nomen und an Adjektiven markiert. In Phase II mit etwa 18 Monaten verwenden Kinder den besitzanzeigenden Genitiv ohne die s-Endung: „Mama Hut". In Phase III mit zwei Jahren verwenden Kinder den besitzanzeigenden Genitiv mit der s-Endung: „Mamas Hut". In Phase IV mit 2½ Jahren verwenden Kinder den 1. Fall (Nominativ) korrekt im Nominativkontext, also da wo er gefordert wird: „Der Junge geht ins Wasser". Kinder benutzen den ersten Fall aber auch dann, wenn der 4. Fall (Akkusativ) „der Ball werfen" und der 3. Fall (Dativ) „mit der Ball" gefordert ist. In Phase V verwenden Kinder zunächst den 1. Fall (Nominativ) und 4. Fall (Akkusativ) korrekt, wobei der 4. Fall auch dann verwendet wird, wenn der 3. Fall (Dativ) gefordert ist: „mit den Ball". Als letztes wird der 3. Fall (Dativ) erworben und erst spät sicher beherrscht (Clahsen 1988) (➤ Tab. 3.6).

Tab. 3.6 Kasuserwerb im Überblick (aus Niebuhr-Siebert und Wendlandt 2011, 54f.)

Alter Phase	Kasus
1;0 Phase 1	kein Erwerb
1;6 Phase 2	Kind benutzt den 2. Fall (Genitiv) ohne „s", z. B. Mama Hut
2;0 Phase 3	Kind verwendet den 2. Fall (Genitiv) mit „s", z. B. Mamas Hut
2;6 Phase 4	Kind verwendet den 1. Fall (Nominativ), auch wenn der 4. Fall (Akkusativ) gefordert ist, z. B. der Ball werfen, oder wenn der 3. Fall gefordert ist, z. B. mit der Ball
3;0 Phase 5	Kind verwendet den 1. Fall (Nominativ) und den 4. Fall (Akkusativ) im geforderten Kontext korrekt; es verwendet den 4. Fall (Akkusativ) in Kontexten, wo der 3. Fall (Dativ) gefordert ist, z. B. mit den Ball; etwas später verwendet das Kind auch den 3. Fall (Dativ) korrekt, wenn dieser gefordert ist, z. B. mit dem Ball

3

Konjugation

In Phase II mit 18 Monaten benutzen Kinder die Verbstammform „lach“ oder „geh“, den Infinitiv „lach-en“ und die dritte Person singular „er lach-t“. Generell wird aber die Person an Verben instabil markiert. In den Äußerungen der Kinder kommen Formen vor wie „Peter geh“, „Peter gehen“ oder „Peter geht“. In Phase III mit etwa zwei Jahren werden weitere Formen erworben: „ich lach-e“, oder „ihr lach-t“. Die Person wird weiterhin instabil an Verben markiert. Zuletzt in Phase IV mit 2½ Jahren wird die zweite Person singular erworben: „du lach-st“. Kinder markieren die Zusammengehörigkeit von Person und Verb stabil. Sie haben somit die geforderte Subjekt-Verb-Kongruenz im Satz erworben (➤ Tab. 3.7). Generell sind Übergänge zwischen den Phasen durch Fehler in der Verbbeugung charakterisiert (Bartke 1998).

Tab. 3.7 Erwerb der Verbbeugung im Überblick (aus Niebuhr-Siebert und Wendlandt 2011, 54f.)

Alter Phase	Konjugation
1;0 Phase 1	kein Erwerb
1;6 Phase 2	Kind markiert an Verben die Person noch nicht beständig, z. B. ich mach, wir mach; t-Endung: er macht, wir macht; en-Endung: sie machen, er machen; Kind imitiert Partizip II-Formen: (e)gangen
2;0 Phase 3	Kind markiert Subjekt und Verb im Satz beständig: beispielsweise bei der e-Endung ich mache, du mache; Kind bevorzugt das Wort haben, z. B. hab debadet
2;6 Phase 4	Kind markiert die Zusammengehörigkeit von Subjekt und Verb im Satz stabil; es verwendet weitere Verbendungen: st-Endung, t-Endung; es benutzt zunehmend ge-Vorsilbe, z. B. gemacht; Kind beugt unregelmäßige Verben in der Vergangenheitsform häufig regelmäßig, z. B. er läufte
3;0 Phase 5	Kind markiert sicher die Zusammengehörigkeit von Subjekt und Verb, z. B. ich gehe, du gehst, er geht, wir gehen, ihr geht, sie gehen; es kann das Partizip bei regelmäßigen Verben sicher bilden, z. B. hüpfen – gehüpft, merken – gemerkt; das Partizip bei unregelmäßigen Verben wird teilweise noch wie bei regelmäßigen Verben gebildet, z. B. gelauft

Erwerb der Zeitformen

Zeitformen (Tempus) im Deutschen sind beispielsweise Präsens (Gegenwart), Präteritum (Vergangenheit) oder Perfekt (vollendete Gegenwart). Die Zeitform kann regulär markiert werden, wie „lachen“, „lachte“, „hat gelacht“, oder irregulär, wie „scheinen“, „schien“, „geschienen“ oder gemischt, wie „rennen“, „rannte“, „gerannt“. Im Zeitformenerwerb übertragen Kinder häufig zunächst reguläre Muster auf irreguläre Verben, wie „gehte“, „geesst“ (Weyerts und Clahsen 1993).

Verneinung

In Phase I verwenden Kinder in allen Kontexten die Verneinung: „ich nein“. Auch in Phase II mit etwa 18 Monaten wird „nein“ in Zweiwortäußerungen gegenüber „nicht“ bevorzugt geäußert, obwohl „nicht“ bereits benutzt wird. Der Negationspartikel „nicht“ wird aber erst in Phase III mit ungefähr zwei Jahren häufiger als „nein“ verwendet. In der Phase IV mit 2½ Jahren folgt „nicht“ in der Regel dem gebeugten Verb: „Ich kann nicht das.“ Verneinungspartikel und Verben werden in dieser Phase noch nicht voneinander getrennt. Erst in der Phase V mit etwa drei Jahren können Kinder den Verneinungspartikel an das Ende einer Äußerung setzen: „Ich kann das nicht.“ (Clahsen 1988) (➤ Tab. 3.8).

Fragebildung

Fragen werden zunächst ausschließlich über die Betonung, also dem Anheben der Stimme am Satzende

Tab. 3.8 Erwerb der Verneinung im Überblick (aus Niebuhr-Siebert und Wendlandt 2011, 54f.)

Alter Phase	Verneinung
1;0 Phase 1	Kind verwendet „nein" in allen Kontexten
1;6 Phase 2	Kind verwendet „nein" und „nicht" vor oder hinter Wörtern, z. B. „nicht Auto", „heiß nein"
2;0 Phase 3	Kind verwendet „nicht" häufiger als „nein", z. B. „mama nicht hut", „ball rollt nicht"
2;6 Phase 4	Kind verwendet den Verneinungspartikel „nicht" hinter dem gebeugten Verb, z. B. „Mama ruft nicht", „ball rollt nicht"
3;0 Phase 5	Den Negationspartikel „nicht" kann ein Kind unabhängig vom gebeugten Verb im Satz platzieren, z. B. „Schimpft er vielleicht nicht"

zum Ausdruck gebracht. In Phase II mit etwa 18 Monaten können erste Fragepronomen, z. B. wo und was verwendet werden. Phase III hat für den Erwerb der Fragestellung keine Relevanz. In Phase IV können Fragen durch *Inversion* realisiert werden: „Kommst du auch?“ Die Bildung indirekter Fragesätze geht mit der Bildung der Inversion und dem Erwerb subordinierender Nebensätze in Phase IV und V einher: „Ob er wohl kommt?“ (Schrey-Dern 2006) (➤ Tab. 3.9).

Erwerb der Mehrzahl

Für den Erwerb der Mehrzahl (Plural) lassen sich folgende Tendenzen festhalten: Plurale enden bei Nomen in einer Schwa-Silbe, zum Beispiel -e, -en, el, oder -er. Ausnahme bildet nur die s-Endung für den Plural. Weibliche Nomen (Feminina), die auf -e enden, werden mit einem n-Plural markiert, z. B. die Katze – die Katzen, die Tür – die Türen. Männliche (Maskulina) und sächliche Nomen (Neutra) werden häufig mit einem e-Plural markiert. Endet der Singular mit einer Schwa-Silbe, wie bei Esel, dann wird eine Nullmarkierung verwendet, d. h. das Nomen bleibt unverändert. Benutzen Kinder während des Erwerbs von Pluralformen Formen wie Pirate und Huhne, haben Kinder die Tendenzen zur Pluralbildung erkannt und setzen sie produktiv um (Bartke 1998). Ist weder die korrekte Pluralform noch eine

Tab. 3.9 Erwerb der Fragebildung im Überblick (aus Niebuhr-Siebert und Wendlandt 2011, 54f.)

Alter Phase	Fragebildung
1;0 Phase 1	Kind kennzeichnet Fragen durch Betonung
1;6 Phase 2	Kind kennzeichnet Fragen durch Betonung und benutzt erste Fragepronomen, z. B. Wo Auto?
2;0 Phase 3	Kind kennzeichnet Fragen durch Betonung und benutzt Fragepronomen in Mehrwortäußerungen, z. B. Wo Auto fahren?
2;6 Phase 4	Kind bildet Fragen mit Fragepronomen korrekt, z. B. Wohin geht Papa? Bildung von Inversion, z. B. Kommst du?
3;0 Phase 5	Kind kann indirekte Fragesätze bilden, d. h. das Verb muss dem Subjekt nicht vorangestellt werden, die Frage wird über die Betonung markiert, z. B. Ob er kommt?

Pluraltendenz erkennbar, verwenden Kinder, wie Erwachsene im Übrigen auch, das Plural-s.

Verbbeugung und Satzstellung

Wie erkennen Kinder die Verbzweitstellung in deutschen Hauptsätzen? Mit der Lexical Learning Hypothesis (Clahsen 1996) wird die Annahme vertreten, dass Kinder ein Verb als gebeugt (finit) erkennen können und damit an die zweite Satzposition binden, wenn sie das Verbflexionsparadigma, also alle möglichen Beugungsformen von Verben vollständig erworben haben: ich gehe, du gehst, er geht … Penner et al. (2000) gehen mit dem Rhythmic Activation Principle davon aus, dass prosodische Prinzipien das Kind auf syntaktische Muster aufmerksam machen und Kinder somit über Betonungsstrukturen die richtige Position im Satz finden.

Entwicklung kommunikativer Fähigkeiten

Kommunikation findet von Geburt an statt. Eltern und Bezugspersonen behandeln Kinder als selbstverständliche Kommunikationspartnerinnen, obwohl Kinder bis zu einem Alter von acht Monaten noch nicht über kommunikative Fähigkeiten verfügen. Eltern geben ihren Kindern eine dialogische Struktur vor, sodass ein Wechsel zwischen Äußerungen (Turn-Taking) entstehen kann. Ab etwa acht bis zehn Monaten sind kommunikative Handlungen, die vom Kind ausgehen, beobachtbar. Eine lautliche Äußerung in Kombination mit Blickkontakt und Zeigegeste lässt den Schluss einer kommunikativen Absicht zu. Das Kind richtet sich nun an ein Gegenüber, äußert sich und erwartet eine Reaktion seines Gegenübers. Mit zwölf bis 18 Monaten können einfache Aufforderungen befolgt und erste einfache Fragen wie „Wo ist der Teddy?“ beantwortet werden. Mit 18 bis 24 Monaten erlaubt die sprachliche Entwicklung zunehmend das Äußern von Bitten (Zollinger 1995). Neben Fragen und Aufforderungen werden per Intonation auch Feststellungen geäußert. Auch das neu erworbene „nein“ hat für die kommunikative Entwicklung eine wichtige Bedeutung, weil es die Zweckhaftigkeit von Sprechakten deutlich macht: „Nein“ wird zu dem Zweck, etwas nicht zu wollen, geäußert. Die vollständige Gesprächssequenz erwerben Kinder erst ab etwa zwei Jahren (Zollinger 1995). Kinder richten sich in diesem Alter häufig solange an Erwachsene, bis diese sich auf sie einlassen. Das Kind erwartet Antworten und Reaktionen. Auch die gezielte Ansprache von Personen mit deren Eigennamen zeigt einen deutlichen Erwerbsfortschritt. Mit etwa 2½ Jahren verfügt das Kind über das Wissen, dass in Gesprächen abwechselnd gesprochen wird. In diesem Alter beginnen Kinder mit Korrekturen bei Rückfragen oder Unverstandenem. Eine Vielzahl von Sprechakten sind für das Alter belegt: Ereignisse beschreiben, Fragen stellen, zustimmen, widersprechen, eine Absicht erklären (Wankelmuth 1993). Ab etwa drei Jahren können Kinder auch die Perspektive des Zuhörens einnehmen. Kinder verfügen nun über die Fähigkeit, sich in andere hineinzuversetzen, können anhand von Gesichtsausdrücken auf Gefühlslagen schließen. Sie erwerben nun Strategien zur Eröffnung und Aufrechterhaltung von Gesprächen. Mit etwa vier Jahren können Kinder die Kommunikation von der gegenwärtigen Situation und Handlung loslösen. Sie beginnen nun Erlebnisse zu erzählen, Fragen entstehen beim Denken. Der Erwerb *narrativer Fähigkeiten* ermöglicht einen rein darstellenden nicht-dialogischen Sprachgebrauch. Ab fünf Jahren erwerben Kinder erste Schemata von Geschichten: Wesentliche Aspekte werden benannt, Geschichten werden emotional bewertet. Kinder beginnen, Geschichten sinngemäß nachzuerzählen. Auch *metasprachliche* und *metakommunikative Fähigkeiten* werden erworben. Bewusstheit für Sprechhandlungen zeigt sich in der flexiblen Rollenübernahme im Spiel. Kinder können einen Lügner spielen, einen, der sich ständig beschwert. Der Erwerb kommunikativ-pragmatischer Fähigkeiten ist mit Schulbeginn nicht abgeschlossen, die Fähigkeit zur empathischen Gesprächsführung entwickelt sich erst in einem Alter zwischen sieben und zehn Jahren.

Glossar

Inversion
Das Subjekt im Satz steht hinter dem gebeugten Verb.
kontextungebunden
nicht abhängig vom Zusammenhang
narrative Fähigkeiten
Geschichten erzählen können
metasprachliche Fähigkeiten
Sprachverarbeitungsprozesse bewusst kontrollieren können, z. B. phonologische oder syntaktische Bewusstheit
metakommunikative Fähigkeiten
ein Gespräch mit geschultem Auge wahrnehmen, Störungen feststellen und gegebenenfalls Änderungen einleiten können

LITERATUR

Aitchison J (1994). Words in the mind: An introduction to the mental lexicon. 2nd ed. Oxford: Blackwell.
Bartke S (1998). Experimentelle Studien zur Flexion und Wortbildung: Pluralmorphologie und lexikalische Komposition im unauffälligen Spracherwerb und im Dysgrammatismus. Tübingen: Niemeyer.
Chilla S, Rothweiler M, Babur E (2010). Kindliche Mehrsprachigkeit. Grundlagen – Störungen – Diagnostik. München/Basel: Ernst Reinhardt Verlag.
Clahsen H (1988). Normale und gestörte Kindersprache: Linguistische Untersuchungen zum Erwerb von Syntax und Morphologie. Amsterdam: Benjamins.
Clahsen H (1996). Generative perspectives on language acquisition: Empirical findings, theoretical considerations and crosslinguistic comparisons. Amsterdam: Benjamins.
Chomsky N (1995): The Minimalist Program. Cambridge: MA.
Chomsky N (2002): On Nature and Language. Cambridge: MA.
Dannenbauer FM, Chipman HH (1988). Spezifische Sprachentwicklungsstörung und symbolische Repräsentationsschwäche. Frühförderung interdisziplinär; 2: 67–78.
Fox AV (2003). Kindliche Aussprachestörungen. Phonologischer Erwerb, Differenzialdiagnostik, Therapie. Idstein: Schulz-Kirchner.
Kannengieser S (2009). Sprachentwicklungsstörungen. Grundlagen, Diagnostik und Therapie. München: Elsevier.
Kauschke C (2000). Der Erwerb des frühkindlichen Lexikons: Eine empirische Studie zur Entwicklung des Wortschatzes im Deutschen. Tübingen: Narr.
Klann-Delius G (1999). Spracherwerb. Stuttgart: Metzler.
Penner Z, Wymann K, Weissenborn J (2000). On the prosody/lexicon interface in learning word order: A study of normally developing and language impaired children. In: Weissenborn J, Höhle B (eds.). Approaches to bootstrapping. Vol 1. Amsterdam: Benjamins. p. 266–293.
Pinker S (1994): The Language Instinct. The New Science of Language and Mind. New York: Oxford University Press.
Pinker S (1999). Words and Rules. New York: Perennial.
Niebuhr-Siebert S, Wendlandt W (2011). Zeitlicher Verlauf des Spracherwerbs. 1. bis 6. Lebensjahr. In: Wendlandt W (Hrsg.). Sprachstörungen im Kindesalter. Stuttgart: Thieme. S. 48–59.
Schrey-Dern D (2006). Sprachentwicklungsstörungen: Logopädische Diagnostik und Therapieplanung. Stuttgart: Thieme.

Tomasello M (2003). Constructing a Language. A Usage-Based Theory of Language Acquisition. Cambridge: MA.
Wankelmuth A (1993). Frühe Mutter-Kind-Interaktion und die Entwicklung pragmatischer Fähigkeiten: Grundlegende Aspekte und sprachbehindertenpädagogische Perspektiven. Frankfurt/Main: Lang.
Weyerts H, Clahsen H (1993). Netzwerke und symbolische Regeln im Spracherwerb: Experimentelle Ergebnisse zur Entwicklung der Flexionsmorphologie. Wuppertal: Sonderforschungsbereich 282.
Zollinger B (1995). Die Entdeckung der Sprache. Bern: Haupt.

3.2 Zweisprachigkeit

Solveig Chilla

Info

- Die meisten Menschen weltweit wachsen zwei- oder mehrsprachig auf.
- Zweisprachigkeit ist eine Form von Mehrsprachigkeit.
- Kinder können mit mehr als einer Sprache aufwachsen.
- Es gibt verschiedene Modelle des mehrsprachigen Erwerbs von Kindern und Erwachsenen.

3.2.1 Zweisprachig werden

Die in Deutschland häufigste Form des Spracherwerbs ist der einsprachige (monolinguale) Erwerb des Deutschen (➤ Kap. 3.1). Die Bezugspersonen des Kindes (Eltern) und die Umgebung (Mehrheitssprache, Umgebungssprache) teilen dieselbe Sprache (Deutsch). Sofern keine Beeinträchtigung des Erwerbs vorliegt, wird das Kind seine Sprache Deutsch vollständig erwerben und kompetent darin kommunizieren.

WICHTIG

- Zweisprachig aufwachsende Kinder erwerben ihre Sprachen nicht prinzipiell langsamer als einsprachig aufwachsende!
- Zweisprachig aufwachsende Kinder erwerben ihre Sprachen nicht schlechter als einsprachige!
- Zweisprachig aufwachsende Kinder sind nicht dümmer als einsprachige!
- Zweisprachig aufwachsende Kinder sind nicht klüger als einsprachige!
- Zweisprachigkeit hat keine Nachteile für die soziale Entwicklung!
- Zweisprachigkeit führt nicht zu seelischen Erkrankungen! (Chin und Wigglesworth 2007)

3.2.2 Der gleichzeitige Erwerb zweier Sprachen

Wenn Eltern oder engste Bezugspersonen von Geburt eines Kindes an zwei verschiedene Sprachen sprechen, wächst das Kind simultan-bilingual auf. Sprachwissenschaftlich spricht man von dem „Partnerprinzip“ (Kielhöfer und Jonekeit 1998) oder mit Ronjat (1913) von dem Prinzip „eine Person-eine Sprache“. Umgebungssprache ist dabei meist eine der beiden Elternsprachen. Eine Vielzahl von Studien belegt, dass eine konsequente Verwendung der jeweiligen Elternsprache in vergleichbarer Qualität und Quantität dazu führen kann, dass das Kind in beiden Sprachen eine erstsprachliche Kompetenz ausbildet (einen Überblick bieten z. B. deHouwer 2009; Müller et al. 2006; Thoma und Tracy 2006).

In Bezug auf den Erwerbsverlauf lassen sich zwischen monolingual aufwachsenden und simultan-bilingual aufwachsenden Kindern viele Gemeinsamkeiten feststellen (Paradis 2009). Daher spricht man bei simultan-bilingualem Erwerb auch häufig vom „doppelten Erstspracherwerb“. Es ist jedoch zu beachten, dass Bilinguale nicht einfach „zwei Monolinguale in einer Person“ (Grosjean 1989) sind, sondern dass es im simultan-bilingualen Erwerb zu typischen Besonderheiten kommen kann. Dass monolingualer und bilingualer Erwerb nicht ganz identisch sein können, liegt nahe, wenn man sich verdeutlicht, dass das Kind mit Beginn seines Spracherwerbs mit zwei Sprachen konfrontiert wird. Und dies, bevor die Kinder fähig sind, zu verstehen, dass dieser Input von zwei verschiedenen linguistischen Quellen stammt (Genesee 1989; Volterra und Taeschner 1978). Darüber hinaus sind bilinguale Kinder vor die Aufgabe gestellt, in derselben Zeit, in der monolingual aufwachsende Kinder eine Sprache lernen, zwei Sprachen gleichzeitig zu erwerben. Dies bedeutet nicht nur, dass sie nicht dieselbe Zeit mit der jeweiligen Sprache verbringen wie ein monolingual aufwachsendes Kind. Darüber hinaus bekom-

3

men die wenigsten bilingual aufwachsenden Kinder in beiden Sprachen denselben Umfang sprachlichen Angebots, sei es beispielsweise, weil das Kind zuhause vom Vater betreut wird und die Mutter durch ihre Arbeit nur abends Zeit findet, mit dem Kind in ihrer Sprache zu sprechen.

Über den Erwerbsverlauf in den verschiedenen sprachlichen Bereichen existiert eine Vielzahl von wissenschaftlichen Studien (z. B. deHouwer 2009; Dodd 2005; Genesee et al. 2004; Meisel 2009; Müller et al. 2006), die hier exemplarisch zusammengefasst werden sollen:

Info

Erwerbscharakteristika bei simultan-bilingualen Kindern

Phonetisch-phonologische Entwicklung & Verstehen und Bilden von Lauten

- die Entwicklung sprachspezifischer Unterscheidungsfähigkeiten ist besonders stark vom sprachlichen Angebot abhängig
- sprachspezifische Unterscheidungsfähigkeit von Phonemen kann um wenige Monate verzögert sein
- in der Sprachproduktion werden die phonologischen Systeme früh getrennt
- einige bilinguale Kinder produzieren bestimmte Phoneme etwas später als monolinguale

Lexikalische Entwicklung & Wortschatz

- bilinguale Kinder nutzen dieselben Lernmechanismen wie monolinguale Kinder
- simultan-bilinguale Kinder können in standardisierten Tests zur Ermittlung des produktiven und des rezeptiven Wortschatzes schlechter abschneiden als monolinguale Kinder
- die Wortschatzmenge ist stark von der Quantität des Kontaktes zur jeweiligen Sprache abhängig: Kinder, die zu einer ihrer beiden Sprachen besonders viel Kontakt haben, können hier genauso gut abschneiden wie monolingual Gleichaltrige

Morphosyntaktische Entwicklung & Grammatik

- die beiden grammatischen Systeme werden früh getrennt
- der Erwerb einer grammatischen Struktur kann im Alter zwischen 2;6 und 3;6 zeitweilig von der anderen Sprache beeinflusst werden („crosslinguistic transfer"), besonders in Strukturen, in denen sich die Sprachen strukturell überschneiden bzw. mind. eine der beiden Sprachen in dieser Struktur mehrdeutig ist.

Einen groben Überblick des simultan-bilingualen Erwerbs nach deHouwer (2009) gibt ➤ Tab. 3.10.

3.2.3 Sukzessiv-bilingualer Erwerb

Der frühe sukzessive Erwerb und der kindliche Zweitspracherwerb

Der nicht gleichzeitig beginnende, sondern im Erwerbszeitpunkt versetzte Spracherwerb liegt dann vor, wenn die Aneignung einer zweiten Sprache im Kindesalter beginnt, nachdem die erste Sprache schon in Grundzügen erworben wurde. Diese Erwerbsform ist weitaus weniger umfangreich erforscht als der simultan-bilinguale Erwerb. Kinder, die sukzessiv-bilingual aufwachsen, beginnen mit dem Erwerb der zweiten Sprache zwischen dem zweiten und dritten Lebensjahr (➤ Tab. 3.10). Der kindliche Zweitspracherwerb beginnt ungefähr im fünften Lebensjahr.

Tab. 3.10 Simultan-bilingualer Erwerb im Überblick

Alter	Was wird erworben?
0;6–1;0	Lallen von Silben, die beiden Sprachen ähneln
1;0	Verstehen vieler Wörter und Silben in beiden Sprachen erste Äußerungen, die wie Wörter aus einer der beiden Sprachen klingen
1;6–2;0	Anstieg der Menge der in beiden Sprachen gesprochenen Wörter
2;0	Zweiwortäußerungen in beiden Sprachen
2;6–3;0	kurze (unvollständige) Sätze können in beiden Sprachen geäußert werden
3;6	das bilinguale Kind ist für Fremde in beiden Sprachen gut zu verstehen
3;9	Sätze mit Nebensätzen oder äquivalenter Struktur (komplexe Sätze) in beiden Sprachen
4;5–5;0	Erzählungen kurzer zusammenhängender Geschichten in beiden Sprachen

Die Bedeutung des Alters zu Beginn des Zweitspracherwerbs

Der zu erreichende Endzustand und der Verlauf des Erwerbs zweier Sprachen sind wesentlich davon abhängig, in welchem Alter mit dem Erwerb der zweiten Sprache begonnen wird. Der Erwerbszeitpunkt sowie die Qualität und die Quantität (Menge) des sprachlichen Angebots sind deshalb so wichtig, weil angenommen wird, dass es für den Spracherwerb optimale Zeitfenster gibt, in denen uns der Erwerb besonders leicht fällt (➤ Tab. 3.11).

WICHTIG

- Das Alter zu Beginn des Erwerbs der zweiten bzw. weiteren Sprache(n) spielt eine wichtige Rolle für den Erwerbsverlauf!
- Das Alter zu Beginn des Erwerbs der zweiten bzw. weiteren Sprache(n) spielt eine wichtige Rolle für den zu erreichenden Endzustand!
- Die Qualität des Sprachangebots in der zweiten bzw. weiteren Sprache(n) spielt eine wichtige Rolle!
- Die Quantität (Menge) des Sprachangebots in der zweiten bzw. weiteren Sprache(n) spielt eine wichtige Rolle!

Die Spracherwerbsfähigkeit verändert sich im Laufe des Lebens. Es wird angenommen, dass die neuronale Plastizität, also die Veränderungsfähigkeit im Gehirn, für den Spracherwerb wie bei anderen kognitiven Bereichen nur innerhalb eines bestimmten Entwicklungszeitraums optimal ist. Erfolgt der Spracherwerb nicht innerhalb des optimalen Erwerbsfensters, so ist ein nur unvollständiger Erwerb zu erwarten. Forschungen zum Erst- und Zweitspracherwerb belegen, dass sich der monolinguale Erwerb von dem Zweitspracherwerb Erwachsener in Verlauf und Ergebnis deutlich unterscheidet. Es ist wichtig zu wissen, bis wann im Erwerb einer weiteren Sprache von einem dem Erstspracherwerb zu erwartenden

Tab. 3.11 Erwerbskontinuum und Erwerbsmodelle des ungesteuerten Zweitspracherwerbs

Form	Alter zu Beginn des Erwerbs der zweiten Sprache	Modelle
• simultan-bilingualer Erwerb • doppelter Erstspracherwerb • BFLA (bilingual first language acquisition)	mit der Geburt bis max. 3 Jahre	• Partnerprinzip (eine Person-eine Sprache) • Familiensprache und Umgebungssprache können sich unterscheiden („lebensweltliche Zweisprachigkeit") • in bilingualen Gesellschaften (Französisch-Englisch in Kanada; Sorbisch-Deutsch als Minderheit in Sachsen) • ungesteuerter Erwerb, d. h. ohne Instruktion
• früher sukzessiver Zweitspracherwerb • family bilingualism (Lanza 1997)	ab ca. 2;9 Jahre bis ca. 4;6 Jahre	• beide Elternteile/enge Bezugspersonen sprechen dieselbe Sprache (Familiensprache) • Familiensprache und Umgebungssprache unterscheiden sich („lebensweltliche Zweisprachigkeit") • die Familiensprache ist meist eine Minderheitensprache (in Deutschland z. B. Englisch, Farsi, Russisch, Türkisch) • das Kind spricht bis zum Eintritt in den Kindergarten zum größten Teil nur die Familiensprache als erste Sprache • ungesteuerter Erwerb
kindlicher Zweitspracherwerb	ab ca. 5 Jahre bis zur Pubertät	• selten bei in Deutschland geborenen Kindern • meist durch Migration oder Flucht • beide Elternteile bzw. enge Bezugspersonen sprechen dieselbe Sprache (Familiensprache) • Familiensprache und Umgebungssprache unterscheiden sich („lebensweltliche Zweisprachigkeit") • die Erstsprache ist meist eine Minderheitensprache • das Kind spricht bis zum Eintritt in die Schule zum größten Teil nur die Familiensprache bzw. seine erste Sprache • ungesteuerter Erwerb
Zweitspracherwerb Erwachsener	ab der Pubertät	• durch Migration oder Flucht • ungesteuerter Erwerb (≠ Fremdspracherwerb in der Schule!)

Verlauf und vergleichbaren Kompetenzen ausgegangen werden kann. Aktuelle Studien (Chilla 2008; Meisel 2009; Paradis 2009) belegen, dass das optimale Erwerbsalter nicht erst mit zwölf Jahren, sondern bereits im Alter von vier bis sieben Jahren langsam abklingt. Dabei ist es möglich, dass sich verschiedene sprachliche Bereiche darin unterscheiden, wann das Fenster geschlossen wird. So ist es z. B. möglich, dass das Erwerbsfenster für die kompetente Beherrschung der Phonologie früher schließt als das für verschiedene grammatische Bereiche.

3.2.4 Erwerbsverlauf

In Bezug auf den Erwerbsverlauf und den zu erreichenden Endzustand der Sprachentwicklung ist besonders relevant, ob das Kind bis zum Alter von drei Jahren oder nach dem Alter von vier oder sechs Jahren mit der Zweitsprache beginnt. Gegenwärtig wird erforscht, welchen Einfluss eine sich verändernde Spracherwerbsfähigkeit möglicherweise für den sukzessiv-bilingualen Erwerb hat. Je nach betrachtetem sprachlichen Bereich ist die Forschungslage unterschiedlich aussagekräftig.

WICHTIG

- Sukzessiv-bilinguale Kinder unterscheiden sich von simultan-bilingualen dadurch, dass sie kognitiv reifer sind, wenn sie mit ihrer zweiten Sprache beginnen. Die kann dazu führen, dass sukzessiv-bilinguale Kinder in ihrem Zweitspracherwerb möglicherweise schneller sind und nach einer bestimmten Erwerbszeit zu den simultan-bilingualen bzw. monolingualen Kindern aufschließen.
- Für die bisher erforschten sprachlichen Bereiche verfügt der frühe sukzessive Erwerb über viele Gemeinsamkeiten mit dem simultan-bilingualen Erwerb.
- Der kindliche Zweitspracherwerb hingegen ähnelt in seinem Verlauf eher dem Zweitspracherwerb Erwachsener.
- Eine Erhebung des Erwerbsfortschritts sollte stets den Beginn des Zweitspracherwerbs, die Qualität und die Quantität in der Erst- und der Zweitsprache berücksichtigen. Dies ist wichtig für die Interpretation der gewonnenen Daten.

Kinder, die eine zweite Sprache erwerben, nachdem sie die erste schon in Grundzügen beherrschen, können auf das Wissen aus und über ihre Erstsprache zurückgreifen. Dies kann für die verschiedenen sprachlichen Bereiche unterschiedliche Konsequenzen haben (u. a. Chilla und Bonnesen 2012; Cenoz 2001; Chilla und Babur 2010; Genesee et al. 2004; Haberzettl 2005; Kroffke und Rothweiler 2006; Meisel 2009; Paradis 2009; Thoma und Tracy 2006; Tracy 2008): Es macht darüber hinaus einen großen Unterschied, ob das sukzessiv-bilinguale Kind seit 6 oder seit 36 Monaten seine zweite Sprache spricht und wie viel Kontakt es zu Sprecherinnen der zweiten Sprache hat. Hatte das fünfjährige Kind vielleicht nur zwei Monate oder schon zwei Jahre Kontakt mit Sprecherinnen der Zweitsprache Deutsch, wenn es mit einem Test überprüft wird, der für fünfjährige deutsche Kinder standardisiert ist?

Lexikalischer Erwerb (Wortschatz)

Das Lexikon (Wortschatz) in der Zweitsprache wächst sehr schnell. Sukzessiv-bilinguale Kinder können nach einer gewissen Erwerbszeit bis zum Erwerbsniveau Einsprachiger aufholen. Dies gilt aber nicht für alle Kinder und ist sehr davon abhängig, zu welchem Zeitpunkt und mit welchem Verfahren das Lexikon erhoben wird. Gleichzeitig bedeutet ein „Aufholen" des Erwerbsniveaus nicht, dass der Umfang des Wortschatzes von Monolingualen und Bilingualen gleich groß ist: Ein (simultan oder sukzessiv) bilinguales Kind hat in der Quantität deutlich weniger Kontakt zu jeder seiner beiden Sprachen als Monolinguale. In der Familiensprache (Erstsprache) erreicht das Kind häufig gleich gute Testergebnisse wie monolinguale Kinder, während sie in standardisierten Tests der Umgebungssprache häufig weniger gut abschneiden.

Besonders zu Beginn des Zweitspracherwerbs nutzen sukzessiv-bilinguale Kinder häufig *Platzhalter*: „das ist ein dings" oder behelfen sich mit formelhaften Wendungen „das ist das haben" (= der hat das), „das ist das haus machen" (= das kind baut das haus), „das ist hund spielen" (= der hund spielt). Dies kann als ein Hinweis darauf gewertet werden, dass die Kinder über die wichtige Wendung („das ist ...") verfügen, aber ihre Struktur und ihren angemessenen Gebrauch noch nicht entschlüsselt haben. Weiter können sie so kreativ weiter kommunizieren, obwohl ihnen noch nicht alle Lexeme (Wörter) zur Verfügung stehen.

Grammatischer Erwerb

Das *Erwerbsalter* beeinflusst den Verlauf und den zu erreichenden Endzustand im Grammatik- und im Phonologieerwerb nachhaltig. Aus den unterschiedlichen Studien lässt sich aber eine Tendenz klar ablesen: Kinder, die im Alter von ungefähr 3 Jahren mit der Zweitsprache beginnen, vollziehen in ihrem Grammatikerwerb ähnliche Schritte wie simultan-bilinguale und damit wie monolinguale Kinder. Dies ist bisher vor allem für den Erwerb der Satzstruktur und den Erwerb von Verbstellungsregeln untersucht worden. Daher spricht man auch vom „frühen sukzessiven Erwerb". Diese Kinder sind zu unterscheiden von solchen Kindern, die einen kindlichen Zweitspracherwerb durchlaufen: Wenn diese nach dem 6. Lebensjahr mit der zweiten Sprache beginnen, gehen sie in ihrem Grammatikerwerb andere Wege: Sie vollziehen in diesen grammatischen Bereichen Schritte, wie wir sie von erwachsenen Zweitsprachlernenden kennen. Und für die Gruppe der Kinder, die zwischen dem 4. und dem 6. Lebensjahr mit der Zweitsprache beginnen, ist das Bild noch uneindeutig.
Es ist wichtig, die genannten Unterschiede und die Grenzen der wissenschaftlichen Untersuchungen zu berücksichtigen, weil dies Einfluss auf die Erwartungen an den Erwerbsverlauf und an den Erfolg des Erwerbs in der Zweitsprache hat. Dies bedeutet jedoch nicht, dass man für jüngere sukzessiv-bilinguale Kinder in allen grammatischen Bereichen die Schablone des Erstspracherwerbs anlegen kann. Genauso wenig sind bei allen Kindern, die nach dem 6. Lebensjahr mit der Zweitsprache beginnen, alle Erwerbsschritte mit denen erwachsener Zweitsprachlernerinnen identisch. Für viele grammatische Bereiche (z. B. den Erwerb von Genus oder Kasus) gibt es bisher nur wenige Studien und die Datenlage ist im Vergleich zu den Studien, die für simultan-bilinguale oder monolinguale Kinder vorliegen, viel uneindeutiger.

Phonologischer Erwerb

Studien zum phonologischen Erwerb sukzessiv-bilingualer Kinder zeigen, dass die phonetischen Kategorien der Erstsprache die Zweitsprache beeinflussen. Zunächst ist zu fragen, welche Sprachkonstellationen verglichen werden? Viel zu wenig ist bekannt über den sukzessiv-bilingualen Erwerb eines zwei-

Info

Erwerb der Satzstruktur und der Verbbeugung

Früher sukzessiv-bilingualer Erwerb (ab ca. 3 Jahren)

(Chilla 2008; Kostyuk 2005; Kroffke und Rothweiler 2006; Rothweiler 2006; Thoma und Tracy 2006; Tracy 2008):

- Wesentliche Elemente der deutschen Satzstruktur, wie beispielsweise der Erwerb der Verbstellung und der Verbflexion sind nach 8–20 Monaten Kontakt mit der Zweitsprache gemeistert, z. B. ist die Subjekt-Verb-Kongruenz korrekt, Verbzweitstellung im Hauptsatz erfolgt und Nebensätze werden korrekt gebildet.
- Erwerbs- und Entwicklungsschritte sind vergleichbar mit denen einsprachig monolingualer bzw. simultan-bilingualer Kinder.

Kindlicher Zweitspracherwerb (ab ca. 6 Jahren)

(Chilla 2008):

- Wesentliche Elemente der deutschen Satzstruktur, die Verbstellung und die Verbflexion sind nach 8–20 Monaten Sprachkontakt mit der Zweitsprache vorhanden, sie werden aber auf andere Art und Weise erworben als dies monolinguale Kindern tun, z. B. ist die Subjekt-Verb-Kongruenz nicht immer korrekt, die Verbzweitstellung im Hauptsatz erfolgt, Nebensätze werden produziert, bevor die Subjekt-Verb-Kongruenz erfolgt, Verbendstellung in Nebensätzen erfolgt nicht kontinuierlich.
- Es werden viele formelhafte Wendungen, Verbdritt- und Verbviertsätze konstruiert, viele Infinitive in Verbzweitsprache.
- Erwerbs- und Entwicklungsschritte sind wie bei erwachsenen Zweitsprachlernerinnen.
- Bei Kindern, deren Erwerbsbeginn des Deutschen zwischen 4 und 6 Jahren liegt, sind die Erwerbsschritte noch nicht deutlich abbildbar. Allerdings gibt es Hinweise darauf, dass der Erwerbsverlauf vergleichbar ist mit dem frühen sukzessiv-bilingualen Erwerb (z. B. Chilla und Bonnesen, 2012) und dem Erwerbsverlauf wie im kindlichen Zweitspracherwerb (z. B. Meisel 2009; Rothweiler 2006).

ten phonetischen Systems, aber viel über den Erwerbsverlauf einer Erstsprache in der Migration. Beispiel: Es macht einen großen Unterschied, ob ein Kind Türkisch als Erstsprache spricht (und dann nach Deutschland migriert) oder ob es Türkisch in der Migration lernt, ob es also Türkei-Türkisch oder das so genannte „Immigrant Turkish“ als Erstsprache lernt (Chilla und Babur 2010). Zu fragen ist: Welches ist die Erstsprache, welches ist das Ausgangssystem, welches einer genaueren Betrachtung unterzogen wird?

Info

Sukzessiv-bilingual Türkisch-Deutsch aufwachsende Kinder können zu Beginn des Deutscherwerbs

- ihre Sätze mit der Intonation und dem satzfinalen Satzakzent des Türkischen intonieren und betonen,
- Schwierigkeiten haben, den Vokal mit seinen unterschiedlichen Lautwerten [e], [eː], [ɛ] und das Schwa zu realisieren,
- [ts] als stimmhaftes [s] realisieren,
- einen Vokal in deutsche Konsonantencluster einfügen, da die Silbenstruktur des Türkischen KVK ist („Schitraße“),
- Schwierigkeiten haben, Konsonantencluster am Ende des Wortes zu realisieren, was zu Silbenreduktion führen kann (Chilla et al. 2010, 83).

Der Einfluss des Erwerbsfensters zeigt sich eindrucksvoll im *Akzent* eines sukzessiv-bilingual Aufgewachsenen. Besonders bei Erwachsenen, die ihre zweite Sprache nach dem 6. Lebensjahr begonnen haben (Flege 1999), ist ein Akzent heraushörbar. Frühe Sukzessiv-Bilinguale sind dagegen häufig nicht von Monolingualen zu unterscheiden. Für den Erwerb kann man zum Beispiel feststellen, dass Phoneme, die in beiden Sprachen identisch ausgesprochen werden, akkurater beherrscht werden als solche Phoneme, die nur in der Zweitsprache vorkommen (z. B. Goldstein 2004).

WICHTIG

Sukzessiv-bilinguale Kinder erwerben ihre beiden Sprachen noch! Das bedeutet, dass im sukzessiv-bilingualen Erwerb dieselben phonologischen Prozesse wie im monolingualen Erwerb der beiden Sprachen beobachtet werden können.

Im bilingualen Erwerb können bestimmte Prozesse länger dauern und werden dann mit in den Zweitspracherwerbsprozess der zweiten Sprache übertragen.

3.2.5 Sprachmischungen, Sprachwahl und Sprachdominanz

Bilinguale Menschen haben die Möglichkeit, bewusst eine ihrer beiden Sprachen zu bevorzugen. Sie können im Erwerb aber auch eine ihrer beiden Sprachen stärker entwickeln als die andere und verfügen über die Fähigkeit, ihre beiden Sprachen zu mischen. Kinder, die bilingual aufwachsen, lernen, in welchem Kontext welche Sprache angemessen ist und wann ihre Sprachen gemischt werden können und wann nicht (Genesee et al. 1995; Lanza 1997; Kroffke und Rothweiler 2004).

Info

Sprachmischungen

Unter Sprachmischung wird das Vermischen von Charakteristika zweier oder mehrerer Sprachen in einem bestimmten Kontext verstanden. Sie umfasst die Untertypen „Code-Switching“, „Borrowing“ und „Transfer“ (Chilla et al. 2010, 59):

Code-switching

- innerhalb eines Satzes (intra-sentational): „Onuncu sınıftan sonra Berufsschule'ye gitcem“
- zwischen Sätzen (inter-sentational): „I want an ice cream. Bitte, ich möchte so gerne!“

Borrowing

- Entlehnung von Wörtern aus einer Sprache: Kann ich bitte ein ice cream haben?

Transfer

- Übertragung von Strukturen aus der einen in die andere Sprache

Bilingual aufwachsende Kinder können in ihrem Spracherwerb zeitweilig eine der beiden Sprachen bevorzugen (Döpke 1992) oder eine stärkere und eine schwächere Sprache ausbilden. Die Bevorzugung einer der beiden Sprachen (*Präferenz*) ist unabhängig davon, wie gut diese Sprache ausgebildet ist. *Dominanz* hingegen meint, dass eine der beiden Sprachen auf grammatischer Ebene qualitativ und quantitativ besser ausgebildet ist als die andere (Chilla et al. 2010).

Hinweis

- bilinguale Kinder können ihre beiden Sprachen schon früh an ihren Gesprächspartnern orientieren (vor dem Alter von 2;0 Jahren)
- die Produktion von Sprachmischungen ist abhängig vom Kontext (sind nur Monolinguale oder auch Bilinguale anwesend?)
- die Produktion von Sprachmischungen wird von den sprachlichen Fähigkeiten und von dem sprachlichen Verhalten des Gesprächspartners beeinflusst (Ist er monolingual oder bilingual? Mischt er im Gespräch mit dem Kind selbst?)
- die Produktion von Sprachmischungen ist abhängig davon, wie vertraut die Kinder mit ihren Gesprächspartnern sind (Familienmitglieder? Fremde?)
- Sprachmischungen sind kein Hinweis auf das Vorliegen einer Sprachstörung

WICHTIG

Es ist wichtig, dass bilingual aufwachsende Kinder in beiden Sprachen regelmäßige und genügend gute Anregung erhalten.

Eltern sollten möglichst viele Gelegenheiten schaffen, in denen ihr Kind in beiden Sprachen spricht und viele Kommunikationssituationen, in denen ihr Kind Sprecherinnen beider Sprachen erlebt. Mit Eintritt in den Kindergarten oder die Schule wird Deutsch vor allem in diesen öffentlichen Institutionen gefördert. Eltern können ihre Kinder insbesondere darin unterstützen, die Familiensprache (Erstsprache) auszubauen und zu erhalten (➤ Tab. 3.12). Eltern sind selbst Vorbilder für die Zweisprachigkeit. Jede Sprachförderung sollte in für das Kind sinnvolle Handlungen eingebettet sein. Wichtig ist, dass Eltern sich selbst der Gemeinsamkeiten und Unterschiede zwischen ihren Sprachen bewusst werden.

Rat

Man sagt mir, ich soll auf die Familiensprache verzichten und lieber Deutsch mit meinem Kind sprechen. Was soll ich tun?

- Zweisprachigkeit ist nicht schlecht für Ihr Kind!
- Es ist nicht schlecht für Ihr Kind, wenn Sie mit ihm die Familiensprache sprechen!
- Versuchen Sie, herauszufinden, ob die Empfehlende Ihnen auf diesem Wege ihre Sorgen über die (Sprach-)Entwicklung Ihres Kindes mitteilen möchte. Fragen Sie danach, warum Ihnen empfohlen wird, auf Ihre Muttersprache zu verzichten, welche Begründungen eine solche Empfehlung unterstützen. Fragen Sie nach, ob konkrete Hinweise vorliegen würden, dass sich Ihr Kind sprachlich nicht so gut entwickelt.

Fragen Sie sich selbst:

- Hat mein Kind genügenden und genügend guten Kontakt mit der Umgebungssprache bzw. seiner Zweitsprache?
- War mein Kind in letzter Zeit vielleicht häufig krank und hat nun einen besonderen Nachholbedarf?

Wenn Sie sich diese Fragen beantworten, können Sie Hinweise darauf erhalten, in welchen Bereichen das Kind weiterer Förderung bedarf (Chilla und Fox-Boyer 2012, 51f).

3.2.6 Förderung in Kindergarten und Schule

In Kindergarten und Schule konzentrieren sich Pädagoginnen meist auf den Zweitspracherwerb, d. h. die Förderung des Deutschen. Eine Vielzahl von Publikationen zur Förderung des Zweitspracherwerbs im Kindergarten unterstützt diese Bemühungen (z. B. Jampert et al. 2007; Kaltenbacher und Klages 2006; Montanari 2002; Ruberg et al. (eingereicht); Tracy 2008). Viele der Fördergrundsätze stimmen mit den Grundsätzen zur Förderung und Prävention, wie sie in ➢ Kap. 3.1 für einsprachige Kinder beschrieben werden, überein und können auf den Zweitspracherwerb des Deutschen übertragen werden. Wichtig ist jedoch, die Zweisprachigkeit des Kindes und die Bedingungen, unter denen Kinder zweisprachig werden, zu berücksichtigen.

3

Sprachförderung im Deutschen: Fördergrundsätze

1. Bevor eine Förderung ansetzt, müssen für jedes Kind der Erwerbshintergrund und der aktuelle Sprachstand ermittelt werden.
2. Eine sprachliche Förderung sollte zielorientiert gestaltet sein (z. B. Erweiterung des Wortschatzes; Bewusstmachen der deutschen Satzmelodie; flexiblerer Umgang mit Modalverben). Die gleichzeitige Verfolgung verschiedener Ziele ist möglich.
3. Die Ermittlung der sprachlichen Förderziele orientiert sich am aktuellen Sprachentwicklungsstand des Kindes und dem wissenschaftlichen Kenntnisstand über die Erwerbsschritte im Spracherwerb. Die sprachlichen Förderziele sind als die nächsten Schritte in der Sprachentwicklungslogik zu definieren.
4. Die Umsetzung einer der Entwicklung des Kindes angemessenen Förderung sollte strukturzentriert erfolgen.
5. Die praktische Umsetzung der Förderziele sollte von einem Zutrauen in die Spracherwerbsfähigkeiten des Kindes getragen werden.
6. Die sprachpädagogische Haltung in der Sprachförderung sollte die kommunikativen Bedürfnisse und den lebensweltlichen Hintergrund des Kindes berücksichtigen und das Kind als handelnden Partner in der Interaktion achten.
7. Die pädagogische Haltung in der Sprachförderung sollte geprägt sein von einer positiven Einstellung zur mehrsprachigen Kompetenz des Kindes.
8. Eine optimale sprachliche Förderung berücksichtigt alle Sprachen, die ein Kind lernt. (Chilla et al. 2010, 117ff)

Tab. 3.12 Fördermöglichkeiten für Eltern von zweisprachig aufwachsenden Kindern

Welcher sprachliche Bereich soll gefördert werden?	Wie können Eltern dies tun?
• Erzählkultur • Grundlagen für den Schriftspracherwerb • Wortschatz • Bewusstsein für die eigene Zweisprachigkeit • Interkulturelle Unterschiede	• Erzählen Sie Geschichten, Märchen und Gedichte, die für Ihr Leben in zwei Kulturen typisch sind. • Erzählen Sie Geschichten in derjenigen Sprache, die Sie selbst am besten beherrschen. Wenn Ihre Familiensprache z. B. Türkisch ist, erzählen Sie Ihrem Kind Märchen auf Türkisch („pamuk prenses"). Schauen Sie sich den Film auf Deutsch an und sprechen Sie mit Ihrem Kind auf Türkisch über die Handlung. • Tragen Sie aktiv zur Wortschatzerweiterung bei, indem Sie gezielt Wörter oder Bezeichnungen aus der einen Sprache denen aus der anderen Sprache gegenüber stellen („Schneewittchen heißt es auf Deutsch, pamuk prenses auf Türkisch, kannst Du Dir vorstellen, warum?").
Zweisprachigkeit im Alltag	• Eltern sind selbst Vorbilder für die Zweisprachigkeit, aber auch für die Erstsprache(n) ihres Kindes. • Nutzen Sie Fernsehen, Bücher, Zeitungen in der Erstsprache. • Nutzen Sie den Kontakt zu Verwandten und Bekannten, die in der Erstsprache mit Ihrem Kind sprechen. • Suchen Sie Kontakt zu bilingualen Familien, besuchen Sie Elternabende und Elterncafés, Krabbelgruppen, Chor und Kulturverein. • Wenn möglich, besuchen Sie selbst einen Sprachkurs im Deutschen. Neben dem eigenen erweiterten Verständnis kann dies auch dazu beitragen, Ihren Kindern später in der Schule, z. B. bei den Hausaufgaben, besser helfen zu können. • Bilinguale Kinderbücher bieten eine gute Grundlage für gemeinsame Spracherfahrungen (Mehmed Emin Bozarslan: Mir Zoro. Ein kurdisches Tiermärchen; Sonja Buch: Eine kleine Prinzessin./Mala Princesa; Barbara Resch: Ein Elefant mit rosaroten Ohren. Jedan slon sa roza ušima; Stephan, Lea: Wie der zweite Mond verschwand. Eine Geschichte in deutscher, englischer, französischer, türkischer, italienischer, albanischer und arabischer Sprache, uvm.)

Tab. 3.12 Fördermöglichkeiten für Eltern von zweisprachig aufwachsenden Kindern *(Forts.)*

Welcher sprachliche Bereich soll gefördert werden?	Wie können Eltern dies tun?
• Prosodie (Satzmelodie, Rhythmus) • Wortschatz	• Sprachen unterscheiden sich in ihrer Sprachmelodie wie auch in der Betonung. • Führen Sie mit Ihrem Kind gemeinsam Reim- und Fingerspiele in der Erstsprache durch, z. B. Bir elimde beş parmak (Meine Hand hat fünf Finger). • Wenn Sie sich selbst der Betonung in der zweiten Sprache (z. B. Deutsch) unsicher sind, lassen Sie sich das Fingerspiel auf Deutsch von einer Muttersprachlerin zeigen. So können Sie Unterschiede und Gemeinsamkeiten entdecken (z. B. Komşu Komşu huu!) (Deutsch: Kommt ein Mann die Treppe rauf …).
Schriftspracherwerb und Vorläuferfähigkeiten für den Schriftspracherwerb	• Thematisieren Sie verschiedene Schriftsysteme der Erst- und der Zweitsprache schon bei kleinen Kindern, z. B. das Deutsche hat „ä" und „ö", das Türkische nicht, kyrillische Buchstaben und lateinische Buchstaben sind ganz unterschiedlich. • Immer wieder auf Schrift (Reklame, Aushänge, Zeitung etc.) hinweisen. • Wie wird der Name des Kindes in der Erstsprache (auf Russisch), wie auf Deutsch geschrieben? • Sich gegenseitig Briefe oder Kritzelbriefe schreiben. • Gemeinsam in der Erstsprache lesen.
Wortschatz	• Wortschatzförderung und der Ausbau des Wortschatzes findet jederzeit statt. Wichtig ist es, Situationen zu schaffen, in denen Ihr Kind mit den Wörtern, die es schon kennt, allein nicht weiter kommt und daher neue Wörter kennenlernen kann. • Benennen Sie auch nicht alltägliche, „exotische" Objekte in Ihrer Erstsprache, die das Kind interessieren (z. B. Werkzeug, Autoteile, Dinosauriernamen). • Wenn Sie zum Einkaufen gehen, fragen Sie Ihr Kind gezielt nach den Namen verschiedener Obst- und Gemüsesorten, nach den Namen von verschiedenen Nahrungsmitteln. • Lassen Sie Ihr Kind zum Experten für die Zweitsprache (bzw. die Sprache ihrer Partnerin/ihres Partners) werden, fragen Sie gezielt nach: Auf Bosnisch heißt das karpuza? Weißt Du, wie es auf Deutsch heißt (Melone)?
Grammatik	• Wenn die Kinder in der Schule oder im Kindergarten Deutsch lernen, kann es dazu kommen, dass ihre Fähigkeiten in der Erstsprache nicht weiter ausgebaut werden („stagnieren"), wenn diese nicht gefördert werden. Die Förderung der Grammatik in der Erstsprache ist besonders für „spät erworbene", d. h. „komplexere" Strukturen notwendig. Die grammatischen Grundlagen in der Erstsprache werden bei genügendem und genügend gutem Angebot bis zum Alter von ca. 3;6 Jahren erworben. Wichtig ist aber, dass auch komplexere grammatische Strukturen, wie z. B. Nebensätze und „elegantere" Formen der Erstsprache gelernt werden. Diese hängen oft mit der Schriftsprache zusammen. • Sehen Sie sich gemeinsam Nachrichten in der Erstsprache an. • Sprechen Sie mit Ihrem Kind über Artikel aus verschiedenen Tageszeitungen. • Besorgen Sie Kinder- und Jugendbücher in der Erstsprache, die dem Alter Ihres Kindes angemessen sind und sprechen Sie darüber. Sprechen Sie auch darüber, welche Formen/Sätze schwer zu verstehen sind. • Stellen Sie gegenüber: Wie sagt man einen Satz „einfach", wie „elegant"? • Wie formuliert man eine höfliche schriftliche Anfrage (z. B. an ein Amt), wie fragt man dasselbe seinen guten Freund? • Bei älteren Kindern können Sie auch bewusst mit grammatischen Übungen (z. B. mit Schulbüchern in der Erstsprache) über Grammatik sprechen.
Lauterwerb (Phonetik und Phonologie)	• Die meisten zweisprachig aufwachsenden Kinder werden die Laute beider Sprachen bis zum Alter von ca. 5 Jahren lernen. Bestimmte Laute sind jedoch nicht einfach auszusprechen, da sie in der Erstsprache so nicht vorkommen. • In welchen Lauten unterscheiden sich Ihre Erstsprache und Deutsch (oder die beiden Sprachen in Ihrer Familie)? • Besprechen Sie mit Ihrem Kind, welche Wörter in der Erst- oder in der Zweitsprache „schwer" auszusprechen sind. • Nutzen Sie Reim- und Fingerspiele, um diese schwierigen Wörter mit Ihrem Kind zu üben.

RATGEBER UND VERTIEFENDE LITERATUR

Baker C (2007). A parents' and teachers' guide to bilingualism. 3rd ed. Clevedon: Multilingual Matters.

Chilla S, Fox-Boyer A (2012). Ratgeber Zweisprachigkeit/Bilingualität – Ein Ratgeber für Eltern. Idstein: Schulz-Kirchner.

Chilla S, Rothweiler M, Babur E (2010). Kindliche Mehrsprachigkeit. München/Basel: Ernst Reinhardt Verlag.

DeHouwer A (2009). An Introduction to bilingual development. Clevedon: Multilingual Matters.

Montanari E (2007). Mit zwei Sprachen groß werden. München: Kösel.

Montanari E (2007). Wie Kinder mehrsprachig aufwachsen. Frankfurt/Main: Brandes & Apsel.

Tracy R (2008). Wie Kinder Sprachen lernen. Und wie wir sie dabei unterstützen können. Tübingen: Narr Franke.

LITERATUR

Cenoz J (2001). The effect of linguistic distance, L2 status and age on cross-linguistic influence in third language acquisition. In: Cenoz J, Hufeisen B, Jessner U (eds.). Cross-linguistic influence in third language acquisition: Psycholinguistic perspectives. Clevedon: Multilingual Matters. p. 9–20.

Chilla S (2008). Erstsprache, Zweitsprache, Spezifische Sprachentwicklungsstörung? Eine Untersuchung des Erwerbs der deutschen Hauptsatzstruktur durch sukzessiv-bilinguale Kinder mit türkischer Erstsprache. Hamburg: Dr. Kovac.

Chilla S, Bonnesen M (2012). A crosslinguistic perspective on child SLA: The acquisition of Questions in German and French. Linguistische Berichte 228, S. 413–442.

Chilla S, Babur E (2010). Specific Language Impairment in Turkish-German Successive Bilingual Children. Aspects of Assessment and Outcome. In: Topbas S, Yavas M (eds.). Communication Disorders in Turkish in Monolingual and Multilingual Settings. Clevedon: Multilingual Matters.

Chin Ng Bee, Wigglesworth G (2007). Bilingualism a advanced resource book. Oxon: Routledge.

DeHouwer A (2009). An Introduction to bilingual development. Clevedon: Multilingual Matters.

Dodd B (2005). Bilingual children with phonological disorders: identification and intervention. In: Dodd B (ed.). Differential diagnosis and treatment of children with speech disorders. London: Whurr. p. 275–288.

Döpke S (1992). One Parent, One Language. An Interactional Approach. Amsterdam: Benjamins.

Flege J (1999). Age of learning and second language speech. In: Birdsong D, Mahwah NJ (eds.). Second Language Acquisition and the Critical Period Hypothesis. Hillsdale, NJ: Lawrence Erlbaum. p. 101–132.

Genesee F (1989). Early bilingual development: One language or two? Journal of Child Langugage; 16: 161–180.

Genesee F, Nicoladis E, Paradis J (1995). Language diffenrentiation in early bilingual development. Journal of Child language; 22: 611–631.

Genesee F, Paradis J, Crago MB (2004). Dual Language Development and Disorders: A Handbook on Bilingualism and Second Language Learning. Baltimore, MD: Brookes.

Goldstein BA (2004). Bilingual Language Development and Disorders. Introduction and Overview. In: Goldstein BA (ed.). Bilingual Language Development and Disorders in Spanish-English Speakers. Baltimore: Brookes. p. 3–19.

Grosjean F (1989). Neurolinguists, beware! The bilingual is not two monolinguals in one person. Brain and Language; 36: 3–15.

Haberzettl S (2005). Der Erwerb der Verbstellungsregeln in der Zweitsprache Deutsch durch Kinder mit russischer und türkischer Muttersprache. Tübingen: Niemeyer.

Jampert K, Best P, Guadatiello A, Holler D, Zehnbauer A (2007). Schlüsselkompetenz Sprache: Sprachliche Bildung und Förderung im Kindergarten. 2. A. Weimar/Berlin: Verlag das netz.

Kaltenbacher E, Klages H (2006). Sprachprofil und Sprachförderung bei Vorschulkindern mit Migrationshintergrund. In: Ahrenholz B (Hrsg.). Kinder mit Migrationshintergrund. Spracherwerb und Fördermöglichkeiten. Freiburg i. B.: Fillibach. S. 80–97.

Kielhöfer B, Jonekeit S (1998). Zweisprachige Kindererziehung. Tübingen: Stauffenburg.

Kostyuk N (2005). Der Zweitspracherwerb beim Kind. Eine Studie am Beispiel des Erwerbs des Deutschen durch drei russischsprachige Kinder. Hamburg: Verlag Dr. Kovač.

Kroffke S, Rothweiler M (2004). Sprachmodi im kindlichen Zweitspracherwerb. Sprachlicher Kontext und seine Bedeutung für die sprachpädagogische Diagnostik. Die Sprachheilarbeit 49(1): 18–24.

Kroffke S, Rothweiler M (2006). Variation im frühen Zweitspracherwerb des Deutschen durch Kinder mit türkischer Erstsprache. In: Vliegen M (Hrsg.). Variation in Sprachtheorie und Spracherwerb. Akten des 39. Linguistischen Kolloquiums, Amsterdam. Frankfurt/Main: Peter Lang. S. 145–153.

Lanza E (1997). Language mixing in infant bilingualism. Oxford: Oxford University Press.

Meisel JM (2009). Second Language Acquisition in Early Childhood. Zeitschrift für Sprachwissenschaft; 28(1): 5–35.

Montanari E (2002). Mit zwei Sprachen groß werden. Mehrsprachige Erziehung in Familie, Kindergarten und Schule. München: Kösel.

Müller N, Kupisch K, Schmitz K, Cantone K (2006). Einführung in die Mehrsprachigkeitsforschung. Deutsch – Französisch – Italienisch. Tübingen: Narr.

Paradis J (2009). Early bilingual and multilingual acquisition. In: Auer P, Wei L (eds.). Handbook of Multilingualism and Multilingual Communication. Berlin/New York: Mouton deGruyter. p. 15–44.

Ronjat J (1913). Le developpment du langue observé chez un infant blingue. Paris: Champion.

Rothweiler M (2006). The Acquisition of V2 and Subordinate Clauses in Early Successive Aquisition of German. In:

Lleó C (ed.). Interfaces in Multilingualism. Acquisition, Representation, and Processing. Amsterdam: Benjamins. p. 91–113.

Ruberg T, Utecht D, Rothweiler M (eingereicht). Sprachförderkonzept. Hamburg

Steenge J (2006). Bilingual Children With Specific Language Impairment. Additionally Disadvantaged? Nijmegen: EAC.

Thoma D, Tracy R (2006). Deutsch als frühe Zweitsprache. Zweite Erstsprache? In: Ahrenholz B (Hrsg.). Kinder mit Migrationshintergrund. Spracherwerb und Fördermöglichkeiten. Freiburg i. B.: Fillibach. S. 58–79.

Volterra V, Taeschner T (1978). The acquisition and development of language by bilingual children. Journal of Child Language; 5: 311–326.

II Störungsbilder

KAPITEL

4

Claudia Hachul

Late Talker, Late Bloomer, Sprachentwicklungsstörung

„Mein Kind spricht noch nicht."

Alternative Bezeichnungen: Für Late Talker: Späte Sprecher, Spätzünder, Sprachentwicklungsverzögerung. Für Late Bloomer: Aufholer. Für Sprachentwicklungsstörung: ➤ Kap. 5.

Wenn ein 2-jähriges Kind noch nicht oder erst wenig spricht, ohne dass hierfür eine Ursache bekannt ist, so gehört das Kind zu der Gruppe der Late Talker, also zu der Gruppe der Kinder, die spät mit dem Sprechen beginnen.

WICHTIG

Das wichtigste Anzeichen des späten Sprechbeginns ist ein langsamer Wortschatzzuwachs im 2. und 3. Lebensjahr. Der Spracherwerb eines 2-jährigen Kindes wird als langsam eingestuft, wenn es zu den 10 % der Kinder mit dem geringsten aktiven Wortschatz gehört. Das bedeutet, dass 90 % aller gleichaltrigen Kinder bereits einen größeren aktiven Wortschatz haben und mehr sprechen als das Late-Talker-Kind.

Um ein Kind als Late Talker einzustufen, müssen folgende Störungen als Ursache für den späten Sprechbeginn ausgeschlossen werden:

- sensorische Störungen (die Wahrnehmung betreffend): z. B. Hör- und Sehstörungen
- kognitive Beeinträchtigungen (den Geist/das Lernen betreffend): z. B. eine geistige Behinderung
- neurologische oder organische Störungen (das Nervensystem oder die Organe betreffend): z. B. Epilepsien
- emotionale und psycho-soziale Störungen (die Gefühle, das Erleben und Verhalten betreffend): z. B. starke Ängste und Verhaltensauffälligkeiten

Eine allgemeinere und in Deutschland bekanntere Definition lautet, dass Late Talker an ihrem 2. Geburtstag, also mit 24 Monaten, weniger als 50 Wörter sprechen. Nach dieser allgemeineren Definition sind bis zu 20 % aller 2-Jährigen als Late Talker einzustufen, wobei Jungen häufiger betroffen sind als Mädchen. Die Auftretenshäufigkeit des späten Sprechbeginns hängt also von der Diagnostik ab: Legt man das 10 %-Kriterium zu Grunde, sind 10 % aller 2-Jährigen als Late Talker zu bezeichnen. Legt man die 50 Wörter mit 24 Monaten zu Grunde, so sind ca. 20 % aller 2-Jährigen als Late Talker zu bezeichnen. International gebräuchlicher ist nicht das Kriterium des 50-Wort-Meilensteins, sondern das 10 %-Kriterium.

WICHTIG

Der langsame Wortschatzerwerb kann ein frühes Symptom sein für eine Sprachentwicklungsstörung, die in der Regel ab dem 3. Geburtstag diagnostizierbar ist. Genauso gut ist es aber auch möglich, dass das Kind den Rückstand in der Sprachentwicklung zwischen dem 2. und dem 3. Geburtstag aufholt, sodass es mit 3 Jahren zu der Gruppe der Late Bloomer, also der sprachlichen „Aufholer" gehört. Ungefähr 30–50 % der Late Talker entpuppen sich als Late Bloomer, d. h. sie starten spät mit dem Sprechen, machen dann vor dem 3. Geburtstag aber so große Fortschritte, dass kein Unterschied zu den anderen 3-Jährigen mehr hörbar ist.

Late Bloomer fallen in der spontanen Alltagssprache nicht mehr durch Sprachprobleme auf. Ob es sich bei den Late Bloomern um ein echtes Aufholen des sprachlichen Rückstandes oder lediglich um ein illusorisches Aufholen handelt und später, z. B. beim Schriftspracherwerb, erneut Schwierigkeiten auftreten, ist unklar.

Einige Kinder werden zunächst fälschlicherweise als Late Talker eingestuft. Nach einer genauen Entwicklungsdiagnostik werden bis dahin unerkannte Entwicklungsstörungen entdeckt, die den langsamen Wortschatzzuwachs verursachen. Meist handelt es sich hier um leichte Störungen der Lern- und Intelligenzentwicklung.

WICHTIG

Kinder, bei denen mit 2 Jahren eine Entwicklungsstörung im Lernen oder der Intelligenz entdeckt wird, können in einer Frühfördereinrichtung besonders früh und umfassend gefördert werden. Förderung und Therapie sollten neben anderen Entwicklungsbereichen, wie z. B. Wahrnehmung und Motorik, immer auch die Sprache mitberücksichtigen. Oft wird die Sprachtherapie bei Kindern mit Lern- und Intelligenzstörungen erst viel zu spät, ca. mit vier oder fünf Jahren, begonnen. Dies ist nicht empfehlenswert, da sich bis zu diesem Alter Sprachstörungen bereits verfestigt haben können.

Bei einigen wenigen zunächst fälschlicherweise als Late Talker eingestuften Kindern wird im Kindergartenalter eine sogenannte tiefgreifende Entwicklungsstörung, also eine milde autistische Störung diagnostiziert. Autismus bedeutet, dass die Kinder nicht so gut auf andere Menschen zugehen können und sich eher für Sachen und Dinge als für Menschen interessieren. Autismus muss nicht immer mit einer Intelligenzminderung einhergehen. Viele autistische Menschen haben besondere Fähigkeiten, sie können z. B. besonders gut malen oder besonders gut rechnen. Daher können Menschen mit Autismus in speziellen Bereichen, die ihnen gut liegen, oft sehr hohe Leistungen erbringen.

Wird der geringe Wortschatz bei einem 2-jährigen Kind jedoch als ein frühes Anzeichen einer Sprachentwicklungsstörung eingeschätzt und soll ein Late Talker eine Sprachtherapie erhalten, so lautet nach dem Heilmittelkatalog der Vermerk auf der Heilmittelverordnung SP1 (Störung vor Abschluss der Sprachentwicklung).

Rat

Ein später Sprechbeginn und langsamer Wortschatzzuwachs sind ernst zu nehmen. Die Ursachen müssen abgeklärt werden.

Info

Prognose bei Late Talkern

Die meisten Late Talker haben eine gute Prognose, d. h. sie sind gegebenenfalls mithilfe einer angemessenen Sprachtherapie oder Sprachförderung bis zum Schulbeginn sprachlich unauffällig und erwerben gegebenenfalls mithilfe einer angemessenen Sprach- und Schriftsprachförderung einen Schulabschluss, der ihrer Intelligenz entspricht.

Finanzierung

Die Finanzierung von Sprachdiagnostik und Sprachtherapie bei Sprachentwicklungsstörungen erfolgt nach ärztlicher Verordnung über die gesetzliche oder private Krankenkasse.

Bei einigen Late Talkern kann zusätzlich eine sprachliche Förderung in der Tagesbetreuung (in der Kita, dem Kindergarten oder bei der Tagesmutter) sinnvoll sein. Die Herausforderung besteht darin, eine Übertherapie bei Late Bloomern, also sprachlichen Aufholern, zu vermeiden und den sprachentwicklungsgestörten Kindern und ihren Familien trotzdem so früh wie möglich effizient zu helfen.

WICHTIG

Ein unkontrolliertes Abwarten nach dem Motto „Die sprachliche Verzögerung wächst sich schon noch aus." ist nicht empfehlenswert. Dieser *Wait-and-see-Ansatz* ist nach wie vor weit verbreitet, obwohl dieser Satz nur auf ca. 30–50 % der Late Talker zutrifft. Das Risiko, dass sich Sprachentwicklungsstörungen und auch Folgestörungen in der Lern- und Intelligenzentwicklung und auch im Gefühlsleben des Kindes und in seinem Umgang mit anderen Menschen verfestigen, ist bei diesem Wait-and-see-Ansatz, also einem tatenlosen Abwarten, zu groß. Empfehlenswert ist eine regelmäßige Kontrolle der Sprachentwicklung nach dem *Watchful-waiting-Ansatz* in Abständen von drei bis sechs Monaten oder der Beginn einer Therapie, wenn viele Risikofaktoren für eine Sprachentwicklungsstörung vorliegen (z. B. andere Familienmitglieder sind auch von einer Sprachstörung betroffen und/oder das Late Talker-Kind hat nicht nur einen kleinen aktiven, sondern auch einen kleinen passiven Wortschatz, es versteht also nicht so viele Wörter wie andere 2-Jährige).

4.1 Erscheinungsbild

Late Talker erkennt man daran, dass sie mit 2 Jahren über einen kleinen aktiven Wortschatz verfügen. Während andere Kinder in diesem Alter bereits kleine Sätze aus zwei bis drei Wörtern formulieren, sprechen Late Talker erst wenige Wörter. In der folgenden Checkliste sind weitere Symptome aufgeführt, die typisch für Late Talker sind. Meistens zeigt ein Kind nicht alle der aufgelisteten Symptome, sondern nur einige.

Hinweis

Nur 2-jährige Kinder werden als Late Talker bezeichnet. Mit 3 Jahren zeigt sich, ob das Kind eine Sprachentwicklungsstörung oder zwar keine Störung, aber doch leichte Sprachauffälligkeiten hat oder ob es zu der Gruppe der Late Bloomer, also der sprachlichen Aufholer, gehört.

- **Aktiver Wortschatz und Wortproduktion:** Das Kind gehört zu den 10 % der 2-Jährigen mit dem geringsten Wortschatzumfang, d. h. 90 % aller 2-Jährigen haben einen größeren aktiven Wortschatz. Als grober Richtwert kann der 50-Wort-Meilenstein dienen. Ein Kind sollte mit 24 Monaten mindestens 50 verschiedene Wörter sprechen. Auch Lautmalereien wie „Miau“ oder „Pieppiep“ werden als Wörter gezählt, wenn das Kind mit diesen Lautmalereien eindeutig etwas bezeichnet.
- **Passiver Wortschatz und Wortverstehen:** Einige Late Talker sprechen nicht nur wenig, sondern verstehen auch wenig. Fehlendes Wortverstehen ist im Alltag oft nicht beobachtbar, da der Kontext oder Gesten und Mimik viel zum Situationsverstehen beitragen. Ob der passive Wortschatz eines Late Talkers altersgerecht ist, muss durch einen Test, der von der Kinderärztin oder der Sprachtherapeutin durchgeführt wird, überprüft werden. Am besten eignet sich der Untertest „Wortverstehen“ aus dem Sprachentwicklungstest für Zweijährige (SETK-2) von Hannelore Grimm (➤ Kap. 4.4). Die Kinder sollen auf neun Bilder zeigen, was die meisten Kinder gerne tun. Und obwohl der Test nur so kurz dauert, liefert er ein aussagekräftiges Ergebnis darüber, ob das Kind ungefähr so gut und so viel versteht wie andere gleichaltrige Kinder, vielleicht sogar mehr oder eher weniger Wörter versteht.
- **Produktion von Zweiwortäußerungen:** Viele Late Talker haben mit 2 Jahren noch nicht die Stufe der Zweiwortäußerungen erreicht. Typische kleine Sätze in diesem Alter wären z. B. „Mama Auto“, „Papa essen“, „mehr trinken“, „Ball haben“ oder „da Wauwau“.
- **Verstehen von Sätzen:** Ein ausreichend großer passiver Wortschatz ist eine Voraussetzung für das Verstehen von Sätzen, z. B. von Aufforderungen. Darüber hinaus kann das Verstehen von mehreren Wörtern im Satz, selbst wenn sie bekannt sind, insbesondere für Late Talker Schwierigkeiten bereiten, weil sie sich beide Wörter gemeinsam merken müssen, um die Aufforderung zu verstehen, z. B. bei „Holst Du mir bitte das Buch und meine Brille?“
- **Aussprache:** Die Aussprache 2-jähriger Kinder muss noch nicht der Aussprache der Erwachsenen entsprechen. Typische Lautverwechslungen sind z. B. die Ersetzungen von /k/ und /g/ durch /t/ und /d/. Das Kind sagt also z. B. „Tatau“ anstatt „Kakao“, das ist mit 2 Jahren noch völlig normal, das machen viele Kinder. Auch sind kindliche Wortformen und Lautmalereien wie z. B. „Wauwau“ statt „Hund“ noch altersgerecht. Einige Late Talker nutzen allerdings ausschließlich Lautmalerien und sprechen nur wenige unterschiedliche Laute. Oder es treten untypische Ersetzungen oder Auslassungen auf, z. B. wenn alle Anfangslaute ausgelassen werden, z. B. „And“ statt „Sand“, oder wenn alle Wörter nur einsilbig ausgesprochen werden, z. B. „Be“ statt „Besen“. Hier ist die Fähigkeit zur Aussprache in ihrer Entwicklung verzögert.
- **Spielverhalten:** Bei manchen Late Talkern, besonders wenn sie auch unter Einschränkungen des passiven Wortschatzes leiden, ist das Spielverhalten nicht altersgerecht. Normalverweise spielen 2-Jährige zeitweise auch symbolisch, d. h. sie tun so als ob sie aus einer leeren Spielzeugtasse trinken würden oder sie tun so als ob sie dem Teddy etwas zu trinken geben würden. In Wirklichkeit ist es ja nicht möglich, dass der Teddy trinkt. Einige Late Talker zeigen nur wenig oder noch kein Symbolspiel. Ihr Spielverhalten ist überwiegend funktional, d. h. sie bauen Sachen auf oder stellen Spielsachen hin ohne wirklich mit den Spielsachen zu spielen.
- **Interesse an Bildern und Büchern:** Viele Late Talker haben noch kein Interesse daran, gemeinsam mit den Eltern oder anderen Bezugspersonen Bilderbücher anzugucken.
- **Gesten und Mimik:** Manche Late Talker sind wahre Virtuosen darin, ihre Absicht mittels Gesten oder Mimik zu verdeutlichen. Sie können so die fehlenden Worte sehr gut durch nicht-sprach-

4

liche Mittel wie Zeigen oder Vormachen kompensieren.

- **Blickverhalten:** Bei einigen Late Talkern lässt sich feststellen, dass sie nur selten Blickkontakt aufbauen, während man mit ihnen spricht. Es wirkt dann so, als ob sie gar nicht bewusst wahrnehmen, dass man mit ihnen redet.
- **Sonstige Entwicklung:** Die sonstige Entwicklung verläuft bei Late Talkern zunächst normal und es sind keine gravierenden Auffälligkeiten feststellbar.

Fallbeispiel

Benjamin, 2;6 Jahre

Benjamin spricht im Alter von 30 Monaten laut einer Liste der Mutter 31 Wörter. Die Mutter macht sich große Sorgen um die Entwicklung ihres Sohnes. Benjamins Vater ist der Meinung, dass sich die sprachliche Verzögerung bald auswächst. Benjamins Wortschatzumfang ist zu gering und er gehört zu der Gruppe der Late Talker, da die weiteren Entwicklungsbereiche (Motorik, Wahrnehmung) altersgerecht sind. Benjamin zeigt Symbolspiel, aber eher nur kurz und wenig. Manchmal fährt er z. B. mit dem Laster und macht dabei ein Motorengeräusch: „brrrrummm", aber am liebsten spielt er Stau, in dem er alle seine Fahrzeuge hintereinander aufreiht, ohne wirklich mit den Fahrzeugen zu spielen. Im Test zum Wort- und Satzverstehen erreicht er unterdurchschnittliche Werte. Benjamin ist ein sehr kommunikatives Kind. Trotz seines eingeschränkten Wortschatzes lautiert er viel und versucht sich durch Zeigegesten und Körpersprache zu verständigen. Die Mutter berichtet, dass Benjamin schnell die Lust verliert, wenn sie mit ihm Bilderbücher anschauen oder ein Spiel spielen möchte. In einem ersten Gespräch (*Anamnesegespräch*) stellt sich heraus, dass der Vater auch spät angefangen habe mit dem Sprechen, als Kind undeutlich gesprochen habe und in der Schule beim Diktat- und Aufsatzschreiben oft Fehler gemacht hat. Vermutlich hatte der Vater auch eine Sprachentwicklungsstörung. Diese wurden früher oft nicht erkannt und auch nicht behandelt. Nachdem die Mutter mehrfach bei der Kinderärztin vorstellig geworden ist, erhält sie eine Heilmittelverordnung für Sprachtherapie. In der nun folgenden Diagnostik und Beratung entscheidet die Sprachtherapeutin gemeinsam mit den Eltern, dass bei Benjamin eine sprachtherapeutische Frühintervention durchgeführt wird.

Prädiktoren, Risiko- und Schutzfaktoren bei Late Talkern

Prädiktoren

Als Prädiktor bezeichnet man eine Verhaltensweise des Kindes, die auf einen bestimmten Entwicklungsverlauf hindeutet.

WICHTIG

Positive Prädiktoren bei Late Talkern sprechen dafür, dass sich das Kind eher zu einem Late Bloomer entwickelt. Positive Prädiktoren sind Kommunikationsfreude, die Verwendung unterschiedlicher Gesten, ein ausgeprägtes Symbolspiel, sprachliche Imitationen und ein gutes Wort- und Satzverstehen.

Beispiele

- Kommunikationsfreude zeigt sich darin, dass das Kind immer wieder versucht, sich verständlich zu machen, also z. B. um Ihnen etwas zu zeigen oder Sie um etwas zu bitten, obwohl dies ohne Worte manchmal ganz schön schwer fällt. Viele Late Talker benutzen dazu häufig eine sehr ausdrucksstarke Mimik oder Körpersprache.
- Unterschiedliche Gesten sollten nicht nur Zeigegesten sein, bei denen das Kind mit seinem Finger auf etwas zeigt, sondern auch Gesten, die etwas darstellen. Ein langsames „Flügelschlagen" mit weit ausgestreckten Armen kann z. B. eine Geste für Schmetterling sein, oder das Schießen mit einem Bein eine Geste für „Ich möchte Fußball spielen."
- Symbolspiel zeigt ein Kind, wenn es richtige kleine Szenen aus dem Alltag imitiert. Viele Kinder tun z. B. so als ob sie die Puppe oder den Teddy füttern und ins Bettchen bringen. Oder sie spielen mit dem Laster, der betankt werden muss und dann schwere Sachen zur Baustelle fährt.
- Mit sprachlichen Imitationen sind die Wörter gemeint, die ein Kind unmittelbar wiederholt, nachdem es diese Wörter gehört hat. Dies ist ein gutes Zeichen dafür, dass das Kind bald ganz viele neue Wörter lernt.

- Ein gutes Wort- und Satzverstehen ist im Alltag schwer zu beobachten. Für eine wirklich gute Einschätzung muss ein Test durch die Kinderärztin oder die Sprachtherapeutin durchgeführt werden. Man bekommt aber eine gute Einschätzung, wenn das Kind neue „Aufträge" ausführen soll. Bitten Sie z. B. Ihr Kind, das Handtuch aus dem Bad zu holen. Wenn Sie ihm das Handtuch vorher nicht gezeigt haben, können Sie sicher sein, dass Ihr Kind das Wort „Handtuch" wirklich verstanden hat und nicht einfach nur geraten hat, was Sie möchten, weil Sie dies ja vorher schon gezeigt haben. Auch Bilderbuchsuchspiele geben einen Eindruck vom Sprachverstehen eines Kindes. Fragen Sie nach Gegenständen oder Situationen, ohne selbst darauf zu zeigen, also z. B. „Wo ist der Kran" oder „Wo repariert der Junge das Fahrrad?". Schnell werden Sie merken, was Ihr Kind schon alles versteht.

WICHTIG

Ein geringer passiver Wortschatz, also das eingeschränkte Wortverstehen, ist einer der wichtigsten Hinweise darauf, dass die Wahrscheinlichkeit für eine Sprachentwicklungsstörung besonders hoch ist. Das Wortverstehen ist eine absolut notwendige Voraussetzung für die Sprachentwicklung und ein Kind kann ein Wort erst dann sinngemäß sprechen, wenn es das Wort auch versteht. Schlesiger (2009) untersuchte die Weiterentwicklung von Late Talkern, deren Prognose aufgrund von unterdurchschnittlichen Leistungen im Wortverstehen als besonders ungünstig eingestuft werden musste. Tatsächlich zeigten von diesen insgesamt sechs Late Talkern fünf dieser Kinder (83 %) im Alter von 3 Jahren eine sehr schwere Sprachentwicklungsstörung mit Artikulations-, Wortschatz- und Grammatikdefiziten. Lediglich eines dieser Kinder zeigte keine Sprachentwicklungsstörung, sondern nur leichtere sprachliche Probleme.

Risiko- und Schutzfaktoren

Risikofaktoren sind kindbezogene und äußere Faktoren, welche die gesunde Entwicklung des Kindes erschweren. Entsprechend bezeichnet man als Schutzfaktoren solche kindbezogenen und äußeren Faktoren, die Risiko mildernd wirken, also das Risiko für eine Störung abschwächen.

Info

Risiko- und Schutzfaktoren für die Ausbildung einer Sprachentwicklungsstörung bei Late Talkern

Risiko- und Schutzfaktoren beziehen sich lediglich auf die Wahrscheinlichkeit, mit der eine Gruppe von Personen, hier also Late Talker, eine bestimmte Störung, beispielsweise Sprachentwicklungsstörungen, ausbilden. Dies muss für den Einzelfall nicht immer zutreffen.

WICHTIG

Als Schutzfaktoren für Late Talker gelten ein mittlerer oder höherer Schulabschluss der Eltern, ein aufmerksamer, einfühlsamer und liebevoller Umgang mit dem Kind sowie die Fähigkeit der Eltern, auf die Stärken des Kindes zu achten und sich bei Problemen Hilfe zu holen.

Beispiele

- Natürlich sind auch viele Eltern ohne Schulabschluss und ohne berufliche Ausbildung gute Eltern und ein gutes Sprachvorbild. Allerdings können Eltern mit einer besseren Bildung die sprachlichen Probleme, wenn ihr Kind welche hat, besser auffangen, weil sie mehr Wörter und auch verschiedene Wörter und Ausdrucksweisen in der Schule, in der Ausbildung und evtl. auch im Beruf gelernt haben. Außerdem wird vermutet, dass manche Eltern, die keinen Schulabschluss oder nur einen schlechten Hauptschulabschluss haben, selbst von einer Sprachentwicklungsstörung betroffen gewesen sein könnten, ohne dass dies jemals entdeckt wurde. Früher wusste man noch weniger über Sprachentwicklungsstörungen, sodass den Schülern mit sprachlichen Problemen nicht so gut geholfen werden konnte. Zum Glück haben sich die Zeiten geändert und Eltern können viel für ihr Kind tun. Falls Sie sich unsicher sind, dass Richtige oder genug für ihr Kind zu tun, helfen in der Regel Kindergärtnerinnen und Sprachtherapeutinnen gerne weiter.
- Ein aufmerksamer, einfühlsamer und liebevoller Umgang mit dem Kind zeichnet sich dadurch aus, dass die Eltern auf die Bedürfnisse Ihres Kindes achten und seinen Interessen folgen. Nicht der Gehorsam, Verbote und Tadel stehen im Vordergrund sondern die Förderung der kindlichen Interessen und viel Lob für das, was das Kind gut kann.

Interessieren Sie sich für das, was Ihr Kind gerade interessant findet. Greifen Sie die Äußerungen Ihres Kindes auf und gehen Sie darauf ein. Beantworten Sie Fragen und fragen Sie selbst nach. Erzählen Sie etwas zu dem, was Ihr Kind gerade interessiert. Wenn Ihr Kind z. B. gerne malt, so können Sie dies auch unterstützen, indem Sie viele tolle Malstifte und Papier parat halten. Selbstverständlich dürfen die kindlichen Interessen aber nicht so weit im Vordergrund stehen, dass diese ihm selbst oder anderen schadet. Ist es z. B. zu spät zum Malen oder möchte Ihr Kind immer nur Fernsehen, so sollten Sie als Eltern hier Grenzen setzen.

- Eltern, die sich bei Problemen Hilfe holen, gestehen sich nicht etwa Schwäche oder Versagen ein, sondern im Gegenteil. Sie zeigen, dass sie ein Problem erkannt haben und bereit sind, dieses mit Unterstützung so gut wie möglich zu lösen.

WICHTIG

Risikofaktoren für eine Sprachentwicklungsstörung sind in der Familie bereits aufgetretene Sprach- oder Lernprobleme, also eine familiäre Veranlagung, sowie eine große elterliche Sorge um die Entwicklung des Kindes.

Beispiele

- Besonders wenn ein älteres Geschwisterkind bereits von einer Sprachentwicklungsstörung betroffen ist, sollten Eltern des jüngeren Late Talker-Kindes besonderen Wert darauf liegen, dass dieses Kind so früh wie möglich eine Sprachtherapie erhält. Wenn ein Geschwisterkind bereits eine Sprachentwicklungsstörung hat, so ist die Wahrscheinlichkeit, dass auch die anderen Geschwister betroffen sind, leider sehr hoch.
- Bei der elterlichen Sorge wird zum einen vermutet, dass diese große elterliche Sorge eine Art Hinweis darstellt, dass die Sprachentwicklung des Kindes tatsächlich abweichend verläuft. Zum anderen kann die Sorge um die Sprachentwicklung auch dazu führen, dass die natürliche und unbeschwerte Kommunikation zwischen Eltern und Kind beeinträchtigt ist. Nur eine natürliche und unbeschwerte Kommunikation, in der nicht die Sprachfehler im Vordergrund stehen sondern das, was das Kind sagen möchte, sind eine sprachförderliche Kommunikation.

4.2 Ursachen

Die Ursachen für den späten Sprechbeginn sind noch nicht geklärt. Insbesondere für Kinder, die sich zu Late Bloomern entwickeln, gibt es bis dato keine Erkenntnisse zu den Ursachen des späten Sprechstarts und des Aufholens im 3. Lebensjahr.

Entwickelt das Laten Talker-Kind eine Sprachentwicklungsstörung, so ist der späte Sprechbeginn eines der frühesten Symptome für die Sprachentwicklungsstörung. Ursachen für diese sind in ➤ Kap. 5 beschrieben.

4.3 Prävention

Präventionsmaßnahmen unterscheiden sich darin, ob es sich um primäre oder sekundäre Prävention handelt.

Hinweis

Primäre Prävention wird durchgeführt, bevor eine Störung entstanden ist. Sekundäre Prävention setzt ein, sobald das erste Symptom einer Störung erkennbar ist.

In Bezug auf Sprachentwicklungsstörungen und frühe Sprachentwicklungsverzögerungen, wie sie bei Late Talkern zu beobachten sind, existiert noch keine primäre Prävention, welche die Ursache der Sprachprobleme beseitigt. Dies liegt daran, dass die Ursachen für den späten Sprechbeginn und Sprachentwicklungsstörungen noch nicht bekannt sind (➤ Kap. 4.2). Trotzdem sind Maßnahmen denkbar, die dazu führen, dass die Bezugspersonen eines Kindes eine möglichst sprachförderliche Umgebung gestalten. Von Seiten der Bezugspersonen kann die Kommunikation mit dem Säugling und Kleinkind erschwert sein, z. B. bei Erkrankungen wie Depressionen oder wenn die Familie sozial benachteiligt ist und in Armut lebt. Hier können Beratungsangebote von Familienzentren, Kinderkrippen und Kindertagesstätten eine erste Anlaufstelle sein. Auch Familienhebammen beraten Familien mit Säuglingen diesbezüglich. Beratung ist auch wichtig, wenn das Kind zu früh geboren wurde oder unter Regulationsstörungen, also Schrei-, Fütter- oder Schlafstörungen leidet, da diese zu vermehrten Problemen in der Interaktion zwischen Bezugsperson und Kind führen können. Bei Verhaltens- und Entwicklungsproblemen des Säuglings sind Hebammen- und Kinderärzte Ansprechpartner. Auch wenn bei einem Kind chronische und beidseitige Mittelohrentzündungen auftreten, die zu häufigen Schallleitungsschwerhörigkeiten führen, sollten Eltern besonderen Wert auf eine *sprachförderliche Kommunikation* legen. Tipps finden sich in ➤ Kap. 4.7. Zurzeit findet eine solche primäre Prävention von Sprachauffälligkeiten und Sprachentwicklungsstörungen erst vereinzelt statt.

Die sekundäre Prävention beginnt bei den ersten Anzeichen einer Sprachentwicklungsstörung, also wenn der Verdacht besteht, dass das Kind ein Late Talker ist. Hier sollte eine Sprachdiagnostik durchgeführt und in einigen Fällen auch mit einer frühen Sprachtherapie begonnen werden.

4.4 Diagnostik

Eine sorgfältige Sprachdiagnostik führt am besten die Sprachtherapeutin oder Logopädin durch. Die Eltern können bei Kindern, die noch nicht gern alleine im Therapieraum bleiben, während der Diagnostik anwesend sein und während der Untersuchung Elternfragebögen zur bisherigen Entwicklung und zum Wortschatz des Kindes ausfüllen. In der Regel sind für die Diagnostik und die anschließende Elternberatung zunächst 3 × 45 Minuten ausreichend. Innerhalb dieser relativ kurzen Zeitspanne kann die Sprachtherapeutin diagnostisch, beratend und therapeutisch tätig werden und folgendes einschätzen:

1. Bestätigt sich der Verdacht, dass es sich bei dem Kind um einen Late Talker handelt?
2. Welche sprachlichen Bereiche und für den Wortschatzerwerb notwendigen nicht-sprachlichen Bereiche sind altersgerecht bzw. nicht altersgerecht entwickelt?
3. Wie kommuniziert das Kind mit seinen Bezugspersonen, besonders mit den Eltern, und wie können die Eltern die Kommunikation und Sprachentwicklung ihres Kindes am besten fördern?
4. Welche Form der sprachtherapeutischen Frühintervention ist die bestmögliche Unterstützung für das Late Talker-Kind? Soll die Sprachentwicklung in regelmäßigen Abständen von drei bis sechs Monaten kontrolliert werden (Watchful-waiting-Ansatz), soll eine Elternberatung oder eine frühe Sprachtherapie durchgeführt werden?

Checkliste

Für Eltern

- Ist mein Kind ein Late Talker?
- Muss ich mir Sorgen machen um die Sprachentwickung meines Kindes?

Diese Checkliste enthält Fragen zur Sprachentwicklung von Kindern im Alter zwischen 24 und 30 Monaten (➤ Tab. 4.1). Wenn Sie die erste Frage mit „ja" beantworten, dann ist Ihr Kind wahrscheinlich ein Late Talker.

Wenn Sie alle weiteren Fragen mit „nein" beantworten, bringt Ihr Kind – bis auf den aktiven Wortschatz – alle Voraussetzungen für einen gesunden Spracherwerb mit. In diesem Fall ist es ausreichend, wenn Sie die Sprachentwicklung Ihres Kindes weiter beobachten. Wenn Sie bis zum Alter von 2½ Jahren keine deutlichen Fortschritte erkennen, sollten Sie sich beraten lassen, z. B. beim Kinderarzt oder in einer sprachtherapeutischen Praxis.

Je mehr weitere Fragen Sie mit „ja" beantworten, desto größer ist das Risiko, dass Ihr Late Talker-Kind sprachlichen Förderbedarf oder eine Sprachentwicklungsstörung hat und sprachlich besonders gefördert werden sollte. Sie sollten sich sofort beraten lassen, z. B. beim Kinderarzt oder in einer sprachtherapeutischen Praxis.

Zu jeder Diagnostik gehört eine ausführliche *Anamnese* in Form eines Elterngesprächs. Dieses kann durch einen Anamnesebogen vorstrukturiert werden. Der Anamnesebogen kann genau wie ein Elternfragebogen zum Wortschatz des Kindes (➤ Tab. 4.2) gut ausgefüllt werden, während die Therapeutin mit dem Kind eine erste Diagnostik durchführt. So sind die Eltern im Therapieraum anwesend, das Kind fühlt sich nicht allein, und gleichzeitig können die Eltern wichtige Informationen

Tab. 4.1 Checkliste für Eltern: Ist mein Kind ein Late Talker? Diese Liste gilt für Kinder im Alter von 24–30 Monaten.

Frage	Antwort	
	Ja	Nein
Spricht Ihr Kind weniger als 50 Wörter? Schreiben Sie auf, welche Worte Ihr Kind spricht. Auch Lautmalereien, z. B. Wauwau, gelten als ein Wort, wenn das Kind damit verständlich machen kann, was es meint.		
Versteht Ihr Kind mehrere Worte für unterschiedliche Gegenstände, ohne dass Sie ihm diese gezeigt oder erklärt haben? Achten Sie darauf, welche einzelnen Worte Ihr Kind schon versteht. Bitten Sie Ihr Kind, Gegenstände, von denen Sie meinen, dass es die Bezeichnung kennt, aus einem anderen Zimmer zu holen.		
Folgt Ihr Kind Ihrem Blick, sodass Sie gemeinsam auf das Gleiche schauen?		
Schaut Ihr Kind auf einen Gegenstand, auf den gezeigt wird?		
Schaut Ihr Kind abwechselnd einen interessanten Gegenstand und dann wieder Sie an, wenn Sie über etwas sprechen?		
Zeigt Ihr Kind auf Gegenstände, damit diese beachtet werden?		
Macht Ihr Kind z. B. durch Gesten deutlich, wenn es etwas haben möchte?		
Spielt Ihr Kind kurze kleine Szenen aus dem alltäglichen Leben nach, z. B. den Teddy füttern oder ins Bettchen bringen oder das Spielzeugauto reparieren?		

schriftlich und vorstrukturiert geben. Der Anamnesebogen für kleine Kinder – ANBOKI (Mühlhaus und Schlesiger 2009) enthält die Fragen, die für eine Anamneseerhebung bei Late Talkern relevant sind. Beispielsweise geben Fragen nach dem Auftreten von Sprachentwicklungs- oder Lese-Rechtschreibstörungen in der engeren Verwandtschaft des Kindes Auskunft über das familiäre Risiko für eine Sprachentwicklungsstörung. Diese Vorabinformationen aus dem Anamnesebogen sollten immer in einem persönlichen Anamnesegespräch vertieft werden. Hier ist die Frage nach den konkreten Sorgen der Eltern besonders wichtig. Ein besorgter Vater hatte folgende Sorgen: „Ich mache mir Sorgen, dass aufgrund seiner Sprachdefizite eine soziale Ausgrenzung seitens seines Umfeldes außerhalb seiner Familie entstehen könnte." (Krenz und Schlesiger 2010, 175). Manche Eltern von Late Talkern befürchten, dass ihr Kind nie mit ihnen sprechen wird. Diese Sorgen können bereits in einem ersten beratenden Elterngespräch aufgefangen werden.

Rat

- Alle Late Talker lernen sprechen! Sie benötigen aber mehr Zeit und mehr Unterstützung als andere Kinder.
- Die Eltern sind nicht schuld am späten Sprechbeginn. Im Gegenteil: Eltern, die bei ihren 2-jährigen Kindern besorgt sind über den ausbleibenden Sprechbeginn und sich Hilfe und Rat holen, sind bereits auf dem besten Weg, ihre Kinder gut zu fördern und ihnen die notwendige Unterstützung zu bieten.

WICHTIG

Sorgen der Eltern sollten im Anamnesegespräch und falls notwendig in weiteren Beratungsgesprächen aufgefangen werden. Ein besorgter Umgang mit dem sprachauffälligen Kind kann dazu führen, dass die intuitive elterliche Kommunikation, also der auf natürliche Art und Weise förderliche und sprachförderliche Umgang mit dem Kind, gestört wird. Eine freudige und ehrlich interessierte Kommunikation, die sich an die Bedürfnisse des Kindes anpasst und von Zuneigung und Zuversicht geprägt ist, ist die beste alltägliche Sprachförderung für jedes Kind und insbesondere für Late Talker-Kinder.

Bei vielen Late Talkern, nämlich bei ungefähr einem Drittel, wächst sich die anfängliche Verzögerung im Spracherwerb tatsächlich selbstständig aus, ohne dass es einer Intervention bedarf. Wie eingangs schon erwähnt, werden diese Kinder auch als Late Bloomer bezeichnet. Ebenso wie der *Wait-and-see-Ansatz*, also das tatenlose Abwarten vermieden werden sollte, sollte genauso auch eine unnötige Therapie bei Late Bloomern vermieden werden.

WICHTIG

Eine umfassende interdisziplinäre und sorgfältige Diagnostik ist bei Late Talkern besonders wichtig. Auf den ersten Blick ist nicht zu erkennen, ob der späte Sprechbeginn ein Symptom für eine zugrunde liegende nichtsprachliche Entwicklungsstörung, eine umschriebene Sprachentwicklungsstörung oder lediglich eine langsamere Variante eines unauffälligen Spracherwerbs ist.

Eine interdisziplinäre Diagnostik bei einem Late Talker umfasst zunächst die Einschätzung der Kinderärztin zu möglichen sensorischen (z. B. Hör- und Sehstörungen), kognitiven (z. B. eine geistige Behinderung), neurologischen oder organischen (z. B. Epilepsien oder Frühgeburt), emotionalen und psycho-sozialen (z. B. starke Ängste oder Verhaltensauffälligkeiten) Auffälligkeiten des Kindes. Auf jeden Fall sollte ein Hörtest vorliegen oder durchgeführt werden. Fachärztinnen für Pädaudiologie sind darauf spezialisiert, auch bei Kleinkindern Hörtests durchzuführen. Auch HNO-Ärztinnen führen Hörtests durch. Eltern sollten sich von ihrer Kinderärztin eine Spezialistin empfehlen lassen.

Rat

Eltern, die sich Sorgen um die Sprachentwicklung ihres Kindes machen, sollten sich nicht damit abfinden, vertröstet zu werden, dass sich der sprachliche Rückstand auswachse. Dieser Wait-and-see-Ansatz ist veraltet. Die Eltern und das Kind haben ein Recht auf eine sorgfältige Einschätzung der allgemeinen Entwicklung des Kindes und auch auf einen Hörtest. Lassen sich keine Ursachen für den späten Sprechbeginn finden, sollte eine genaue sprachliche Diagnostik durchgeführt werden, um die bestmögliche Frühintervention für das Late Talker-Kind und die Eltern zu finden.

Für die Sprachdiagnostik bei Late Talkern stehen unterschiedliche Verfahren zur Verfügung. Unterschieden wird nach Verfahrenstyp und nach dem Entwicklungsbereich, den das Verfahren untersucht (> Tab. 4.2).

Info

Schrittweises Vorgehen bei der Diagnostik von Late Talkern

Wichtig für die Diagnostik bei einem Late Talker ist im ersten Schritt zunächst die Beurteilung der Frage: Handelt es sich um ein Late Talker-Kind oder nicht? Im zweiten Schritt geht es dann um eine Förderdiagnostik mit der Fragestellung, ob und wenn ja welche Form der sprachtherapeutischen Frühintervention für das Kind die richtige ist.

4.4.1 Differenzialdiagnose

Die differenzialdiagnostische Abklärung erfolgt über Elternfragebögen zur Anzahl der Wörter, die das Kind bereits spricht (> Tab. 4.2). Die Kinderärztin sollte sicherstellen oder abklären lassen, dass keine weiteren Entwicklungsverzögerungen, insbesondere keine Hörstörungen vorliegen.

Für die Einschätzung der sprachlichen Prognose bei einem Late Talker untersucht die Sprachtherapeutin das allgemeine Kommunikationsverhalten, das Spielverhalten, das Sprachverstehen und natürlich den aktiven Sprachgebrauch des Late Talker-Kindes.

4

Tab. 4.2 Verfahren zur Einschätzung der sprachlichen und nicht-sprachlichen Fähigkeiten bei Late Talkern

Verfahrenstyp	Verfahren	Entwicklungs- und Altersbereich
Screening	ELFRA-2 – Elternfragebögen für die Früherkennung von Risikokindern (Grimm und Doil 2006)	Wortschatz und Grammatik (aktiv/expressiv)
Screening	ELAN – Eltern antworten – Elternfragebogen zur Wortschatzentwicklung im frühen Kindesalter (Bockmann und Kiese-Himmel 2006)	Wortschatz und Grammatik (aktiv/expressiv)
Test und Screening	FRAKIS und FRAKIS-K – Fragebogen zur frühkindlichen Sprachentwicklung und Kurzform (Szagun et al. 2009)	Wortschatz und Grammatik (aktiv/expressiv)
Screening	SBE-2-KT – Sprachbeurteilung durch die Eltern. Kurztest für die U7 (von Suchodoletz und Sachse 2008)	Wortschatz und Grammatik (aktiv/expressiv)
Test	SETK-2 – Sprachentwicklungstest für zweijährige Kinder. Diagnose rezeptiver und produktiver Sprachverarbeitungsfähigkeiten (Grimm 2000)	Wortschatz und Grammatik (passiv/rezeptiv und aktiv/expressiv)
Test	PDSS – Patholinguistische Diagnostik bei Sprachentwicklungsstörungen (Kauschke und Siegmüller 2009)	Wortschatz und Grammatik (passiv/rezeptiv und aktiv/expressiv)
Beobachtungsbogen	BFI – Beobachtungsbogen für vorsprachliche Fähigkeiten und Eltern-Kind-Interaktion (Schelten-Cornish und Wirts 2008)	Interaktion, Symbolspiel, Gesten
Beobachtungsbogen	BEEKI – Beobachtung der Eltern-Kind-Interaktion (Schlesiger 2009)	Interaktion
Beobachtungsbogen	BESYM – Beobachtung der Symbolisierungsfähigkeiten (Schlesiger 2009)	Symbolspiel, Gesten
Beobachtungsbogen	Entwicklungsgitter (Zollinger 1997)	praktische, soziale und sprachliche Fähigkeiten, Symbolspiel
Beobachtungsbogen	Gesteninterview (Doil 2002)	Gesten

4.4.2 Beurteilung der sprachlichen und nicht-sprachlichen Fähigkeiten eines Late Talkers

Kommunikation

Unter den Bereich der Kommunikation fallen die Verhaltensweisen, die zur gegenseitigen Verständigung mit oder ohne Worte dienen. Bei Late Talkern sollten insbesondere der Blickkontakt und die gemeinsame Aufmerksamkeit (Joint attention, also folgt das Kind dem Blick der Bezugsperson, um herauszufinden, worüber gerade gesprochen wird), Gesten (intentionale Kommunikation, also macht das Kind deutlich, was es möchte) und die Kommunikationsfreudigkeit im Dialog (übernimmt das Kind die „Sprecherrolle", egal ob sprachlich oder durch Gestik und Mimik) bewertet werden. Kleinkinder können zum Teil schon mit Worten, aber auch mit Lauten, Gesten und Mimik deutlich machen, was sie sagen möchten.

WICHTIG

Grundlegende kommunikative Kompetenzen sind Voraussetzung für den späteren Spracherwerb. Bei Kindern mit wenig gemeinsamer Aufmerksamkeit, wenig Gesten und die wenig sprechfreudig sind, sollte eine besonders gründliche Diagnostik durchgeführt werden, um umfassende und tiefgreifende Entwicklungsstörungen auszuschließen.

Eine gute Beratung beinhaltet auch ein Gespräch über das Kommunikationsverhalten der Bezugspersonen. Dabei geht es nicht darum, ob die Eltern dem Kind ein gutes oder schlechtes Sprachvorbild sind, sondern vielmehr darum, dass die Eltern ihr bereits förderliches Kommunikationsverhalten noch förderlicher und genau passend an die Bedürfnisse ihres Kindes gestalten. Einige Therapeutinnen bieten eine besonders individuelle Beratung an mittels Videoaufnahmen von einer Situation, in der ein Elternteil mit dem Kind spielt. Eltern sollten sich vor einer solchen Videoaufnahme nicht scheuen, sondern diese vielmehr als Chance sehen, ihr eigenes Kommunikationsverhalten an die Bedürfnisse ihres Late-Talker-Kindes anzupassen.

Grundlegendes kommunikations- und sprachförderliches Verhalten der Eltern zeigt sich darin, dass diese der kindlichen Aufmerksamkeit folgen, genügend Pausen einlegen beim Sprechen, um dem Kind Raum zum Antworten zu geben sowie darin, dass sie ihre Äußerungen dem Sprachverständnisniveau des Kindes anpassen.

Symbolische Fähigkeiten

Das Spielverhalten des Kindes ist ein Hinweis darauf, wie es seine Umwelt wahrnimmt. Als Voraussetzung für den Sprechbeginn benötigt das Kind Vorstellungsfähigkeiten und symbolische Fähigkeiten. Diese lassen sich im Sprachgebrauch, aber auch im Spiel und in der Gestenverwendung des Kindes beobachten. Bei den meisten Kindern beginnt das Symbolspiel kurz nach dem ersten Geburtstag. Bis zum 2. Geburtstag lassen sich dann alle in ➤ Tab. 4.3 aufgeführten Formen des Symbolspiels beobachten. Manchmal lassen sich auch die in ➤ Tab. 4.3 aufgeführten symbolischen Gesten beobachten, diese sind jedoch nicht zwingend beobachtbar.

Spätere Late Bloomer zeigen im Alter von 2 Jahren deutlichere symbolische Fähigkeiten als Kinder, bei denen später eine Sprachentwicklungsstörung diagnostiziert wird.

Wort- und Satzverstehen

Der passive Wortschatz und das Verstehen von Sätzen sind wichtige Faktoren, um die Prognose eines Late Talkers zu beurteilen. Für eine Einschätzung des Wortverstehens eignet sich der entsprechende Untertest aus dem SETK-2 von Grimm (2000) (➤ Tab. 4.2). Bei Kindern ab einem Alter von 2;6 Jahren ist auch eine aussagekräftige Beurteilung des Satzverstehens mit dem entsprechenden Untertest aus dem SETK-2 (ebd.) möglich.

Tab. 4.3 Symbolspiel und symbolische Gesten bei Kleinkindern

Fähigkeit	Beschreibung	Beispiel
vorsymbolisch	Übergang von der funktionalen zur symbolischen Handlung	Das Kind führt den leeren Löffel zum Mund und deutet an, dass es isst oder essen möchte.
autosymbolisch	symbolische Handlung in Bezug auf die eigene Person	Das Kind führt den leeren Löffel zum Mund und tut so, als ob es isst.
symbolisch	symbolische Handlung mit Objekten	Das Kind fährt die Spielzeugautos zum Tanken an die Tankstelle und begleitet dies mit lautem Motorengeräusch: „Brrruumm".
dezentriert	andere „Personen" (auch Puppen, Teddys etc.) werden in die symbolischen Handlungen mit einbezogen	Das Kind füttert die Puppe.
sequenziell	mehrere symbolische Handlungen werden hintereinander gespielt	Das Kind setzt den Teddy aufs Töpfchen und bringt ihn ins Bettchen.
soziale Geste	konventionelle Gesten	Das Kind winkt zum Abschied.
ikonische Geste	bildlich darstellende Geste	Das Kind zeigt, wie es die imaginären Seiten eines Buches aufklappt.
komplementäre Geste	die Geste wird begleitend zum Wort eingesetzt	Das Kind sagt „Vogel" und tut mit den Armen so, als ob es mit den Flügeln schlagen würde.
supplementäre Geste	die Geste wird ergänzend zum Wort eingesetzt	Das Kind sagt „Ball" und tut so, als ob es den Ball schießen würde.

Sprachproduktion

Den aktiven Wortschatz eines Late Talkers ermittelt die Therapeutin über die in ➤ Tab. 4.2 angegebenen Elternfragebögen und eventuell zusätzlich mit dem entsprechenden Untertest aus dem SETK-2 (Grimm 2000).

Zusätzlich zum Wortschatzumfang kann es auch hilfreich sein, die Laute, die das Kind bereits

4

ausspricht, zu beurteilen. Hierbei wird untersucht, ob das Kind erst wenige Laute (z. B. nur /m/ und /b/) oder bereits viele unterschiedliche Laute (z. B. /m/, /p/, /b/, /t/, /d/, /k/, /g/, /f/) spricht und ob es eher einfache Silben (z. B. nur „ma“ oder „ba“) oder eher komplexe Silben (mit mindestens drei unterschiedlichen Lauten, wie z. B. in „Ente“) benutzt.

Ein großes Lautinventar (mit mindestens fünf unterschiedlichen Konsonanten) und die Produktion komplexer Silben (geschlossene Silben, die aus einem Konsonanten, einem Vokal und einem weiteren Konsonanten bestehen sowie eine Aneinanderreihung von Silben mit unterschiedlichen Konsonanten) sprechen für eine eher günstige Prognose.

Info

Beratungsgespräch

Während des Beratungsgespräches im Anschluss an die Sprachdiagnostik erfahren die Eltern wichtige und hilfreiche Informationen. Dieses Gespräch kann direkt nach der Sprachdiagnostik oder an einem separaten Termin stattfinden. Bereits vor diesem Termin sollten Eltern alle Fragen notieren, die sie bewegen. Eltern sollen den Mut und das Vertrauen aufbringen, auch persönliche Fragen, Wünsche und Befürchtungen zu äußern. Während des Gesprächs sollten nach Möglichkeit das Late-Talker-Kind und auch die Geschwisterkinder nicht anwesend sein.

Gemeinsam mit der Therapeutin entscheiden die Eltern, ob und wenn ja welche Form der Frühintervention die richtige für das Kind und die Familie ist.

In der Late-Talker-Diagnostik taucht häufig die Frage auf, ob das Kind deshalb nicht mit dem Sprechen anfange, weil es sich nicht richtig konzentrieren könne und vielleicht an Hyperaktivität oder einer Aufmerksamkeitsdefizit-Hyperaktivitätsstörung – kurz ADHS – leide.

Info

ADHS

Eine ADHS ist im 3. Lebensjahr noch nicht diagnostizierbar. Es ist völlig normal, dass sich 2-jährige Kinder nur sehr kurz und sprunghaft mit einer Sache oder einer Tätigkeit beschäftigen. Oft verbessern sich Ausdauer und Konzentration, wenn das Spiel des Kindes mehr Symbolspiel zeigt (➤ Tab. 4.3).

4.5 Sprachtherapeutische Frühintervention: Watchful waiting, Elternanleitung und -beratung sowie Sprachtherapie

Sprachtherapie ist ein Heilmittel und somit eine medizinische Maßnahme. Sprachtherapie zeichnet sich besonders dadurch aus, dass eine individuelle Diagnostik durchgeführt und der nächstmögliche Entwicklungsfortschritt für jedes Kind individuell ermittelt wird. Dieser Entwicklungsschritt wird dann mittels spezieller therapeutischer Methoden vorbereitet und unterstützt. Somit verfolgt Sprachtherapie und **sprachtherapeutische Frühintervention** einen Ansatz, der sich an der individuellen Entwicklung jedes einzelnen Kindes orientiert. Da Kleinkinder noch nicht so lernen wie in der Schule, erfolgt die Therapie mit dem Kind im Spiel. Kleinkinder lernen am besten, wenn sie etwas interessiert, gerade auch im Spiel. Während des Spiels wendet die Therapeutin bestimmte sprachtherapeutische Methoden an, z. B. benennt sie Dinge oder Handlungen genau dann, wenn das Kind sein Interesse darauf richtet. So kann sich das Kind ein Wort besser merken.

Im Gegensatz zur Sprachtherapie fällt **institutionalisierte Sprachförderung** in die Zuständigkeit der Bildungspolitik und betrifft zunächst alle Kinder, insbesondere aber auch Kinder, z. B. mit Migrationshintergrund oder auch Kinder aus bildungsfernen Familien. Sprachförderung in der Kindertagesbetreuung wird meist in Kleingruppen nach einem vorgegebenen, curricularen Lehr- und Lernplan angeboten (➤ Kap. 4.8). Für Kleinkinder wird kaum Sprachförderung durchgeführt. Für ältere Kinder finden in Sprachförder-Kleingruppen z. B. Klatsch- oder Singspiele statt. Oder die Kinder erhalten bestimmte Aufgaben wie z. B. Reime finden oder Silben zählen. Im weiteren Sinne kann auch das sprachförderliche Verhalten von Erzieherinnen und Eltern als Sprachförderung verstanden werden.

Frühförderung als Komplexleistung wird auf der Grundlage des Sozialgesetzbuches IX von sozialpädiatrischen Zentren oder Frühförderzentren angeboten und verbindet heilpädagogische, psychologische und medizinische Förderung und Therapie für Kinder mit Störungen oder Behinderungen in zumeist mehreren Bereichen der motorischen, emotionalen, sozialen, geistigen oder sprachlichen Entwicklung. In Frühförderzentren oder auch Sozialpädiatrischen Zentren bekommen Kinder, die in mehreren Entwicklungsbereichen Förderbedarf haben, sozusagen unter einem Dach die Hilfe, die sie benötigen. Frühförderung wird von der Kinderärztin verordnet.

Info

Sprachtherapeutische Frühintervention

Als „Sprachtherapeutische Frühintervention" werden solche sprachtherapeutischen Maßnahmen bezeichnet, die beim Auftreten der ersten Symptome, aber vor der Diagnose einer Sprachentwicklungsstörung, also vor dem dritten Geburtstag eines Kindes, durchgeführt werden (Schlesiger 2009). Ab dem dritten Geburtstag eines Kindes lässt sich eine Sprachentwicklungsstörung diagnostizieren. Es handelt sich bei der sprachtherapeutischen Frühintervention um eine spezifische Diagnostik, Beratung und/oder Therapie und nicht um eine allgemeine Förderung.

4.5.1 Ziele

Ziel der sprachtherapeutischen Frühintervention ist die Verhinderung oder Verminderung von Sprach- und Kommunikationsstörungen sowie deren Folgen. Late Talker sollen den notwendigen Grundwortschatz lernen, um sich sprachlich verständigen zu können und um über alle notwendigen Voraussetzungen für den Grammatikerwerb zu verfügen. Erst wenn Kleinkinder mehr als 50 Wörter sprechen, beginnen sie damit, kleine Zweiwortsätze zu bilden und erst wenn Kinder 200–300 Wörter und mehr sprechen, beginnen sie damit, grammatische Formen (z. B. kleine Wörter wie „der, die und das" oder Tätigkeitswörter mit Endungen, also z. B. „ich male" anstatt einfach nur „malen") zu nutzen. Ein ausreichend großer Wortschatz ist außerdem Voraussetzung dafür, dass sich die Aussprache stabilisiert und verbessert.

WICHTIG

Frühintervention bedeutet nicht, dass ein Kind so früh und so lange wie möglich an einer Therapie teilnimmt. Eine effiziente sprachtherapeutische Frühintervention verfolgt vielmehr das Ziel, dass ein betroffenes Kind und seine Familie **so früh wie nötig** gezielt unterstützt werden, bis ein vorher bestimmtes Ziel (z. B. das Sprechen von kleinen Sätzen) erreicht ist. Es gibt intensive Formen der sprachtherapeutischen Frühintervention (z. B. zweimal wöchentlich Therapie) und weniger intensive Formen (z. B. eine Beratung der Eltern und dann ein beobachtendes Abwarten nach dem Watchful-waiting-Ansatz).

4.5.2 Formen der sprachtherapeutischen Frühintervention

In den folgenden Abschnitten sind Formen der sprachtherapeutischen Frühintervention für Late Talker genauer beschrieben.

Watchful waiting – Abwarten mit Beobachtung

Beobachtendes Abwarten oder auf Englisch „Watchful waiting" bedeutet nicht, zu warten bis sich die sprachlichen Defizite des Kindes auswachsen. Vielmehr bedeutet beobachtendes Abwarten, dass die Sprachentwicklung des Late Talker-Kindes in regelmäßigen Abständen von drei bis sechs Monaten kontrolliert wird. Erhöht oder bestätigt sich der Verdacht auf eine Sprachentwicklungsstörung, so sollte eine Sprachtherapie ohne weitere zeitliche Verzögerung beginnen. Wenn ein Kind mit 2½ Jahren z. B. immer noch keine 50 Wörter spricht, so ist es sehr unwahrscheinlich, dass es bis zu seinem 3. Geburtstag in seiner sprachlichen Entwicklung aufholt. Wenn jetzt noch weiter abgewartet wird, ist die Chance auf eine Frühintervention vertan. Mit 3 Jahren lässt sich dann wahrscheinlich eine Sprachentwicklungsstörung diagnostizieren. Spätestens jetzt muss eine Therapie beginnen. Während der Zeit der Beobachtung ist sprachförderliches Verhalten gegenüber dem Late Talker wichtig. Einige Tipps finden sich in ➤ Kap. 4.7. Sprachförderliches Verhalten der Eltern kann auch in einer Elternberatung oder besser in einer anschaulichen Elternanleitung vermittelt und geübt werden.

Elterninformation, Elternanleitung und Elternberatung

Die Eltern sind die Experten und Expertinnen für ihr Kind, sie kennen es am besten. Die Sprachtherapeutin ist die Expertin für Sprachentwicklung. Die Information von Eltern eines Late Talkers dient dazu, über die unterschiedlichen Verläufe der frühen Sprachentwicklung aufzuklären, den Eltern Schuldgefühle zu nehmen sowie Möglichkeiten und Notwendigkeit der Förderung und Therapie für Late Talker im Alltag, aber auch in Elterngruppen oder in der Sprachtherapie aufzuzeigen.

In der Elternanleitung steht die Wahrnehmung (z. B. auch durch Videoaufnahmen von den Eltern selbst im Spiel mit dem Kind) und das Einüben von konkreten sprachförderlichen Verhaltensweisen (z. B. in Rollenspielen) im Vordergrund. Dies geschieht etwa durch eine gezielte Anleitung in einer Elterngruppe oder therapiebegleitend in der Einzelsituation mit den Eltern. Ebenso ist es möglich, dass die Eltern im Rahmen von Beobachtungsaufgaben den Umgang der Sprachtherapeutin mit dem Kind beobachten und auf bestimmte, vorher besprochene Verhaltensweisen besonders achten. Ein im Anschluss durchgeführtes Gespräch soll die Eltern darin unterstützen, diese sprachförderlichen Verhaltensweisen selbst mehr in den alltäglichen Umgang mit dem Kind einzubauen.

Elternberatung im weiteren Sinne umfasst alle informierenden und anleitenden Gespräche der Sprachtherapeutin mit den Eltern des Late Talkers.

Sprachtherapie für Late Talker

Late Talker mit einem besonders großen Risiko für eine Sprachentwicklungsstörung benötigen eine direkte Sprachtherapie, da weniger intensive Formen der sprachtherapeutischen Frühintervention sehr wahrscheinlich nicht ausreichen, um die drohende Sprachentwicklungsstörung wirksam zu behandeln. Die Inhalte der Sprachtherapie werden individuell an die Bedürfnisse und Interessen sowie den Entwicklungsstand des Kindes angepasst. In der Therapie wird der natürliche Spracherwerb des Kindes spielerisch unterstützt.

Konzepte für die Elternanleitung und die Sprachtherapie

Bekannte Programme und Konzepte für die Anleitung von Eltern mit Late Talkern sind das „Heidelberger Elterntraining zur frühen Sprachförderung" und „Schritte in den Dialog". Im „Heidelberger Elterntraining" (Buschmann 2009) erhalten die Eltern an mehreren Gruppenabenden mit Videoillustrationen und Kleingruppenarbeit die Gelegenheit, sprachförderliches Verhalten im Alltag zu erlernen, z. B. beim Bilderbuchanschauen, bei Kinderliedern und -reimen oder im gemeinsamen Spiel. Das Elterntraining „Schritte in den Dialog" (Möller und Spreen-Rauscher 2009) wird therapiebegleitend und somit individueller angepasst durchgeführt anhand von Beobachtung, direkter Anwendung, Rollenspielen und Videoarbeit. Die Eltern lernen z. B. gemeinsame Aufmerksamkeit mit dem Kind herzustellen und das richtige Wort zur richtigen Zeit zu sagen.

Das Therapiekonzept von Zollinger (1997) richtet sich speziell an wenig sprechende Kinder, die in ihrer Spielentwicklung und im Sprachverstehen nicht altersentsprechend entwickelt sind. Die Sprachtherapeutin vermittelt dem Kind durch die gezielte Erweiterung des kindlichen Spontanspiels die Funktion und Bedeutung von Handlungen und Sprache. Durch die Förderung dieser Voraussetzungen für den Spracherwerb wird das Kind zum Wortlernen befähigt. Die Late-Talker-Therapie von Schlesiger (2009) wurde speziell für Late Talker entwickelt und berücksichtigt sowohl nicht-sprachliche Fähigkeiten wie Kommunikationsfreude und Symbolspiel als auch sprachliche Fähigkeiten wie das gezielte Verstehen und Verwenden von Wörtern, die für den Wortschatz eines Kleinkindes typisch sind. Die Therapeutin präsentiert im Spiel oder in spielerischen Aufgaben alltagsrelevante Wörter methodisch so, dass dem Late-Talker-Kind das frühe Wortlernen leichter fällt. Das Ziel der Late-Talker-Therapie ist erreicht, wenn das Kind kleine Sätze spricht und dabei auch Tätigkeitswörter verwendet. Ein solcher Satz, den 2-jährige Kinder sprechen, könnte z. B.

lauten: „Milch trinken." oder „Mama Garten arbeiten." Natürlich sprechen Erwachsene nicht in solchen Sätzen, sondern sagen: „Ich trinke Milch." oder „Mama arbeitet im Garten". In der Regel erreichen alle Late Talker, die an dieser Therapie teilnehmen, diese Phase nach vier bis sechs Monaten. Nach Erreichen der *Zweiwortphase* ist es meistens sinnvoll, eine Therapiepause von drei bis sechs Monaten einzulegen, damit sich die erreichten Fähigkeiten stabilisieren können. In der Zweiwortphase lernt das Kind sehr schnell viele neue Wörter, auch Wörter für Tätigkeiten. Die Aussprache der Wörter ändert sich, da sich das Lautsystem neu organisiert. Es werden erste grammatische Regeln erworben. Nach der Therapiepause kann dann anhand einer Kontrolluntersuchung entschieden werden, ob das Kind weiterhin Sprachtherapie benötigt.

4.5.3 Wirksamkeit

Für die Wirksamkeit des Konzepts „Schritte in den Dialog" sowie der Therapie nach Zollinger liegen Einzelfallstudien oder kleine Gruppenstudien vor (Möller und Spreen-Rauscher 2009; Zollinger 1997). Allerdings wurde keines der beiden Konzepte explizit im Hinblick auf die Wirksamkeit bei Late-Talkern untersucht. Für das Heidelberger Elterntraining zur frühen Sprachförderung und das Late-Talker-Therapiekonzept liegen hingegen Belege zur Wirksamkeit vor, die anhand von größeren Gruppenstudien gewonnen wurden, an denen nur Familien mit Late Talkern teilgenommen haben (Buschmann 2009; Schlesiger 2009). Late Talker, deren Eltern am Heidelberger Elterntraining teilgenommen hatten, zeigten mit 2½ und 3 Jahren einen deutlichen Vorsprung in der Sprachentwicklung gegenüber den Kindern, deren Eltern keine Anleitung zur frühen Sprachförderung erhalten hatten (Buschmann 2009). Der Effekt war besonders deutlich bei den Late Talkern, die Defizite im aktiven Wortschatz, nicht aber im Wortverstehen aufwiesen. Von der Teilnahme an einer frühen Sprachtherapie nach dem Late-Talker-Konzept von Schlesiger (2009) profitierten hingegen auch die Late Talker, die größere sprachliche Defizite aufwiesen, weil sie nicht nur wenig sprachen, sondern auch wenig einzelne Wörter verstanden. Kinder, die im Alter von 2 Jahren an einer Therapie nach dem Late-Talker-Therapiekonzept teilgenommen hatten, zeigten im Alter von 3 Jahren signifikant bessere sprachliche Fähigkeiten und weniger starke Sprachentwicklungsstörungen als Late Talker, die nicht an einer frühen Sprachtherapie teilgenommen hatten (Schlesiger 2009).

Ob und wenn ja wann das Late-Talker-Kind eine sprachtherapeutische Frühintervention benötigt und welche Form eine angemessene Unterstützung für die jeweilige Familie darstellt, hängt von vielen verschiedenen Faktoren ab. Das folgende Flussdiagramm zum Dortmunder Konzept soll die Entscheidungsfindung verdeutlichen (➤ Abb. 4.1). Das Dortmunder Konzept für Familien mit Late Talkern wurde an der Technischen Universität Dortmund in langjähriger Forschungs- und Praxistätigkeit entwickelt und berücksichtigt sowohl die bisher bekannten Prädiktoren, Schutz- und Risikofaktoren für die Entwicklung von Late Talkern (➤ Kap. 4.1) als auch die gerade beschriebenen Erkenntnisse zur Wirksamkeit bestimmter Interventionsformen speziell für Late Talker.

Für Late Talker, die im Alter von 2 Jahren einen geringen passiven Wortschatz haben, empfiehlt sich bereits nach dem 2. Geburtstag eine Sprachtherapie, z. B. nach dem Late-Talker-Therapiekonzept von Schlesiger (2009). Auch Late Talker, die zwischen 2 und 2½ Jahren keine ausreichende Aufholtendenz zeigen, können von einer frühen Sprachtherapie mit 2 Jahren profitieren. Für alle anderen Late Talker mit einem geringeren Risiko für eine Sprachentwicklungsstörung ist eine Elternanleitung, z. B. in Form des Heidelberger Elterntrainings zur frühen Sprachförderung (Buschmann 2009), empfehlenswert. Die Entscheidung, ob ein Elterngruppentraining oder eher eine individuelle, ggf. auch therapiebegleitende Elternanleitung die richtige Form der Elternmitarbeit in der sprachtherapeutischen Frühintervention darstellt, muss individuell mit den Eltern abgesprochen werden. Haben die Eltern die Zeit und die Fähigkeit, in einer Elterngruppe sprachförderliches Verhalten zu lernen, so bietet dies den Vorteil, dass die Eltern sich untereinander auch austauschen können. Leider werden solche Elterntrainings noch nicht besonders häufig in Deutschland angeboten und auch nicht immer von der Krankenkasse bezahlt.

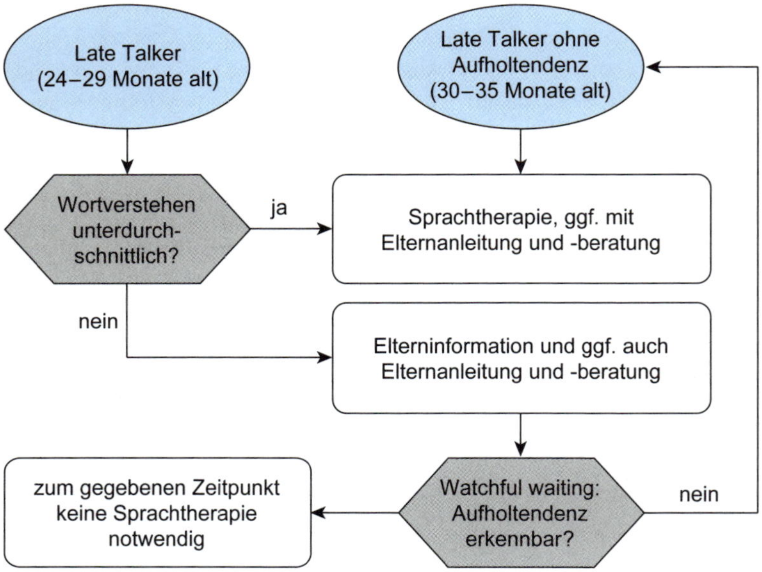

Abb. 4.1 Dortmunder Konzept zur Diagnostik und Beratung für Familien mit Late Talkern (Hecking und Schlesiger 2010)

WICHTIG

Eine frühe Sprachtherapie für Late Talker und auch ein Elterntraining für die Eltern von Late Talkern ist wirksam. Die Kinder sprechen nach der Therapie oder dem Elterntraining mehr als solche Kinder, die an keiner Therapie oder deren Eltern nicht an einem Training teilgenommen haben. Das Elterntraining eignet sich für Eltern von Late Talkern, die zwar einen kleinen aktiven Wortschatz haben, aber bereits viele Wörter verstehen. Die frühe Sprachtherapie eignet sich für Late Talker, die auch einen kleinen passiven Wortschatz haben. Eine Studie hat gezeigt, dass bei diesen Kindern mit 3 Jahren die Ausprägung von schweren Sprachentwicklungsstörungen verringert werden konnte.

Fallbeispiel

Benjamin, 2;6 Jahre

Benjamin wurde im Alter von 30 Monaten für eine Diagnostik mit Beratung vorgestellt. Da sein Wortverstehen laut dem Sprachtest SETK-2 (Grimm 2000, s. ➤ Tab. 4.2) unterdurchschnittlich ist, sein Spielverhalten nur selten als symbolisch bewertet werden kann und die Mutter sich – im Gegensatz zum Vater – große Sorgen macht, beginnt Benjamin mit einer Sprachtherapie nach dem Late-Talker-Therapiekonzept. Da Benjamin ein kommunikationsfreudiges Kind ist, wird dieser Bereich in der Therapie nicht weiter gefördert. Benjamin interessiert sich besonders für Fahrzeuge und Tiere. Mit Rahmenhandlungen in diesem Bereich unterstützt die Therapeutin Benjamins Symbolspiel: Die Tiere werden vom Traktor mit dem Anhänger abgeholt und zum Stall gebracht, damit sie fressen und trinken können. Danach sind die Tiere müde und gehen schlafen. Auf einer Fahrt hat sich ein Tier, das Pferd, verletzt. Das Pferd muss also verarztet werden.

Sobald die Therapeutin eine Beziehung zu Benjamin aufgebaut hat und beide Spaß am gemeinsamen Spiel haben, beginnt die Therapeutin mit dem gezielten Einsatz von Methoden zum Aufbau des passiven Wortschatzes. Die Therapeutin benennt immer wieder Dinge und Tätigkeiten, die für Benjamin wichtig sind. Dann soll er diese Dinge holen oder zeigen. Einige Wochen später möchte die Therapeutin auch Benjamins Wortproduktion unterstützten. Sie stellt ihm gezielte Fragen und nennt immer wieder bestimmte Sätze, bei denen sie dann nach einiger Zeit das letztgenannte Wort weglässt, damit Benjamin dieses ergänzt. Sie sagt z. B. „Der Affe klettert hoch und springt wieder …" und Benjamin ergänzt dann das Wort „runter", bevor die Therapeutin den Affen vom

Baum oder Klettergerüst o. ä. springen lässt. Als Benjamin einen aktiven Wortschatz von deutlich mehr als 50 Wörtern aufgebaut hat, besteht das Therapieziel im Verstehen von kleinen Aufforderungen und Sprechen von kleinen Sätzen. Die Therapeutin gibt Benjamin z. B. die Aufforderung, dass der Hund trinken und die Katze essen soll. Hinterher fragt dann eine Handpuppe, welche die Aufforderungen nicht gehört hat, was die Tiere gemacht haben, sodass Benjamin in kleinen Sätzen antworten kann, z. B. „Wauwau trinken." und „Miau essen.".

Benjamins Mutter lernt in der therapiebegleitenden Elternberatung, wie sie mit Benjamin einen gemeinsamen Aufmerksamkeitsfokus herstellen kann, z. B. indem sie sich in sein Blickfeld begibt und seinem Blick folgt. Dann lernt sie, gezielt und fokussiert genau das zu benennen, was Benjamin gerade anschaut und was ihn also in diesem Moment gerade interessiert. Je höher sein Interesse ist, desto besser kann sich Benjamin die neuen Wörter merken. Später lernt die Mutter, nicht nur einzelne Wörter zu benennen, sondern die Wörter, die Benjamin spricht, zu kleinen Sätzen zu erweitern. Wenn Benjamin z. B. „Tee" sagt, erweitert die Mutter das vorher Gesagte zu dem Satz: „Möchtest Du Tee trinken?" So kann sich Benjamin die Wörter „Tee" und „trinken" gut einprägen.

Das Ziel der Late-Talker-Therapie ist erreicht, als Benjamin sich in der Zweiwortphase befindet. Er hat gerade seinen 3. Geburtstag gefeiert. Sechs Monate später erscheinen Mutter und Benjamin zu einem Kontrolltermin, bei dem eine Aussprachestörung bei Benjamin diagnostiziert wird. Er erhält noch ein gutes Jahr Sprachtherapie. Diesmal spricht sich auch der Vater deutlich für die Durchführung der Therapie aus, ist aber froh, dass die Mutter weiterhin die Organisation übernimmt. Zum Kontrolltermin kurz vor der Einschulung erzielt Benjamin auf allen sprachlichen Ebenen altersgerechte Ergebnisse in einem Sprachtest und in einem Test, der die Vorläuferfähigkeiten des Lesens und Schreibens überprüft. Beide Eltern sind sehr stolz auf ihren Sohn und die ganze Familie freut sich auf die Schule. ■

4.6 Prognose

Ohne sprachtherapeutische Frühintervention entwickeln sich ungefähr 30–50 % der Late Talker mit 3 Jahren zu Late Bloomern und die anderen 50–70 % zu Kindern mit einer Sprachentwicklungsstörung oder etwas weniger schweren Sprachauffälligkeiten. Laut internationaler Studien bleibt diese prozentuale Verteilung bis zum Alter von 4 Jahren konstant. Ab dem Vorschulalter liefern die wenigen Studien, die existieren, keine einheitlichen Aussagen darüber, wie viele der Late Talker noch von Sprachentwicklungsstörungen betroffen sind. Rescorla (2009) stellt bei ehemaligen Late Talkern im jungen Erwachsenenalter fest, dass diese nach wie vor über schlechtere sprachliche Fähigkeiten verfügen als Gleichaltrige, die nicht als Late Talker aufgefallen sind.

Da es mit 3 Jahren oft noch schwierig sein kann, eine Sprachenwicklungsstörung zuverlässig zu diagnostizieren, wird die Weiterentwicklung der Late Talker in Anlehnung an die deutschsprachige Studien von Sachse und Suchodoletz (2009) häufig auch so beschrieben: Ein Drittel der ehemaligen Late Talker hat im Alter von 3 Jahren eine Sprachentwicklungsstörung, ein Drittel hat leichtere Sprachauffälligkeiten und das restliche Drittel keine Sprachauffälligkeiten. Letztere sind die Late Bloomer. Die Nachuntersuchung dieser deutschsprachigen Late Talker im Alter von 5 Jahren erbrachte das in ➤ Abb. 4.2 dargestellte Ergebnis. Hierbei handelt es sich um Kinder, die ab dem 3. Geburtstag zum Teil auch eine Sprachtherapie erhalten haben.

Kinder, die im Einschulungsalter noch die Anzeichen einer Sprachentwicklungsstörung zeigen, haben ein sehr hohes Risiko für eine Lese-Rechtschreibstörung und auch bei Kindern mit leichten Sprachauffälligkeiten ist das Risiko für eine Lese-Rechtschreibstörung noch erhöht.

4.7 Förderung im Alltag

Im Folgenden sind einige Tipps für Eltern aufgeführt, die einen sprachförderlichen Umgang mit Late Talkern im Alltag erleichtern. Eltern setzen diese

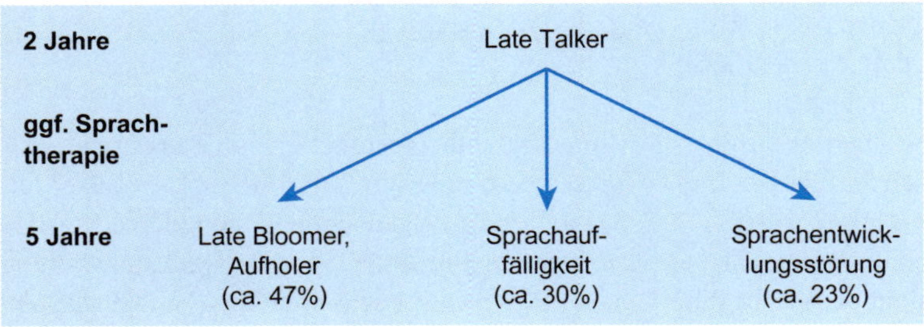

Abb. 4.2 Prognose bei Late Talkern (Kühn und von Suchodoletz 2009)

Sprachförderstrategien ganz natürlich und selbstverständlich ein. Wenn ein Kind nicht spricht, kann dies jedoch zu Unsicherheit und sprachlich nicht mehr passenden Reaktionen führen. Dies wiederum ist wenig förderlich für die Sprachentwicklung, sodass ein Teufelskreis entsteht. Eltern können die gemeinsame Zeit, die sie mit ihrem Late-Talker-Kind verbringen, nutzen, um darauf zu achten, die folgenden Sprachförderstrategien bewusst, aber nicht übertrieben, sondern weiterhin natürlich einzusetzen.

4.7.1 Sprachförderstrategien von Eltern

Freude am Sprechen – Wie soll ich mein Kind sprachlich fördern?

Denken Sie daran, dass Sie hauptsächlich Eltern und kein Sprachtherapeut und keine Sprachtherapeutin sind. Eine natürliche und unbeschwerte alltägliche Kommunikation ist eine wichtige Voraussetzung für den Spracherwerb. Für Eltern von Late Talkern sollte zunächst immer im Vordergrund stehen, was ein Kind sagen möchte und nicht, ob es dieses auch korrekt ausgesprochen und korrekt formuliert hat. Versuchen Sie zu erraten, was Ihr Kind Ihnen mitteilen möchte und zeigen Sie Freude an diesem Dialog. Wenn Sie Ihr Kind nicht verstehen können, machen Sie deutlich, dass das nicht schlimm ist und versuchen Sie es beim nächsten Mal wieder.

Gemeinsam über das Gleiche reden – Wie redet man mit einem Kind, das nicht spricht?

Wichtig ist, dass das Gesprächsthema von der Aufmerksamkeit und den Interessen Ihres Kindes bestimmt wird. Schauen Sie dahin, wohin ihr Kind schaut oder zeigt, bauen Sie also eine gemeinsame Blickrichtung auf. Beschreiben Sie in diesem Moment in einem kurzen Satz, was Ihr Kind meint, z. B.: „Ja, da ist ein Zug." Versuchen Sie dann, Blickkontakt zu Ihrem Kind herzustellen, z. B. indem Sie sich hinknien und auf Augenhöhe gehen. So können Sie mittels dieser gemeinsamen Aufmerksamkeit, die Sie hergestellt haben, sicher gehen, dass Sie und Ihr Kind mit der gleichen Sache oder dem gleichen Ereignis beschäftigt sind. Wenn sich ein Kind für etwas interessiert, lernt und versteht es das Wort, das Sie nennen, leichter. Es wird sich also leichter das Wort „Zug" merken, wenn es sich in dem Moment selbst für den Zug interessiert hat, als wenn Sie die Aufmerksamkeit Ihres Kindes auf den Zug gelenkt hätten.

Gespräche führen und Fragen stellen – Wie helfe ich meinem Kind, mehr Wörter zu sagen?

Die größte Hilfe für Ihr Kind ist zunächst, dass Sie ihm Zeit geben. Viele Menschen tendieren dazu, umso mehr zu reden, je weniger der andere redet. Versuchen Sie, diesen Automatismus zu unterbrechen. Reden Sie in kurzen und einfachen Sätzen mit Ihrem Kind und machen Sie dann bewusst eine Pause von drei bis fünf Sekunden. Zählen Sie innerlich langsam bis fünf! Nur so hat Ihr Kind die Möglichkeit, sprachlich zu reagieren. Allerdings ist die bewusste Pausensetzung keine Garantie, sondern lediglich eine Erleichterung für den Gebrauch von Wörtern. Wenn Sie die richtigen Fragen stellen, können Sie ihrem Kind vielleicht helfen, eine passende Antwort zu geben. Wenn Ihr Kind z. B. einen bestimmten Ball haben möchte, der in einer verschlossenen Kiste liegt, warten Sie zunächst drei bis fünf Sekunden, ob Ihr Kind etwas Ähnliches wie „Ball" sagt. Falls dies nicht der Fall ist, können Sie Ihr Kind folgendes fragen: „Möchtest Du die Malstifte oder den Ball?" Jetzt hat Ihr Kind das Wort, um das es geht, kurz vorher gehört, und ist vielleicht in der Lage, etwas ähnliches wie „Ball" zu wiederholen.

Achten Sie darauf, dass Sie Ihrem Kind nicht zu viele Testfragen stellen, also Fragen, deren Antwort Sie selbst schon kennen, z. B. „Das kennst Du doch, wie heißt das?" Wenn Late Talker zu oft solche Testfragen beantworten sollen, kann es sein, dass sie darauf keine Lust mehr haben, obwohl sie das Wort gut kennen und auch schon verwenden.

Zeit miteinander – Wie oft soll ich mein Kind sprachlich fördern?

Versuchen Sie, sich wenige Minuten am Tag nur mit Ihrem Kind alleine zu beschäftigen. Suchen Sie sich dafür besondere Zeiten, z. B. beim Abendessen, vor dem zu Bett gehen oder wenn die großen Geschwister im Kindergarten oder in der Schule sind. Wenn Sie wenige Minuten am Tag die beschriebenen Sprachförderspiele durchführen, so wird eine sprachförderliche Grundhaltung bald wie selbstverständlich zu Ihrem Alltag gehören.

4.7.2 Sprachförderspiele

Sprachförderspiel „Lupe: Wo ist was?"

Fördert das Sprachverstehen (leicht)
Material: Fotoalbum oder Buch, Lupe (auch selbstgebastelt aus Pappe und ohne Glas)
Machen Sie es sich mit einem schönen Fotoalbum der Familie oder mit einem Buch gemütlich. Nehmen Sie eine Lupe in die Hand (entweder eine echte oder eine selbst gebastelte aus Pappe ausgeschnittene ohne Vergrößerungsglas), kreisen Sie mit der Lupe über eine Seite des Buches und fragen Sie nach bestimmten Dingen, Menschen oder Situationen, die zu sehen sind. Immer, wenn Ihr Kind oder Sie das Richtige gefunden haben, betrachten Sie es mit der Lupe ganz genau.

Sprachförderspiel „Taschenlampe: Was ist das?"

Fördert die Sprachproduktion (mittel)
Material: Taschenlampe
Nehmen Sie eine oder zwei Taschenlampen und verdunkeln Sie ein Zimmer. Schalten Sie die Taschenlampe schnell ein und wieder aus und leuchten Sie dabei auf einen bestimmten Gegenstand. Fragen Sie: „Was ist das?" Wenn Ihr Kind den Gegenstand benennen kann, ist Ihr Kind an der Reihe und darf mit der Taschenlampe einen Gegenstand beleuchten. Wenn Ihr Kind den Gegenstand nicht benennen kann, benennen Sie den Gegenstand und dürfen in der nächsten Runde auch wieder leuchten.

Sprachförderspiel „Was ist weg?"

Fördert das Sprachverstehen und die Sprachproduktion (schwer)
Material: Spielzeug und Alltagsgegenstände
Breiten Sie verschiedene Spielsachen auf dem Tisch oder auf dem Boden aus. Sie können auch normale Alltagsgegenstände nehmen. Benennen Sie zusammen mit Ihrem Kind jedes einzelne Teil. Dann nehmen Sie blitzschnell einen Gegenstand in die Hand und verstecken ihn dort. Fragen Sie: „Was ist weg?" Wenn Ihr Kind errät, was Sie verstecken, ist Ihr Kind an der Reihe. Wenn Ihr Kind nicht errät, was Sie verstecken, helfen Sie ihm, indem Sie fragen: „Ist der Ball weg?" oder „Ist der Schlüssel weg?" Wechseln Sie danach die Rollen.

4.8 Sprachförderung in der Kindertagesbetreuung und -pflege

Auch der Besuch einer Kindertagesbetreuungseinrichtung, z. B. Kinderkrippe, Kita und Kindergarten oder die nicht-elterliche Betreuung durch eine Tagesmutter oder einen Tagesvater, aber auch die Betreuung durch andere Familienangehörige oder ein Au-pair haben Einfluss auf die Sprachentwicklung von Kleinkindern. Bislang ist noch nicht untersucht, ob allgemeine Sprachförderprogramme auch einen positiven Einfluss auf Late Talker haben. Robertson und Ellis Weismer (1999) haben ein Sprachförderprogramm gezielt für Late Talker entwickelt. In Kleingruppen wurden bestimmte Inhalte und Aktivitäten wiederholt thematisiert. Die Themen änderten sich alle ein bis zwei Wochen. Die gezielte Herstellung von Möglichkeiten zur sprachlichen Interaktion sowie passendes und positives Feedback für die Kinder stärkten die Kommunikationsentwicklung der Late Talker. Die Sprachtherapeutin, welche die Kleingruppenförderung durchführte, wandte gezielte Methoden in Bezug auf die Kontrolle ihrer Sprechgeschwindigkeit, der Betonung und der Wortstellung im Satz an. Wenn die Kinder etwas sagten, wurde dieses aufgegriffen und ergänzt. Die kindliche Äußerung „Da!" lässt sich z. B. ergänzen zu: „Da ist die Schaukel. Möchtest Du schaukeln?" Die Gruppenförderung fand in einem Zeitrahmen von zwölf Wochen zweimal wöchentlich mit vier Late Talker-Kindern pro Gruppe statt. Die geförderten Kinder hatten nach der Intervention einen größeren Wortschatz und bessere soziale Fähigkeiten. Somit lässt sich festhalten, dass sich eine Sprachförderung in Kleingruppen positiv auf die Wortschatzentwicklung bei Late Talkern auswirken kann.

In groß angelegten Längsschnittstudien (z. B. Belsky et al. 2007) fand man heraus, dass sich positive wie negative Aspekte der nicht-elterlichen Betreuung dann zeigen, wenn die Kinder länger als 20 Stunden in der Woche in der nicht-elterlichen Betreuung bleiben. In der Kindertagesbetreuung wirken sich folgende Aspekte positiv auf die Sprachentwicklung von Kindern aus:

- eine geringe Gruppengröße und ein geringer Erzieherinnen-Kind-Schlüssel (d. h. eine Erzieherin ist nur für wenige Kinder zuständig)
- durch Weiterbildung oder Studium fachlich hochqualifizierte Erzieherinnen
- ein gegenüber den Kindern einfühlsames Kommunikationsverhalten (d. h. die Erzieherinnen interessieren sich für das, was das Kind sagt, und gehen darauf ein)
- ein gutes Sprachvorbild der Erzieherinnen (d. h. die Erzieherinnen sprechen kindgerecht, also etwas langsamer und betonter als mit Erwachsenen).

Glossar

Anamnese
Gespräch über die bisherige Entwicklung und Krankheiten des Kindes
Wait-and-see-Ansatz
Abwarten ohne weitere Maßnahmen
Watchful-waiting-Ansatz
Beobachtendes Abwarten mit regelmäßigen Kontrolluntersuchungen
Zweiwortäußerungen/Zweiwortphase
Phase in der Sprachentwicklung, in der Kinder zwei Wörter zu einer Äußerung kombinieren, ohne die Wortstellung/Grammatik zu beachten, z. B. „Milch trinken." anstatt „Ich trinke Milch.". Auch die Aussprache entspricht noch nicht der Aussprache von Erwachsenen.

4.9 Hinweise zur Vertiefung

RATGEBER

Schlesiger C, Mühlhaus, M (2011). Late Talker. Späte Sprecher. Wenn zweijährige Kinder noch nicht sprechen. Ein Ratgeber für Eltern sowie Sprachtherapeuten, Ärzte und Erzieher. Idstein: Schulz-Kirchner.

BILDERBÜCHER ZUM VORLESEN ODER ANSCHAUEN MIT EINEM LATE TALKER

Aus dem Ravensburger Verlag (ab 18 Monate):
Auf dem Bauernhof
Besuch im Zoo
Was siehst Du hier?
Wer spielt mit mir?
Aus dem Tesslof-Verlag (ab 12 Monate):
Wackelfinger-Buch (Karla, die Katze/Henry, der Hamster/Lina, die Kuh/Max, das Schwein/Paula, das Schaf/Hella, das Huhn/Harry, der Hund und Karli, das Kaninchen)
Mein Fühlbuch (Bauernhof, Tiere, Meine Sachen)
Aus dem Tessloff-Verlag (ab 18 Monate):
Fühlen und Entdecken (Bauernhof/Haustiere/Durch die Natur/Der Frosch feiert Geburtstag)
Mein Magnet-Stoffbuch (Streicheltiere/Zootiere/Bauernhof)
Mein Kulleraugenbuch (Zootiere/Haustiere/Auf dem Bauernhof/In der Natur)
Aus dem Tessloff-Verlag (ab 24 Monate):
Schau genau! (Was gehört zusammen/Unterschiede)
Mein Klipp-Klapp-Buch (Tiere/Berufe)

LITERATUR

Belsky J, Burchinal M, McCartney K, Lowe Vandell D, Clarke-Stewart KA, Tresch Owen M, The NICHD Early Child Care Research Network (2007). Are there long-term effects of early child care? Child Development; 78(2): 681–701.

Bockmann A-K, Kiese-Himmel C (2006). ELAN – Eltern antworten – Elternfragebogen zur Wortschatzentwicklung im frühen Kindesalter. Göttingen: Beltz.

Buschmann A (2009). Heidelberger Elterntraining zur frühen Sprachförderung. Trainermanual. München: Elsevier.

Doil H (2002). Die Sprachentwicklung ist der Schlüssel. Frühe Identifikation von Risikokindern im Rahmen kinderärztlicher Vorsorgeuntersuchungen. Bielefeld: Dissertation, Universität Bielefeld, Fakultät für Psychologie und Sportwissenschaft. Online unter: http://pub.uni-bielefeld.de/pub?func=drec&id=2302373.

Grimm H (2000). SETK-2: Sprachentwicklungstest für zweijährige Kinder. Diagnose rezeptiver und produktiver Sprachverarbeitungsfähigkeiten. Göttingen: Hogrefe.

Grimm H, Doil H (2006). ELFRA – Elternfragebögen für die Früherkennung von Risikokindern (ELFRA-1 und ELF-RA-2). 2. A. Göttingen: Hogrefe.

Hecking M, Schlesiger C (2010). Late Bloomer oder Sprachentwicklungsstörung? Diagnostik und Beratung für Familien mit Late Talkern nach dem Dortmunder Konzept. Forum Logopädie; 24(1): 6–15.

Kauschke C, Siegmüller J (2009). Patholinguistische Diagnostik bei Sprachentwicklungsstörungen. München: Elsevier.

Krenz S, Schlesiger C (2010). Was wünschen sich Eltern von Late Talkern? Sorgen, Bedürfnisse und Zufriedenheit mit einer sprachtherapeutischen Frühintervention. In: Fronzeck G (Hrsg.). Zur Sprache bringen – Disziplinen im Dialog. 29. Bundeskongress der Deutschen Gesellschaft für Sprachheilpädagogik. Hamm: Wilke. S. 175–182.

Kühn P, Suchodoletz, W von (2009). Ist ein verzögerter Sprachbeginn ein Risiko für Sprachstörungen im Einschulungsalter? Kinderärztliche Praxis; 80: 343–348.

Möller D, Spreen-Rauscher M (2009). Frühe Sprachintervention mit Eltern. Schritte in den Dialog. Stuttgart: Thieme.

Mühlhaus M, Schlesiger C (2009). ANBOKI – Anamnesebogen für kleine Kinder. In: Schlesiger C (Hrsg.). Sprachtherapeutische Frühintervention für Late Talkers. Eine randomisierte und kontrollierte Studie zur Effektivität eines direkten und kindzentrierten Konzepts. Idstein: Schulz-Kirchner.

Rescorla L (2009). Age 17 language and reading outcomes in late-talking toddlers: Support for a dimensional perspective on language delay. Journal of Speech, Language, and Hearing Research 52; 16–30.

Robertson SB, Ellis Weismer S (1999). Effects of Treatment on Linguistic and Social Skills in Toddlers with Delayed Language Development. Journal of Speech, Language, and Hearing Research; 42: 1.234–1.248.

Sachse S, Suchodoletz, W von (2009). Prognose und Möglichkeit der Vorhersagbarkeit bei Late Talkers. Kinderärztliche Praxis; 80: 318–328.

Schlesiger C (2009). Sprachtherapeutische Frühintervention für Late Talker. Eine randomisierte und kontrollierte Studie zur Überprüfung eines direkten und kindzentrierten Konzepts. Idstein: Schulz-Kirchner.

Schelten-Cornish S, Wirts C (2008). Beobachtungsfähigkeiten für vorsprachliche Fähigkeiten und Eltern-Kind-Interaktion (BFI). L. O. G. O. S. Interdisziplinär; 16(4): 262–270.

Suchodoletz W von, Sachse S (2008). Sprachbeurteilung durch die Eltern. Kurztest für die U7 (SBE-2-KT). Online unter: http://www.kjp.med.uni-muenchen.de/sprachstoerungen/SBE-2-KT.php.

Szagun G, Stumper B, Schramm AS (2009). Fragebogen zur frühkindlichen Sprachentwicklung (FRAKIS) und FRAKIS-K (Kurzform). Frankfurt/Main: Pearson Assessment.

Zollinger B (1997). Die Entdeckung der Sprache. 3. A. Bern: Haupt.

KAPITEL

5

Sandra Niebuhr-Siebert

Sprachentwicklungsstörungen

„Mein Kind versteht alles, will aber noch nicht sprechen."

Alternative Bezeichnungen: Umschriebene Entwicklungsstörungen der Sprache und des Sprechens, Sprachentwicklungsverzögerung (SEV), Spezifische oder Umschriebene Sprachentwicklungsstörungen, Entwicklungsdysphasie. Darüber hinaus werden Begrifflichkeiten verwendet, die einzelne Symptome näher bezeichnen, z. B. Dysgrammatismus (Störung im Erwerb der Grammatik).

Rat

- ✓ Eltern sind nicht schuld!
- ✓ Eltern brauchen sich für ihr Kind nicht zu schämen!
- ✓ Auch Kinder mit Sprachstörungen lernen sprechen!
- ✓ Kinder mit Sprachentwicklungsstörungen sind nicht dumm!

Jedes fünfte bis sechste Kind hat Schwierigkeiten damit, eine oder mehrere Sprache(n) zu erwerben (Grimm 1999). In einer Gruppe von 20 Kindern sind statistisch demnach etwa drei oder vier Kinder dabei, die Schwierigkeiten beim Spracherwerb haben. Etwa die Hälfte der Kinder, also ein bis zwei aus der Gruppe, holt im 3. Lebensjahr in ihrer Sprachentwicklung auf (➤ Kap. 3.1 und ➤ 3.2) und ist in ihrer weiteren Entwicklung weitgehend unauffällig. Bei den anderen beiden Kindern der Kindergruppe würde sich nach dem 3. Lebensjahr statistisch eine Sprachentwicklungsstörung etablieren (Tomblin 1997). Jungen sind insgesamt häufiger betroffen als Mädchen.

Sprachentwicklungsstörungen können im Rahmen ganz unterschiedlicher Störungsbilder auftreten. So können Störungen vorausgehen, die eine Sprachstörung bedingen, z. B.:

- Sehstörungen
- Hörstörungen (➤ Kap. 10)
- neurologische Störungen (das Nervensystem betreffend)
- kognitive Störungen (z. B. geistige Behinderungen, ➤ Kap. 16)
- emotionale Störungen (die Gefühle betreffend).

Beschrieben werden nachfolgend die umschriebenen bzw. spezifischen Sprachentwicklungsstörungen. Die Worte „umschrieben" und „spezifisch" verweisen darauf, dass die sprachliche Entwicklung ohne erkennbare organische (körperliche), kognitive (geistige) oder emotionale (die Gefühle betreffende) Schädigung auftritt. Das bedeutet, dass Kinder mit Sprachentwicklungsstörungen normal intelligent sein können, insbesondere in Bereichen, an denen die Sprachverarbeitung nicht beteiligt ist, z. B. beim Erfassen von Mengen. Auch schwierige Umweltbedingungen wie Vernachlässigung oder eine unangemessene Förderung können für die Sprachentwicklungsstörungen ursächlich nicht verantwortlich gemacht werden.

Ärztinnen beziehen sich, wenn sie ein Kind mit einer Sprachentwicklungsstörung an eine Sprachtherapeutin überweisen, im Überweisungsschreiben bzw. als Vermerk auf der Heilmittelverordnung auf die Internationale Klassifikation der Krankheiten (ICD-10-GM). Auf der Überweisung oder Heilmittelverordnung stehen dann i. d. R. die Kürzel F80.-, F80.1 oder F80.2. Die ICD-10-GM wird jährlich überarbeitet und vom Deutschen Institut für medizinische Dokumentation und Information im Auftrag des Bundesministeriums für Gesundheit herausgegeben. Darin werden umschriebene Sprachentwicklungsstörungen (F80.-) folgendermaßen beschrieben:

„Es handelt sich um Störungen, bei denen die normalen Muster des Spracherwerbs von frühen Entwicklungsstadien an beeinträchtigt sind. Die Störungen können nicht direkt neurologischen Störungen oder Veränderungen des Sprachablaufs, sensorischen Beeinträchtigungen, Intelligenzminderung oder Umweltfaktoren zugeordnet werden. Umschriebene Entwicklungsstörungen des Sprechens und der Sprache ziehen oft sekundäre Folgen nach sich, wie Schwierigkeiten beim Lesen und Rechtschreiben, Störungen im Bereich der zwischenmenschlichen Beziehungen, im emotionalen und Verhaltensbereich" (ICD-10-GM 2010).

Des Weiteren unterscheidet die ICD-10-GM zwischen expressiven (F80.1) und rezeptiven Sprachstörungen (F80.2). Bei den expressiven Sprachstörungen liegt der Schwerpunkt der Störungen darin, eine Sprache nicht sprechen zu können.

„Eine umschriebene Entwicklungsstörung, bei der die Fähigkeit des Kindes, die expressiv gesprochene Sprache zu gebrauchen, deutlich unterhalb des seinem Intelligenzalter angemessenen Niveaus liegt, das Sprachverständnis liegt jedoch im Normbereich. Störungen der Artikulation können vorkommen" (ICD-10-GM 2010).

Bei den rezeptiven Sprachstörungen ist die Fähigkeit, Sprache zu verstehen, stark beeinträchtigt, obwohl keine Hörstörung vorliegt. Können Kinder gehörte Sprache nicht verstehen, können sie in den allermeisten Fällen auch nicht sprechen.

„Eine umschriebene Entwicklungsstörung, bei der das Sprachverständnis des Kindes unterhalb des seinem Intelligenzalter angemessenen Niveaus liegt. In praktisch allen Fällen ist auch die expressive Sprache deutlich beeinflusst, Störungen in der Wort-Laut-Produktion sind häufig" (ICD-10-GM 2010).

Die Internationale Klassifikation der Krankheiten (ICD-10-GM) beschreibt Störungsbilder sehr allgemein. Sprachtherapeutinnen arbeiten mit deutlich genaueren und umfassenderen Beschreibungen.

Finanzierung

Die Finanzierung von Sprachdiagnostik und Sprachtherapie bei Sprachentwicklungsstörungen erfolgt nach ärztlicher Verordnung über die gesetzliche und private Krankenkasse.

5.1 Erscheinungsbild

Sprachstörungen haben sehr unterschiedliche Erscheinungsformen. Wie sich eine Sprachstörung darstellt, ist vom Alter des Kindes und der individuellen Ausprägung der Störung abhängig.

In ➤ Tab. 5.1 werden Erscheinungsbilder der Sprachentwicklungsstörungen beschrieben, wie sie sich ab einem Alter von etwa 3 Jahren äußern (Frühsymptome, ➤ Kap. 4). Sie werden den verschiedenen sprachlichen Ebenen zugeordnet:

- *Sprachverständnis*: eine Sprache verstehen können
- *Aussprache*: Laute heraushören und aussprechen können
- *Wortschatzumfang*: viele verschiedene Wörter erwerben können
- *Wortbedeutung*: die Bedeutung von Wörtern erfassen und nutzen können
- *Wortfindung*: bereits gelernte Wörter „im Kopf" wieder finden können
- *Grammatik*: Sätze bilden können
- *Kommunikation*: mit anderen sprechen können

Hinweis

Symptome, die auf eine Sprachentwicklungsstörung schließen lassen, können schon vor dem 3. Lebensjahr ausgemacht werden. Da bisher aber nicht abschließend geklärt ist, welche Kinder lediglich „Spätzünder" sind und welche eine Sprachentwicklungsstörung ausbilden, wird vor Abschluss des 3. Lebensjahres nicht von einer Sprachentwicklungsstörung gesprochen.

Ein Kind mit Sprachentwicklungsstörungen muss nicht alle in ➤ Tab. 5.1 aufgelisteten Symptome aufweisen. So können von der Störung einzelne Sprachebenen in unterschiedlichem Ausmaß betroffen oder sogar völlig unauffällig sein.

WICHTIG

Kinder mit Sprachentwicklungsstörungen verharren oft sehr lange auf einer Entwicklungsstufe. Sie entwickeln sich nicht oder nur sehr langsam. Erscheinungsbilder von Sprachentwicklungsstörungen ähneln teilweise früheren Entwicklungsphasen, die aber nicht altersgerecht sind. Um Sprachentwicklungsstörungen zu erkennen, ist es wichtig, die Sprachentwicklung mit dem Alter des Kindes in Beziehung zu setzen.

Tab. 5.1 Erscheinungsbilder von Sprachentwicklungsstörungen (Siegmüller 2010; Konopatsch 2010; Schwytay 2010; Kauschke 2010; Kölliker Funk 2009; Füssenich 1997; Glück 2002; Kauschke und Siegmüller 2006; Baur und Endes 1999; Amorosa und Noterdaeme 2003; Schrey-Dern et al. 2006; Kannengieser 2009)

Sprachebene	Merkmale	Beispiel
Sprachverständnis *primär*	lange Äußerungen werden nicht verstanden	„Die Mutter geht in die Stadt, um der Tochter ein Geschenk zu kaufen." wird verstanden als „Die Tochter kauft der Mutter ein Geschenk."
	Wortbedeutungen werden nur ungenau verstanden	„verraten" wird beispielsweise als „erraten" verstanden
	Wortbedeutungen werden nur eingeschränkt verstanden	„krabbeln" bezieht sich nur auf Babys, nicht aber auch auf Käfer
	Wortbedeutungen werden falsch verstanden	„Maultaschen" werden zu „Kaulquappen"
	Wörter werden einander nicht zugeordnet	„stehen" und „stand" werden nicht als ein Wort mit gleicher Bedeutung verstanden
	Satzverstehen ist eingeschränkt	Im Satz „Mit Maria will keiner spielen." bleibt unklar, dass es Maria ist, mit der keiner spielen will
	Verstehen von Nebensätzen ist eingeschränkt	„Bring den Teddy, den Oma dir geschenkt hat, ins Wohnzimmer!" wird verstanden als „Oma ist mit einem Teddy im Wohnzimmer"
	Verstehen von Funktionswörtern, also Wörtern ohne inhaltliche Bedeutung, ist eingeschränkt	Im Satz „Wir gehen heute ohne Tim zum Spielplatz." wird das Wort „ohne" nicht verstanden
	Texte werden nicht ausreichend verstanden	Handlungsstränge können nicht nachvollzogen werden, Pointen und Textbezüge werden nicht verstanden
sekundär	geringes Interesse an Angeboten, die insbesondere sprachliche Anforderungen stellen	Verweigern und Stören des Vorlesens
	Einsatz besonderer Strategien zur Aufrechterhaltung von Kommunikation, z. B.: Ja-Sagen (1), ausweichende Antworten (2), floskelhafte Äußerungen (3), Echolalie (nachplappern) (4)	„Ja, ja" (1), „weiß nich" (2), „hä?" (3), auf die Frage: „Hast Du einen Drachen gebastelt?" antwortet das Kind „Drachen gebastelt" (4)
	Strategien, um das Störungsbewusstsein irgendwie erträglich zu machen: „starke Sprüche" (1) oder ablehnendes Verhalten (2)	„Is doch babyleicht" (1), „das will ich nicht machen" (2)
	Kind wirkt häufig unaufmerksam	
Aussprache	Laute werden durch falsche Laute ersetzt	„Teddy" → „Keggy" „Löwe" → „Lewe"
	Laute werden weggelassen	„Dach" → „Ach" „Baum" → „Bau"
	überflüssige Laute werden mitgesprochen	„Haus" → „Haust" „Messer" → „Messern"
	Silben werden weggelassen	„Banane" → „Nane" „Tomate" → „Tote"

5

Tab. 5.1 Erscheinungsbilder von Sprachentwicklungsstörungen (Siegmüller 2010; Konopatsch 2010; Schwytay 2010; Kauschke 2010; Kölliker Funk 2009; Füssenich 1997; Glück 2002; Kauschke und Siegmüller 2006; Baur und Endes 1999; Amorosa und Noterdaeme 2003; Schrey-Dern et al. 2006; Kannengieser 2009) *(Forts.)*

Sprachebene	Merkmale	Beispiel
Wortschatzumfang, Wortbedeutung und Wortfindung	Sprechbeginn setzt verspätet ein (➤ Kap. 4)	Kind spricht erste Wörter nicht mit dem Erreichen des 1. Lebensjahres
	Wortschatz wächst nur sehr langsam	wöchentlich kommen keine neuen Wörter hinzu
	geringer Wortschatzumfang (➤ Kap. 4)	weniger als 50 Wörter mit 24 Monaten
	falsches Benennen (1) bzw. Ersetzen von Wörtern (2)	„Messer" statt „Schere" (1) „Plimplim" für „Musikinstrument" (2)
	Wörter werden ungenau gebraucht	„spielen" statt „fangen" „Sachen" statt „Hose"
	Umschreibungen	„Gebacke" für „Kuchen"
	Herantasten an das Zielwort	„Zebra, Esel, ne Pony"
	erfundene Wörter	„Nasserei" statt „Plantschen"
	Sprechunlust, Nuscheln, Satzabbrüche	„Mama sob"
	Wörter ohne inhaltliche Bedeutung, wie die *Artikel* „der", „die", „das" oder das Wort „es" fehlen	„regnet!"
	Verwendung von vielen *Nomen* (Namenswörter), wenig *Adjektiven* (Wie-Wörtern) und *Verben* (Tu-Wörter)	„Baum Erde" statt „den Baum einpflanzen"
	Wörter werden in ihrer Bedeutung nur unvollständig erworben	„kalt" wird nur in Verbindung mit Wasser verwendet
	merkliches Suchen nach dem richtigen Wort	Benennleistung benötigt viele Sekunden
	Benutzen von Füllwörtern	„Ehm, ehm" „dingsda"
	häufiges Gestikulieren und Zeigen statt Benennen	
	häufiges Verwenden von Metakommentaren	„Wie heißt das nochmal?"
	Ausdrücken von Störungsgefühlen	Seufzen, sich an die Stirn fassen
	Vermeidungsverhalten	„Ach nix!"
	Selbstkorrekturen	„Gabel, eh ne Löffel"
	mangelnde Kategorisierung	„Gabel" kann dem Wort „Besteck" nicht zugeordnet werden
Grammatik	bedeutungsorientiertes Aneinanderreihen von einzelnen Wörtern	„Gabel Tisch dahin"
	kurze Äußerungen	„Oma da"
	wenig variable Satzmuster, starre Äußerungsstrukturen	„Coco ne Bett"

5

Tab. 5.1 Erscheinungsbilder von Sprachentwicklungsstörungen (Siegmüller 2010; Konopatsch 2010; Schwytay 2010; Kauschke 2010; Kölliker Funk 2009; Füssenich 1997; Glück 2002; Kauschke und Siegmüller 2006; Baur und Endes 1999; Amorosa und Noterdaeme 2003; Schrey-Dern et al. 2006; Kannengieser 2009) *(Forts.)*

Sprachebene	Merkmale	Beispiel
	wichtige Satzteile werden ausgelassen	„Sonne da!" statt: „Die Sonne ist da!"
	Satzteile werden nicht miteinander verbunden	„Papa Auto fahrt" statt: „Papa fährt Auto"
	notwendige Wörter werden beim Sprechen weggelassen	„Coco ne Bett" statt „Coco will nich ins Bett"
	Wortendungen werden weggelassen oder oft falsch verwendet	„Papa gefahr" statt „Papa ist gefahren!"
Kommunikation	Fehlleistungen bei der Verarbeitung von nonverbalen Signalen	Gestik, Mimik und Prosodie werden falsch gedeutet
	Kind spricht übermäßig viel	
	Zuhörerinteresse wird nicht berücksichtigt	Signale zur Beendigung eines Gespräches werden missachtet
	kommunikative Aufmerksamkeit ist eingeschränkt	Abschalten in Gesprächen
	unpassendes oder fehlendes Eingehen auf Beiträge des Kommunikationspartners	
	„Vergreifen" im Redestil oder in der Wortwahl	„Du Tante" statt „Sie" in der Anrede
	wahllose Ansprache von Menschen	
	häufiges Verwenden von Floskeln	„Ja, ja"
	Schwierigkeiten beim Verstehen von Humor	
	häufiges Nachsprechen von Äußerungen ohne Anlass	

Fallbeispiel

Emily, 3;6 Jahre

Emily entwickelte sich im Mutterleib prächtig und kam ohne Komplikationen auf die Welt. Mit sieben Monaten lallte und brabbelte sie, interessierte sich für ihre Umwelt, griff nach Gegenständen und erforschte sie. Jedoch robbte und krabbelte sie nicht, lief aber mit 13 Monaten, indem sie aufstand und einfach loslief. Ihre ersten drei bis vier Wörter sprach sie mit etwa einem Jahr. Mit neun Monaten begann Emily, häufig krank zu werden: Mittelohrentzündungen, Bronchitis, Lungenentzündung, Nierenbeckenentzündung. Sie war etwa ein Jahr durchgehend krank und erholte sich von ihren Krankheiten nicht richtig. Mit etwa 19 Monaten wurden ihr die Polypen entfernt, was ihren gesundheitlichen Zustand deutlich stabilisierte. In dieser Zeit fiel den Eltern auf, dass Emily sich sprachlich nicht gut weiter entwickelte. Emilys Wortschatz stagnierte bei fünf bis sieben Wörtern. Bei der U7 wurde mittels eines Elternfragebogens festgestellt, dass Emily ein Risikokind in ihrer Sprachentwicklung ist. Größere Hörbeeinträchtigungen konnten ausgeschlossen werden, wobei ein Fein-Screening, welches eine leichte Hörstörung hätte ausschließen können, nicht durchführbar war. Auch die allgemeine geistige Entwicklung verlief normal. Vom Elternhaus bekam Emily alle denkbare Unterstützung. Weil die Sprachentwicklung auch in den nächsten drei Monaten stagnierte, beschloss die Mutter eine Sprachtherapeutin aufzusuchen, die bereits mit sehr jungen Kindern arbeitet. In der Sprachtherapie wurde über einige Sitzungen hinweg eine *Diagnostik* erstellt. Dabei zeigte sich, dass das Sprachverstehen im Durchschnitt, die Sprachproduktion aber deutlich unter dem Durchschnitt lag. Nach wenigen *Therapie*stunden, in denen Emily spielerisch dazu angehalten wurde, den Dingen Namen zu geben, begann sie dies nun von selbst zu tun. Aufgrund des positiven Verlaufs beschlossen Therapeutin und Mutter, die Therapie auszusetzen. Der kindliche Wortschatz erweiterte sich zwar stetig, jedoch langsam, *Wortschatzexplosionen* blieben aus. Mit 3 Jahren lag der Wortschatz immer noch deutlich unter dem Durchschnitt. Zudem fiel nun auf, dass Emily zwar zunehmend Zweiwortsätze produzierte, aber den Entwicklungsschritt zu Drei- und Mehrwortsätzen nicht vollziehen konnte. Auch Fortschritte in der grammatischen Entwicklung blieben aus. Wörter, die Emily erworben hatte, wurden zudem undeutlich ausgesprochen. Mit etwa 3 Jahren nahm Emily die Therapie bei einer anderen Therapeutin wieder auf. Der Sprachtherapeutin fiel auf, dass die Mutter versucht hatte, therapeutisch auf Emily einzuwirken, was das Verhältnis von Mutter und Tochter belastete. Durch die Wiederaufnahme fühlte sich die Mutter entlastet, was das Verhältnis von Mutter und Kind deutlich verbesserte. In den Therapiesitzungen musste zunächst ein Vertrauensverhältnis aufgebaut werden, was viele Sitzungen in Anspruch nahm. Der Therapeutin und auch der Mutter fielen auf, dass Emily zwar durchaus fähig war, ihre Aufmerksamkeit etwas länger auf eine Sache zu richten, insgesamt aber wie ein Schmetterling wirkte, der von einer „Blume" zur nächsten flog. In den ersten Therapiesitzungen wurde der Wortschatz erweitert, wobei zunächst nur durch „Inputspezifizierung" (➤ Kap. 5.5) wiederholt Wörter angeboten wurden. Nach fünf bis sechs Therapiestunden begann Emily selbst in den Sitzungen zu reden. Mittlerweile werden gezielt grammatische Zielstrukturen angeboten. Mithilfe der Therapie gelingt es Emily zunehmend, die Welt der Sprache für sich zu erobern. ▮▮

5.2 Ursachen

Praktisch ist es sehr schwierig, bei einem einzelnen Kind die tatsächlichen Ursachen für seine Sprachentwicklungsstörung festzustellen. In der Regel wird von einem Ursachenbündel ausgegangen.

WICHTIG

An einer Sprachentwicklungsstörung haben Eltern weder Schuld, noch können sie diese verhindern. Eltern können jedoch helfen, Risikofaktoren zu minimieren. Nachfolgend sind Faktoren, die durch die Umwelt des Kindes eine Sprachstörung mit verursachen, aufgeführt:

- Mit einem Kind wird nicht ausreichend gesprochen.
- Mit einem Kind wird nicht in wohlgeformten, variationsreichen, dem Entwicklungsstand des Kindes angemessenen Sätzen gesprochen.
- Das Kind wird in seiner Entwicklung nicht angemessen unterstützt.
- Eltern dulden einen übermäßigen Fernsehkonsum.

Studien zeigen (TEDS-Zwillingsstudie, Plomin und Dale 2001; Übersicht Noterdaeme 2000), dass eine erblich bedingte Verursachung gegenüber anderen verursachenden Faktoren deutlich überwiegt. Neben erblichen Faktoren werden auch psycho-soziale, hirnorganische, auditive (die Hörverarbeitung betreffende) und die Sprachverarbeitung betreffende Faktoren diskutiert (➤ Abb. 5.1) (Suchodoletz 2007, 51).

Hinweis

Forschen Sie nach, ob auch bei Ihnen, Ihren Geschwistern oder Eltern eine Sprachentwicklungsstörung auftrat. Erfragen Sie den Beginn des Spracherwerbs oder ob bestimmte sprachliche Fehler erinnert werden. Eine ärztliche oder therapeutische Diagnose wurde früher selten gestellt.

Die Sprachverarbeitung betreffende Ursachen können einzelnen Sprachebenen zugeordnet werden.

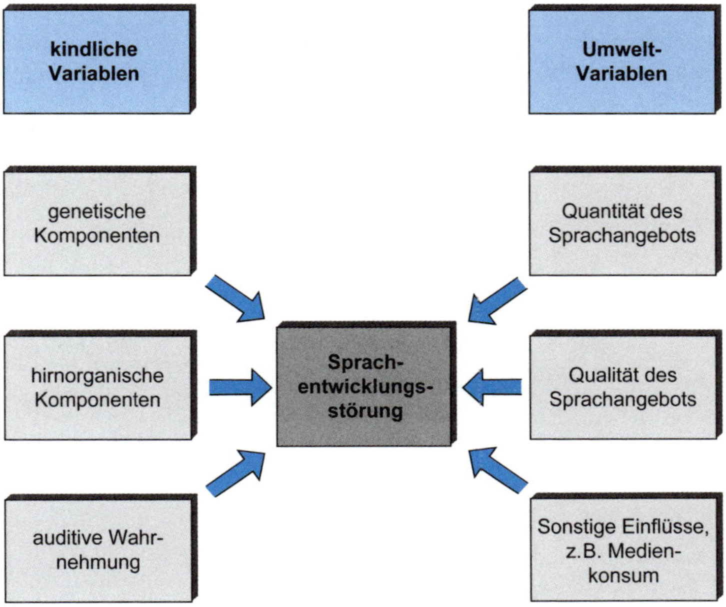

Abb. 5.1 Mögliche ursächliche Faktoren für Sprachentwicklungsstörungen (Suchodoletz 2007, 51)

Sprachverständnis

- schneller Wortschatzaufbau (*Fast Mapping*) setzt nicht oder nur vermindert ein, das Kind verbleibt in früheren Lernprozessen (Kauschke 2010)
- neu gelernte Wortformen werden nicht sicher gespeichert und schnell wieder vergessen
- sprachliche Einheiten können aus Gehörtem nicht herausgehört werden
- ähnliche lautliche Muster können nicht als solche erkannt werden

Aussprache

- sprachspezifisches Erwerbsdefizit, das die Ableitung der in der Muttersprache geltenden Sprachregeln aus dem sprachlichen *Input* erschwert, z. B., dass im Deutschen das *Verb* immer an zweiter Stelle im Aussagesatz steht
- Störungen in der Speicher- und Abruffunktion für Laut- und Silbenfolgen

Wortschatzumfang, Wortbedeutung und Wortfindung

- schneller Wortschatzaufbau (Fast Mapping) setzt nicht oder nur vermindert ein, Kind verbleibt in früheren Lernprozessen (Kauschke 2010)
- neu gelernte Wortformen werden nicht sicher gespeichert und schnell wieder vergessen
- stockender Erwerb sprachlicher Ordnungen (z. B. Über- und Unterordnungen: Tier → Säugetier → Elefant)
- fehlerhafte oder unzureichende kognitive Vernetzung von Wörtern im Kopf
- eingeschränkte oder unflexible Nutzung von Wörtern: ein Wort wird nur für einen einzigen Gegenstand verwendet (Szagun 2006)
- eingeschränkte Kapazität im Kurzzeitgedächtnis für Laute und Wortgruppen
- mangelhafte Speicherung im Langzeitgedächtnis

Grammatik

- auditive Wahrnehmungsstörung: unbetonte Wörter und Wortteile werden nicht oder erschwert wahrgenommen, können nicht oder erschwert von anderen Wörtern oder Wortteilen abgegrenzt werden
- fehlende Verfügbarkeit von sprachlichen Kategorien wie Geschlecht oder Zeitformen

- eingeschränkte Erwerbsfähigkeit für grammatische Kategorien
- fehlende Erwerbsmechanismen, die dafür sorgen, dass Sprache adäquat verarbeitet werden kann

Kommunikation

- Sprachstörungen wirken sich auf die Interaktion aus

5.3 Prävention

Nur wenige Ursachen können mittels präventiver Maßnahmen verhindert werden. Veränderbar sind v. a. Faktoren, die nicht die Anlagen oder Fähigkeiten des Kindes betreffen. Präventionsmaßnahmen beschränken sich deshalb auf eine Optimierung des sprachlichen Umfeldes.

Verminderung chronischer Schallleitungsschwerhörigkeit

Schallleitungsschwerhörigkeiten treten im Rahmen chronischer Mittelohrentzündungen im Kleinkindalter sehr häufig auf. Mittelohrentzündungen können vorübergehend zu Hörbeeinträchtigungen führen, da es zu Flüssigkeitsansammlungen im Mittelohr kommt. Die entstandene Hörminderung kann – so die Annahme – die Reifung von Hirnstrukturen, die eine Hörverarbeitung ermöglichen, verzögern. Die Gabe von Antibiotika, das Schaffen eines Abflusses der Flüssigkeitsansammlung durch einen Trommelfellschnitt oder das Legen eines Paukenröhrchens ist zur Verhinderung weiterer, sekundärer Entwicklungsbeeinträchtigungen gängige Praxis. Es hat sich aber gezeigt, dass viele Kinder sich trotz häufiger Mittelohrentzündungen sprachlich völlig unauffällig entwickeln. Die Befunde neuerer Studien zeigen die Tendenz auf, dass vorübergehende Hörbeeinträchtigungen in ihrem Einfluss auf Sprachentwicklungsstörungen eher überschätzt wurden. Deshalb werden in jüngster Zeit deutlich weniger Operationen bei chronischen Mittelohrentzündung durchgeführt (Suchodoletz 2007, 55f.).

Training der auditiven Wahrnehmungsfähigkeit

Ob ein präventives Training der auditiven (die Hörverarbeitung betreffend, nicht das Hören selbst) Verarbeitungs- und Wahrnehmungsfähigkeit eine Störung der Sprachentwicklung verhindern kann, ist gegenwärtig nicht geklärt (Suchodoletz 2004). Sprachentwicklungsstörungen werden aber häufig als Folge von Störungen der auditiven Verarbeitungs- und Wahrnehmungsfähigkeit angenommen (Suchodoletz 2006, ➤ Kap. 9).

Adäquater Medienkonsum

Wenn an Medienkonsum gedacht wird, dann zuerst an den negativen Einfluss des Fernsehens. Vergessen wird dabei, dass Bücher, Zeitschriften, reine Hörmedien wie CDs mit Hörspielen und Hörbüchern sowie interaktive computer- und videogestützte Medien bei Nutzung ebenfalls Medienkonsum bedeuten. Während das Vorlesen und Lesen von Büchern uneingeschränkt als sprachförderliche Maßnahme empfohlen wird, werden andere Medien mit großer Skepsis oder gar Ablehnung behandelt. Sinnvoll aber wäre es, zunächst nicht den Medientyp, sondern den Inhalt des Mediums in seinem sprachförderlichen Potenzial einzuschätzen (Ritterfeld et al. 2006). Hörmedien, z. B. Hörspiele können nur gehört werden, während Fernsehen gehört und angeschaut werden kann. Bei reinen Hörmedien können Geräusche das Verstehen erleichtern, bei auf Bildern basierenden Medien vereinfachen Bilder und Geräusche das sprachliche Verstehen. Insgesamt kann ein reflektierter, maßvoller und kritischer Umgang mit Medienangeboten die Sprachentwicklung eines Kindes eingeschränkt anregen. Ein maßloser und unkritischer Konsum kann sich dagegen negativ auf die kindliche Entwicklung auswirken.

Rat

- Suchen Sie Fernsehsendungen für Ihr Kind aus, die zu den Bedürfnissen und zum Alter des Kindes passen: www.flimmo.de.
- Schauen Sie zusammen einen Film oder hören Sie gemeinsam ein Hörspiel.
- Sprechen Sie über Medieninhalte und über Gefühle.
- Begrenzen Sie die Konsumzeit, z. B. nur einen Film pro Woche, nicht mehr als ¼ Stunde täglich.
- Genießen Sie gemeinsam erklärte Ausnahmen als etwas ganz Besonderes.

Sprachförderung in Kindergarten und Vorschule

Für einen sprachlichen Fördererfolg in der Kita ist die Qualität und Intensität der Betreuung durch die Erzieherinnen von entscheidender Bedeutung, weniger die Interaktion der Kinder untereinander (McCartney 1984). Auch gezielte Sprachförderprogramme können sich positiv auf die sprachliche Entwicklung auswirken (Spannenkrebs und Krügel 2005).

Krippenbesuch

Ein Besuch in der Krippe stellt grundsätzlich keinen Risikofaktor dar. Entscheidend ist die Qualität der Betreuung durch die Erzieherinnen. Auch die Dauer der Betreuung hat keinen Einfluss auf die sprachliche Entwicklung. Eine präventive Betreuung zu Hause innerhalb der ersten Monate und Jahre zur Vorbeugung einer Sprachentwicklungsstörung ist deshalb überflüssig (Suchodoletz 2007).

Anleitung zu sprachförderlichem Verhalten

In Elterntrainings können Eltern angeleitet werden, sich ihrem Kind gegenüber bewusst sprachförderlich zu verhalten. Bisherige Erfahrungen und erste Studien deuten an, dass Elternanleitungen sowohl zu einer einfühlsameren Interaktion als auch zu einer Beschleunigung des Spracherwerbs führen können (Amorosa und Endres 2004; Buschmann 2009).

Anleitung von Eltern zum dialogischen Vorlesen

Das Anschauen von Bilderbüchern und das Vorlesen gelten als optimale Sprachanregung. Von allen denkbaren Alltagssituationen, z. B. vom Anziehen, Essen oder Spielen, ist das gemeinsame Anschauen von Bilderbüchern die intensivste Form des sprachlichen Austausches (Hoff-Ginsberg 1991). Modellprojekte zeigen, dass sich eine Anregung von Eltern zum dialogischen Vorlesen förderlich auswirkt. Entscheidend ist dabei nicht das Vorlesen, sondern die sprachliche Interaktion (Mendelsohn et al. 2001).

5.4 Diagnostik

Eine Diagnostik wird durchgeführt, um herauszufinden, ob bei einem Kind eine Sprachentwicklungsstörung vorliegt. Eine Sprachdiagnostik wird i. d. R. von Sprachtherapeutinnen durchgeführt, seltener von Psychologinnen und Ärztinnen. Diagnostische Sitzungen werden an die Bedürfnisse des Kindes angepasst und in einen spielerischen Ablauf integriert. Die Dauer einer Diagnostik kann über mehrere Sitzungen erfolgen. Zu jeder Sprachdiagnostik gehört ein ausführliches *Elterngespräch*. Im Gespräch wird über die körperliche und geistige Entwicklung des Kindes, seine Interessen und Besonderheiten, seine sozial-emotionale Entwicklung und auch über seinen Alltag und seine Familie und Freunde gesprochen.

WICHTIG

Vor der eigentlichen Sprachdiagnostik muss abgeklärt werden, ob eine Hörstörung vorliegt. Die Abklärung wird von Fachärztinnen vorgenommen, z. B. HNO-Ärztinnen oder Pädaudiologinnen. Den behandelnden Kinderärztinnen liegen i. d. R. Listen mit entsprechenden Fachärztinnen vor. Eventuell sollten auch die kognitiven Fähigkeiten des Kindes mittels eines nonverbalen Intelligenztests abgeklärt werden. Eine solche Diagnostik wird von Psychologinnen übernommen.

Grundsätzlich stehen für eine Sprachdiagnostik unterschiedliche Verfahrenstypen zur Verfügung (➤ Tab. 5.2).

Tab. 5.2 Beschreibung von diagnostischen Verfahrenstypen

Verfahrenstyp	Beschreibung
Beobachtungsbogen	Mithilfe eines Beobachtungsbogens kann die sprachliche Entwicklung möglichst standardisiert (vereinheitlicht) beobachtet werden. Durch Fragen wird i. d. R. vorgegeben, was beobachtet wird und wie das Beobachtete im Hinblick auf den sprachlichen Entwicklungsstand einzuschätzen ist.
Schätzverfahren	Mittels eines vereinheitlichten Fragebogens wird eine Selbst- oder Fremdeinschätzung des Befragten erhoben.
Profilanalysen	Kindliche, spontan geäußerte Sprache wird mithilfe eines Profilbogens – der wichtige sprachliche Meilensteine aufführt – protokolliert. Anhand der gewonnenen, sehr detaillierten sprachlichen Daten wird ein Entwicklungsprofil des Kindes erstellt. Profilanalysen sind häufig sehr aufwändig und benötigen zur Erstellung und Auswertung detaillierte sprachwissenschaftliche Kenntnisse. Wie gut eine Profilanalyse ist, hängt somit immer auch von der Person ab, welche die Analyse durchführt.
Screening	Ein Screeningverfahren ist eine zeitsparende Methode, mit der die Sprachentwicklung zunächst grob klassifiziert werden kann, um z. B. behandlungsbedürftige Kinder zu ermitteln. Für eine exakte Diagnose und für die Bestimmung von Therapiemaßnahmen müssen „feinere" Analysemethoden eingesetzt werden.
Testverfahren	Ein Sprachtest ist ein Routineverfahren. Er wird unter kontrollierten vereinheitlichten Bedingungen unabhängig von der Einstellung der den Test durchführenden Person durchgeführt und ausgewertet. Mittels eines Testergebnisses kann bestimmt werden, wie die sprachliche Entwicklung im Vergleich zu anderen Kindern verläuft. Mittels sog. Prozentränge kann z. B. genau festgelegt werden, wie viele vergleichbare Kinder bessere oder schlechtere Testleistungen erbracht haben.

5.4.1 Diagnostische Verfahren

Diagnostische Verfahren dienen dazu, den Entwicklungsstand und das Ausmaß eines Störungsbildes zu ermitteln, um ein Kind individuell optimal zu fördern. Etwa ab dem Alter von 3 Jahren bis zum Ende der Grundschulzeit können gängige Verfahren genauere Aussagen über die Sprachentwicklung auf unterschiedlichen Sprachebenen treffen:

- Sprachverstehen
- Aussprache
- Wortschatz
- Wortbedeutung
- Wortfindung
- Grammatik
- Kommunikation.

Des Weiteren werden in standardisierten Verfahren teilweise wichtige Basisfähigkeiten wie Wort- und Satzgedächtnis mit erhoben (➤ Tab. 5.3).

5.4.2 Elterliches Verhalten

Eltern erleben diagnostische Sitzungen oft als bedrückend. Sie hoffen darauf, dass ihr Kind im Test gut abschneidet, sind verunsichert, wenn besonders viele Fragen vom Kind unbeantwortet bleiben, entschuldigen sich für das Verhalten ihres Kindes, wissen, dass ihr Kind in anderen Situationen viel bessere sprachliche Leistungen erbringen kann.

Rat

Vertrauen Sie der Therapeutin! Sie weiß, wie Kinder in Testsituationen reagieren können. Sie kennt die Möglichkeiten und Grenzen einzelner Testverfahren. Sie weiß Ergebnisse zu interpretieren und für mögliche therapeutische Maßnahmen nutzbar zu machen.

Vertrauen Sie Ihrem Kind! Ihr Kind muss die Testsituation erkunden, Möglichkeiten und Grenzen ausloten, der Therapeutin gegenüber und in die Testsituation Vertrauen finden.

Vertrauen Sie sich selbst! Sie haben als Eltern alles richtig gemacht. Sie haben Ihrem Kind die Möglichkeit verschafft, professionelle Hilfe zu bekommen auf seinem ganz individuellen Entwicklungsweg. Dazu gehört Mut und Kraft.

Tab. 5.3 Verfahren zu Einschätzung des Sprachentwicklungsstandes

Testverfahren	Sprachverstehen	Aussprache	Wortschatz	Wortbedeutung	Wortfindung	Grammatik	Kommunikation
ASAS (Schrey-Dern et al. 2006) Aachener Screeningverfahren zur Analyse von Spontansprache						X	
AVAK (Hacker und Wilgermein 1998) Analyseverfahren zu Ausspracheстörungen bei Kindern		X					
AWST 3–6 (Kiese und Kozielski 1979) Aktiver Wortschatztest für 3–6jährige Kinder			X	X			
AWST-R 3–5jährige (Kiese-Himmel 2005) Aktiver Wortschatztest			X	X			
CCC Children's Communication Checklist (Spreen-Rauschner 2003, deutsche Version)							X
COPROF (Clahsen und Hansen 1991) Computerunterstützte Profilanalyse						X	
ELFRA-2 Elternfragebogen (Grimm und Doil 2000)	X		X				
ESGRAF (Motsch 1999) Evozierte Sprachdiagnose grammatischer Fähigkeiten						X	
HSET 3–5 (Grimm und Schöler 1991) Heidelberger Sprachentwicklungstest	X		X	X	X	X	
LOGO-Ausspracheprüfung (Wagner 1994)		X					
MSVK (Elben und Lohaus 2000) Marburger Sprachverständnistest	X						
PDSS Patholinguistische Diagnostik (Kauschke und Siegmüller 2002)	X	X	X	X		X	
PET (Angermaier 1977) Psycholinguistischer Entwicklungstest	X		X	X		X	
P-ITPA (Esser et al. 2010) Potsdam-Illinois Test für Psycholinguistische Fähigkeiten			X	X			
PLAKSS (Fox 2002) Psycholinguistische Analyse kindlicher Sprechstörungen		X					
PSST (Wettstein 1995) Psycholinguistischer Sprachverständnis- und Entwicklungstest	X					X	
SETK 3–5 (Grimm, Aktas und Frevert 2001) Sprachentwicklungstest für Kinder	X		X	X		X	
SET 5–10 (Petermann 2010) Sprachstanderhebungstest	X		X	X		X	
Teddy-Test (Friedrich 1998) Test zur verbalen Verfügbarkeit zwischenbegrifflicher semantischer Relationen				X			
TROG-D (Fox 2006) Test zur Überprüfung des Grammatikverständnisses	X						
WWT 6–10 (Glück 2007) Wortschatz- und Wortfindungstest			X	X	X		

Ob Eltern an einer Diagnostiksitzung teilnehmen, entscheiden Therapeutinnen individuell. Werden Eltern von Therapeutinnen zur Teilnahme gebeten, können sie eine Testsituation mit eigenem Verhalten unterstützen:

- Eltern sollten möglichst Kind und Therapeutin agieren lassen.
- Eltern sollten sich in Testsituationen zurücknehmen: Antworten nicht kommentieren, weder richtige noch falsche Lösungen vorgeben.
- Eltern sollten dem Kind ein sicheres vertrauensvolles Ambiente schaffen, z. B. das Kind auf den Schoß nehmen.
- Eltern sollten ihr Kind annehmen, auch wenn es Fehler macht.

5.4.3 Checkliste

Die kleine Checkliste soll bei der Entscheidung helfen, eine Kinderärztin oder eine Sprachtherapeutin aufzusuchen. Gehen Sie mit Ihrem Kind zu einer Expertin, wenn Sie einen der folgenden Hinweise beobachten (➤ Tab. 5.4).

Tab. 5.4 Checkliste: Muss mein Kind zur Ärztin?

Beobachtungshinweis	Stimmt
Kind schaut die Gesprächspartnerin im Gespräch nicht an.	
Kind ist 2 Jahre alt und zeigt noch auf viele Dinge, benennt sie aber nicht.	
Kind spricht nicht, es schweigt.	
Kind antwortet nicht auf Fragen oder antwortet häufig: „Ich weiß nicht!"	
Kind spricht sehr undeutlich. Andere verstehen das Kind nicht.	
Kind ist 2 Jahre alt und spricht weniger als etwa 50 Wörter. Es spricht auch keine Zweiwortsätze.	
Kind ist 3½ Jahre alt und kann Wörter nicht richtig nachsprechen.	
Kind ist 4 Jahre alt und spricht nur kurze und viele falsche Sätze.	

5.5 Therapie

Ziel einer therapeutischen Behandlung und Förderung ist es, dem Kind möglichst optimale Entwicklungsbedingungen zu schaffen (Suchodoletz 2010). Die Zielstellung einer Therapie umfasst nicht ausschließlich die Verbesserung der sprachlichen Kompetenz, sondern fokussiert auch die Veränderung äußerer Lebensbedingungen sowie die Behandlung von Begleitstörungen. Die Dauer einer Therapie richtet sich nach dem Ausmaß der Störung. Sie umfasst ca. ein bis zwei Therapiesitzungen wöchentlich und kann in Einzel- oder Kleingruppentherapie stattfinden. Therapeutische Maßnahmen bei Sprachentwicklungsstörungen können mit Pausen durchaus einige Jahre dauern.

WICHTIG

Die Mitarbeit von Eltern ist eine wesentliche Voraussetzung für eine erfolgreiche Behandlung der Kinder. Eltern sollten lernen, ihr Kind anzunehmen, es vor Angriffen zu schützen und ihr Kind im Alltag, seinen sprachlichen Bedürfnissen angepasst, zu fördern.

Eltern haben ein Recht darauf, gut über das Störungsbild ihres Kindes informiert zu werden. Sie können beratende Unterstützung von der Therapeutin bei der alltäglichen Bewältigung der sprachlichen Entwicklungsstörung erwarten. Sprachentwicklungsstörungen führen häufig zu einer psychischen Belastung der Eltern: Sie machen sich große Sorgen um die Entwicklung ihres Kindes, haben Schuldgefühle und das Gefühl, der Situation nicht gewachsen zu sein (Limm und Suchodoletz 1998). Auch das soziale Umfeld kann durch Ablehnung und Schuldzuweisungen negativ auf den sprachlichen Entwicklungsrückstand des Kindes reagieren (Suchodoletz und Macharay 2006).

Info

Worum geht es in der Sprachtherapie?

- Vermittlung sprachlicher Fähigkeiten durch strukturiertes und wiederholendes Üben oder durch sprachspezifizierte Angebote in alltagsnaher natürlicher Kommunikation

- Training von Basisfähigkeiten: Merkfähigkeit, auditive (die Hörverarbeitung betreffend) und taktile (das Fühlen beispielsweise mit den Händen betreffend) Wahrnehmung, Mund-, Grob- und Feinmotorik, Rhythmusempfinden, gerichtete Aufmerksamkeit, Wecken von Spielinteressen

In jeder Therapie werden der individuelle Leistungsstand des Kindes und seine Interessen berücksichtigt. Es werden unterschiedliche Sinne (Sehen, Riechen, Schmecken, Fühlen und Hören) in das therapeutische Setting integriert. Die Therapeutin versucht die Aufmerksamkeit des Kindes zu gewinnen und auf ein bestimmtes (sprachliches) Lernangebot zu lenken.

5.5.1 Methoden in der Sprachtherapie

In jeder Sprachtherapie soll das kindliche Interesse auf Sprache gelenkt werden. In der Sprachtherapie lernen Kinder verstehen, dass sie mit ihrer Sprache etwas bewirken können. Unterschiede in der methodischen Herangehensweise bestehen darin, wie sprachliche Zielstrukturen vermittelt werden.

Info

Inputspezifizierung

Ein wichtiges Vorgehen in der Sprachtherapie ist die Inputspezifizierung. Damit ist gemeint, dass ein sprachliches Angebot so aufbereitet wird, dass es kindgerecht auf einen bestimmten Erwerbsschritt ausgerichtet ist. Inputspezifizierung soll neue Sprachentwicklungsschritte ermöglichen (Siegmüller et al. 2008).

Vorgehen

In strukturiert-übenden Therapieansätzen werden Sprachroutinen wie Aussprache, neue Wörter oder korrekt gebildete Sätze durch Imitation (Nachsprechen) und Elizitation (Hervorlocken) eingeübt. Kinder werden dazu angeleitet, Sprachregeln bewusst einzusetzen. Die Aufmerksamkeit des Kindes wird gezielt auf die zu erwerbende Sprachstruktur gelenkt. Neue Sprachstrukturen werden wiederholend eingeübt. Die Herausforderung dieses Ansatzes besteht darin, sprachlich eingeübte Strukturen für den spontanen alltäglichen Sprachgebrauch zugänglich zu machen. Naturalistische Therapieansätze gehen von natürlichen Spracherwerbsmechanismen aus. In der Therapie soll das Kind zugrunde liegende sprachliche Zielstrukturen intuitiv erfassen. In einer alltäglich gestalteten Kommunikationssituation wird eine sprachliche Zielstruktur wiederholt und fokussiert angeboten. In der Therapie werden kindliche Äußerungen aufgegriffen, korrigiert, verändert und erweitert. In der praktischen therapeutischen Arbeit werden Vorgehensweisen beider Richtungen berücksichtigt.

Therapiegestaltung

Therapiesitzungen werden von Therapeutinnen geplant. Die Therapeutin entwirft einen Förderplan und gestaltet dementsprechend die Therapiesitzungen. Es ist möglich, dass entweder die Therapeutin oder das Kind die therapeutischen Handlungen leitet. Orientiert sich die Therapie an den Handlungen des Kindes, nimmt sich die Therapeutin zurück und wartet auf das Interesse des Kindes. Fängt das Kind an, sich für etwas im Raum zu interessieren, z. B. den Kaufmannsladen, greift die Therapeutin diese Spielsituation auf und versucht nun, die vorher geplanten sprachlichen Zielstrukturen in das Spiel einzubinden. Im anderen Fall macht die Therapeutin dem Kind Spielangebote.

Fallbeispiel

Therapiesitzung

Kai 3;9 Jahre

Kai ist seit sieben Monaten in der Sprachtherapie. In den ersten Sitzungen wurde sein Wortschatz allmählich aufgebaut. Therapieziel der vorgestellten Sitzung ist, dass Kai die Verbzweitstellung im Aussagesatz erkennen soll. Kai betritt wie immer den Therapieraum und schaut sich um. Seine Mutter bleibt draußen. Sein Interesse fällt sofort auf den Kaufmannsladen. Die Therapeutin greift die Spielsituation auf: „Wollen wir Einkaufen spielen?" Kai nickt zustimmend mit dem Kopf. Mittels Inputspezifizierung (➤ Kap. 5.5), einer sprachtherapeutischen Methode, bietet die Therapeutin Kai nun in einer etwa fünf Minuten andauernden Spielsituation Sätze an, die gehäuft anfangen mit: „Du gehst“ und „Ich gehe“. Beispielsweise sagt die Therapeutin: „Pass auf, Du gehst zur Käsetheke und ich gehe zur Wursttheke. Du kaufst Käse und ich kaufe Wurst“ ... Nach sieben Minuten wird das Spiel für Kai uninteressant und er beginnt sich für andere Dinge zu interessieren. Die Therapeutin entscheidet, das Spiel zu beenden und Kai ein Fühlmemory anzubieten. Das Spiel spielt Kai besonders gern. Auch bei diesem Spiel bietet die Therapeutin Kai die Wortverbindungen „Ich fühle“ sowie „Du fühlst“ sehr häufig und im Kontrast zueinander an. Am Ende der Therapieeinheit wird Kais Mutter in den Therapieraum gebeten. Die Therapeutin und Kai erzählen der Mutter, was sie gemeinsam gespielt haben. ■

Zielstellung

Die therapeutische Zielstellung kann sich über die Therapiedauer hinweg verändern, so kann zunächst eine Verbesserung allgemeiner kommunikativer Fähigkeiten im Zentrum stehen, während mit der Zeit ganz gezielte sprachliche Strukturen verbessert werden sollen. Sprachliche Zielstrukturen können sein: Lautbildung und Lautdifferenzierung, aktiver (kann gesprochen werden) und passiver (kann verstanden werden) Wortschatz, Verstehen und Produktion grammatischer Strukturen.

Therapiematerialien

Jede sprachtherapeutische Praxis ist mit einer Fülle von therapeutischen Materialien ausgestattet. Manche Materialien sind von Therapiemittelherstellerinnen, andere verwendete Materialien sind handelsübliche Spiele. Auch der Einsatz von handelsüblichen Spielen kann professionell für die Therapie nutzbar gemacht werden und bedeutet nicht, dass sich die Sprachtherapie als Spieltherapie erweist.

5.5.2 Methodische Ansätze

Es gibt eine große Vielfalt an methodischen Ansätzen. Sie geben der Therapeutin theoretisches Wissen und Handlungsbeispiele vor. Sie sind in der Regel für Außenstehende aber weder durch therapeutische Verhaltensweisen noch durch das eingesetzte Material direkt erkennbar.

Sprachverständnis

Bei einer Sprachverständnisstörung besteht das therapeutische Ziel darin, sprachliche Lernprozesse zum Wortschatzaufbau zu vermitteln.

Ansätze:

- Kon-Lab-Ansatz (Penner 2004)
- Patholinguistischer Ansatz (Kausche und Siegmüller 2006)

Aussprache

Ziel ist es, dem Kind die korrekte Verwendung der Laute zu ermöglichen. Ein Kind soll lernen, Laute zu kategorisieren und zu differenzieren. Je nach Alter, Störungsprofil und Persönlichkeit des Kindes werden Ansätze fokussiert, die sich im Bewusstmachungsgrad der Störung unterscheiden.

Ansätze:

- Modellieren (Hacker und Wilgermein 1999)
- Minimalpaartherapie (Material dazu beispielsweise bei Jahn 2007)
- Metaphon (Jahn 2000)

Wortschatz, Wortbedeutung, Wortfindung

Mittels therapeutischer Konzepte soll der kindliche Wortschatz erweitert und besser systematisiert werden. Therapien bei Wortfindungsstörungen dienen der Verbesserung der Speicherqualität, der Ausdifferenzierung und Verknüpfung von neu gelernten Wörtern sowie des verbesserten „Wiederfindens“ von abgespeicherten Wörtern.

Ansätze:

- Elaborationstherapie (Glück 2003)
- Patholinguistischer Ansatz (Siegmüller und Kauschke 2006)

Grammatik

Ausgangspunkt jeder Therapie bei grammatischen Störungen ist die Auswahl der Zielstruktur. Für eine Reihe aktuellerer Ansätze ist der Begriff der Inputspezifizierung von besonderer Bedeutung. Mittels der Spezifizierung des Sprachangebots soll die zu erlernende grammatische Struktur für das Kind wahrnehmbar, erkennbar und erlernbar gestaltet werden. Der grammatische Aspekt, den es zu vermitteln gilt, wird kontrolliert, indem die Zielstruktur häufig, besonders hervorgehoben, variationsreich und fokussiert angeboten wird.

Ansätze:

- Patholinguistischer Ansatz (Siegmüller und Kauschke 2006)
- Psycholinguistische Therapie (Hansen 1996)
- Entwicklungsproximaler Ansatz (Dannenbauer 2003)
- Konstruktivistischer Ansatz (Kruse 2002)
- Handlungsorientierter Ansatz (Weigl und Reddemann-Tschaikner 2002)

Kommunikation

Ziel einer Kommunikationstherapie ist es, kommunikative Fähigkeiten zu verbessern. In Rollenspielen wird beispielsweise eingeübt, wie man einkaufen geht oder wie bei anderen Menschen Informationen erfragt werden können.

Rat

Kommen Sie mit der Sprachtherapeutin über das therapeutische Vorgehen ins Gespräch. Fragen Sie nach Therapieansätzen, deren Ziele und ob das gewählte Vorgehen erste Therapieerfolge zeigt.

5.5.3 Elterntraining

Eine Möglichkeit Kinder sprachlich zu fördern besteht darin, Eltern darin fortzubilden, mit ihren Kindern sprachförderlich zu agieren. In Trainingsgruppen, die zwischen 4 bis 8 Sitzungen umfassen, wird Eltern gezeigt, wie sie mit ihrem (sprachlichen) Verhalten bewusst sprachförderlich auf ihr Kind eingehen können. Elterntrainings bieten Wissen um Spracherwerbsprozesse an, beraten Eltern in ihrem Alltag, leiten zu sprachförderlichen Verhaltensweisen an und sollen Eltern entlasten. Es geht darum, Interaktionen im Familienalltag positiv zu gestalten und elterliches Sprachförderverhalten zu optimieren. Alltägliche Settings sind beispielsweise, gemeinsam ein Bilderbuch anzuschauen oder ein Spiel zu spielen (Buschmann 2008; Rodrian 2009).

5.5.4 Zeitpunkt der Behandlung

Wann mit einer Sprachtherapie begonnen werden sollte, ist in Fachkreisen nicht einheitlich geklärt. Bisher fehlen Studien darüber, ob eine Sprachtherapie, die zu einem frühen Zeitpunkt begonnen wird, effektiver ist. Studien zeigen, dass sowohl junge Kinder als auch Jugendliche von einer Therapie profitieren können (Suchodoletz 2010). In der Regel wird in Deutschland im Alter zwischen vier und acht Jahren eine Sprachtherapie durchgeführt. Dass nicht früher mit einer Behandlung begonnen wird, wird damit begründet, dass die Sprachentwicklung sehr variabel ist und Rückstände auch ohne Therapie aufgeholt werden können. Dieses Vorgehen trägt aber Risiken, denn wenn Sprachstörungen fortdauern, ist auch die soziale und emotionale Entwicklung gefährdet. Da die ersten Lebensjahre als sensible Entwicklungsphase für den Spracherwerb gelten, ist es auch theoretisch sinnvoll, so früh wie möglich zu beginnen. Um Kosten und Nutzen gegeneinander abzuwägen, sollte bei einer Risikodiagnose mit Ärztinnen und Therapeutinnen gesprochen werden.

5.5.5 Wirksamkeit

Sprachtherapie wird im Vorschulalter sehr häufig verordnet. Etwa jedes vierte bis fünfte Kind befindet sich im Alter von sechs Jahren in sprachtherapeutischer Behandlung (Suchodoletz 2010). Sprachtherapie setzt immer an den sprachlichen Symptomen an, nicht an den eigentlichen Ursachen. Erfolge von sprachtherapeutischen Maßnahmen sind wie alle Lernprozesse stark von der Motivation abhängig. Sie unterstützen Regelmäßigkeit, Spaß und Freude an der Kommunikation.

Info

Was leistet Sprachtherapie?

- Sprachtherapie kann den Spracherwerbsprozess beschleunigen.
- Aussprachefehler und der Wortschatzaufbau lassen sich schnell und gut fördern.
- Die Förderung des Wortverständnisses und grammatischer Fähigkeiten ist langwierig.
- Langfristige Therapieerfolge konnten bisher aus Mangel an Studien noch nicht nachgewiesen werden (Überblick Bode 2001).
- Elterntrainings sind erfolgreich, wenn sie die Anleitung zur Förderung spezifisch sprachlicher Fähigkeiten beinhalten.
- Fortschritte sind meist nur bei geübten, nicht bei ungeübten Zielstrukturen nachweisbar.

5.6 Prognosen

Wie entwickelt sich mein Kind weiter? Diese Frage wird von Eltern am häufigsten gestellt. Sie fragen sich, ob ihr Kind die Sprache erwerben wird, ob es später im Jugend- und Erwachsenenalter sprachlich unauffällig ist, ob ihr Kind die Regelschule besuchen kann und ob es eine Chance auf einen Schulabschluss in der Regelschule hat. Diese Fragen sind sehr berechtigt, aber nicht mit absoluter Sicherheit für jedes Kind zu beantworten.

WICHTIG

Jeder Entwicklungsweg ist individuell. Prognosen, die auf Statistiken beruhen, können über das einzelne Kind und deren Entwicklungsverlauf keine sichere Aussage treffen. Angegeben werden kann lediglich eine Wahrscheinlichkeit. Prognostizierte Entwicklungswege sind beeinflussbar und können sich ändern.

Wesentlich für eine Prognose des weiteren Verlaufs ist, ob die Sprachstörung noch bei der Einschulung nachweisbar ist. Holt ein Kind seinen Sprachrückstand bis zum Schulanfang auf – und das macht etwa die Hälfte der von einer Sprachstörung betroffenen Kinder – verläuft die weitere sprachliche Entwicklung weitgehend unauffällig. Wahrscheinlich bleibt aber, dass diese Kinder besonders unterstützt werden müssen beim Lesen- und Schreibenlernen. Ein erfolgreicher Schulabschluss auf einer Regelschule ist i. d. R. aber nicht gefährdet. Allerdings werden höhere Schulabschlüsse seltener erreicht (Suchodoletz 2004, 173).

Besteht eine Sprachentwicklungsstörung noch im Einschulungsalter, sind schulische Lernschwierigkeiten häufiger. Die Spontansprache erscheint zwar weitgehend unauffällig, das aber vor allem deshalb, weil schwierige komplexe sprachliche Strukturen vermieden werden. Schwierigkeiten macht Kindern das Erzählen von Geschichten, das Verstehen von Mehrdeutigkeiten sowie übertragener Bedeutungen. Lese-Rechtschreib-Störungen treten sehr häufig auf. Immerhin erreicht aber die Mehrheit der Kinder, die noch zur Einschulung eine Sprachentwicklungsstörung aufweisen, einen regulären Schulabschluss (Suchodoletz 2004).

Erwachsenen werden sprachliche Schwierigkeiten im Alltag meistens nicht angemerkt, weil komplexe Sprachstrukturen vermieden werden. Betroffene Erwachsene klagen gelegentlich aber über Schwierigkeiten in der Sprachverarbeitung komplexer Strukturen.

Zusammenfassend lässt sich festhalten, dass Kinder, Jugendliche und Erwachsene Strategien aufbauen, um mit ihrer Störung im Alltag gut zurecht zu kommen.

Info

Einen positiven sprachlichen Entwicklungsverlauf begünstigende Faktoren

- Die Ausprägung der Sprachstörung ist weniger schwer.
- Familienmitglieder mit Sprachentwicklungsstörungen sind (beruflich) erfolgreich.
- Das Kind ist normal intelligent.
- Eltern nutzen Fördermöglichkeiten.

5.7 Förderung im Alltag

Familie ist und bleibt die wichtigste Ressource für die kindliche Entwicklung. Sprachtherapeutische Sitzungen finden einmal, maximal zweimal die Woche statt. Deshalb ist es sehr wichtig, dass auch Eltern, Erzieherinnen und Lehrerinnen sprachförderlich mit Kindern im Alltag agieren. Neben allgemeinen Verhaltensweisen, die ein Miteinander und Lernen unterstützen – wie etwa ein Geborgenheit bietendes Zuhause, in dem ein liebevoller und vertrauensvoller Umgang gepflegt wird – ist es notwendig, Kinder mit Sprachentwicklungsstörungen mit gezielten Verhaltensweisen sprachlich zu fördern.

WICHTIG

Für Kinder mit Sprachentwicklungsstörungen reicht es nicht aus, dass lediglich mit ihnen gesprochen wird, auch wenn es unzweifelhaft die wichtigste Voraussetzung bleibt, um Sprache zu erwerben. Diese Kinder brauchen eine besondere sprachliche Zuwendung, um das sprachliche Angebot für ihre Sprachentwicklung nutzen zu können.

5.7.1 Wie können Eltern ihre Kinder im Alltag fördern?

Was Eltern tun können

Um ihr eigenes Verhalten zu reflektieren, können Eltern sich folgende Fragen stellen. Wichtig ist, in der Beantwortung sich selbst gegenüber möglichst ehrlich zu sein.

Info

Fragen zur Selbstreflexion

- Nehme ich mein Kind so an, wie es ist, auch dann, wenn es eine Sprachstörung hat?
- Was macht mir Angst, wenn ich mich mit der Diagnose Sprachentwicklungsstörung auseinandersetzen muss?
- Informiere ich mich ausreichend über Entwicklungsprozesse und Fördermöglichkeiten, um für mein Kind ein guter Begleiter in seinem Leben zu sein?
- Sehe und würdige ich kleine Entwicklungsschritte und zeige es meinem Kind?
- Vermeide ich Situationen, weil ich mich für mein Kind schäme?
- Nutze ich professionelle Hilfsangebote? Bin ich über diese gut informiert?
- Sind meine Verhaltensweisen der sprachlichen Entwicklung förderlich?
- Schaffe ich meinem Kind im Alltag kleine Inseln, in denen es sich von allen Anforderungen erholen kann?
- Bringe ich genug Geduld für mein Kind auf?

Eltern sollten sich so oft wie möglich bewusst machen, dass ihr Verhalten die Entwicklung Ihres Kindes positiv mitbestimmt. Wer, wenn nicht Eltern, werden Ihr Kind jemals bedingungslos lieben? Wem, wenn nicht den Eltern, wird das Wohl und die Entwicklung ihres Kindes am meisten am Herzen liegen? Wer, wenn nicht Eltern, werden das meiste Engagement aufbringen, um ihrem Kind einen guten Weg in ein selbstbestimmtes, unabhängiges und zufriedenes Leben zu ermöglichen?

Sprachförderliche Verhaltensweisen

Eine sprachförderliche Grundhaltung beim Sprechen kann Kommunikationssituationen positiv beeinflussen (➤ Tab. 5.5).

Um das sprachliche Angebot für sich selbst nutzen zu können, brauchen Kinder mit Sprachentwicklungsstörungen ein besonderes Sprachangebot. Es gilt der Grundsatz, dem Kind im Sprachangebot seiner Sprachentwicklung eine „Nasenspitze“ voraus zu sein. Diese „Nasenspitze“ zu ermessen, ist die Kunst, die Eltern erlernen müssen und weshalb es so wichtig ist für Eltern, sich mit Sprachentwicklungsprozessen auseinander zu setzen.

Sprechweisen, die das sprachliche Verstehen des Kindes verbessern und das Sprachangebot besser für die Sprachentwicklung nutzbar machen, sind:

- etwas kürzere einfachere Sätze sprechen
- langsamer als gewohnt sprechen
- wichtige Wörter auf natürliche Weise betonen
- Laute und Wörter, die das Kind lernen soll, häufig selbst wiederholen
- auf Bilder oder echte Gegenstände beim Sprechen verweisen
- Mimik und Gestik zum Verstehen einzusetzen
- sensibel für die sprachliche Passung sein: Hat mein Kind mich jetzt verstanden, oder muss ich nach alternativen Formulierungen suchen, um mich meinem Kind verständlich zu machen.

Mit gezielten *Sprachlehrstrategien* können Eltern „professionell“ auf die Sprache ihres Kindes einwirken, indem sie die Äußerungen ihrer Kinder modellieren und auf diese Weise die sprachlichen Fähigkeiten schrittweise erweitern. Das bedarf ein bisschen Übung.

Tab. 5.5 Sprachförderliche Grundhaltung

auf Augenhöhe begeben	Wenn Sie sich hinknien oder gemeinsam auf dem Teppich oder am Tisch sitzen, können Sie Ihrem Kind auf gleicher Höhe in die Augen schauen. Das erleichtert das miteinander Reden.
Blickkontakt suchen	Mit Blickkontakt signalisieren Sie Interesse am Gespräch und können kontrollieren, ob Gesagtes verstanden wird oder Missverständnisse entstehen.
gemeinsame Aufmerksamkeit	Wenn Sie mit Ihrem Kind über etwas sprechen, versuchen Sie seinen Blick einzufangen und sein Interesse auf das, worum es geht, zu lenken.
sich Zeit nehmen	Gespräche brauchen Zeit! Kommt Ihr Kind auf Sie zu und will etwas ausdrücken, stellen Sie sich am besten auf Ihr Kind ein, wenn Sie ihre jeweilige Tätigkeit kurz unterbrechen und mit ganzer Aufmerksamkeit für Ihr Kind da sind.
Geduld haben	Kinder benötigen Zeit und elterliche Geduld, um ausdrücken zu können, was ihnen wichtig ist. Kinder sollten beim Sprechen nicht unterbrochen werden.
Interesse zeigen	Mit interessiertem Nachfragen halten Sie die Kommunikation aufrecht und zeigen Ihrem Kind, wie wichtig sein Gesprächsbeitrag Ihnen ist.
Wertschätzen	Sie schätzen Ihr Kind wert, wenn Sie es als „gleichwertigen" Gesprächspartner sehen und seine sprachlichen Bedürfnisse respektieren.
aufmerksam zuhören	Tun Sie nicht nur so als ob Sie zuhören, sondern hören Sie zu. Ihr Kind möchte Ihnen etwas mitteilen und muss die Erfahrung machen, dass es mit seiner Sprache etwas bewirken kann.
Spaß am Sprechen zeigen	Mit Sprache kann Ihr Kind seine Umwelt beeinflussen. Das macht Spaß. Ihr Kind sieht einen Sinn im Sprechen, wertet sich selbst auf und gestaltet soziale Beziehungen.
sprachlich begleiten	Es ist hilfreich für den Spracherwerb, Dinge die man tut oder anfasst, zu benennen, Gefühle und Ängste anzusprechen, um Kindern geeignete Wörter oder Begriffe an die Hand zu geben.
den Forscherdrang befördern	Entdecken, Forschen, neugierig auf die Welt sein, macht die Welt begreifbar und bildet eine wichtige Voraussetzung, um den entdeckten Dingen überhaupt erst einen Namen geben zu wollen.

Info

Elterliche Sprachlehrstrategien

Intuitiv verfügen alle Eltern über Sprachlehrstrategien. Mit ihren Babys sprechen Eltern langsam, in einfachen Sätzen, heben ihre Stimme an, nehmen jede kleinste Regung des Babys freudig zur Kenntnis. Auch Kleinkinder werden in ihrer Sprachentwicklung gestützt, indem elterliche Sprachangebote automatisch an die Bedürfnisse des Kindes angepasst werden. Bei auftretenden Sprachentwicklungsstörungen müssen intuitive Sprachlehrstrategien bewusst gemacht werden, um von den Eltern gezielt eingesetzt werden zu können (➤ Tab. 5.6).

Auf einige Verhaltensweisen sollte verzichtet werden, weil sie sprachhemmend wirken:

- Kritisieren Sie fehlerhafte Sprachversuche nicht: „Nun sprich endlich richtig!"
- Korrigieren Sie kindliche Äußerungen nicht direkt, sprechen Sie ihrem Kind die Äußerung einfach besser vor: „Ja genau, ein großer Turm steht da!"
- Ermuntern Sie Ihr Kind nicht ständig dazu, Ihnen Lernwörter nachzusprechen: „Sprich mir mal langsam nach! Ma-ri-en-kä-fer, und jetzt Du!"
- Geben Sie Ihrem Kind keine Anweisungen, wie es sprechen soll: „Sprich deutlich! Dich versteht so keiner!"

Tab. 5.6 Elterliche Sprachlehrstrategien

kindliche Äußerung aufgreifen und bestätigen	Kind: „Da Baum!" Erwachsener: „Ja, genau! Ein Baum."
kindliche Äußerung aufgreifen, bestätigen und neue Informationen hinzufügen	Kind: „Da Baum!" Erwachsener: „Ja, genau! Da steht ein großer Baum."
kindliche Äußerung verbessert wiederholen	Kind: „Mama Apfel deesst" Erwachsener: „Stimmt. Mama hat einen Apfel gegessen."
kindliche Äußerung imitieren und weiterführen	Kind: „Da wau-wau" Erwachsener: „Ein Wau-Wau, ein Hund, der hat Schlappohren und wackelt mit dem Schwanz, stimmts?"

- Fragen Sie Ihr Kind nicht ab: „Und, was siehst Du auf diesem Bild alles?“
- Unterbrechen Sie Ihr Kind nicht in seinen Sprechversuchen: „So, jetzt ist mal gut, ich weiß doch, was Du mir sagen willst.“
- Reagieren Sie nicht ärgerlich, wenn Sie Ihr Kind nicht verstehen. Sagen Sie Ihrem Kind einfach: „Ich habe Dich noch nicht verstanden. Sagst Du es noch einmal für mich?“

Ein Bilderbuch gemeinsam anschauen

Im Alltag bietet das Bilderbuchanschauen großes sprachförderliches Potenzial, deshalb sollten Eltern Bilderbücher zu sprachförderlichen Aktivitäten nutzen. Vor dem Schlafengehen ist dazu oft eine gute Gelegenheit.

Was das gemeinsame Anschauen eines Bilderbuches besonders sprachförderlich macht:

- Lassen Sie Ihr Kind ein Buch auswählen, was es selbst anschauen möchte!
- Lassen Sie Ihr Kind durch das Bilderbuch führen! Ihr Kind soll das Buch halten und umblättern können, wann immer es möchte. Wenn Ihr Kind noch kein echtes Interesse am Buch hat, beispielsweise ständig hin und her blättert, holen Sie sich einfach ein eigenes Buch und machen Sie Ihrem Kind das Bücheranschauen mit dem selbst gewählten Buch vor.
- Finden Sie heraus, was Ihr Kind auf den Bilderbuchseiten interessiert und richten Sie Ihre Aufmerksamkeit darauf. Drücken Sie mit eigenen Worten aus, was Sie gemeinsam auf den Bildern sehen.
- Greifen Sie Äußerungen positiv bestätigend auf, setzen Sie elterliche Sprachlehrstrategien ein.
- Versuchen Sie vermehrt Fragen zu Bildern zu stellen: „**Was** ist denn hier zu sehen? Ist das eine Kuh (eigentlich ist es ein Pferd)?“ Sprachangebote können auch vermeintlich falsch sein, um die Sprachmotivation des Kindes hervorzukitzeln. „**Was** machen denn die Vögel hier? **Wie** sieht denn dieser Affe aus?“

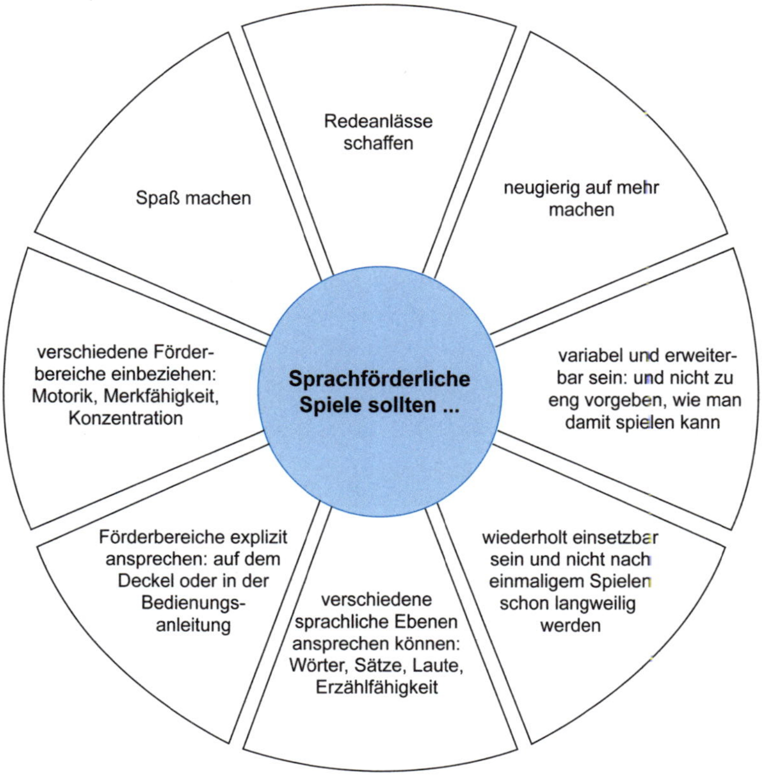

Abb. 5 2 Sprachfördernde Potenziale von Spielen

Sprachförderliche Potenziale von Spielen einschätzen können

Auch handelsübliche Spiele können den Alltag sprachförderlich bereichern. Für die Auswahl sinnvoller Spiele zur Sprachförderung soll die ➤ Abb. 5.2 Unterstützung bieten.

5.7.2 Probleme in der Umsetzung

Eltern sollten ihren Alltag in kleinen Schritten verändern, sich nicht zu viel vornehmen, dafür aber ihre sprachförderlichen Bemühungen durchhalten, kleine Erfolge sehen und sich darüber freuen können (➤ Tab. 5.7).

5.8 Sprachförderung in Kindertagesstätten und Schulen

Der Kindergarten und die Schule stellen für Kinder wichtige Lebensräume dar. Neben der Sprachtherapie und dem Zuhause sollten auch diese Orte für die kindliche Sprachförderung nutzbar gemacht werden (➤ Tab. 5.8).

Eltern sollten mit der Sprachentwicklungsstörung ihres Kindes offensiv umgehen und mit der betreuenden Erzieherin oder Lehrerin darüber reden. Sie sollten Erzieherinnen und Lehrerinnen zur Kooperation mit dem Elternhaus und der therapeutischen Praxis ermuntern.

Gemeinsam sollten Eltern mit Erzieherinnen oder Lehrerinnen ausloten, welche Möglichkeiten zur Unterstützung und Förderung realisierbar sind.

5

Tab. 5.7 Hilfen gegen kleine Alltagsteufel

Eltern haben keine Zeit	Die Zeit ist im Alltag wirklich oft knapp: Arbeiten gehen, Haushalt führen, Essen kochen, Kinder waschen usw. Aber zehn Minuten hat ihr Kind von Ihnen doch exklusiv verdient, oder? Und zehn Minuten sind eigentlich immer drin. Eine gute Zeit ist beispielsweise diejenige kurz vor dem Zubettgehen, um mit dem Kind noch einmal zu spielen, über den Tag zu reden oder gemeinsam ein Bilderbuch anzuschauen.
Eltern haben keine Lust	Nach einem stressigen Arbeitstag und einem anstrengenden Vorabend mit den Kindern will man endlich mal Ruhe und etwas Zeit für sich selbst haben. Dieses Bedürfnis ist richtig! Aber machen Sie sich in solchen Momenten bewusst, wie viel qualitativ hochwertige vertraute Zeit sie am Tag mit ihrem Kind verbracht haben. Ihr Kind braucht Sie!
Ärger im Job	Die Gedanken sind noch beim Job. Sie hatten Ärger mit Kolleginnen, Chefinnen, haben ihr Arbeitspensum nicht erreicht. Ihr Kind kann dafür nichts und weiß davon auch nichts und, wo Sie mit Ihrem Kind den Nachmittag oder Abend bereits verbringen, können Sie die berufliche Situation nicht ändern. Es ist also Zeit, sich auf ihr Kind einzulassen.
Ärger mit dem Kind	Sie haben sich schöne Dinge vorgenommen und Ihr Kind ist nörgelig, nicht kooperativ, will nicht mitmachen. Ziehen Sie sich etwas zurück, Ihr Kind kommt von ganz allein. Finden Sie heraus, was Ihrem Kind Freude macht und bieten Sie ihm in der Situation sprachlich attraktive Häppchen an.
Haushalt	Der Job ist getan, das Kind bettfein, aber zu erledigende Arbeiten im Haushalt drängen sich in Ihre Gedanken. Verschieben Sie die Gedanken noch für zehn Minuten.
Kind will kein Buch anschauen	Ihr Kind schaut nicht gerne Bücher an, hat kein Interesse daran. Schauen Sie sich eines an und amüsieren Sie sich sichtbar darüber. Das könnte kindliche Neugierde wecken. Sollte das nicht helfen, suchen Sie sich etwas, woran ihr Kind Freude hat: vielleicht Tanzen, Singen, Reimen und versuchen Sie im Spiel oder der jeweiligen Aktivität sprachförderlich zu agieren.
Kind ist unaufmerksam, unkonzentriert	Gerade Kinder mit Sprachentwicklungsstörungen haben häufig Schwierigkeiten, sich auf sprachlich orientierte Angebote zu konzentrieren, weil es ihnen so schwer fällt und sie viel mehr Kraft aufbringen müssen, um die Situation zu meistern. Freuen Sie sich über kurze Phasen der gemeinsamen Aufmerksamkeit und Konzentration. Loben Sie Ihr Kind besonders dafür.

Tab. 5.8 Spiele und Anregungen

Was soll gefördert werden?	Womit?	Beispiele
Wahrnehmen, Entdecken und Fühlen des eigenen Körpers	Fingerspiele, Trostverse, Sprechverse, Tanzen, Singen	**Wo ist der Daumen?** Das Fingerspiel kann gesungen werden nach der Melodie von „Bruder Jacob". Wo ist der Daumen, wo ist der Daumen? Hier ist er, hier ist er! Guten Tag Herr Daumen, guten Tag Herr Daumen. Jetzt ist er wieder weg, jetzt ist er wieder weg. Fingerbewegungen: Zeigen Sie Ihrem Kind zuerst die geschlossene Hand. Dann stecken Sie Ihren Daum nach außen und dann schließen Sie die Hand wieder. **Körper wahrnehmen** Streichen Sie mit verschiedenen Gegenständen über den Körper ihres Kindes, z. B. mit einer Feder, einem Tuch, einem Igelball, einer Bürste. Ihr Kind entspannt sich auf diese Weise. Im Anschluss können Sie berührte Körperteile benennen.
Sehen, Hören, Schmecken, Fühlen, Riechen sind diejenigen Sinne, die wir wahrnehmen und durch die wir unsere Umwelt begreifen	Tastspiele, Riechspiele, Kosespiele	**Kosespiel** Kommt ein Mäuschen, kommt ein Mäuschen, macht klingeling, ist wer im Häuschen? Mit Zeige- und Mittelfinger laufen Sie über den Bauch des Kindes und „klingeln", „rütteln" am Näschen. **Tiergeräusche entdecken** Ahmen Sie gemeinsam Tier- und Alltagsgeräusche nach. Erraten Sie Geräusche! Basteln von Riech- oder Geräuschememory! Sammeln Sie kleine Filmdosen oder Überraschungseierdosen. Befüllen Sie diese immer zweimal mit den gleichen riechenden Materialien: Rosenblätter, Käse, Minze, Rosmarin oder mit Materialien, die Geräusche machen: Reiskörner, Büroklammern, Erbsen, Steinchen. Verbinden Sie ihrem Kind die Augen, nun kann es durch riechen oder schütteln die beiden gleichen Dosen heraushören oder herausriechen.
aufmerksam, konzentriert und entspannt sein zu können sind wichtige Voraussetzungen für das Lernen	Aufmerksamkeitsspiele, Entspannungsgeschichten	**Ballsuche** Nehmen Sie einen kleinen Ball in die Hände und lassen Sie ihn langsam von einer Hand in die andere gleiten. Öffnen Sie die Hand zwischendurch und zeigen Sie Ihrem Kind, wo der Ball gerade ist, Ihr Kind wird den Vorgang aufmerksam beobachten. Sie können zusätzlich das Auftauchen des Balles freudig kommentieren. **Taschenlampenspiel** Dunkeln Sie den Raum ab und beleuchten Sie mit der Taschenlampe einzelne Gegenstände, die Sie dann benennen.
sich etwas merken zu können, ist wichtig für das Lernen und lässt sich trainieren	Lieder, Gedichte	**Kuchen backen** Backe, backe Kuchen, der Bäcker hat gerufen! Wer will einen Kuchen backen, der muss haben sieben Sachen: Butter und Salz, Eier und Schmalz, Milch und Mehl, Safran macht den Kuchen gehl! Schieb, schieb in den Ofen rein. **Kim-Spiele** Legen Sie drei Gegenstände auf den Tisch. Decken Sie eines zu, ihr Kind soll sich erinnern, welchen Gegenstand Sie abgedeckt haben. Am Anfang kann Ihr Kind beim Abdecken des Gegenstandes zuschauen. Schwieriger ist es wegzuschauen.

5

Tab. 5.8 Spiele und Anregungen *(Forts.)*

Was soll gefördert werden?	Womit?	Beispiele
eine kräftige Lippen- und Mundmotorik braucht man, um deutlich sprechen zu können	Ansaugspiele, Pustespiele, Spiele mit Lippen und Zunge	**Ansaugspiel** Zerschneiden Sie ein Foto in zehn Teile. Legen Sie die Puzzleteile ausgebreitet auf den Tisch. Ihr Kind kann nun durch Ansaugen mit einem Strohhalm die einzelnen Teile wieder richtig zusammensetzen. **Zunge stärken** Balancieren Sie um die Wette eine Salzstange, die quer auf der herausgestreckten Zunge liegt. **Lippen kräftigen** Spielen Sie Tischfußball mit einem Wattebällchen, das ins Tor gepustet werden muss.
Wörter bestehen aus Lauten und Silben	Laut- und Silbenspiele	**Lauter Laute** Zungenbrecher sprechen: Blaukraut bleibt Blaukraut und Brautkleid bleibt Brautkleid! **Silbenklatschen** La-ma (2), I-gel (2), Pa-pa-gei (3) **Anlaute austauschen** Plokapier (Klopapier), Daushach (Hausdach)
Sprache erwerben heißt, den Sinn von Wörtern zu entdecken	Sprachspiele	**Ratespiel im Supermarkt** Welche Produkte im Supermarkt kommen von welchen Tieren? **Größen vergleichen** Kneten Sie unterschiedlich lange Schlangen. Vergleichen Sie die Schlangen miteinander **Wörter ordnen** Was gehört nicht dazu: Zählen Sie vier Wörter auf: Stuhl, Tisch, Schrank und Ball. Fragen Sie, welches Wort nicht dazu passt. **Reimwörter finden** Laus – Maus – Haus – raus **Zusammengesetzte Wörter finden** Suchen Sie nach lustigen zusammengesetzten Wörtern: Mäusezahn, Baumschuh. Fragen Sie Ihr Kind zum Spaß, wer wohl einen Mäusezahn hat oder wer einen Baumschuh braucht.
Sprache erwerben heißt, richtige Sätze bilden zu können	Sprachspiele	**Ein- und Mehrzahl** Wie heißen viele davon? Das ist ein Auto, eine Puppe, ein Ball, eine Kartoffel … **Obstsalat** Bereiten Sie gemeinsam mit Ihrem Kind einen Obstsalat zu. Kommentieren Sie die Zubereitung: „Ich nehme eine Banane. Du nimmst einen Apfel." **Zimmer aufräumen** Räumen Sie gemeinsam mit ihrem Kind das Spielzimmer auf. Wo liegt der Ball? Der Ball liegt auf dem Teppich. Wohin kommt der Ball? Der Ball kommt in den Schrank.
Sprache erwerben heißt, Geschichten erzählen zu können	Erzählen	**Da stimmt was nicht** Lesen Sie ihrem Kind Geschichten vor, kurze Geschichten, Geschichten in denen etwas nicht stimmt. **Erzählte Gegenstände** Suchen Sie ein paar Gegenstände zusammen: einen Ball, ein Tuch, kleine Tiere, einen Stift. Erzählen Sie eine Geschichte. Jedes Mal, wenn Sie einen der Gegenstände in Ihre Geschichte einbeziehen, nimmt sich Ihr Kind den Gegenstand, bis es alle besitzt.

WICHTIG

Sprachförderung bedeutet, dem Kind in einer öffentlichen Einrichtung zu helfen, den Alltag für das Kind verstehbar zu machen, und es darin zu unterstützen, seine Wünsche und Bedürfnisse ausdrücken zu können. Sprachförderung heißt auch, die sprachliche Kompetenz des Kindes systematisch zu verbessern und die dazu notwendigen Basisfähigkeiten kompetent zu fördern.

Angebote für eine geeignete Förderung der Sprachkompetenz von Kindern mit Sprachentwicklungsstörungen sind im Kita- und Schulalltag nicht selbstverständlich. In verschiedenen Bundesländern gibt es sog. Sprachheilkindergärten, die sich auf die Bedürfnisse der Kinder mit Sprachstörungen eingestellt haben, indem ausgebildete Fachkräfte die Kinder fördern und betreuen. Studien zeigen aber, dass Sprachheilkindergärten die sprachliche Kompetenz von Kindern nicht besser fördern als Regeleinrichtungen (Suchodoletz 2010). Für die Auswahl einer für Ihr Kind geeigneten Einrichtung sollten Eltern folgende Kriterien einbeziehen:

- Gibt es in der Einrichtung arbeitende Sprachtherapeutinnen?
- Gibt es Sprachfördergruppen?
- Werden besondere sprachförderliche Programme durchgeführt, z. B. KonLab (Penner 2008)?
- Werden in der pädagogischen Arbeit besondere Konzepte verfolgt, um eine hohe Qualität in der Sprachförderung zu gewährleisten, z. B. PräSES® (Siegmüller und Fröhling 2010)?
- Gibt es ausgebildete Facherzieherinnen oder Fachlehrerinnen für den Bereich Sprache?
- Gibt es pädagogische Beschäftigungsangebote mit einem sprachförderlichen Schwerpunkt?
- Wie hoch ist die Bereitschaft der Erzieherinnen und Lehrerinnen, sich auf die besonderen Bedürfnisse des Kindes einzustellen?
- Gibt es besondere Nachmittagsangebote (Musik, Sport, Psychomotorik?)

WICHTIG

Je hochwertiger das Angebot ist, je besser Pädagoginnen in den Einrichtungen ausgebildet sind und je motivierter sie sich dem Bereich Sprachförderung widmen, umso eher helfen sie einem Kind, seine Sprachstörung bis zum Schuleintritt zu überwinden.

Glossar

Adjektiv
Eigenschaftswort; die *schöne* Rose

Artikel
Begleitwort zum Nomen; *der, die, das, ein, eine*

Diagnostik
Untersuchung, Befunderhebung

Grammatik
umfasst die Wortstellung im Satz (Syntax) und Wortendungen (Flexion)

Input
sprachliches Angebot aus der Umgebung

Nomen
Substantiv; der *Mensch*, die *Hose*

Therapie
Behandlung

Verb
Wortart, die eine Tätigkeit oder einen Vorgang bezeichnet: *putzen, sich entwickeln*

Wortschatzexplosion
auch „Wortschatzspurt“ oder „Fast Mapping“; Phase, in der Kinder sehr schnell viele neue Wörter lernen, teilweise 3 bis 4 Wörter täglich

5.9 Hinweise zur Vertiefung

RATGEBERLITERATUR

Mehr Zeit für Kinder e. V. u. a. (Hrsg.) (2005). Sprich mit mir. Tipps, Ideen, Informationen und viele Spiele zur Förderung der Sprachentwicklung. 2. A. Proost NV

FACHLITERATUR

Kannengieser S (2009). Sprachentwicklungsstörungen. München: Elsevier.

Keilmann A, Brauer T (2005). So lernt mein Kind sprechen. Mit CD: Sprachstörungen erkennen – Sprachentwicklung fördern; Mit vielen Übungen und Sprachbeispielen. Idstein: Schulz-Kirchner.

Siegmüller J, Bartels H (Hrsg.) (2011). Leitfaden Sprache Sprechen Stimme Schlucken. 3. A. München: Elsevier.

Wendlandt W (2010). Sprachstörungen im Kindesalter: Materialien zur Früherkennung und Beratung. 6. A. Stuttgart: Thieme.

INFORMATIVE INTERNETSEITEN

www.flimmo.de
www.selbsthilfe-forum.de

5

www.bzga.de/?id=medien
www.kindergesundheit-info.de/
www.mehrzeitfuerkinder.de
www.spielundlern.de
www.dbl-ev.de
www.dgs-ev.de

5.9.1 Nützliche Materialien zur alltäglichen Sprachförderung

BÜCHER

Braun C, Diehl U, Diemer M (2010). Mein Forscherspielbuch. Mannheim: Bibliographisches Institut.

Leue R, Niebuhr-Siebert S (2007). Das Kindergarten-Wörterbuch. Mannheim: Bibliographisches Institut.

Mönkemeyer K (2001). Spiele für alle fünf Sinne. Hören, riechen, schmecken, sehen, greifen: Wie Babys und kleine Kinder spielend lernen. 11. A. Reinbek: Rowohlt.

Niebuhr-Siebert S, Diehl U, Baake H, Andreas T (2009). Duden – Mein Sprachspielbuch: Sprachförderung mit Liedern, Spielen und Reimen. Mannheim: Bibliographisches Institut.

Portmann R, Schneider E (2000). Mit Sprache spielen. 4. A. München: Don Bosco.

Pousset R (1998). Fingerspiele und andere Kinkerlitzchen. Spiel-Lust mit kleinen Kindern. Reinbek: Rowohlt.

Suhr A (2008). Sätze rollen – Wörter fliegen. Bewegte Sprachförderung in Kita und Grundschule. München: Don Bosco.

SPIELE

Memory, Lotto, Domino verschiedener Verlage

Morgenthau L (2008). Bilder zur Sprachförderung. Was stimmt hier nicht. Mülheim/Ruhr: Verlag an der Ruhr.

Die freche Sprechhexe (Ravensburger)

Pustekuchen (Haba)

Papperlapapp (Haba)

Planet der Sinne (Haba)

Ratz-Fatz (Haba)

CDs

Raeker C (o. A.). Komm sing und spiel mit uns. www.kleiner-raeker.de/index.htm

Metcalf R (2002). Ich und Du. Schubidu. Berlin www.robert-metcalf.de

Siebert D, Niebuhr-Siebert S (2010). Kommisar Bym und die sechs rätselhaften Müllberge. Kinderkrimi mit Geräuschesuchspiel. Berlin: BSR. www.bsr.de

Preuß C (2003). Soundtrack-Spiel Geräusche: Hören – Erkennen – Imitieren. Mülheim/Ruhr: Verlag an der Ruhr.

COMPUTERSPIELE

Baumhaus Medien (2006). Vernäht und zugeflixt! Was stimmt denn da nicht? CD-ROM. Plattform: Windows 98/Me/2000/XP.

Terzio (2008). Klopf an! Frühes Fördern am PC. Plattform: Windows XP/Vista.

5

5.9.2 Literatur

Amorosa H, Endres R (2004). Gruppe zur Anleitung von Eltern junger sprachentwicklungsverzögerter Kinder. Psychiatrische Praxis; 31: 129–131.

Amorosa H, Noterdaeme M (2003). Rezeptive Sprachstörungen. Ein Therapiemanual. Göttingen: Hogrefe.

Angermaier M (1977). Psycholinguistischer Entwicklungstest. Göttingen: Beltz.

Baur S, Endres R (1999). Kindliche Sprachverständnisstörungen – Der Umgang im Alltag und in spezifischen Fördersituationen. Die Sprachheilarbeit; 44(6): 318–328.

Bode H (2001). Sprachentwicklungsstörungen im Vorschulalter – Ist die Behandlung effektiv? Kinderärztliche Praxis; 72: 298–303.

Buschmann A (2009). Heidelberger Elterntraining zur frühen Sprachförderung. Trainermanual. München: Elsevier.

Clahsen H, Hansen D (1991). COPROF – Computerunterstützte Profilanalyse. Ein linguistisches Untersuchungsverfahren für die sprachdiagnostische Praxis. Köln: Focus.

Dannenbauer F (2003). Spezifische Sprachentwicklungsstörung. In: Grohnfeldt M (Hrsg.). Lehrbuch der Sprachheilpädagogik und Logopädie. Bd. 2. 2. A. Stuttgart: Kohlhammer. S. 48–74.

Elben CE, Lohaus A (2000). MSVK. Marburger Sprachverständnistest für Kinder. Göttingen: Hogrefe.

Esser G, Wyschkon A, Ballaschk H, Hänsch S (2010). Potsdam-Illinois Test für Psycholinguistische Fähigkeiten (P-ITPA). Göttingen: Hogrefe.

Fox AV (2002). Psycholinguistische Analyse kindlicher Sprechstörungen. PLAKSS.

Frankfurt/Main: Swets & Zeitlinger.

Fox AV (2006). TROG-D. Test zur Überprüfung des Grammatikverständnisses. Idstein: Schulz-Kirchner.

Friedrich G (1998). Teddy-Test. Göttingen: Hogrefe.

Füssenich I (1997). Semantik. In: Baumgartner S, Füssenich I (Hrsg.). Sprachtherapie mit Kindern. München/Basel: Ernst Reinhardt Verlag. S. 80–122.

Glück CW (2002). Diagnostik semantisch-lexikalischer Störungen. In: Grohnfeldt M (Hrsg.). Lehrbuch der Sprachheilpädagogik und Logopädie. Bd. 3: Diagnostik, Prävention und Evaluation. Stuttgart: Kohlhammer.

Glück CW (2003). Semantisch-lexikalische Störungen bei Kindern und Jugendlichen. Therapieformen und ihre Wirksamkeit. Sprache – Stimme – Gehör; 27: 125–134.

Glück CW (2007). Wortschatz- und Wortfindungstest für 6- bis 10-Jährige. WWT 6–10. München: Elsevier.

Grimm H (1999). Störungen der Sprachentwicklung. Göttingen: Hogrefe.

Grimm H, Doil H (2000). Elternfragebögen für die Erfassung von Risikokindern (ELFRA). Göttingen: Hogrefe.

Grimm H, Schöler H (1991). Der Heidelberger Sprachentwicklungstest HSET 3–5. 2. A. Göttingen: Hogrefe.

Grimm H, Aktas M, Frevert S (2001). SETK 3–5. Sprachentwicklungstest für drei- bis fünfjährige Kinder. Diagnose von Sprachverarbeitungsfähigkeiten und auditiven Gedächtnisleistungen. Göttingen: Hogrefe.

Hacker D, Wilgermein H (1998). AVAK-Test. Analyseverfahren zu Aussprachestörungen bei Kindern. München/Basel: Ernst Reinhardt Verlag.

Hacker D, Wilgermein H (1999). Aussprachestörungen bei Kindern. Ein Arbeitsbuch für Logopäden und Sprachtherapeuten. München/Basel: Ernst Reinhardt Verlag.

Hansen D (1996). Spracherwerb und Dysgrammatismus. München: UTB.

Hoff-Ginsberg E (1991). Mother-child conservation in different social classes and communicative settings. Child Development; 62: 782–796.

Jahn T (2000). Phonologische Störungen bei Kindern. Stuttgart: Thieme.

Jahn T (2007). Phonologische Störungen bei Kindern. Diagnostik und Therapie. 2. A. Stuttgart: Thieme.

Kannengieser S (2009). Sprachentwicklungsstörungen. Grundlagen, Diagnostik und Therapie. München: Elsevier.

Kauschke C (2010). Lexikalische Störungen. In: Siegmüller J, Bartels H (Hrsg.). Leitfaden Sprache Sprechen Stimme Schlucken. 2. A. München: Elsevier. S. 69–72.

Kauschke C, Siegmüller J (2002). Patholinguistische Diagnostik bei Sprachentwicklungsstörungen (PDSS). München Elsevier.

Kauschke C, Siegmüller J (2006). Therapie der Sprachentwicklungsstörungen. München: Urban & Fischer.

Kiese C Kozielski P-M (1979). AWST 3–6. Aktiver Wortschatztest für drei- bis sechsjährige Kinder. Weinheim: Beltz.

Kiese-Himmel C (2005). AWST- R. Aktiver Wortschatztest für drei- bis fünfjährige Kinder. Göttingen: Hogrefe.

Kölliker Funk M (2009). ICF bei spezifischen Sprachentwicklungsstörungen. In: Grötzbach H, Iven C (Hrsg.). ICF in der Sprachtherapie. Idstein: Schulz-Kirchner. S. 175–192.

Konopatsch S (2010). Phonologische Störungen. In: Siegmüller J, Bartels H (Hrsg.). Leitfaden Sprache Sprechen Stimme Schlucken. 2. A. München: Elsevier. S. 54–65.

Kruse S (2002). Kindlicher Grammatikerwerb und Dysgrammatismus. Bern:Haupt.

Limm H, Suchodoletz W von (1998). Belastungserleben von Müttern sprachentwicklungsgestörter Kinder. Praxis der Kinderpsychologie und Kinderpsychiatrie; 47: 541–551.

McCartney K (1984). Effect of quality of day-care envoironment on children's language development. Developmetal psychology; 20: 244–260.

Mendelsohn AL, Mogilner LN, Dreyer BP, Forman JA, Weinstein SC, Broderick M, Cheng KJ, Magloire T, Moore T, Napier C (2001). The impact of a clinic-based literacy intervention on language development in inner-city preschool children. Pediatrics; 107(1): 130.

Motsch H-J (1999). ESGRAF-Video. München/Basel: Ernst Reinhardt Verlag.

Noterdaeme M (2000). Bedeutung genetischer, biologischer und psychosozialer Risiken. In: Suchodoletz W von (Hrsg.). Sprachentwicklungsstörung und Gehirn. München: Kohlhammer. S. 148–159.

Penner Z (2004). Forschung für die Praxis: Neue Wege der Intervention bei Kindern mit Spracherwerbsstörungen. Forum Logopädie; 18: 6–13.

Penner Z (2008). Kon-Lab Gesamtpaket. Kindergarten. Online unter: http://www.kon-lab.com/onlineshop.html

Petermann F (2010). Sprachstandserhebungstest für Fünf- bis Zehnjährige. SET 5–10. Göttingen: Hogrefe.

Plomin R, Dale PS (2001). Genetics and early language development: A UK study of twins: In: Bishop DVM, Leonard LB (eds.). Speech and language impairments in children: Causes, characteristics, intervention and outcome. Hove, East Sussex: Psychology Press. pp. 35–51.

Ritterfeld U, Niebuhr S, Klimmt C, Vorderer P (2006). Unterhaltsamer Mediengebrauch und Spracherwerb: Evidenz für Sprachlernprozesse durch die Rezeption eines Hörspiels bei Vorschulkindern. Zeitschrift für Medienpsychologie; 18: 60–69.

Rodrian B (2009). Elterntraining Sprachförderung. München: Ernst Reinhardt Verlag.

Schrey-Dern D, Stiller U, Tockuss C (2006). Sprachentwicklungsstörungen. Logopädische Diagnostik und Therapieplanung. Stuttgart: Thieme

Schwytay J (2010). Prosodische Störungen. In: Siegmüller J, Bartels H (Hrsg.). Leitfaden Sprache Sprechen Stimme Schlucken. 2. A. München: Elsevier. S. 65–68.

Siegmüller J (2010a). Allgemeine Ansätze in der Lexikontherapie bei Sprachentwicklungsstörungen. In: Siegmüller J, Bartels H (Hrsg.). Leitfaden Sprache Sprechen Stimme Schlucken. 2. A. München: Elsevier. S. 73–75.

Siegmüller J (2010b). Störungen des Wortverständnisses. In: Siegmüller J, Bartels H (Hrsg.). Leitfaden Sprache Sprechen Stimme Schlucken. 2. A. München: Elsevier. S. 75–79.

Siegmüller J (2010c). Störungen der Wortproduktion. In: Siegmüller J, Bartels H (Hrsg.). Leitfaden Sprache Sprechen Stimme Schlucken. 2. A. München: Elsevier. S. 80–81.

Siegmüller J (2010d). Kindliche Wortfindungsstörungen. In: Siegmüller J, Bartels H (Hrsg.). Leitfaden Sprache Sprechen Stimme Schlucken. 2. A. München: Elsevier. S. 81–86.

Siegmüller J (2010e). Semantische Störungen bei Kindern. In: Siegmüller J, Bartels H (Hrsg.). Leitfaden Sprache Sprechen Stimme Schlucken. 2. A. München: Elsevier. S. 86–89.

Siegmüller J (2010f). Störungen der Grammatik. In: Siegmüller J, Bartels H (Hrsg.). Leitfaden Sprache Sprechen Stimme Schlucken. 2. A. München: Elsevier. S. 89–103.

Siegmüller J, Kauschke C (2006). Therapie von Sprachentwicklungsstörungen nach dem Patholinguistischen Ansatz. München: Elsevier.

Siegmüller J, Fröhling A (2010). Das PräSES-Konzept. Potenzial der Sprachförderung im Kita-Alltag. München: Elsevier.

Siegmüller J, Bartels H (Hrsg.) (2010). Leitfaden Sprache Sprechen Stimme Schlucken. 2. A. München: Elsevier.

Siegmüller J, Fröhling A, Herrmann H, Gies J (2008). Zur Verbesserung des Sprachmodells von Erzieherinnen als Methode zur allgemeinen integrativen Sprachförderung in Kitas – Inputspezifizierung im Kindergarten. Frühförderung Interdisziplinär: 24–32.

Spannenkrebs M, Krügel C (2005). Sprachförderung im Kindergarten im Landkreis Biberach. Gesundheitswesen; 67: 777–780.

Spreen-Rauscher M (2003). „Die Children's Communication Checklist" (Bishop 1998) – ein orientierendes Verfahren zur Erfassung kommunikativer Fähigkeiten von Kindern. Die Sprachheilarbeit; 48(3): 91–104.
Suchodoletz W von (2004). Zur Prognose von Kindern mit umschriebenen Sprachentwicklungsstörungen. In: Suchodoletz W von (Hrsg.). Welche Chancen haben Kinder mit Entwicklungsstörungen? Göttingen: Hogrefe. S. 155–199.
Suchodoletz W von (2006). Alternative Angebote im Überblick. In: Suchodoletz W von (Hrsg.). Therapie der Lese-Rechschreib-Störung (LRS). 2. A. Stuttgart: Kohlhammer. S. 167–279.
Suchodoletz W von (2007). Prävention umschriebener Sprachentwicklungsstörungen. In: Suchodoletz W von (Hrsg.). Prävention von Entwicklungsstörungen. Göttingen: Hogrefe.
Suchodoletz W von (2010). Therapie von Entwicklungsstörungen. Was wirkt wirklich? Göttingen: Hogrefe.
Suchodoletz W von, Macharay G (2006). Stigmatisierung sprachgestörter Kinder aus Sicht der Eltern. Praxis der Kinderpsychologie und Kinderpsychiatrie; 55: 711–723.
Szagun G (2006). Sprachentwicklung beim Kind. Weinheim: Beltz.
Tomblin JB, Smith E, Zhan X (1997). Epidemology of specific language impairment: Prenatal and perinatal risk factors. Journal of Communication Disorders; 30: 325–344.
Wagner I (1994). LOGO: Ausspracheprüfung zur differenzierten Analyse von Dyslalien.
Wildeshausen: Logo Verlag für Sprachtherapie.
Weigl I, Reddemann-Tschaikner M (2002). HOT – ein handlungsorientierter Therapieansatz. Stuttgart: Thieme.
Wettstein P (1995). Psycholinguistischer Sprachverständnis- und Sprachentwicklungstest PSST. Uster: BSSI.

KAPITEL

6 Sprachentwicklungsstörungen bei Zweisprachigkeit

Solveig Chilla

„Bei meinem zweisprachig aufwachsenden Kind wurde eine Sprachstörung diagnostiziert. Was bedeutet das? Sind die beiden Sprachen Schuld daran?“

Alternative Bezeichnungen: SES/SSES bei Zweisprachigkeit, SES/SSES bei Mehrsprachigkeit

Von Sprachentwicklungsstörungen sind genauso viele zwei- und mehrsprachig aufwachsende Kinder betroffen wie einsprachige. Die Forschung zeigt: Das zweisprachige Aufwachsen an sich ist nicht die alleinige Ursache von Spracherwerbsstörungen. Intuitiv könnte man jedoch vermuten, dass zweisprachige Kinder mit Sprachstörungen doppelt benachteiligt sind: Einerseits sind sie von der Spracherwerbsstörung betroffen, andererseits müssen sie zwei Sprachen gleichzeitig lernen (Steenge 2006). Nach dieser Sichtweise stehen zweisprachige Kinder mit Spracherwerbsstörungen also vor einer doppelten Erwerbshürde, während einsprachige Kinder mit Spracherwerbsstörungen mit nur einer Sprache und der Erwerbsstörung aufwachsen müssen. Es liegt nun nahe, anzunehmen, dass zweisprachige Kinder schwerere Ausprägungen der Spracherwerbsstörung zeigen als einsprachige Kinder mit Sprachstörungen.

Info

Stottern und Mehrsprachigkeit

Mit dem folgenden Beispiel wird anhand der Redeflussstörung „Stottern“ illustriert, wie schnell es zu irreführenden Schlüssen bei zweisprachig aufwachsenden Kindern mit Sprachstörungen kommen kann:
Britische Studie: Zweisprachig erzogene Kinder stottern häufiger
Die Zeit: 9.9.2008, 9:24
von Mark Hammer

„Wenn der Nachwuchs bereits vor der Schule zwei Sprachen lernt, wächst das Risiko, dass die Worte nicht richtig herauswollen.
Kinder, die bereits im Alter unter fünf Jahren eine Zweitsprache lernen, stottern häufiger und werden dies auch schwieriger wieder los.
Das haben britische Psychologen und Sprachwissenschaftler an Kindern aus London beobachtet, die nicht Englisch als Muttersprache haben (Archives of Disease in Childhood, online). Sie untersuchten Kinder, die zwei Sprachen sprechen und gegen Stottern in Kliniken behandelt wurden. Von den Stotterern sind knapp zwei Drittel vor dem Eintritt in die Schule zweisprachig aufgewachsen. Kinder, die vor Schulbeginn zuhause nur ihre Muttersprache gehört und gesprochen haben, hatten ein niedrigeres Stotter-Risiko.
Dass Zweisprachigkeit das Stottern fördert, ist nicht neu. Unklar war bisher jedoch, ob die Kinder in einer oder in beiden Sprachen stottern. Die Londoner Wissenschaftler stellten nun fest, dass die Kinder fast immer mit beiden Sprachen Probleme hatten.
Darüber hinaus stottern die früh zweisprachig aufgewachsenen Kinder länger. Von den Stotterern, die Englisch erst in der Schule lernten, waren mehr als die Hälfte das Leiden im Alter von zwölf Jahren wieder los. Bei den früh zweisprachig aufgewachsenen Kindern stotterte hingegen nur ein Viertel nicht mehr.
Zwischen den stotternden Kindern zeigten sich viele Ähnlichkeiten – egal, ob sie nur Englisch sprachen, zweisprachig aufgewachsen waren oder Englisch erst in der Schule lernten: Sie alle begannen im Alter zwischen vier und fünf Jahren zu stottern. Und bei allen Gruppen stotterten mehr als vier Mal so viele Jungen wie Mädchen.

Das Stottern wirkte sich allerdings nicht auf die Schulnoten aus: Alle Kindern schnitten in Englisch, Mathematik und Sachkunde gleich gut ab."

Diese 2008 veröffentlichte Studie schien zu bestätigen, was schon lange vermutet wurde: Menschen, die mit zwei Sprachen aufwachsen, sind stärker von sprachlichen Beeinträchtigungen bedroht als einsprachige.
Wie in Folge der Veröffentlichung der Studie in der Fachwelt intensiv diskutiert wurde, waren an der Untersuchung verschiedene Faktoren methodisch fraglich. Es wurden z. B. nur zweisprachige Kinder untersucht, die bereits in Kliniken behandelt wurden. Doch wie kam es zur Diagnose „Stottern" bei Zweisprachigen? Wurden möglicherweise nur Verfahren angewandt, die für einsprachige Kinder konzipiert waren? Aufgrund welcher Diagnose wurden die Kinder in die Kliniken überwiesen? Wurde die Diagnose in der Erst- oder Zweitsprache der Kinder gestellt? Wurden individuelle Faktoren der zweisprachigen Entwicklung berücksichtigt? Und kann von einer repräsentativen Stichprobe ausgegangen werden?
Zusammenfassend lässt sich entgegen der landläufigen Meinung festhalten:

- Die überwiegende Zahl von Studien belegt: Zweisprachig aufwachsende Kinder stottern nicht häufiger als einsprachige Kinder. Proctor et al. (2008) verglichen insgesamt ca. 3.000 zweisprachige und einsprachige Kinder und fanden keine statistischen Hinweise auf erhöhte Ausprägungen des Stotterns bei Zweisprachigen (2,52 % stotternde Kinder für die gesamte Population, gleich ob einsprachig oder zweisprachig).
- Stottern als Redeflussstörung prägt sich in beiden Sprachen des zweisprachigen Kindes aus. Onslow et al. (2008) leiten aus den Ergebnissen ihrer Studie mit Mandarin-Englisch aufwachsenden zweisprachigen Kindern ab, dass bei Kindern, die in einer Sprache dominant sind, das Stottern in beiden Sprachen vorhanden, aber in der schwächeren Sprache stärker ausgeprägt ist.
- In der Diagnostik ist es daher wichtig, die stärkere Sprache mit zu erheben.

Oft ist es jedoch so, dass eine Sprachstörung bei zweisprachig aufwachsenden Kindern erst vergleichsweise spät entdeckt wird: Dies kann daran liegen, dass Auffälligkeiten in der Sprachentwicklung der Zweisprachigkeit an sich zugeschoben werden (wie z. B. ein geringer Wortschatz). Andererseits ist die systematische sprachwissenschaftliche Erforschung von Sprachstörungen bei Zweisprachigkeit noch relativ jung (www.bi-sli.org), und die für einsprachig Deutsch aufgewachsene Kinder entwickelten Verfahren sind zur Diagnostik von Sprachstörungen bei Zweisprachigen nur sehr eingeschränkt geeignet.

Für viele der Erstsprachen von Kindern, die eine Migrantensprache als Erstsprache haben, wissen wir nicht genug über den typischen Erwerbsverlauf, deutlich weniger über den Verlauf des Spracherwerbs unter den Bedingungen von Sprachstörungen und sehr selten etwas über die Abweichungen von der *Sprachvarietät der Landessprache.* Solche Sprachvarietäten sind z. B. Dialekte, wie das Bayerische oder das Mecklenburgische Platt. Varietäten zeigen oft – neben anderen Wörtern für dasselbe, wie z. B. Brötchen – Semmel – Schrippe – Abweichungen von der Standardgrammatik. So kann man im Rheinischen zum Beispiel sagen: „Hallo, ich suche eine nette Frau, mit der wo man viel lachen und Spass haben kann". Oder im Thüringischen „Ich gehe auf Arbeit" anstatt „zur Arbeit". So entsprechen viele Wörter, aber auch einige Eigenschaften der Grammatik des Türkischen im Türkisch, das sich im Minderheitenkontext ausgebildet hat, nicht der Standardsprache („Immigrant Turkish"). Werden jetzt einfach Testverfahren, die für die Erstsprache im Herkunftsland entwickelt wurden, auch bei Kindern zur Feststellung von Sprachstörungen im Migrationskontext angewandt, ist dies hoch problematisch: Das, was in der Diagnostik der Standardsprache möglicherweise als „Fehler" diagnostiziert wird (wie die falsche Verwendung einer Präposition „auf/zur Arbeit"), ist in der veränderten Migrantensprache angemessen (Chilla und Babur 2010).

Info

Die Feststellung von Sprachstörungen bei zweisprachig aufwachsenden Kindern wird durch viele Faktoren erschwert:

- Die sprachwissenschaftliche Forschung beschäftigt sich erst seit wenigen Jahren systematisch mit diesem Thema. Über Kinder mit Spracherwerbsstörungen, die gleichzeitig und von Geburt an mit beiden Sprachen aufwachsen (simultan-bilinguale Kinder) gibt es mehr Erkenntnisse als über Kinder, die erst im Kindergarten- oder Schulalter mit der zweiten Sprache beginnen (sukzessiv-bilinguale Kinder). Obwohl mit Hochdruck daran gearbeitet wird, liegen bisher nur wenige gesicherte Forschungsergebnisse vor, mit denen Sprachstörungen bei zweisprachig aufwachsenden Kindern von typischen Erwerbsauffälligkeiten unterschieden werden können.
- Die Diagnostik muss meist allein in der zweiten Sprache eines Kindes stattfinden (z. B. Deutsch). Nur wenige Ärztinnen oder Logopädinnen sind in der Lage, die Sprachkenntnisse in beiden Sprachen zu erheben.
- Die Erhebungsverfahren, die für einsprachig deutsche Kinder zur Verfügung stehen, sind nicht ohne weiteres für zweisprachige Kinder anwendbar.
- Wenn Erhebungsverfahren zur Diagnose von Sprachstörungen in den Erstsprachen der Kinder vorliegen (was nur bei sehr wenigen Sprachen von Migrantinnen der Fall ist), sind diese für die Standardsprache normiert/standardisiert, nicht aber für die Variante der Erstsprache, die in der Migration/in Deutschland gesprochen wird.
- Es ist bisher unklar, ob man die Spracherwerbsstörung in nur einer der beiden Sprachen sicher diagnostizieren kann und mit welchen Methoden dies möglich ist (z. B. computergestützte Methoden oder Verfahren, die sprachunabhängig sind). Daran wird intensiv geforscht.
- Die Erhebung von Hintergrundinformationen (z. B. zur [Sprach-]Biografie des Kindes, zu Familienhäufungen von Sprachstörungen, von bereits erfolgten Abklärungen durch Ärzte, zum [zwei-]sprachigen Hintergrund) werden im zweisprachigen Kontext häufig durch Sprachbarrieren erschwert. Auch das Hinzuziehen von spontan angesprochenen Laiendolmetscherinnen (z. B. ein Familienmitglied) ist häufig problematisch (Kroffke und Meyer 2007).

Diese Unsicherheit in der Diagnostik kann zu *Fehldiagnosen* führen, und zwar besonders bei Kindern, die erst im Kindergarten- oder Schulalter mit der zweiten Sprache beginnen (Sukzessiv-Zweisprachige). Erstens werden möglicherweise überdurchschnittlich viele Zweisprachige als Kinder mit Sprachstörung diagnostiziert. Dies geschieht, weil man die typischen Eigenschaften des (ungestörten) Zweitspracherwerbs oft nicht von den typischen Ausprägungen der Sprachstörung bei Einsprachigen unterscheiden kann. Zweitens könnten viele zweisprachige Kinder mit Sprachstörungen gar nicht erkannt werden, weil sich beide Formen von Abweichungen vom einsprachigen Erwerb stark ähneln: Die sukzessiv-zweisprachigen Kinder können in der Zweitsprache Deutsch ähnliche Fehler machen wie einsprachige Kinder mit Sprachentwicklungsstörungen (Chilla 2008; Paradis 2009). Eine „doppelte Benachteiligung" des zweitsprachigen Kindes mit Spracherwerbsstörungen besteht dann weniger darin, dass das Kind mit Spracherwerbsstörung mit dem zweisprachigen Angebot überfordert sein könnte, sondern vielmehr darin, ob das Kind die Chance auf eine Sprachtherapie erhält oder nicht (Chilla et al. 2010; Chilla und Fox-Boyer 2012).

Finanzierung

Die Finanzierung der Therapie bei SSES bei Mehrsprachigkeit wird von den gesetzlichen und privaten Krankenkassen übernommen.

6.1 Erscheinungsbild

Im Folgenden wird auf eine besondere Form der Sprachentwicklungsstörung bei Kindern und Jugendlichen, auf die „Spezifische Sprachentwicklungsstörung, SSES" eingegangen. Die SSES kennzeichnet, dass die Sprachentwicklung gestört ist, ohne dass sensorische (z. B. Hörbeeinträchtigungen), schwerwiegende neurologische, sozial-emotionale oder kognitive Schädigungen als Ursache ausgemacht werden können. Die SSES kann den Laut- und den Wortschatzerwerb beeinflussen, wobei besonders der Erwerb der Grammatik betroffen ist (spezifische Sprachentwicklungsstörung oder grammatische Entwicklungsstörung). Kinder mit SSES beginnen häufig, später zu sprechen als Gleichaltrige. Beispielsweise verfügen sie mit 2 Lebensjahren über einen Wortschatz, der weniger als 50 Wörter umfasst, und sind in ihrem Spracherwerb insgesamt langsamer als gleichaltrige Kinder. Die Sprachproduktion (Sprechen) ist stärker betroffen als das Verstehen von Sprache. Die Spezifische Sprachentwicklungsstörung ist relativ häufig, aber mit 3–10 % aller Kinder bei zweisprachigen genau so hoch wie bei einsprachigen Kindern (Goldstein 2004). Umfangreiche Zwillingsstudien und Forschungen mit Familien über mehrere Generationen lassen eine genetische Basis vermuten (Choudhury und Benasich 2003). Es handelt sich folglich um eine Spracherwerbsstörung im eigentlichen Sinne. Solch eine „echte" (genuine) Spracherwerbsstörung wird sich in beiden Sprachen eines zweisprachigen Kindes ausprägen.

Tatsächlich lässt sich aus den vorliegenden Studien zu den Ausprägungen von Spezifischer Sprachentwicklungsstörung auf die Wortschatz-, die Laut- oder die Grammatikentwicklung schließen, dass auch Kinder, die unter den Bedingungen einer genuinen Spracherwerbsstörung zwei Sprachen (simultan oder sukzessiv) erwerben, keine stärkeren Ausprägungen ihrer Sprachstörung zeigen als einsprachige Kinder.

Fallbeispiel

Emine, 6;0 Jahre

Emine ist 6 Jahre alt, in Deutschland geboren und besucht seit ihrem 3. Lebensjahr den Kindergarten. Ihre Familiensprache ist Türkisch, sie wächst sukzessiv-zweisprachig auf. Sie wird von der Einschulung zurück gestellt, da sie nur wenig Deutsch spricht. Ihre Äußerungen sind sehr kurz, häufig enthalten ihre Sätze nur 1–3 Wörter und bestehen aus Verb und Nomen. Die meisten Äußerungen haben formelhaften Charakter, sie sagt häufig „das ist haus", „das ist baum". Die meisten Verben sind nicht richtig flektiert, d. h. Verb und Subjekt stimmen in Person und Numerus nicht überein, ebenso steht das Verb in Dreiwortäußerungen häufig am Satzende oder als Infinitiv (falsch mit *-en* flektiertes Verb) in zweiter Position im Hauptsatz (Verbzweitstellung, V2), und dies, obwohl sie seit 30 Monaten im Kindergarten Deutsch lernt. Ihr Wortschatz ist – im Vergleich zu anderen sukzessiv-zweisprachigen Kindern im gleichen Alter – sehr begrenzt. Auch ihr Türkisch ist nicht altersgemäß entwickelt: auf grammatischer Ebene, wie auch in der Benennung von Gegenständen oder bei der zielsprachlichen Aussprache macht sie viele Fehler. Auf der Ebene der Grammatik fällt auf, dass Verben nicht richtig gebeugt werden und die Kasus („Fälle", z. B. Nominativ, Dativ, Akkusativ) betroffen sind. Durch die Kinderärztin können keinerlei Hörstörungen, neurologische Schädigungen oder Hinweise auf sozial-emotionale oder kognitive Beeinträchtigungen festgestellt werden. Die umfassende Erhebung der Spracherwerbssituation und die in einem Elterngespräch gewonnenen Informationen lassen den Schluss zu: Bei Emine handelt es sich wahrscheinlich um eine Spezifische Sprachentwicklungsstörung (SSES).

Hinweise auf SSES bei zweisprachigen Kindern

Von simultan-zweisprachigen Kindern (Kinder, die von Geburt an mit zwei Sprachen aufwachsen) mit SSES weiß man, dass sie dieselben störungsspezifischen Abweichungen zeigen wie einsprachige Kinder mit SSES. Allerdings ist es besonders bei sukzessiv-zweisprachigen Kindern ungleich schwerer, eine Spracherwerbsstörung zu diagnostizieren als bei einsprachig deutschen Kindern (➤ Infokasten). Wenn:

- die Erhebung der Erwerbsbedingungen,
- das Gespräch mit Eltern und anderen engen Bezugspersonen,
- die Abklärung durch HNO-Ärztin und andere Fachleute ergeben hat,
- dass die Sprachauffälligkeiten nicht auf die Erwerbsbedingungen, wie z. B. ein ungenügendes Angebot in der zweiten Sprache Deutsch oder in der Erstsprache, zurückzuführen sind
- und das Kind in beiden Sprachen auffällig ist,

liegt der Schluss nahe, dass es sich um eine Sprachentwicklungsstörung handelt (zur Schwierigkeit der Feststellung von Sprachstörungen bei Mehrsprachigkeit Chilla 2008; Chilla et al. 2010, 72ff.).

Info

- Die Spracherwerbsstörung prägt sich in beiden Sprachen aus.
- Simultan-zweisprachige Kinder mit SSES zeigen in ihren beiden Sprachen dieselben Abweichungen wie einsprachige Kinder derselben Sprachen.
- Auch Kinder mit SSES können mit zwei (oder mehr) Sprachen aufwachsen. Die Spracherwerbsstörung behindert den Erwerb in beiden Sprachen nicht zusätzlich, aber die Kinder zeigen in beiden Sprachen das typische Störungsbild, was zu Abweichungen vom ungestörten Erwerb sowohl in der Erst- als auch in der Zweitsprache führt.
- Da für sukzessiv-zweisprachige Kinder mit SSES bisher weniger Studien vorliegen als für Kinder, die ihre zwei Sprachen gleichzeitig und von Geburt an unter den Bedingungen der Spracherwerbsstörung erwerben, ergibt sich bisher kein einheitliches und eindeutiges Störungsbild. Hier ist jedoch zu berücksichtigen, dass auch einsprachige Kinder mit spezifischer Sprachentwicklungsstörung hinsichtlich der individuellen Ausprägungen eine heterogene Gruppe sind.

Wie bei einsprachigen und simultan-zweisprachigen Kindern mit SSES sind auch die Ausprägungen von SSES bei sukzessiv-zweisprachigen Kindern sehr *heterogen*. Dieses uneinheitliche Bild ist auch darauf zurück zu führen, dass es bisher zu wenige Studien gibt, um ein generelles Bild von SSES bei Zweisprachigkeit zu zeichnen. In der folgenden Tabelle wird ein stark vereinfachter Überblick präsentiert (➤ Tab. 6.1). Nicht bei allen Kindern mit SSES sind alle Störungsaspekte gleich stark oder sogar identisch ausgeprägt und speziell zu sukzessiv-zweisprachigen Kindern mit SSES liegen für das Deutsche erst wenige Fallstudien zu den Charakteristika aus dem grammatische Bereich der Satzstruktur und der Verbflexion (Verbbeugung) vor (Chilla 2008; Rothweiler et al. 2012).

Wichtig ist, bei dieser stark vereinfachten Darstellung zu berücksichtigen, dass sie nur für sukzessiv-zweisprachig aufwachsende Kinder (mit SSES) konzipiert ist, die im Alter von ca. 3 Jahren mit dem Deutschen beginnen. Der Erwerbsverlauf und die Charakteristika bei Kindern, die erst mit 5–6 Jahren mit dem Deutschen in Kontakt kommen oder bei Kindern, die unter ungünstigen Erwerbsbedingungen ihre Sprachen erwerben, zeigt viele Gemeinsamkeiten mit den Ausprägungen der grammatischen Entwicklungsstörung im Deutschen (Chilla 2008). Daher ist es diagnostisch unabdingbar,

- den Beginn des Erwerbs in der Zweitsprache,
- die Erwerbsbedingungen (z. B. Qualität und Menge des Sprachenangebots) und
- die sprachlichen Leistungen in der Erstsprache zu ermitteln!

6.2 Ursachen

Fallbeispiel

Luigi, 5;0 Jahre

Luigi ist 5 Jahre alt und wächst zweisprachig auf. Er ist in Deutschland geboren, beide Elternteile sind in Italien geboren und im Erwachsenenalter kurz vor Luigis Geburt nach Deutschland gekommen. Sie wohnen in einem Stadtteil mit vielen italienischen Familien, ebenfalls sind viele Verwandte und Freunde, Großeltern und Bekannte im nahen Umkreis, sodass man davon ausgehen kann, dass Luigi bis zu seinem Eintritt in den Kindergarten im Alter von 3 Jahren nur mit Italienisch in Kontakt gekommen ist. Luigi fällt im Kindergarten auf, da er im Deutschen deutlich schlechter spricht als seine gleichaltrigen sukzessiv-zweisprachigen Freunde, die ebenfalls wie er mit 3 Jahren in den Kindergarten gekommen sind. Im Alter von 5 Jahren spricht er insgesamt nur wenig, er bildet nur kurze Sätze und hat Schwierigkeiten, die Verben im Hauptsatz richtig zu beugen. Sein Wortschatz ist ebenfalls gering. Eine italienischsprachige Erzieherin stellt fest, dass sein Italienisch nicht so entwickelt ist, wie sie es von anderen sukzessiv-zweisprachigen Kindern kennt. Weder der Wortschatz noch die Grammatik sind altersgemäß. Sie vermutet eine Sprachentwick-

Tab. 6.1 Charakteristika von Spracherwerbstypen

Gruppe/ Erwerbstyp	monolinguale Kinder	Beispiel	sukzessiv-zweisprachige Kinder ohne SSES (Erwerbsbeginn mit ca. 3 Jahren)	einsprachig deutsche Kinder mit SSES	Beispiel	sukzessiv-zweisprachige Kinder mit SSES (Erwerbsbeginn mit ca. 3 Jahren)
Alter/Kontakt mit dem Deutschen	ca. 3 Jahre		ca. 4–5 Jahre 8–20 Monate Kontakt zur Zweitsprache	ca. 4–6 Jahre		ca. 4–6 Jahre bis zu 30 Monate Kontakt zur Zweitsprache
Aspekt der Grammatik	wesentliche Elemente der deutschen Satzstruktur, der Verbstellung und der Verbflexion gemeistert		wesentliche Elemente der deutschen Satzstruktur, der Verbstellung und der Verbflexion gemeistert	wesentliche Elemente der deutschen Satzstruktur, der Verbstellung und der Verbflexion nicht gemeistert		wesentliche Elemente der deutschen Satzstruktur, der Verbstellung und der Verbflexion nicht gemeistert
	die Subjekt-Verb-Kongruenz ist überwiegend korrekt, d. h. finites Verb und Subjekt müssen in Person und Numerus übereinstimmen	du geh-st, er geh-t, wir geh-en	die Subjekt-Verb-Kongruenz ist überwiegend korrekt, d. h. finites Verb und Subjekt müssen in Person und Numerus übereinstimmen	die Subjekt-Verb-Kongruenz ist nicht korrekt	so mach-en das statt das macht so er mach-_; du spiel-_	die Subjekt-Verb-Kongruenz ist nicht korrekt
	die Verbzweitstellung im Hauptsatz wird gekonnt	mama holt ball statt mama ball holen	die Verbzweitstellung im Hauptsatz wird gekonnt	überwiegend Ein- und Zweiwortäußerungen Bevorzugung der Verbendstellung	er mama geh-en; ich rot ball kauf	überwiegend Ein- und Zweiwortäußerungen Bevorzugung der Verbendstellung
	korrekte Nebensätze, bei denen das finite Verb am Satzende steht	ich weiß, dass du mein eis gegessen hast; ich komme erst, wenn du aufgeräumt hast	korrekte Nebensätze, bei denen das finite Verb am Satzende steht	selten werden Nebensätze produziert Wenn Nebensätze gebildet werden: Sätze mit Verbdritt- und Verbviertstellung Infinitive in Verbzweitstellung im Hauptsatz	 und dann da darf man auch nicht; pferd auch da geht rein ich kucken da; schwein machen so	selten werden Nebensätze produziert Wenn Nebensätze gebildet werden: Sätze mit Verbdritt- und Verbviertstellung Infinitive in Verbzweitstellung im Hauptsatz

lungsstörung und zieht eine Sprachtherapeutin zu Rate. Die Therapeutin erhebt Sprachkompetenzen in Luigis Erstsprache Italienisch und in seiner Zweitsprache Deutsch. Ursachen wie Hör- und Sehstörungen, neurologische oder kognitive Schädigungen können mithilfe von Ärztinnen ausgeschlossen werden. Zu einem Anamnesegespräch in der Praxis können die Eltern nicht kommen, da der Vater tagsüber arbeitet: Der Vater möchte unbedingt dabei sein, und Luigis Mutter spricht so gut wie kein Deutsch. Die Therapeutin bittet die italienischsprachige Erzieherin um Hilfe, schnell ist ein Termin für ein gemeinsames Gespräch am Abend im Hause der Familie gefunden. Therapeutin und Erzieherin sind verwundert: Sie werden vom Vater begrüßt, die Mutter sitzt schweigend neben ihrem Mann. Auf die italienische Ansprache antwortet der Vater stets auf Deutsch, die Mutter nickt oder gibt einsilbige deutsche Antworten. Luigi und sein kleiner Bruder spielen nebenan auf dem Teppich, gelegentlich kommt einer der beiden Jungen herein, was von der Mutter mit „nein!" und vielen Gesten kommentiert wird. Im Verlauf des Gesprächs stellt sich heraus, dass die Eltern mit der Geburt ihres ersten Sohnes Luigi gemeinsam beschlossen haben, nur Deutsch mit den Kindern zu sprechen. Die Mutter hat allerdings nur wenig Kontakt zu deutschsprachigen Familien und bisher auch keinen Deutschkurs besucht. Beiden Eltern ist es jedoch wichtig, dass ihre Söhne einmal eine gute Schulbildung in Deutschland haben werden und erfolgreich im Beruf sind. Sie wissen aus den Medien, dass Politiker fordern, nur Deutsch mit den Kindern zu sprechen. Der Gebrauch der Erstsprache sei schließlich hinderlich für einen guten Deutscherwerb. Dies umsetzend, vermeidet es die Mutter, in ihrer Sprache mit ihren Söhnen zu sprechen und versucht, mit den wenigen Worten Deutsch zu kommunizieren, die sie beherrscht. Erst das Elterngespräch in der Familie zeigt: Obwohl beide Sprachen beeinträchtigt sind, handelt es sich nicht um eine genuine Sprachentwicklungsstörung (➤ Kap. 5). Es sind zwar beide Sprachen nicht altersgemäß entwickelt, die Ursachen dafür liegen jedoch in dem sprachlichen Angebot, das Luigi erhält. ▮

WICHTIG

- SSES ist eine Sprachentwicklungsstörung, die sich in beiden Sprachen ausprägt. Anderenfalls kann es sich nicht um eine SSES handeln.
- Zwei- oder Mehrsprachigkeit an sich ist nicht die Ursache von Sprachstörungen.
- Zweisprachige Kinder sind nicht häufiger von Sprachentwicklungsstörungen betroffen als einsprachige Kinder.

6.3 Prävention

Eine „echte" bzw. so genannte umschriebene Sprachentwicklungsstörung wie die SSES ist überwiegend genetisch bedingt und daher nur einer indirekten Prävention zugänglich. Eine wirkliche Prävention von Sprachentwicklungsstörungen ist nur bei Störungen mit primärer Ursache (Hörstörungen, kognitive Beeinträchtigungen) möglich (Suchodoletz 2007). Für die Prävention von Sprachentwicklungsstörungen bei Zweisprachigkeit gelten dieselben Maßnahmen wie bei einsprachigen Kindern, wie sie z. B. im PräSES-Konzept vorgeschlagen werden (Siegmüller et al. 2007). Darüber hinaus gilt es, der kindlichen Zweisprachigkeit besondere Bedeutung beizumessen.

Wichtig ist, dass die Spracherwerbsstörung früh erkannt und therapiert wird. Mit der so genannten *Frühintervention* für einsprachige Kinder (Kauschke 2011; Schlesiger 2009) steht einerseits das Kind im Zentrum der Aufmerksamkeit, andererseits werden Eltern angeregt, ein sprach- und kommunikationsförderndes Verhalten zu verfeinern. Vorschläge sind hier z. B. regelmäßiges gemeinsames Erzählen und Vorlesen, Förderung der gemeinsam geteilten Aufmerksamkeit (*joint attention*) im Spiel oder in Alltagssituationen oder der Abbau von ungünstigen Verhaltensweisen zur Prävention von sozial-emotionalen Folgeerscheinungen (ausgeprägtes Bewusstsein für die eigene Sprachstörung, Rückzug und Schweigeverhalten). Der regelmäßige Austausch mit den Kita- bzw. Krippenerzieherinnen und den Sprachförderkräften in der Einrichtung trägt seinen Teil dazu bei.

Rat

Zweisprachige Kinder mit Sprachentwicklungsstörungen bedürfen aufgrund ihrer von der Mehrheitsgesellschaft abweichenden Spracherwerbssituation neben einer möglichst frühzeitigen Therapie besonderer Aufmerksamkeit durch Elternhaus, Kita und Schule. Meist sind es allein die Eltern, die dem Kind ein intensives Angebot und Förderung in der Erstsprache ermöglichen können. Wichtig ist es, zunächst die Anzeichen für eine mögliche Verzögerung in der Erstsprachentwicklung wahrzunehmen, z. B. die ersten Wörter (mama, papa, anne, baba) werden erst mit 24 Lebensmonaten gesprochen, ihr Kind hat – im Vergleich zu Gleichaltrigen – eine „verwaschene" Aussprache oder Sie haben das Gefühl, dass es stottert? Wenden Sie sich dann umgehend an die Kinderärztin und besprechen Sie Ihre Eindrücke mit anderen Bezugspersonen des Kindes (Erzieherin, Großeltern).

Nutzen Sie jede Gelegenheit, um mit Ihrem Kind in der Erstsprache zu sprechen. Erzählen Sie mit Ihrem Kind, spielen Sie mit ihm, wobei Sie das Spiel sprachlich begleiten. Wichtig ist, immer wieder Blickkontakt herzustellen und die gemeinsame Konzentration auf eine gemeinsame Tätigkeit (z. B. Kochen, einen Cartoon im Fernsehen besprechen) sprachlich handelnd zu begleiten. Gerade der Aufbau und die Erweiterung des Wortschatzes sind sinnvoll. Nutzen Sie dabei nicht nur die Benennung von Gegenständen oder verschiedener Namen (z. B. Benennungen von Küchengegenständen, von Tieren und Pflanzen, die Bezeichnungen von Verwandten und ihre Namen), sondern bieten Sie ihrem Kind ganz bewusst vollständige Sätze mit viel genutzten Verben an: das ist…; wir machen jetzt…, du hast hier… gemacht, wir holen…; Orada ne yapıyorsun? (was machst du da?); içiyor (er/sie/es trinkt).

6.4 Diagnostik

Die Diagnose einer SSES beim mehrsprachigen Kind wird dadurch erschwert, dass für die Beurteilung der Erstsprachkenntnisse nur selten geschultes Personal zur Verfügung steht und kaum ausreichend Erkenntnisse über SSES in den jeweiligen Sprachen vorliegen oder zugänglich sind. Die Diagnostik sollte von einer Sprachtherapeutin/Logopädin durchgeführt werden. Die eindeutige Identifikation einer SSES ist bisher nur möglich, wenn beide Sprachen analysiert werden. Auch eine deutliche Verzögerung im Deutschen allein kann eine logopädische Therapie notwendig machen, um das Kind in seiner Sprachentwicklung zu unterstützen, es liegt dann aber keine „echte" SSES vor (➤ Tab. 6.2).

Tab. 6.2 Checkliste: Mögliche Hinweise auf SSES bei sukzessiv-zweisprachigen Kindern

Beobachtungshinweise	Stimmt
In Ihrer Familie sind eine oder mehrere Personen sprachlich auffällig oder waren in ihrer Kindheit in Behandlung (z. B. wegen der Aussprache, wegen Stotterns oder Schwierigkeiten mit der Schriftsprache).	
Ihr Kind hat später als andere Kinder angefangen zu sprechen.	
Ihr Kind hat im Alter von ca. 2–3 Lebensjahren nur wenige Wörter, aber keine Äußerungen gesprochen, die aus zwei oder mehreren Wörtern oder Wortbestandteilen (Morphemen) bestehen. Es scheint aber alles zu verstehen, was ihm gesagt wird.	
Ihr Kind ist schwer zu verstehen, es spricht verwaschen.	
Es gibt keine Hinweise auf Hörstörungen oder kognitive Beeinträchtigungen.	
Sozial-emotionale Krisen, die als Ursache für die verzögerte Sprachentwicklung gelten können (z. B. Flucht und Vertreibung, Tod eines geliebten Menschen, Entwicklungsverzögerungen) liegen nicht vor.	
Beide Sprachen Ihres Kindes sind – im Vergleich mit anderen sukzessiv-zweisprachig aufwachsenden Kindern – nicht altersgerecht entwickelt.	
Die Erzieherin/Lehrerin berichtet Ihnen, dass die Entwicklung im Deutschen nicht altersangemessen voranschreitet.	

Checkliste

Info

Diagnostisches Vorgehen bei Verdacht auf SSES bei einem zweisprachigen Kind

Bei Verdacht auf SSES bei sukzessiv-zweisprachigen Kindern sind folgende Schritte in der Diagnostik (durch die Kinderärztin und die Therapeutin) üblich:

- Es sind möglicherweise Voruntersuchungen, z. B. bei einer HNO-Ärztin und einer Psychologin nötig, um die Ursache für die sprachlichen Beeinträchtigungen zu ergründen.
- In einem Elterngespräch ist es wichtig, dass folgende Fragen gemeinsam erörtert werden. Diese Liste stellt jedoch nur eine Auswahl an Fragen dar. Im häufigsten Fall wird das Gespräch auf Deutsch stattfinden. Wenn Sie nur wenig Deutsch verstehen, bitten Sie die Ärztin/Logopädin, eine Dolmetscherin für Ihr Gespräch zu engagieren. Auf keinen Fall sollte Ihr Kind selbst übersetzen (Kroffke und Meyer 2007)!
  - Wie lange leben die Familienmitglieder schon in Deutschland?
  - Welche Sprache(n) sprechen die Familienmitglieder? Welche Sprache(n) wird in der Familie vorrangig gesprochen?
  - Wann kam Ihr Kind in die Schule/Kita? Hat es vorher schon deutsch gesprochen?
  - Wie lange besucht es schon Kita/Schule? Hat es dort viele Freundinnen? In welchen Sprachen spricht Ihr Kind mit den Freundinnen?
  - Wie verliefen Schwangerschaft und Geburt?
  - War Ihr Kind häufig krank? Hatte es oft Erkältungen?
  - Wie entwickelt sich Ihr Kind im Vergleich zu seinen Geschwistern/Kindern von Bekannten?
  - Sind Ihnen Familienmitglieder mit Sprachauffälligkeiten bekannt?
  - In welchem Alter hat Ihr Kind angefangen, zu sprechen? Welches war sein erstes Wort? Wann konnte es erste Sätze bilden?
  - Können Sie einen oder zwei Beispielsätze Ihres Kindes aus Ihrer Familiensprache aufschreiben/sagen?
- eventuell Überprüfung der Erstsprache
- Überprüfung der Zweitsprache Deutsch mit verschiedenen Erhebungsverfahren

6.5 Therapie

Idealerweise ist die Therapeutin selbst zweisprachig und ist dafür ausgebildet, SSES in zwei Sprachen zu erkennen und zu therapieren. Über die Therapeutinnensuche im Internet oder bei der Anmeldung bei einer Praxis vor Ort kann gezielt nach zweisprachigen Therapeutinnen gesucht werden. Eine Therapie in beiden Sprachen wird jedoch in den seltensten Fällen möglich sein. Eine Therapie wird bei sukzessiv-zweisprachigen Kindern meist nur durch eine einsprachig deutschsprachige Therapeutin durchgeführt werden können. In vielen Fällen gibt es leider keine Möglichkeit, in der Familiensprache zu behandeln, da es keine dafür ausgebildeten Therapeutinnen und Therapeuten gibt. Somit wird eine Behandlung auf Deutsch stattfinden. Forschungsergebnisse konnten allerdings zeigen, dass Therapiefortschritte, die in einer Sprache stattfanden, sich auch positiv auf die andere, nicht behandelte Sprache auswirkten. Dies kann insbesondere dann passieren, wenn das, was gerade in der einen Sprache therapiert wird (z. B. Satzstrukturen, Laute) in beiden Sprachen in gleicher Form auftritt (z. B. Lispeln). Da aber in der Regel auch Schwierigkeiten bestehen, die nur in einer Sprache vorkommen (z. B. Schwierigkeiten, den Ablativ im Türkischen zu bilden), kann für diese keine oder nur wenig Übertragung erwartet werden, sodass eine Behandlung der zweiten Sprache sinnvoll ist, wenn es dafür eine Möglichkeit gibt. Sollte ein Kind, dessen Familiensprache nicht Deutsch ist, nur eine begrenzte Zeit in Deutschland leben und anschließend wieder in sein Ursprungsland zurückkehren, dann ist zu überlegen, ob

1. in Deutschland eine Therapeutin zu finden ist, welche die Familiensprache beherrscht oder
2. im Ursprungsland z. B. vor Schulbeginn noch logopädische Therapie in der Familiensprache stattfinden kann.

Eine Therapie in der Zweitsprache Deutsch ist, gerade bei sukzessiv-zweisprachigen Kindern, die in Deutschland ihre Schulbildung durchlaufen werden, sehr sinnvoll und sollte wie bei einsprachigen Kindern mit SSES unter Berücksichtigung der kindlichen Mehrsprachigkeit und der sprachlichen Handlungsfähigkeit vonstattengehen und störungsspezifisch ausgerichtet sein.

6

Auch wenn ihr Kind in seiner Zweitsprache in logopädischer Behandlung ist, sollten sie nicht auf ihre Erstsprache verzichten (Chilla und Fox-Boyer 2012). Eltern von zweisprachigen Kindern, die sich in logopädischer Behandlung befinden, wird oftmals geraten, eine „Pause" mit der Zweisprachigkeit zu machen. Die ist weder sinnvoll noch gerechtfertigt:

- Eine Unterbrechung der Familienkommunikation zugunsten der Zweitsprache würde eine völlig unnatürliche Veränderung des bisherigen sprachlichen Alltags der Familie bedeuten.
- Zweisprachigkeit bekäme von einem auf den anderen Tag einen negativen Beigeschmack.
- Nachweislich verzögert Zweisprachigkeit die Fortschritte, die mit einer logopädischen Therapie gemacht werden können, nicht.
- Wenn Eltern, die selbst über nur geringe Deutschkenntnisse verfügen, plötzlich nur noch in ihrer Zweitsprache mit dem Kind kommunizieren, bieten sie ein ungenügend gutes Sprachvorbild in der Zweitsprache. Dies kann z. B. zu Irritationen führen, wenn Therapieinhalte von Eltern inkorrekt präsentiert werden.
- Sinnvoll und vor allem sehr hilfreich ist es, wenn Eltern, die selbst nur wenig Deutsch sprechen oder sich im Deutschen unsicher fühlen, Unterstützung für die Durchführung von therapeutischen Hausaufgaben erhalten. Hier können Verwandte und Freundinnen und Freunde der Familie, die selbst zweisprachig oder Muttersprachlerinnen und Muttersprachler sind, helfen.

6

Therapieeffekte

Bis heute gibt es nur sehr wenige Studien, die sich mit den Behandlungseffekten bei zweisprachigen Kindern befassen. Studien zu Aussprachestörungen weisen darauf hin, dass die Frage, ob sich eine Therapie in der einen auch auf eine zweite, unbehandelte Sprache auswirkt, abhängig davon ist, welcher Art die Aussprachestörung eines Kindes ist. Bei der Behandlung reiner Artikulationsstörungen (z. B. Lispeln) gibt es nachweislich einen positiven Übertragungseffekt. Bei Verzögerungen der Entwicklung gibt es häufig einen Übertragungseffekt, wenn die Symptome in beiden Sprachen identisch sind. Des Weiteren kann die Therapie auch eventuell positive Effekte auf noch unbehandelte Veränderungen haben (Chilla und Fox-Boyer 2011; Dodd 2005).

6.6 Hinweise zur Vertiefung

RATGEBER UND VERTIEFENDE LITERATUR

Baker C (2007). A parents' and teachers' guide to bilingualism. 3. A. Clevedon: Multilingual Matters.

Chilla S, Fox-Boyer A (2012). Ratgeber Zweisprachigkeit/Bilingualität. Ein Ratgeber für Eltern. Idstein: Schulz-Kirchner

Chilla S, Rothweiler M, Babur E (2010). Kindliche Mehrsprachigkeit. München/Basel: Ernst Reinhardt Verlag.

DeHouwer A (2009). An Introduction to bilingual development. Clevedon: Multilingual Matters.

Montanari E (2007a). Mit zwei Sprachen groß werden. München: Kösel.

Montanari E (2007b). Wie Kinder mehrsprachig aufwachsen. Frankfurt/Main: Brandes & Apsel.

Tracy R (2008). Wie Kinder Sprachen lernen. Und wie wir sie dabei unterstützen können. Tübingen: Narr Franke.

INTERESSANTE INTERNETSEITEN

www.bi-sli.org → englischsprachige/mehrsprachige Homepage zu bilingualen Kindern mit Sprachentwicklungsstörungen

www.mehrsprachig.info → Beratungsstelle von Dr. Elke Montanari mit Online-Beratung

http://www.uni-hamburg.de/hazems/elternberatung.html → Beratungsstelle des Sonderforschungsbereichs Mehrsprachigkeit (538) an der Universität Hamburg mit umfangreicher Literaturliste

www.mehrsprachigkeit.net → Informationen und umfangreiche Literaturliste

www.mehrsprachigaufwachsen.de/

www.zweisprachigkeit.net/

www.paed.uni-muenchen.de/ → Beratungsstelle für Mehrsprachigkeit an der LMU München

http://www.uni-koblenz-landau.de/landau/fb5/instfson/ab2-S → Forschungs- und Beratungsstelle der Universität Koblenz-Landau

VEREINE UND SELBSTHILFEGRUPPEN

www.verband-binationaler.de/ → Verband binationaler Familien und Patenschaften

www.fmks-online.de/adressen.html → Verein für frühe Mehrsprachigkeit an Kindertageseinrichtungen und Schulen FMKS e. V.

LITERATUR

Chilla S (2008). Erstsprache, Zweitsprache, Spezifische Sprachentwicklungsstörung? Eine Untersuchung des Erwerbs der deutschen Hauptsatzstruktur durch sukzessiv-bilinguale Kinder mit türkischer Erstsprache. Hamburg: Dr. Kovac.

Chilla S, Babur E (2010). Specific Language Impairment in Turkish-German Successive Bilingual Children. Aspects of Assessment and Outcome. In: Topbas S, Yavas M (Hrsg.). Communication Disorders in Turkish in Monolingual and Multilingual Settings. Clevedon: Multilingual Matters.

Choudhury N, Benasich AA (2003). A familiy aggregation study: the influence of family history and other risk factors on language development. Journal of Speech and Hearing Research; 46: 261–272.

Dodd B (2005). Bilingual children with phonological disorders: identification and intervention. In: Dodd K (ed.). Differential diagnosis and treatment of children with speech disorders. London: Whurr. p. 275–288.

Goldstein BA (2004). Bilingual Language Development and Disorders. Introduction and Overview. In: Goldstein BA (ed.) Bilingual Language Development and Disorders in Spanish-English Speakers. Baltimore: Brookes. p. 3–19.

Kauschke C (2011). Frühintervention bei Sprachentwicklungsstörungen. In: Siegmüller J, Bartels H (Hrsg.). Leitfaden Sprache Sprechen Stimme Schlucken. München: Elsevier. S. 90–96.

Kroffke S, Meyer B (2007). Verständigungsprobleme in bilingualen Anamnesegesprächen. In: Kameyama S, Meyer B (Hrsg.). Mehrsprachigkeit am Arbeitsplatz. Beiträge zur Jahrestagung der Gesellschaft für Angewandte Linguistik 2004. Reihe Forum Angewandte Linguistik 47. Frankfurt/Main: Peter Lang. S. 149–183.

Onslow M, Lincoln M, Chan YH, Lim VPC (2008). Stuttering in English-Mandarin Bilingual Speakers: The Influence of Language Dominance on Stuttering Severity. Journal of Speech, Language & Hearing Research; 51: 1.522–1.537.

Paradis J (2009). Early bilingual and multilingual acquisition. In: Auer P, Wei L (eds.). Handbook of Multilingualism and Multilingual Communication. Berlin/New York: Mouton deGruyter. p. 15–44.

Proctor A, Ehud Y, Duff MC, Zhang J (2008). Prevalence of Stuttering in African American Preschoolers. Journal of Speech, Language, and Hearing Research; 51: 1.465–1.479.

Rothweiler M, Chilla S, Clahsen H (2012). Subject Verb Agreement in Specific Language Impairment: A study of monolingual and bilingual German-speaking children. Bilingualism: Language and Cognition 15(1), 39–57.

Schlesiger C (2009). Sprachtherapeutische Frühintervention für Late Talkers. Idstein: Schulz-Kirchner.

Siegmüller J, Fröhling A, Gies J, Herrmann H, Konopatsch S, Pötter G (2007). Sprachförderung als grundsätzliches Begleitelement im Kindergartenalltag – das Modellprojekt PräSES als Beispiel. L. O. G. O. S. Interdisziplinär; 15(2): 84–96.

Steenge J (2006). Bilingual Children with Specific Language Impairment. Additionally Disadvantaged? Nijmegen: EAC.

Suchodoletz W von (2007). Prävention von Entwicklungsstörungen. Göttingen: Hogrefe.

KAPITEL

7

Martina Michalske

Artikulationsstörungen

„Mein Kind spricht undeutlich!"

Bezeichnungen: Artikulationsstörung, Sprechstörung, Lautbildungsstörung, funktionelle Aussprachestörung, Dyslalie (dys = Einschränkung einer Fähigkeit, lalein = sprechen).

Hinweis

- Auch bei gutem sprachlichem Vorbild können Artikulationsstörungen auftreten.
- Entdecken Sie mit Ihrem Kind das Sprechen.
- Kinder können die korrekte Aussprache der Laute erlernen.

Bei einer Aussprachestörung ist zwischen zwei Arten zu unterscheiden: phonetisch und phonologisch.

Phonetisch: Die *Phonetik* beschreibt die Art und Weise, in der Laute und Lautverbindungen von Sprechern motorisch hervorgebracht werden und wie diese klingen (Kannengieser 2009). Bei einer Sprechstörung fehlt die motorische Fähigkeit, einen Laut korrekt zu bilden. Das Kind kann den Laut phonetisch nicht richtig realisieren (z. B. statt /sch/ bildet es /s/).

Phonologisch: Die *Phonologie* beschreibt die Funktion der Laute in der Sprache und die Regeln, nach denen die Laute verwendet werden (Kannengieser 2009). Zum Beispiel kann ein Kind den Laut /k/ korrekt bilden, setzt ihn aber nicht in seiner korrekten Bedeutung im Wort ein, so dass das Kind „Tanne" statt „Kanne" oder „Täfer" statt „Käfer" sagt. Im Unterschied zur Sprechstörung wird dieses Phänomen in der Literatur bereits häufig einer Sprachstörung zugeordnet.

Von Ärztinnen wird die Artikulationsstörung häufig mit einem der oben aufgeführten Begriffe beschrieben. Ärztinnen beziehen sich aber auch auf die Internationale Klassifikation der Krankheiten (ICD-10-GM). In diesem Fall steht bei einer Artikulationsstörung i. d. R. das Kürzel F80.1 auf der Verordnung.

„Eine umschriebene Entwicklungsstörung, bei der die Fähigkeit des Kindes, die expressiv gesprochene Sprache zu gebrauchen, deutlich unterhalb des seinem Intelligenzalter angemessenen Niveaus liegt, das Sprachverständnis liegt jedoch im Normbereich. Störungen der Artikulation können vorkommen" (ICD-10-GM 2010).

Diese sehr allgemeine Beschreibung wird im Rahmen einer sprachtherapeutischen Diagnostik sowie Therapie spezifiziert. Die Beschreibungen sind umfassender und gehen detaillierter auf die verschiedenen Facetten des Störungsbildes ein.

Finanzierung

Sprachtherapeutische Diagnostik und Therapie erfolgen auf der Grundlage einer ärztlichen Verordnung. Die Kosten für die Therapie werden von den gesetzlichen und privaten Kassen übernommen.

7.1 Erscheinungsbild

Eine Artikulationsstörung zeigt sich darin, dass ein Kind einen oder mehrere Laute nicht richtig ausspricht. Das Erscheinungsbild kann sehr unterschiedlich sein. Man nennt die nicht richtig gebildeten Laute „fehlgebildet", da Kinder sie auf eine andere Art und Weise bilden, als es in der Muttersprache üblich ist.

Um einen Laut aussprechen zu können, bedarf es dreier Funktionen: der Atmung (Respiration), der Stimmgebung (Phonation) und der Lautbildung (Artikulation). Im Zuge der Ausatmung wird die Luft aus den Lungen gedrückt: Es entsteht ein Luftstrom.

Dieser Luftstrom wird im Mundraum durch Zunge, Lippen, Zähne und Wangen gelenkt. Die Laute haben verschiedene Artikulationsstellen und Artikulationsmodi. Dies bedeutet, dass zum einen die Laute an verschiedenen Stellen im Mund gebildet werden und zum anderen auf verschiedene Art und Weise.

Um Stimme zu erzeugen, vibrieren die so genannten Stimmlippen im Kehlkopf. Sind sie aktiv, bilden sie einen stimmhaften Laut (z. B. /g/). Lassen sie den Luftstrom einfach passieren, entsteht ein stimmloser Laut (z. B. /k/).

Ein Laut muss jedoch nicht nur gehört, sondern auch vom Gehirn verarbeitet werden. Das Gehirn filtert Laute aus den gehörten Geräuschen heraus. Mittels *Lautdiskriminierung* (Lautunterscheidung) wird ein Laut von anderen Lauten abgegrenzt. Dieser Vorgang bildet die Voraussetzung dafür, dass ein Laut isoliert erkannt wird (*Lautidentifikation*).

Kinder lernen im Laufe ihrer Entwicklung, wie sie die Laute artikulationsmotorisch richtig bilden und nach welchen Regeln sie die Laute im Wort verwenden. Als grobe Leitlinie geht man davon aus, dass die einzelnen Laute bis ca. 3;0–3;5 Jahren gebildet werden können. Im weiteren Verlauf lernt das Kind die Konsonantenverbindungen am Wortanfang. Im Alter von 4;6–4;11 Jahren können 90 % aller Kinder alle Laute korrekt bilden.

Von einer phonetischen Störung wird ausgegangen, wenn ein Kind einen Laut durch einen nicht-muttersprachlichen Laut ersetzt oder ihn konstant fehlbildet. Es gibt eine Vielzahl an Lautfehlbildungsarten. Dies hängt mit den speziellen artikulationsmotorischen Schwierigkeiten des Kindes zusammen. So macht es einen Unterschied, ob das Kind z. B. bei der /sch/-Lautbildung die nötige Wangenspannung nicht aufbringen kann oder die Zungenkraft und -koordination beeinträchtigt sind (Weinrich und Zehner 2008).

Hinweis

Der Lauterwerb findet vor dem Hintergrund der individuellen Entwicklung statt und kann sehr unterschiedlich verlaufen. So müssen Lautfehlbildungen stets im Zusammenhang gesehen werden (z. B. organische Bedingungen, Hörfähigkeit, genetische Bedingungen, Mehrsprachigkeit etc.).

Im Zusammenhang der verschiedenen Ursachen und der individuellen Entwicklung des Kindes fallen die Erscheinungsbilder sehr vielfältig aus.

WICHTIG

Kinder mit Artikulationsstörungen können eine rein phonetische Störung aufweisen. Häufig gehen sie mit Störungen auf phonologischer Ebene einher (Kannengieser 2009). Dies bedeutet, dass das Kind die Laute richtig aussprechen, aber nicht anwenden kann.
Zur Abklärung bedarf es einer differenzierten Diagnostik und Beobachtung während des Therapieverlaufs.

Häufige Erscheinungsbilder von Aussprachestörungen im Kindesalter: Laute werden daraufhin unterschieden, auf welche Art und Weise und wo, also an welchem Ort sie im Mundraum gebildet werden. Des Weiteren wird unterschieden, ob die Bildung mit oder ohne Stimme erfolgt.

Das Kind bildet Laute am so genannten Alveolardamm (Zahndamm direkt hinter den oberen Schneidezähnen). Zum Beispiel bildet das Kind statt /f/ ein /t/: Fahrrad wird zu Tahrrad. Oder statt /k/ bildet das Kind /t/: Koffer wird zu Toffer. Weitere häufige Varianten sind, dass das Kind statt /g/ ein /d/ bildet: Gabel wird zu Dabel. Statt /r/ bildet das Kind /l/: Roller wird zu Loller. Reiter wird zu Leiter. In diesen Fällen spricht man von einer *Vorverlagerung*.

Ein weiteres bekanntes Erscheinungsbild ist das umgangssprachlich genannte „Lispeln“, im Fachjargon Sigmatismus genannt: Bei der Bildung des /s/-Lautes ist die Zunge deutlich zwischen den Zähnen zu sehen (z. B. bei dem Wort „Sonne“). Dann spricht man von einem Sigmatismus *interdentalis*. Oder die Zunge stößt gegen die Zähne und es klingt „verwaschen“ oder „undeutlich“ (Sigmatismus *addentalis*). Auch kann die /s/- oder /sch/-Lautbildung mit einem „Zischen“ verbunden sein (*laterale* Lautbildung).

Oft ist mit dem Sigmatismus die Fehlbildung des /sch/-Lautes kombiniert: Statt /sch/ bildet das Kind /s/: Schiff wird zu Siff.

Fallbeispiel

Karl, 4;11 Jahre

Karl wurde mit 3;2 Jahren erstmalig in einer sprachtherapeutischen Praxis vorgestellt. Die allgemeine Entwicklung verlief altersgemäß. Der Mutter bereitete die Aussprache Karls große Sorgen. Aufgrund des Alters von Karl stellte die Kinderärztin zunächst kein Rezept für die Sprachtherapie aus. Nach einer pädaudiologischen Diagnostik, die einen unauffälligen Befund des Hörens ergab, und dem hartnäckigen Drängen der Mutter, bekam sie eine Verordnung für zwei Termine Sprachtherapie. Im Rahmen der sprachtherapeutischen Diagnostik konnte ermittelt werden, dass Karl die Laute /k/ und /g/ nicht bilden konnte, sondern durch /t/ und /d/ ersetzte. Der „verwaschene" Klang seiner Sprache stand im Zusammenhang mit der interdentalen Bildung der Laute /s/, /z/, /ch/, /sch/. Im *Anamnesegespräch* stellte sich heraus, dass Karl sowohl nachts als auch oft tagsüber schnullerte, häufig mit Schnuller sprach. Die Zahnstellung zeigte einen sogenannten offenen Biss, d. h. ein kleines rundes Loch war beim Aufeinanderstellen der oberen und unteren Zähne vorne zu sehen. Es bestand eine Mundoffenhaltung. Beim Schlafen und Zuhören stand der Mund offen. Die Mutter beschrieb einen stark ausgeprägten Speichelfluss (Salvation) und sehr häufige Erkältungen. Der zweite Termin wurde zur Elternberatung genutzt. Den Zusammenhang zwischen der Mundoffenhaltung, dem Speichelfluss, den Erkältungen und dem Schnuller konnte die Mutter nachvollziehen. So wurde zunächst das Ziel vereinbart, Karl den Schnuller abzugewöhnen. Leichte Übungen für das Sensibilisieren und Stärken der Mundmuskulatur wurden besprochen, um auf Dauer einen Mundschluss herbeizuführen. Dies war erforderlich, um die Voraussetzungen im Mund herzustellen (wie z. B. Zahnstellung, korrekte Zungenruhelage), damit die oben genannten Laute motorisch überhaupt gebildet werden konnten. In Absprache fühlte die Mutter sich damit zunächst gut beraten und die nächste U-Untersuchung wurde abgewartet. Im Alter von 4;0 Jahren meldete sich die Familie erneut. Im Kontext des häuslichen Engagements in Form von spielerischen Übungen und Abgewöhnen der Gewohnheiten (*Habits*) hatte sich der offene Biss stark zurückgebildet. Den Schnuller brauchte Karl nur noch in ganz seltenen Situationen. Tagsüber gelang ihm bei Konzentration manchmal der Mundschluss. Die Artikulation war unverändert. Inzwischen störte sich Karl sehr an dieser Tatsache, insbesondere belastete ihn, dass er seinen eigenen Namen stets anders aussprach und ihm die Möglichkeit fehlte, dies zu ändern. So standen das mundmotorische Training und die Lautanbahnung der Laute /k/ und /g/ zunächst im Mittelpunkt der Therapie. Karl konnte den Laut schnell bilden, ihn jedoch nicht sprachlich nutzen. So wurde mit ihm auf phonologischer Ebene gearbeitet. Karl lernte den Unterschied zwischen /k/ und /t/ insbesondere durch die *Arbeit mit Minimalpaaren*. Dies sind Wortpaare, die sich nur in diesem einen Laut unterscheiden, z. B. Kanne – Tanne, Kopf – Topf, Katze – Tatze. Auf diese Weise wurde Karl der Bedeutungsunterschied der beiden Laute klar. Er begann sie zu unterscheiden. Bald gelang ihm eine richtige Lautanwendung. Karl hatte viel Freude an der Sprachtherapie und den Erfolgen. Sehr engagiert arbeitete er im weiteren Verlauf an der Erarbeitung der Laute /s/, /z/ sowie des /sch/ mit. Die korrekte Bildung des /sch/-Lautes bereitete ihm erhebliche Schwierigkeiten. Im Zuge dessen kippte die Motivation in Frustration. Es bedurfte hoher Sensibilität der Therapeutin und der Eltern im Umgang mit diesem Thema. So war eine Lösung, dass die Eltern die Aussprache nicht mehr täglich im häuslichen Umfeld thematisierten. Das Thema wurde in der Therapie fokussiert. Nachdem Karl die Laute isoliert einigermaßen bilden konnte, wurde eine Therapiepause eingelegt. Nach einem halben Jahr war Karl wieder bereit, sich auf die Therapie einzulassen. In ihrem Rahmen gelang ihm die korrekte Bildung der Laute in der Spontansprache. Er konnte sie ohne Nachdenken spontan richtig bilden. Dies konnte er in seinen Alltag übertragen.

7.2 Ursachen

Es gibt verschiedenste Ursachen für eine Artikulationsstörung. Zumeist besteht ein Bündel aus verschiedenen Ursachen. Häufig kann nicht genau eine Ursache festgestellt werden, vielmehr können

Zusammenhänge zwischen verschiedenen Gegebenheiten hergestellt werden. Bei jedem Kind ist die Gewichtung der einzelnen möglichen Ursachen sehr verschieden.

WICHTIG

Artikulationsstörungen entwickeln sich aufgrund verschiedener Faktoren. So bestehen häufig physiologische Bedingungen (z. B. ein offener Biss, bei dem sich die Zahnreihen beim Zubeißen vorne nicht schließen), aber auch genetische Veranlagungen (z. B. weitere Familienmitglieder mit Sprachstörungen). Elternverhalten allein verursacht keine Artikulationsstörung.

Im Abschnitt zu den Präventionen ist beschrieben, auf welche Risikofaktoren Eltern achten können, um frühzeitig intervenieren und handeln zu können.

Info

Risikofaktoren

Im Rahmen einer ärztlichen und/oder therapeutischen Diagnostik können verschiedene Faktoren und Fragen abgeklärt werden. Dies können z. B. sein:

- Besteht ein organisches Bedingungsgefüge zur Entwicklung einer Artikulationsstörung, z. B. Lippen-Kiefer-Gaumen-Spalte?
- Sind funktionelle Faktoren zu erkennen, z. B. ein schwaches Muskelsystem im Mundbereich, Mundoffenhaltung?
- Sind Wahrnehmungsstörungen, kognitive Auffälligkeiten, z. B. bei geistiger Behinderung im Rahmen von verschiedenen Syndromen bekannt?

Folgende Bedingungsgefüge können zu einer Aussprachestörung führen. Nicht alle Faktoren müssen Teil des Ursachenbündels sein. Welche Faktoren eine Rolle spielen, ist individuell sehr unterschiedlich. Auch das Ausmaß und die Gewichtung der jeweiligen möglichen Ursachen sind sehr verschieden.

Organische Ursachen

- **Audiogene Dyslalie** (Sprechstörungen infolge von Hörminderung): Unterschiedliche Schweregrade führen zu sehr individuellen Artikulationsproblemen in einer Spannbreite von Einzellautfehlbildungen (nur ein einzelner Laut wird fehlgebildet), verwaschener Artikulation oder kaum genutzter verbaler Sprache. *Eine zentral-auditive Verarbeitungsstörung* bildet einen weiteren Risikofaktor. In diesem Fall kann das Kind gut hören, den Schall jedoch nicht im Gehirn verarbeiten, sozusagen nicht entschlüsseln (➤ Kap. 9).
- **Dysglossien** (Sprechstörungen bei Schädigung der Sprechwerkzeuge): In diesen speziellen Fällen können Artikulationsstörungen auftreten:
  - bei anatomischen Fehlbildungen (z. B. Lippen-Kiefer-Gaumen-Spalten)
  - bei Muskelerkrankungen der Sprechorgane (z. B. neurologische Erkrankungen)
  - nach Zustand der Verletzung der Sprechorgane (z. B. bei einem Sturz, infolgedessen der Kiefer in Mitleidenschaft gezogen wurde)
  - bei vergrößerten Mandeln im Rachenraum
  - nach Operationen im Ansatzrohr.
- **Sprechstörungen infolge von Dysgnathien**: Biss- und Zahnfehlstellungen können eine korrekte Luftstromlenkung erschweren oder Artikulationsstellen schwer zugänglich gestalten.
- **Rhinolalie** (*Näseln*): Die Luft entweicht vermehrt durch die Nase, so dass insbesondere die velaren und plosiven Laute fehlgebildet werden. Im Vergleich zu anderen Ursachen taucht dieses Phänomen eher weniger auf.
- **Sprechstörungen infolge von häufigen Infekten**: Die Hörfähigkeit kann eingeschränkt sein, Kompensationsbewegungen beim Sprechen können gegen Schmerzen in Gang gesetzt werden.
- **Verbale Entwicklungsdyspraxie**: Störung der Planung, Koordination und Ausführung von Sprechbewegungen.

Funktionelle Ursachen

- **Artikulationsstörungen aufgrund von motorischen Entwicklungsdefiziten** der Grob-, Fein- und Mundmotorik
- **Artikulationsstörungen aufgrund einer orofazialen Dysfunktion** (myofunktionelle Störung): Das bedeutet, dass im Mund- und Gesichtsbereich die Muskulatur oder einzelne Muskelbereiche zu schwach oder zu stark ausgebildet sind. Das feine Zusammenspiel der Muskeln ist dann

gestört, so dass es zu Kau-, Schluck- und Sprechproblemen kommen kann.

Sensorische Ursachen

- **Artikulationsstörungen aufgrund von Wahrnehmungsstörungen**: Probleme im Bereich der auditiven Wahrnehmung, der sensorischen Integration (alle verschiedenen Sinneseindrücke können nicht auf einen Nenner gebracht werden), auf orofazialer taktil-kinästhetischer Ebene (die Fähigkeit, sich selbst im Mund- und Gesichtsbereich zu spüren, ist gestört, z. B. dass die Zunge gezielt die Oberlippe berühren und das Kind dies fühlen kann)

Kognitive Ursachen

- **Artikulationsstörungen im Kontext geistiger Behinderungen oder Intelligenzminderung** (z. B. Down-Syndrom)
- **Phonologische Störung**: spezifische Schwierigkeiten beim Verarbeiten von Sprache und dem Ableiten von linguistischen (sprachlichen) Regeln
- **Phonologische Störung im Kontext einer Störung des phonologischen Gedächtnisses**: die Regeln der Sprache können nicht verarbeitet und gespeichert werden, das Kind kann die Lautfolgen nicht abrufen

Psychosoziale Ursachen

- **Habit**: Angewöhnung einer Sprechweise oder inkorrekten Lautbildung, was einen Nutzen für das Kind nach sich ziehen kann (z. B. wirkt das Kind besonders „niedlich“ oder die Mutter ist stets an seiner Seite zum Dolmetschen). Dieser Bereich sollte mit viel Feingefühl betrachtet und nicht vorschnell beurteilt werden.
- **Imitierte Sprechstörung**: Nachahmung falscher Sprechvorbilder
- **Psychogene Aussprachestörung**: sehr starke Entwicklungskonflikte können zu einer kleinkindhaften Aussprache führen. Dies ist in speziellen Fällen eine mögliche Ursache (Kannengieser 2009).

7.3 Prävention

Organische Voraussetzungen für die Sprachentwicklung und somit auch für die Artikulation sind die Hirnreifung, das Gehör, die Gehörbahn, die Sprechorgane im Zusammenhang mit der entsprechenden Muskulatur, die Wahrnehmungsfähigkeiten, die Motorik, die kognitive Entwicklung bzw. die sprachspezifischen Voraussetzungen. Hinzu kommen Faktoren der sozialen Voraussetzung und der sogenannten spezifischen Elternsprache. Sie ist gekennzeichnet durch eine intuitive Veränderung der Stimmlage. Auch sprechen Eltern häufig automatisch in einfacheren, kurzen Sätzen und mit einer deutlich rhythmisierten Sprachmelodie. Die organischen Voraussetzungen sind in der Veranlagung bestimmt. In vielen Fällen stehen sie in engem Zusammenhang mit den spezifischen Fähigkeiten des jeweiligen Kindes. Entsprechend unterschiedlich verläuft die Entwicklung der Artikulationsfähigkeit oder die Reaktion auf verschiedene präventive Maßnahmen.

Verschiedene Faktoren können in diesem komplexen Gesamtgefüge präventiv optimiert werden.

Das Gehör

Der Schall wird über das Mittelohr in das Innenohr weitergeleitet. Im Innenohr wird der Schall umgewandelt, so dass das Gehirn den Schall identifizieren kann. Im Rahmen von Infektionen, z. B. häufigen Mittelohrentzündungen, kann es zu einer unzureichenden Schallleitung kommen. Es kann sich Flüssigkeit hinter dem Trommelfell ansammeln, was auch als Paukenerguss bezeichnet wird. Dies geht einher mit einer phasenweise verminderten Hörfähigkeit. In diesem Fall werden operativ Paukenröhrchen oder ein kleiner Schnitt gesetzt, damit die Flüssigkeit abfließen und der Schall ungehindert weitergeleitet werden kann. Eine Auswirkung auf die Lautbildung kann nicht ausgeschlossen werden, wird nach neueren Untersuchungen jedoch häufig überschätzt (Suchodoletz 2007). Stellen Sie fest, dass das Kind häufig nachfragt oder nicht reagiert oder sehr laut Musik etc. haben möchte, wenden Sie sich an Hals-Nasen-Ohren-Fachärztinnen. Zum Teil werden Kinder auch sehr unruhig, schlecht gelaunt und quengelig.

Sprechorgane

Die Sprechorgane (Lippen, Zunge, Zäpfchen) sowie die Kiefer- und Zahnstellung bilden die Rahmenbedingungen im Gesichts-Mund-Komplex, auch orofaziales System genannt, für die Artikulation. Die *orofaziale Muskulatur* sorgt funktional dafür, dass die Sprechorgane die passenden Bewegungen ausführen können. Eine funktionsgerechte orofaziale Beanspruchung während der frühkindlichen Entwicklung begünstigt eine gute muskuläre Entwicklung. Eine solche kann wiederum positive Auswirkungen auf Zahn- und Kieferstellung haben. So ist die orale Erkundungsphase im Babyalter von Bedeutung für die Sinneswahrnehmung und Stimulierung der Muskulatur. Entwicklungsgemäße Nahrungsaufnahme ermöglicht die Fähigkeiten des Saugens, Schluckens, Beißens und Kauens. Gewohnheiten wie Nuckeln, Schnullern, an der Schnabeltasse trinken u. ä. sollten mit ca. 2½ bis 3 Jahren überwunden werden. Eine so genannte *orofaziale Dysfunktion* ist sehr häufig in Kombination mit einer Artikulationsstörung zu beobachten. Erste Anzeichen für eine sich entwickelnde Dysfunktion können sein: Mundoffenhaltung, Verschiebung der Schneidezähne, interdentale Zungenruhelage (die Zunge liegt im Ruhezustand zwischen den vorderen Zähnen). Spielerisch können Sie mit Ihrem Kind Schnalzen, Lippen flattern lassen, einen Spatel z. B. beim Puzzeln mit den Lippen festhalten. Weitere mögliche mundmotorische Spiele als Maßnahmen finden Sie im ➤ Kap. 7.9.

7

Sensorische Voraussetzungen

Die Sensorik (Sinneswahrnehmung) kann in verschiedene Bereiche unterteilt werden. Für die Artikulation spielen insbesondere das Gehör (auditiv), der Tastsinn (taktil), die Muskelempfindung (kinästhetisch) und das Sehen (visuell) eine Rolle. Besonders wichtig ist die auditive Wahrnehmung, da das Kind über das Fremd- und Eigenhören kontrollieren kann, inwiefern sich eigenproduzierte Laute von denen der Mitmenschen unterscheiden bzw. gleich klingen und als „richtig" abgespeichert werden können. Taktil-kinästhetisch muss das Kind die Berührungen der Sprechwerkzeuge in der Mundhöhle fühlen können, um Bewegungen, Tonus, Zielsteuerung regulieren zu können. Visuelle Fähigkeiten benötigt das Kind zur Erkennung und Nachahmung der Mundbilder anderer. Werden Unsicherheiten in einem dieser Bereiche bemerkt, können dem Kind verschiedene Stimulationen angeboten werden: Geräuschememory, an verschiedenen Dingen riechen und Unterschiede erkennen lassen, verschiedene Nahrungsmittel nacheinander auf die Zunge legen und das Kind erfühlen lassen, mundmotorische Übungen (➤ Kap. 7.9).

Motorik

Die Grob- und Feinmotorik sind Grundbausteine zur Bewegung der Zungenmuskulatur. Im Rahmen der frühen Entwicklung ist darauf zu achten, dass sich diese Bereiche altersgemäß entwickeln. So sind die motorischen Meilensteine wie Drehen, Sitzen, Krabbeln, Laufen, Fingerfertigkeiten etc. zu beachten. Bleiben diese Meilensteine aus, sollte Rücksprache mit einer Kinderärztin gehalten werden.

Kognitive und soziale Voraussetzungen

Kognitive Fähigkeiten, wie z. B. Erfassung der Struktur von Sprache oder das Sprachgedächtnis, sind an der Sprachentwicklung beteiligt. Meist bestehen keine kognitiven Auffälligkeiten bei primären Artikulationsstörungen (d. h. es besteht kein Syndrom, in dessen Rahmen Artikulationsstörungen als sekundäre Störungen auftreten).

Der sprachliche Input und Austausch auf sozialer Ebene ist ein Grundstein für die Sprachentwicklung. Doch auch Kinder mit gutem sprachlichem Vorbild können im Kontext der bereits beschriebenen Bedingungen Artikulationsstörungen aufweisen.

Intuitiv wird von Eltern eine Sprache verwendet, die an die sprachliche Entwicklung des Kindes angepasst wird. Dies kann sich positiv auf die Sprachentwicklung und die Artikulation auswirken. Es lässt sich sehr gut beobachten, wie sich die Stimme eines Erwachsenen ändert, sobald sich dieser zu einem Kind in den Kinderwagen herunterbeugt und mit ihm spricht. Auch lässt sich sofort erkennen, ob eine Mutter mit ihrem Kind oder mit einer anderen erwachsenen Person spricht.

Charakteristika der Elternsprache:

- langsames und deutliches Sprechen
- starke Betonungen

- kontrastreiche Lautstärke
- viele und lange Pausen
- eine im Durchschnitt höhere Stimmlage

Hinweis

Das Kind zeigt Ihnen, welche Fähigkeiten es besitzt. Lernen Sie Ihr Kind zu beobachten und herauszufinden, was Ihr Kind kann und womit es Schwierigkeiten hat. Als Unterstützung dient die Checkliste im folgenden Kapitel. Stellen Sie Auffälligkeiten fest, bestehen verschiedene Möglichkeiten des Handelns. Je nachdem, was Ihnen Sorgen bereitet, können Sie die Kinder- oder Hals-Nasen-Ohren-Ärztin aufsuchen. Spielerisch können Sie Ihrem Kind beim Erlernen von Fertigkeiten behilflich sein. Erkunden Sie gemeinsam die Herausforderung der verschiedenen Bereiche: Lauschen Sie mit Ihrem Kind auf die unterschiedlichen Töne, wenn man auf unterschiedliche Dinge klopft. Machen Sie Geräusche mit dem Mund (Schnalzen, Schmatzen usw.). Erkunden Sie nass – trocken, hart – weich etc. mit ihm. Toben, krabbeln, laufen Sie mit Ihrem Kind. Je mehr Spaß Sie daran haben, desto attraktiver wird es für Ihr Kind!

7.4 Diagnostik

Eine Diagnostik bezüglich der Artikulation dient der differenzierten Abklärung, welche Laute sprachlich im Lautinventar fehlen bzw. ersetzt werden. Sie wird zumeist von Sprachtherapeutinnen/Logopädinnen durchgeführt. In der Regel fallen Eltern, Familienmitgliedern, den Erzieherinnen oder der Kinderärztin Besonderheiten der Aussprache des Kindes auf. Eine Verordnung der Ärztin ermöglicht die Diagnostik und Behandlung durch die Therapeutinnen. Vorher muss von der Fachärztin (HNO, Pädaudiologie) abgeklärt werden, ob eine Hörstörung ausgeschlossen werden kann. Der Ablauf und die Auswahl der Diagnostikverfahren hängen in erster Linie von den Bedürfnissen der Familie ab. Eine darauf ausgerichtete Diagnostik kann sich über mehrere Stunden erstrecken. Sie bietet die Grundlage zur Absteckung der Therapieinhalte und -ziele. Zunächst werden in einem *Anamnesegespräch* die Fähigkeiten des Kindes insbesondere in den Bereichen Sprache, Spiel und Sozialverhalten besprochen. Informationen über die Entwicklung der oben beschriebenen Ebenen ermöglichen einen differenzierteren Blick auf die Gesamtentwicklung des Kindes, inwiefern z. B. eine orofaziale Dysfunktion oder auditive Wahrnehmungsstörung eine Rolle spielen könnten. Die Erwartungen und Befürchtungen der Eltern können im Rahmen des Elterngesprächs besprochen werden. Des Weiteren erfolgt mithilfe eines diagnostischen Verfahrens die Überprüfung der Artikulation.

Diagnostische Verfahren

Zur Erhebung des Sprachstandes stehen verschiedene Diagnostikverfahren zur Verfügung, sowohl informelle Prüfbögen (Fragebögen, Screening zur groben Einschätzung der Aussprache, Spontansprachanalyse) als auch standardisierte Tests. Letztere sind Routineverfahren, in denen die sprachlichen Fähigkeiten getestet werden. Das Testergebnis ermöglicht eine objektive Einschätzung im Vergleich zu anderen gleichaltrigen Kindern. Beide Verfahren haben sich in der Praxis bewährt.

Folgende Prüfverfahren bieten sich bei Artikulationsstörungen an:
- Logo-Ausspracheprüfung (Wagner 2011)
- PDSS, Patholinguistische Diagnostik, Band Phonologie (Siegmüller und Kauschke 2002)
- AVAK, Analyseverfahren zu Aussprachestörungen bei Kindern (Hacker und Wilgermein 1999)
- PLAKSS, Psycholinguistische Analyse kindlicher Sprechstörungen (Fox 2002)
- PAP, Pyrmonter Ausspracheprüfung (Babbe 2004)

Elterliches Verhalten

Diagnostiksituationen werden sehr unterschiedlich empfunden. Manche Eltern fühlen sich in ihren Ängsten und Sorgen bestätigt. Manche fühlen sich in ihren Kompetenzen als Eltern gestärkt, ihr Kind einschätzen zu können. Die Artikulation wird als Problem empfunden, die Aussicht, daran etwas ändern zu können, schafft Optimismus. Für andere Eltern wiederum wirkt die Situation bedrückend. Stärken und Schwächen ihres Kindes werden aufgedeckt

Tab. 7.1 Checkliste Artikulationsstörungen

Bereich	stimmt
Gehör	
Mein Kind fragt häufig nach, reagiert nicht, hört laut Musik, CD etc.	
Es ist nörgelig und reagiert oft nicht adäquat auf Anforderungen.	
Offene Mundhaltung	
Mein Kind schläft mit geöffnetem Mund. Es hat den Mund beim Zuhören geöffnet.	
Ich sehe die Zungenspitze meines Kindes, wenn es zuhört.	
Mein Kind trinkt außergewöhnlich viel.	
Mein Kind ist sehr oft erkältet, hat häufig Mandel- oder Ohrentzündungen.	
Sprechorgane, Mundmotorik	
Mein Kind bevorzugt weiche Lebensmittel. Kruste, harte Karotte, Apfel etc. meidet es.	
Mein Kind hat einen sehr starken Speichelfluss.	
Mein Kind hat aufgedunsene Wangen oder Ringe unter den Augen.	
Beim Sprechen kommt viel Speichel aus dem Mund.	
Die vorderen Schneidezähne verschieben sich.	
Es bildet sich ein rundes Loch vorne zwischen den Zähnen, wenn mein Kind die Zähne aufeinander stellt.	
Mein Kind spricht, läuft, spielt mit dem Schnuller.	
Mein Kind nuckelt viel und lange an der Flasche.	
Mein Kind mag nichts mit dem Mund berühren. Es ekelt sich sehr schnell davor.	
Sensorische Voraussetzungen	
Mein Kind kann verschiedene Geräusche nicht unterscheiden.	
Mein Kind kann nicht lokalisieren, wo Geräusche herkommen.	
Mein Kind kann sich rein gehörte Reihenfolgen nicht merken.	
Mein Kind kann Geräusche, die von verschiedenen Menschen produziert werden, nicht unterscheiden.	
Mein Kind kann die Zunge nicht zielgerichtet an verschiedene Stellen im Mund legen.	
Mein Kind erkennt unterschiedliche Konsistenzen im Mund nicht.	
Mein Kind sabbert beim Trinken und Schlucken.	
Mein Kind sieht schlecht.	
Motorik	
Mein Kind hat sich spät gedreht, hingesetzt. Es ist später oder gar nicht gekrabbelt. Es ist spät gelaufen.	
Mein Kind fährt kein Fahrrad. Es klettert nicht und kann nicht balancieren.	
Mein Kind hält den Stift nur mit der Faust.	
Mein Kind kann nur schwer feinmotorische Aufgaben erfüllen (wie Perlen auffädeln, Bauklötze stapeln usw.).	
Mein Kind bewegt sehr ausgeprägt die Zunge bei feinmotorischen Tätigkeiten mit (z. B. beim Malen, Schneiden, Basteln).	

und es bestehen Ängste, dass das Kind falsch eingeschätzt wird. Häufig leisten die Kinder in vertrauter und gewohnter Umgebung sprachlich mehr als in spezifischen Diagnostiksituationen.

Hinweis

- **Sie können sich selbst vertrauen!** Sie haben als Eltern sinnvoll gehandelt. Jede bisherige Entscheidung in der Entwicklung des Kindes oder im Umgang damit hatte ihren Sinn und Platz.
- **Sie sind die Expertinnen für Ihr Kind!** Weisen Sie ruhig darauf hin, wie sich Ihr Kind in unterschiedlichen Situationen verhält oder wann bzw. wie es sich besser artikulieren kann. Sagen Sie, woran Sie das merken und festmachen können.
- **Sie und Ihr Kind haben besondere, einzigartige Fähigkeiten!** Jeder Mensch hat eine individuelle Art und Persönlichkeit, persönliche Stärken und Schwächen. Nutzen Sie diese!
- **Therapeutinnen wissen um die Besonderheiten der Testsituationen!** Sie können Testergebnisse in ihren Möglichkeiten und Grenzen interpretieren und für die Therapieplanung nutzbar machen.

Ob Eltern bei der Diagnostik dabei sind oder nicht, wird unterschiedlich gehandhabt. Sind Eltern dabei, können sie ihr Kind auf verschiedene Weise unterstützen: ihm Sicherheit bieten (z. B. auf den Schoß nehmen, aufmunternd zunicken), sich aus der Situation an sich heraushalten und die Antworten wertfrei, unkommentiert und ohne Lösungsangebote anhören. Wenn Eltern der Situation vertrauen, fällt es ihrem Kind leichter, sich darauf einzulassen.

Checkliste

Es gibt Hinweise, die auf eine sich entwickelnde Artikulationsstörung hindeuten oder ungünstige Rahmenbedingungen anzeigen. Sind im Folgenden mehrere Aussagen zutreffend, besteht Handlungsbedarf (➤ Tab. 7.1). Je nach Bereich kann die entsprechende Fachärztin aufgesucht werden oder die aufgeführten Spielideen (➤ Kap. 7.9) bieten Anregungen zur Förderung im Alltag.

7.5 Therapie

Info

Leuchttürme und Wegmarken

Die Leuchttürme zeigen die Ziele und die Herausarbeitung von Zielen.
Die Wegmarken stellen die unumstößliche Orientierung an kleinen und kleinsten Veränderungen, Fortschritten und Erfolgen dar.
Die Therapie als Weg ist immer gerahmt und immer eingebettet in die Wertschätzung der Kinder und Eltern, denn sie sind es, die eine Therapie überhaupt erst möglich machen (Hargens 2005).

Die Ziele einer Sprachtherapie können entsprechend individuell unterschiedlich gesteckt sein. Übergeordnet umfasst sie das Ziel der Kommunikationsfähigkeit und Interaktion: miteinander reden und sich austauschen können. Eigene Wünsche und Bedürfnisse äußern und die der anderen verstehen können. Eng damit verbunden ist das soziale Leben. So können nicht nur artikulatorische Aspekte in der Artikulationstherapie Thema sein, sondern auch Begleiterscheinungen, wie z. B. Hänseleien wegen der Aussprache oder Vermeidungsverhalten.

WICHTIG

Die Therapeutinnen brauchen Sie als Eltern zur Unterstützung der Therapie. Je mehr das Kind spürt, wie wichtig Ihnen die Erarbeitung der Therapieinhalte ist und Sie mit ihm Spiele mit therapeutischen Hintergrund spielen oder Aufgaben lösen, desto größer sind die Chancen auf Erfolg in der Therapie! Sie leben den Alltag mit Ihrem Kind. So können Sie das Kind in den alltäglichen Anforderungen unterstützen.

Über die Dauer einer Therapie lässt sich keine eindeutige Prognose erstellen. Dies hängt von verschiedenen Faktoren ab, wie z. B. Art und Umfang der Artikulationsstörung, Alter und Fähigkeiten des Kindes, Schwächen in anderen Bereichen (z. B. Wahrnehmungsfähigkeiten), dem Wesen des Kindes und seiner Art und Weise, mit der Therapie- und Übungssituation umzugehen sowie der Möglichkeit des häuslichen Übens. Eine Therapie kann sich über einen längeren Zeitraum erstrecken und auch mit Therapiepausen einhergehen.

Info

Worum geht es in der Sprachtherapie?

- Grundsätzlich geht es in der Sprachtherapie um Sprache, Kommunikation und Interaktion.
- Im Zusammenhang mit Artikulationsstörungen werden Kinder je nach Ausmaß und Form der Störung von ihren Mitmenschen schlecht oder kaum verstanden. Manche Kinder fühlen sich dadurch in ihrer Lebensqualität eingeschränkt. In der Sprachtherapie werden die oben beschriebenen Bereiche (➤ Kap. 7.3) jeweils individuell unterschiedlichen Erfordernissen gemäß gefördert und die entsprechenden Laute mit dem Kind erarbeitet.

Jede Therapie ist individuell auf das jeweilige Kind ausgerichtet. In der Therapie werden die Interessen und Fähigkeiten des Kindes in besonderer Weise berücksichtigt. Vor diesem Hintergrund kann die Aufmerksamkeit auf die Lernziele gelenkt werden. In angenehmer Atmosphäre und im spielerischen Kontext können diese erarbeitet werden.

7.5.1 Methoden in der Sprachtherapie

Im Bereich der Artikulationsstörungen sind die Lernziele auf eine korrekte Artikulation gerichtet. Wie das Kind zu einer solchen hingeführt wird, kann auf verschiedene Art und Weise, mit unterschiedlichen Methoden (Therapieansätzen) geschehen.

Info

Mögliche Inhalte der Sprachtherapie bei einer Artikulationsstörung

- Beziehungsaufbau zwischen Kind und Therapeutin
- Einschätzung der Fähigkeiten des Kindes
- Hörtraining
- orofaziale Sensomotorik (Mundmotorik)
- Lautanbahnung auf phonetischer Ebene (Artikulation)
- Abklärung, inwieweit die Arbeit auf phonologischer Ebene erforderlich ist (Laute regelhaft anwenden)
- Elternarbeit (Wünsche, Anliegen der Eltern, Informationen, Beratung)
  (Weinrich und Zehner 2008, 101ff)

Vorgehen

Grundsätzlich können zwei Wege unterschieden werden. Die sogenannten direktiven (auch strukturiert-übende) oder non-direktiven (auch naturalistische) Herangehensweisen. Bei ersteren werden mit dem Kind Sprechregeln zielgerichtet und auf direkte Art und Weise erarbeitet, eingeübt und wiederholt. Im weiteren Verlauf gilt es die erlernten Sprachstrukturen in die Alltagssprache zu übertragen. Dies erfordert meist viel therapeutisches und pädagogisches Feingefühl. Eine typische Artikulationstherapie verläuft meist auf direktive Weise. Bei den indirekten Vorgehensweisen wird davon ausgegangen, dass das Kind Spracherwerbsprozesse intuitiv erfassen und umsetzen kann. Es braucht keine direkten Erklärungen, sondern begreift von sich aus sprachliche Regeln. In der Therapie setzt sich dies um, indem sprachliche Zielstrukturen in alltagsähnlich dargestellten Situationen angeboten und wiederholt werden. Beide Herangehensweisen haben ihren Platz in der Sprachtherapie und können im Laufe eines Therapieprozesses ihre Anwendung finden.

Therapiegestaltung

Es ist Aufgabe der Therapeutin, mit der passenden Therapiemethode die noch fehlenden oder fehlartikulierten Laute mit dem Kind zu erarbeiten. Dies geschieht entsprechend der Lebenswelt der Kinder im spielerischen Kontext. In der Regel nehmen die Kinder alleine an einer Therapiesitzung teil, die Eltern werden über die Inhalte und möglichen Aufgaben für zu Hause informiert. Dies kann am Ende jeder Stunde sein oder detaillierter in einem Elterngespräch stattfinden.

Der Aufbau einer guten Beziehung zwischen Therapeutin und Kind steht zu Beginn der Therapie. Dies ist möglicherweise bereits in der Diagnostik geschehen. Die adäquate Einschätzung der Fähigkeit des Kindes ist erforderlich, um den Umfang, die Dauer und den Ansatzpunkt der „Übungen“ passend zu gestalten. Sie stellt die Grundlage für eine erfolgreiche Therapie dar. Fühlt sich das Kind gut aufgehoben und akzeptiert, wird es motivierter und mutiger mitarbeiten. Darauf basierend kann direktiv und/oder non-direktiv mit dem Kind gearbeitet werden.

Fallbeispiel

Therapiesitzung

Clarissa 4;5 Jahre

Clarissa befand sich bereits seit ca. drei Monaten in der Sprachtherapie. Sie bildete den /s/-Laut interdental, d. h. die Zunge rutscht bei der Bildung des /s/-Lautes zwischen die Zähne. Umgangssprachlich wird diese Sprechweise auch als „Lispeln“ bezeichnet. Außerdem ersetzte Clarissa den /sch/-Laut durch ein interdentales /s/. Der Mund war zu Beginn der Therapie meist geöffnet und die Zunge befand sich auch im Ruhezustand zwischen den Zähnen. Nach zwei Monaten stürmte Clarissa begeistert in den Therapieraum, nachdem sie sich von ihrer Mutter im Wartezimmer verabschiedet hatte, und zeigte, wie ihre Zunge den so genannten Zungenruheplatz halten kann. Die Therapeutin griff diesen Impuls spontan auf und unterhielt sich mit ihr in der „Zunge-am-Punkt-Sprache“. Dabei liegt die Zungenspitze während der gesamten Sprechzeit oben hinter den Schneidezähnen. Auf diese Weise erfuhr die Therapeutin von Clarissa, wie ihr Tag verlief. Therapieziel dieser Stunde war die weitere *Kräftigung der Mundmotorik*, um den Mundschluss weiter zu fördern und die Zungenmuskulatur so zu sensibilisieren und zu stärken. In Bezug auf die Lautanbahnung war die *auditive Wahrnehmung* Thema dieser Therapiestunde.

Dafür suchte die Therapeutin ein sprachtherapeutisches Spiel aus, in dem Zungensport und Lippengymnastik auf bestimmten Spielfeldern zum Zuge kommen. Die zum Gewinnen erforderlichen Punkte wurden mit einem Strohhalm angesaugt und Clarissa durfte ihre Lieblingsübung machen: Salzstangen ohne Hände essen. Die Abmachung zwischen ihr und der Therapeutin sah vor, dass sie sich abwechselnd ein Spiel aussuchen. Clarissa wollte die Eisenbahn aufbauen. Die Therapeutin griff in diesem Spiel die auditive Wahrnehmung auf. Eine Lokomotive fuhr als alte Dampflok mit /sch/. Es galt herauszuhören, wann sie in Ordnung ist (/sch/ richtig gebildet) und wann sie in die Werkstatt muss (/sch/ fehlgebildet). Clarissa und Therapeutin wechselten sich ab, Geräusche zu produzieren und zu hören.

Das Spiel für die Mundmotorik wurde fotokopiert, damit Clarissa das Spiel zu Hause spielen konnte. Zum Abschluss holte Clarissa ihre Mutter in den Therapieraum. Die Therapeutin und sie berichteten ihr von der Stunde. Clarissas Mutter fragte nach, wie das Spiel für zu Hause genau funktioniert und wie die Fortschritte einzuschätzen sind. Sie bekam die Spielregeln detaillierter erklärt und konnte kurz mit der Therapeutin die Fortschritte und Schwierigkeiten besprechen. Allerdings bestanden noch so viele Fragen, dass sie mit der Therapeutin ein Elterngespräch verabredete, in dem ohne Kind mehr Zeit und Ruhe zur Verfügung steht.

Zielstellung

Es gibt im Laufe einer Therapie viele kleine Wegmarkierungen, so genannte *Teilziele*. Es existiert keine vorgeschriebene Reihenfolge, da eine Therapie von dem Kind und seinen sprachlichen Fähigkeiten abhängt. So nähert man sich dem „Hauptziel“ einer korrekten Aussprache in kleinen, feinen Schritten an. Jede geschaffte Wegmarkierung verdient eine Wertschätzung.

Therapiematerialien

Prinzipiell sind fast alle Materialien mögliche Bestandteile von Sprachtherapie. So können sowohl gezielte sprachtherapeutische Materialien und spezielle „Sprachtherapiespiele“ als auch handelsübliche Spiele therapeutisch eingesetzt werden. Aber auch freie Spielvariationen wie Kaufladen, Eisenbahn, Bauklötze, Puppen etc. können sinnvoller Bestandteil zum Anregen oder zur Festigung sprachlicher Ziele sein. Des Weiteren finden sich Bücher, Bastelmaterialien, CDs und Alltägliches wie z. B. Watte, Salzstangen etc. in den Praxen. Um in der Lebenswelt der Kinder sprachtherapeutisch agieren zu können, bedarf es auch der Materialien/Utensilien aus ihrem alltäglichen Umfeld.

7.5.2 Methodische Ansätze

Die Materialien können im Rahmen von verschiedenen wissenschaftlich fundierten Ansätzen ihre Anwendung finden. Sie bieten den Therapeutinnen Optionen, die Therapieziele, in diesem Fall die Erarbeitung der Artikulation zu erreichen. Entscheidend für die Auswahl sind die Persönlichkeit des Kindes (z. B. Störungsbewusstsein, Frustrationstoleranz etc.) und die Art der Artikulationsstörung.

Mögliche Ansätze in der Therapie phonetischer Störungen

Die gebräuchlichsten Therapieansätze werden im Folgenden skizziert (➤ Tab. 7.2). Die Ansätze sind als eine Art Therapieprogramm entwickelt, können aber in einzelnen Teilen miteinander kombiniert und individuell angepasst werden.

Hinweis

Fragen stellen

Eingebettet in den spielerischen Kontext oder angepasst an Störungsbild und -bewusstsein sowie die Persönlichkeit des Kindes ist ein Ansatz von außen nicht erkennbar. So können Sie sich mit der Therapeutin besprechen und nach Zielen, Gründen der Wahl für jeweilige Methode und Erfolge fragen: Warum, Wieso, Weshalb? Jede Frage hat ihre Berechtigung!

Elternarbeit

Eltern sind in den Therapieprozess involviert, indem sie die Bedeutsamkeit der Sprache unterstützen. Praktisch können sie viele Übungen zu Hause spielerisch mit dem Kind machen und Zielstrukturen mit den Anregungen aus der Therapie erarbeiten bzw. festigen. Es gibt immer wieder unterschiedliche Reaktionen der Kinder auf das häusliche „Üben". Man-

Tab. 7.2 Übersicht über Therapieansätze (Schwytay 2010; Weinrich und Zehner 2008)

Bezeichnung des Therapieansatzes	Inhalte des Therapiekonzepts
Therapie von Artikulationsstörungen nach van Riper (van Riper 1994)	• zielt auf korrekte Lautbildung in allen Sprechsituationen ab • Training der auditiven Fremd- und Eigenwahrnehmung • Lautanbahnung: Erarbeitung von dem Lautbildungsmuster des zu erlernenden Lautes • Lautstabilisierung auf Laut-, Silben-, Wort- und Satzebene • Festigungsphase in der Übungssituation • Transfer in alle Sprechsituationen
Patholinguistischer Therapieansatz bei Sprachentwicklungsstörungen (Siegmüller und Kauschke 2006)	• sprachsystematischer Therapieansatz, der hinsichtlich phonetischer Störungen eine Variation von „Artikulationstherapie nach van Riper" darstellt • Training auditiver Perzeption • Training der orofazialen Muskulatur • Wahrnehmung von Lauten • Minimalpaararbeit • Stabilisierung der Laute
Erlanger Konzept der bewegungsunterstützten Lautanbahnung (Weinrich und Zehner 2008, 67)	• indirekte Methode basierend auf der Idee, dass ein Zusammenhang zwischen der Artikulation und den Bewegungen besteht • während der Bildung des Ziellautes werden gleichzeitig dazu passende Bewegungen ausgeführt (z. B. gestreckter Zeigefinger von der Zungenspitze wegführend für den Laut /t/) • Behandlung nur auf Lautebene
Lautassoziationsmethode nach Mc Ginnis (Mc Ginnis 1963)	• bietet sich bei schweren Störungen in Verbindung mit starker Wahrnehmungs- und Konzentrationsstörung an • Erarbeitung einzelner Laute in Verbindung mit (Schrift-)Symbolen als Assoziationshilfe • stark strukturierte und bewusst sprachliche Therapie für Vorschulalter ohne spielerisches Angebot
Therapie der orofazialen Dysfunktion (Garliner 1989; Clausnitzer 2001; Kittel 2004)	• Einüben der korrekten Zungenruhelage • Sensibilisierung und Kräftigung der orofazialen Muskulatur • Aufbau des physiologischen Schluckmusters

7

che Kinder haben jede Menge Spaß an den Spielen, andere Kinder wiederum lehnen sprachtherapeutische Spiele oder direktes Üben zu Hause ab. Mit der Therapeutin können verschiedene Möglichkeiten der Art und Weise besprochen werden, wie die Eltern das Kind zu Hause unterstützen können. Die Aufgaben/Herausforderungen ändern sich im Laufe eines Therapieprozesses. So kann der Umgang stets angepasst werden. Häufig wird dies am Ende der Therapieeinheit oder in einem Elterngespräch thematisiert.

7.5.3 Zeitpunkt der Behandlung

Eine Therapie ist indiziert, wenn die sprachliche Entwicklung bzw. die Artikulation als problematisch eingeschätzt wird. Empfinden Eltern die Artikulation als problematisch, die Diagnostik ergibt aber möglicherweise, dass die Entwicklung der Aussprache dem Alter entspricht oder zunächst andere Bereiche sinnvollerweise bearbeitet werden (z. B. Hörfähigkeit im vollen Umfang wieder herbeiführen, Schnuller abgewöhnen etc.), reicht vorläufig meist eine Beratung aus.

Entwickelt sich die Aussprache nicht altersgemäß weiter oder wurde im Rahmen der Diagnostik eine nicht altersentsprechende Aussprache festgestellt, ist eine Therapie sinnvoll.

Wissenschaftlich bedarf es noch Studien, die eine eindeutige Antwort ermöglichen. Die existierenden Studien zeigen auf, dass sowohl sehr junge Kinder als auch Ältere von einer Sprachtherapie profitieren (Suchodoletz 2010).

Info

Was leistet Sprachtherapie bei einer Artikulationsstörung?

- Die Sprachtherapie bietet Informationen zum Verständnis der Zusammenhänge und der Veränderungsmöglichkeiten.
- Im Rahmen der Sprachtherapie können Spiele oder Übungen gezeigt und erlernt werden.
- Die richtige Aussprache ist gut zu fördern und zu erreichen.
- Fortschritte sind entsprechend klar zu erkennen und nachweisbar.
- Wünsche, Sorgen oder andere Anliegen der Eltern bezüglich der Sprache haben ihren Raum.

7.6 Prognosen

Prognosen sind nicht nur in Bezug auf die Dauer der Therapie schwer zu treffen. Sorgen der Eltern bestehen insbesondere bei komplexeren Artikulationsstörungen, ob das Kind in seiner weiteren Entwicklung sprachlich „aufholen kann".

WICHTIG

Jeder Mensch und seine persönliche Entwicklung sind einzigartig. Entsprechend ist auch der Verlauf der Sprachentwicklung sehr verschieden, was eine eindeutige Prognose zu einem fließenden und veränderbaren Prozess macht.

Bis zur Einschulung eine adäquate Artikulation zu entwickeln, ist in der Regel das Ziel. Je nach Komplexität der Aussprachestörung können sich im Schriftspracherwerb noch einmal Schwächen in der phonologischen Bewusstheit (das Bewusstsein für die regelhafte Lautanwendung) oder im Bereich verschiedener Wahrnehmungsfähigkeiten bemerkbar machen.

Auch bei Schuleintritt kann noch eine Artikulationsstörung vorliegen. Je nach Ausmaß hat dies keinen Einfluss auf den Schulbeginn. Je umfangreicher die Störung ist, desto erschwerter sind die Bedingungen, unter denen der Lese- und Schreiberwerb stattfindet.

Ein regulärer Schulabschluss ist in der Regel durch eine Artikulationsstörung nicht gefährdet.

Info

Begünstigende Faktoren

- Je geringer das Ausmaß der Artikulationsstörung ist, desto wahrscheinlicher ist eine korrekte Aussprache nach der Therapie.
- Wenn die Artikulationsstörung nicht mit einer Grunderkrankung oder Behinderung in Zusammenhang steht.
- Das Kind verfügt über eine altersgemäße Intelligenz.
- Sprache ist ein wichtiger Bestandteil im Alltag, die Eltern unterstützen ihr Kind mit ganz individuellen Fähigkeiten bei der Erarbeitung der sprachlichen Zielstrukturen.

7.7 Förderung im Alltag

Sprache ist Teil des alltäglichen Lebens. In diesem spielt die Familie eine besondere Rolle für das Kind. Beziehung, Nähe, Geborgenheit, vertrauensvoller Umgang miteinander bieten ihm Rückhalt und Mut zum Erforschen, Ausprobieren und Lernen. Zur Unterstützung des Spracherwerbs nehmen die Eltern als wichtigste Bezugspersonen und Gesprächspartnerinnen eine bedeutende Rolle ein (Buschmann 2009).

Die Artikulation stellt einen Bereich der Sprachentwicklung dar. So können sprachförderliche Grundhaltungen auch für diesen Bereich hilfreich eingesetzt werden.

WICHTIG

Sprachliche Zuwendung stellt einen sehr wichtigen Bestandteil zur Förderung dar, die bei Artikulationsstörungen noch erweitert werden muss. Der Spracherwerb findet sowohl im Rahmen einer kindlichen Disposition als auch in der Interaktion statt. So brauchen Kinder mit Artikulationsstörungen eine besondere sprachliche Zuwendung, um die sprachlichen Anreize für die eigene Aussprache nutzen zu können.

Fördermöglichkeiten im Alltag

Eltern verfügen über etliche, sehr individuelle Fähigkeiten, die sie intuitiv gut nutzen. Sie wenden sich ihrem Kind zu, sie kennen ihr Kind wie kein anderer. Fühlt sich das Kind von seinen Eltern angenommen („Ich bin so in Ordnung wie ich bin."), dann ist es für die Kinder viel einfacher, Schwierigkeiten zu bewältigen. Viele weitere Fähigkeiten der Eltern unterstützen das Kind in seiner Entwicklung.

Die bedingungslose Liebe, der Wunsch, dem eigenen Kind alle Wege zu einem glücklichen und zufriedenen Leben zu ebnen, es zu versorgen und um das Wohle des Kindes in einzigartiger Weise bemüht zu sein, stellen eine gute Basis für die Entwicklung des Kindes dar.

Viele Eltern bemerken Auffälligkeiten in der Entwicklung und auch in der Sprachentwicklung ihres Zöglings. Die Aussprache des eigenen Kindes klingt anders als bei anderen gleichaltrigen Kindern. Das Kind kann sich ohne einen Elternteil als „Dolmetscherin" nicht alleine mitteilen. Andere Personen sprechen die Eltern auf die Besonderheiten der Sprache ihres Kindes an.

Eine Möglichkeit, sich als Eltern über die eigenen Fähigkeiten bewusst zu werden, ist die Betrachtung ihres eigenen Verhaltens.

- Wie reagiere ich auf Artikulationsstörungen meines Kindes?
- Wie viel Zeit haben Kind und ich füreinander?
- Wie viel Raum nimmt die Artikulationsstörung in unserem Familienleben ein?
- Wer macht sich am meisten Sorgen um die Aussprache?
- Was mag ich an meinem Kind? Was kann es gut? Welche Stärken hat es?
- Was entwickelt sich gut? Welche Abläufe funktionieren gut im eigenen Familienalltag?
- Wie unterstütze ich mein Kind beim Erwerb der richtigen Aussprache?
- Was habe ich bereits erfolgreich versucht an Hilfestellung? Was war nicht so nützlich?

Sprachförderliches Grundverhalten

Es gibt einige kommunikative Haltungen, welche die Sprachentwicklung fördern können (➤ Tab. 7.3). Auch bei bestehenden Artikulationsstörungen können sie hilfreich sein und das Vertrauensverhältnis zwischen Eltern und Kindern stärken bzw. aufrecht erhalten.

Spricht das Kind einen Laut anders aus als erforderlich, gibt es verschiedene Strategien darauf zu reagieren: das Gesagte richtig wiederholen, bei der Wiederholung entsprechenden Laut besonders betonen etc. Welche Variante sich anbietet, hängt sowohl von der Persönlichkeit der Eltern bzw. einzelner Elternteile als auch derjenigen der Kinder ab. Dieselbe Strategie kann unterschiedlich wirken, je nachdem, wer sie anwendet und an wen sie gerichtet ist. Dies ermöglicht verschiedene Reaktionen und mehrseitige Förderung. Es ist auch möglich, dass sich eine Familie auf eine Strategie „einigt", da es die für sie praktikabelste und passendste Art und Weise darstellt. So reagiert wiederum jedes Kind aufgrund seiner Persönlichkeit unterschiedlich. Störungsbewusstsein u. ä. hat ebenfalls Einfluss auf die kindlichen Reaktionen. Inwiefern und wie ausgeprägt ein Störungsbewusstsein existiert, hängt mit der Frustrationstoleranz des Kindes zusammen. Wie gehen

Tab. 7.3 Sprachförderliches Grundverhalten im Überblick

Blickkontakt	Man begibt sich auf die Augenhöhe des Kindes und wendet sich ihm direkt zu. Auf diese Weise ist es sich der elterlichen Aufmerksamkeit sicher. Eltern zeigen ihrem Kind aufrichtiges Interesse, was ermutigend wirkt, vielleicht auch schwierige Laute in diesem geschützten Rahmen zu erproben. Bei einem Gespräch hat das Kind die Möglichkeit, die Mundbilder sehen zu können. Dies kann hilfreich für die Imitation der Lautbildung sein.
gemeinsame Aufmerksamkeit	Sich mit dem Kind gemeinsam auf einen Gegenstand oder ein Ereignis zu konzentrieren, stellt viel Vertrautheit her. Durch sprachliches Begleiten ist ein sprachlicher Input möglich, den die Kinder gut aufnehmen können, da sie gerade von dem jeweiligen Geschehen fasziniert sind und es damit für sie von Bedeutung ist.
Zeit	*„Zeit ist das kostbarste Gut, das Eltern ihren Kindern geben können"* (Largo 2009, 54). Die gemeinsam verbrachte Zeit ist zum Aufbau eines vertrauensvollen Umgangs miteinander notwendig. Beobachtungen ermöglichen das Erkennen kindlicher Bedürfnisse und Gefühle, kindlicher (u. a. sprachlicher) Stärken und Schwächen.
Geduld	*„Das Gras wächst nicht schneller, wenn man daran zieht"* (afrikanisches Sprichwort). Zum einen gilt es, Sprechpausen abzuwarten, in denen sich das Kind überlegt, was es wie sagen möchte. Zum anderen braucht das Kind Zeit für die Sprachentwicklung. Mit Druck eine richtige Artikulation zu erzwingen, bewirkt meist das Gegenteil, z. B. „Sprich mir richtig nach!", „Jetzt merk es dir doch endlich mal richtig.", „Du machst das extra." usw. können einen Rückzug des Kindes bewirken.
aufmerksames Zuhören	Kinder merken, ob man richtig zuhört oder nicht, ob man aufrichtiges Interesse hat oder nicht. Konzentrieren sich Eltern auf das Gespräch mit ihrem Kind, ist ein Austausch möglich, von dem beide profitieren. Eltern haben wieder etwas über ihr Kind „gelernt" (z. B. was das Kind gerade interessiert, was es noch wissen möchte, wie es etwas erlebt hat etc.). Das Kind hat erfahren, dass es mit Sprache etwas bewirken kann: „Mama und Papa finden es interessant, was ich zu sagen habe." Jeder kennt von sich selbst, wie viel Freude und Selbstvertrauen das bereiten kann.
Forscherdrang/ Ausprobieren	Kinder wollen die Welt entdecken, erforschen und begreifen. Dabei wird es interessant, Dinge oder Geschehnisse zu benennen. Sprache wird bedeutsam. Auch das Ausprobieren von Lauten kann bei einer sehr eigenen Artikulation auf spielerische Weise hilfreich sein. Im Spiel den Mund kennen lernen: Wo ist die Zunge? Die Lippen? Oben und unten im Mund? Was kann ich alles mit dem Mund machen? Welche Geräusche kann ich produzieren (z. B. Schnalzen, mit den Lippen knallen)? Oder was kann ich alles hören? Wo kommt ein bestimmtes Geräusch im Raum her? etc.
Wertschätzung	Wertschätzung aller auch noch so klein erscheinenden Wegmarkierungen: für die Kleinen können es ganz große Leistungen sein!

Kindern mit Schwierigkeiten, eigenen Schwächen um? Geben sie schnell auf oder probieren sie unermüdlich? Ob die Artikulation als ein großes Problem in der Familie angesehen wird, hängt des Weiteren von den Reaktionen seiner Umwelt oder auch der aktuellen Lebenssituation ab. Dieses Geflecht von Zusammenhängen eröffnet eine Vielzahl von Handlungsoptionen, die individuell erkundet und gestaltet werden können. Schlussfolgernd gibt es kein „richtig oder falsch" im Sinne von „entweder – oder", sondern viele Möglichkeiten im Sinne von „sowohl als auch". In jedem Kind und Elternteil stecken Fähigkeiten, die individuell förderlich zusammenwirken können.

Info

Elterliche Sprachlehrstrategien

Begünstigende Verhaltensweisen bieten einen Rahmen, in dem die Persönlichkeiten agieren können. Häufig kommt es auf den Gesichtsausdruck, die Stimmlage, Gestik und die Situation an, wie das Kind damit umgeht und das Sprachangebot für seine Sprachentwicklung bzw. Artikulation umsetzen kann.

Förderlich sind folgende Strategien:
- verbesserte Wiederholung (korrektives Feedback): Kindliche Äußerungen werden nicht korrigiert, sondern ausschließlich richtig wiederholt, ohne auf Fehler hinzuweisen.
- Das Kind hört immer wieder die richtige Aussprache.

Es gibt verschiedene Formen des korrektiven Feedbacks, die hier anhand des Beispiellautes /sch/ gezeigt werden, das interdental als /s/ gebildet wird (➤ Tab. 7.4).

Tab. 7.4 Varianten des korrektiven Feedbacks (Kurtenbach 2009)

Strategie	Beispiel
bestätigende Wiederholung	• „Ja genau, da fährt ein Schiff."
nachahmende und erweiternde Wiederholung	• „Ja genau, das Schiff fährt auf dem Fluss. Das Schiff ist groß." • Oder: „SCH, SCH, SCH, da fährt auch noch ein kleines Boot."
hervorhebende Wiederholung	„Oh prima, da können wir SCHaukeln."

Bei all diesen Strategien ist das gemeinsame Erleben ein wichtiger Moment! In der Interaktion mit wichtigen Bezugspersonen gewinnt die Sprache an Bedeutung und weckt in den kleinen Menschen Interesse.

Probleme in der Umsetzung (➤ Tab. 7.5)

Dies klingt alles wunderbar einfach, aber was funkt einem im Alltag allzu oft dazwischen?

Zeitmangel? Haushalt? Job? Andere Familienmitglieder? Termine? Das Kind kooperiert nicht?

7.8 Sprachförderung in Kindertagesstätten und Schulen

Die Kinder verbringen einen großen Teil ihrer Zeit in Kindertagesstätten oder in der Schule. Je nach Ausmaß der Artikulationsstörung besuchen die Kinder einen Regelkindergarten und machen begleitend

Tab. 7.5 Überblick Umsetzungsprobleme

Problem	Lösung
Zeit	Zeit ist ein rares Gut geworden. So springen viele Eltern zwischen ihren eigenen Pflichten, dem Musikunterricht, Sport der Kinder und evtl. noch möglichen Therapien gehetzt hin und her. Wie soll man da noch Zeit für gezielte Sprachförderung finden? Schauen Sie sich Ihren Alltag genau an. Wann gibt es kleine „Ruheinselchen"? Wie nutzen Sie diese? Wie können Sie sich eine kleine Zeiteinheit von zehn oder mehr Minuten mit dem Kind einrichten? Wann kommt das Kind zu Ihnen und zeigt ein Nähebedürfnis oder den Wunsch nach gemeinsamer Aktivität? Was tun Sie alltäglich mit dem Kind? Dabei können Sie auch Sprache fördern: sprachlich begleiten, verbessernd wiederholen, Blickkontakt herstellen. Haushalt und Job bekommen eine Auszeit. Anschließend kümmern Sie sich wieder um diese Pflichten. Vielleicht stellt die gemeinsame Aktivität mit Ihrem Kind sogar eine kreative, erholsame Pause dar? Die anderen Familienmitglieder können mitspielen oder sind gerade anderweitig beschäftigt oder der andere Elternteil kümmert sich um ihre Bedürfnisse und Anliegen.
Ärger mit dem Kind	Das Kind ist unkonzentriert? Es mag nicht spielen oder ist quengelig? Dies hat eine frustrierende Seite für Eltern. Die Zeit ist freigeschaufelt und nun macht das Kind nicht mit! Passt der Zeitpunkt in Ihr Konzept und in das des Kindes? Was könnte dem Kind gerade auf der Seele liegen? Vielleicht fühlt es sich an seine Grenzen gebracht: Das Sprechen ist so schwierig! Oder es stört mich doch gar nicht: Was will die Mama bloß? Sie können dem Kind verschiedene Spiele oder Bücher oder sonstige, vielleicht kleinere oder „einfachere" sprachliche Angebote machen. Wenn Sie sich etwas zurückziehen, kommen die Kinder von ganz alleine auf Sie zu. Dies kann auch zu einem anderen Zeitpunkt sein. Die Artikulation stellt für ein Kind mit Artikulationsstörung eine besondere Herausforderung dar. So muss es sich sehr konzentrieren. Entsprechend schnell kann es ermüden. Ist es ohnehin schon müde, wird es schnell unkonzentriert werden. Auch ganz kurze, kleine Einheiten können weiter helfen. Darüber können Sie sich gemeinsam mit dem Kind freuen und es für diese Kraftanstrengung wertschätzen und loben.

eine ambulante Sprachtherapie in einer sprachtherapeutischen oder logopädischen Praxis, in einem Ambulanz- oder Therapiezentrum.

WICHTIG

Im Kindergarten werden die grundlegenden sprachlichen und kommunikativen Fähigkeiten gefördert. So kann bei Artikulationsstörungen mit den Kindern gemeinsam Sprache im Rahmen von Buchlesen oder korrektivem Feedback oder im Alltagsgeschehen gefördert werden. Gezielte Übungen zur Artikulation überschreiten meist den Rahmen des Kindergartenalltags.

Es gibt Artikulationsstörungen, die eine intensivere Förderung benötigen. Es gibt so genannte Sprachheilkindergärten oder Sprachförderschulen. Auch integrative Einrichtungen beschäftigen geschultes Personal. Studien haben gezeigt, dass sprachliche Kompetenzen in den Regelkindergärten genauso gefördert werden können (Suchodoletz 2010).

Dennoch können kleinere Gruppen und geschultes Personal häufig eine intensivere Sprachförderung bieten. Die Gefahr einer Ausgrenzung aufgrund der sprachlichen Problematik besteht in diesen Einrichtungen nicht, Kinder und Eltern mit ähnlichen oder gleichen Problemen können sich austauschen.

Verschiedene Aspekte können bei der Auswahl einer passenden Einrichtung hilfreich sein:

- Sprachtherapeutinnen vor Ort, deren Angebot das Kind auch in Anspruch nehmen kann
- Sprachfördergruppen innerhalb der Einrichtung
- sprachtherapeutische Programme
- Bereitschaft der Erzieherinnen, sich auf die speziellen Bedürfnisse des Kindes einzustellen
- besondere Programme, z. B. Musik, Psychomotorik u. ä.

WICHTIG

Je mehr Aspekte qualitativ hochwertig erfüllt werden, desto professioneller sollte der Umgang mit den speziellen Bedürfnissen Ihres Kindes gewährleistet sein. Als Expertinnen und Experten für ihre Kinder sollten Eltern bei der Auswahl der geeigneten Institution in sich hineinhören, welche Angebote und Einrichtungen für ihr Kind geeignet sind. Für eine erfolgversprechende Zusammenarbeit ist ihre Kooperationsbereitschaft ebenso wie die der Pädagoginnen erforderlich.

7.9 Spielideen für den Alltag

Neben der Ratgeber- und Fachliteratur gibt es viele Möglichkeiten, Sprache auf spielerische Art mit den Kindern zu fördern. Bei Artikulationsstörungen bieten sich Spiele, Übungen, Bücher in den Bereichen der auditiven Wahrnehmung, der Mundmotorik und gegebenenfalls der Umgang mit Habits an.

Vertiefende Fachliteratur

Schad A (2010). Kinder brauchen mehr als Liebe. Heidelberg: Auer.

Siegmüller J, Bartels H (Hrsg.) (2010). Leitfaden Sprache Sprechen Stimme Schlucken. 2. A. München: Elsevier.

Weinrich M, Zehner H (2008). Phonetische und phonologische Störungen bei Kindern. 3. A. Berlin: Springer.

Spielideen

Spielen stellt für die Kinder ihre Lebenswelt dar. Sie erforschen im Spiel die Welt und strengen sich nirgendwo mehr und ausdauernder an, um eigene Ziele zu erreichen, als beim Spielen! Es muss nicht immer ein Spiel gekauft werden. Die alltäglichen Dinge im Haushalt oder das Ausprobieren von eigenen Fähigkeiten (z. B. Singen, Schnalzen, Lauschen) können schon ausreichen. Die Spielideen sind in die verschiedenen Bereiche unterteilt, die mit der Artikulation zusammenhängen.

Auditive Wahrnehmung

Ideen aus dem alltäglichen Leben

Geräusche-Suchspiel: Das Kind lokalisiert selbst oder durch Spielzeug erzeugte bestehende Geräusche im Raum.

Alltagsgeräusche werden hinsichtlich drinnen oder draußen oder in welchen Räumen sie vorkommen unterschieden.

Geräusche-Memory: Je zwei Dosen (z. B. Filmdosen oder von Vitamintabletten) werden mit Reis, Erbsen, Sand, Kieselsteinen, Linsen etc. gefüllt. Die zwei Gleichen müssen gefunden werden.

Instrumente: Einzelne Instrumente sollen erraten und zugeordnet werden (laut – leise, hoch – tief, lang – kurz).

Geräusche raten: Einer macht ein Geräusch vor – der andere muss es erraten (z. B. Löwenbrüllen, Elefantentrompeten etc.).

Regelspiele

Klanglotto 1 und 2: Alltagsgeräusche werden von einer CD abgespielt, erraten und dem passenden Bild zugeordnet (Advesco Schubi Lernmedien).

Tierstimmenlotto, Klanggeschichten, tönende Geschichten: Situationsbilder, Bildergeschichten werden anhand der Höreindrücke verfolgt oder gesucht.

Papperlapapp (von HABA): Die Kinder können Geräusche von der CD-ROM den vorliegenden Gegenständen (überwiegend Tiere) zuordnen.

Reime, Fingerspiele, Lieder

Musik, Gedichte, Reime, Fingerspiele ziehen Kinder magisch an. Sie haben einen intensiveren Rhythmus, schöne Melodien, besonders starke Betonungen und Wiederholungen.

Bewegungselemente können in Lieder, Reime und Gedichte eingebaut werden, die das Gefühl für die Sprache verstärken, den Gesamttonus beeinflussen und somit auf die feine Mundmotorik einwirken können. Die auditive Wahrnehmung wird geschult.

Bei Fingerspielen kann ein Körper- und Blickkontakt hergestellt werden. Sprachlich wiederholen sich Laute häufig auf intensive und einprägsame Weise. Das Kind ist konzentriert auf den Reim oder Spruch.

Führung an das Kind abgeben: Das Kind kann selbst singen, Reime klatschen, imitieren. Auf diese Weise artikuliert es in intensiver Form.

Bücher und CDs

„Fingerspiele und andere Kinkerlitzchen" (Pousset 2001): Finger- und Sprachspiele

„Gemeinsam sind wir stark" (Schmid und Praml 2004): Für die Kleinsten ein Pappbilderbuch mit kurzen Versen, Bildern auf dem Bauernhof

„Der Grüffelo", „Das Grüffelokind" (Scheffler und Donaldson 2002): spannendes und fantasievolles Bilderbuch in Reimform

„Mit Ottern stottern, mit Drachen lachen" (Schreiber-Wicke und Holland 2006): Bilderbuch, bei dem die Verse vom Kind durch das fehlende Reimwort ergänzt werden. Das Buch lässt sich vom Inhalt gut erschließen.

„Anne Kaffeekanne" (Vahle 2008): Lieder zum Singen, Spielen und Tanzen

„PingPongPinguin" (Vahle 2008): Spiel- und Bewegungslieder

„Komm du kleiner Racker" (Jöcker): Neue Fingerspiel-, Kniereiter- und Spiellieder

Wort- und Lautidentifikation, Silbenstruktur

Ideen aus dem alltäglichen Leben

Lautidentifikation: eher für ältere Kinder geeignet. Ein Wort wird gesagt, der andere muss heraushören, ob man den entsprechenden Laut in dem Wort hört (z. B. Hörst du bei „Schaufel" ein /sch/?).

„Womit fängt das Wort an?": Verschiedene Laute sollen am Anfang des Wortes erkannt werden.

Regelspiele

„Ratz-Fatz" und Ratzolino (Habermaaß): Bestimmte Laute müssen aus einer Geschichte herausgehört werden, die entsprechenden Begriffe liegen als Holzfiguren vor.

„L wie Löwe" (Lingoplay): Kartenspiel zur Anlauterkennung

„Initialo" (Lingoplay): Anlautspiel, das als „Schwarzer-Peter" gespielt werden kann.

Zur Silbenstruktur bieten sich Klatschen, Springen oder Hüpfen an.

„Silbolo" (Lingoplay): Kartenspiel zum Klatschen der Silbenanzahl (Wortlängenunterscheidung)

„Silbenrallye" (HABA): Weltreise, bei der ein Würfel durch die Silbenanzahl verschiedener Bilder ersetzt wird

Computerprogramme

„Detektiv Langohr" (Trialogo): Förderung verschiedener auditiver Wahrnehmungsleistungen

„Würzburger Trainingsprogramm" (Multimedia): Unterstützung des Arbeitsbuches „Hören, Lauschen, Lernen" (Küspert und Schneider 2006) zur phonologischen Bewusstheit – Lauschen, reimen, Silben trennen – dieses Programm wird in verschiedenen Bundesländern in einigen Kindergärten im letzten Kindergartenjahr angeboten

Mundmotorik

Das orofaziale System (Mund- und Gesichtsbereich) ist äußerst sensibel. Dieser Bereich sollte zunächst vorsichtig sensibilisiert werden.

Diese Spiele stellen **Ideen aus dem alltäglichen Leben** dar. Häufig ist das notwendige Zubehör im eigenen Haushalt oder beim normalen Einkauf zu finden.

Sensibilisierung/Orientierung

- *Clownspiel:* Das Kind bekommt einen roten Punkt auf die Nase und muss versuchen, Schokostreusel o. ä. mit der Zunge von einem Teller zu schlecken. Die Nase darf keinen Abdruck hinterlassen.
- *Schminkspiel:* Das Gesicht wird geschminkt und dann können Honigkleckse oder Nutellakleckse etc. rund um die Lippen getupft werden. Nur diese dürfen mit der Zunge abgeleckt werden.
- *Eis:* Ein Wattestäbchen kann in Wasser oder Saft getunkt und im Gefrierschrank kaltgestellt werden. Die Mundpartie kann mit dem „Eis" vorsichtig abgetupft werden.
- *Gurgeln:* Wasser gurgeln, um den hinteren Bereich des Mundes spürbar zu machen
- Jeweils Tupfer Joghurt, Honig, Nutella oder kleine Salzkräcker können auf der Zungenspitze oder -seite oder im hinteren Bereich vorsichtig platziert werden. So lernen die Kinder ihren Mund von innen kennen: Sie beschreiben, wo sie etwas fühlen. Die Kinder haben verschiedene Sensibilitäten und Vorlieben bezüglich der Konsistenz. Daran sollte man sich orientieren.
- *Naschraten:* Karotten, Käse, Brot etc. werden in gleich große Stücke geschnitten. „Mund auf – Augen zu: was hast du im Mund?"
- *Fratzen- oder Grimassenschneiden* sind kindgerechte und Spaß bringende Begriffe für mundmotorische Übungen. Die zu stärkenden Muskelgruppen teilen sich in drei Bereiche: Zunge, Lippen, Wangen.

Zungenspiele

- *Zauberbrot:* Eine Backoblate oder ein Ministück Esspapier werden auf die Zungenspitze gelegt. Diese drückt sie an dem Zungenruheplatz fest, so dass sie nicht mehr zu sehen und wie weggezaubert ist.
- *Spateldrücken:* Die Zungenspitze drückt gerade aus dem Mund gestreckt gegen einen Holzspatel. Der Spatel wird über die herausgestreckte Zunge und darunter oder seitlich gegen die Zungenränder gehalten, damit sie dagegen drücken kann.
- *Zungenkompass:* Die Zunge schaut nach Norden (Nase), Westen (linkes Ohr), Süden (Kinn), Osten (rechtes Ohr).
- *Zungenschlafplatz:* Die Zungenspitze liegt mittig oben direkt hinter den Zähnen.
- *Bonbonmund:* Die Zunge beult jeweils eine Wange so aus, als sei ein Bonbon darin.
- Lied *schnalzen*
- *Hängematte:* Die Zunge wird im Wechsel an den Gaumen gesaugt und herunter gelassen. Bei Letzterem bleibt die Zungenspitze am Zungenruhepunkt/-schlafplatz.
- *Gummibärchenwaschanlage:* Ein Gummibärchen wird auf einen Zahnstocher gesteckt und vor den Mund des Kindes platziert. Dies wäscht nun gezielt mit der Zunge die Ohren, die Nase, die Pfoten, den Bauch usw.
- *Zähneputzen:* Die Zunge streicht über die oberen, unteren Zahnreihen, von innen und von außen.
- *Zickzack stempeln:* Die Zunge tippt abwechselnd die Zähne oben und unten an.
- *Salzstange balancieren:* Im Stehen wird die Zunge gerade aus dem Mund gestreckt, eine Salzstange quer darüber gelegt und dann können ein paar Schritte versucht werden, ohne dass die Salzstange herunterfällt.
- *Salzstange ohne Hände essen:* Die Salzstange muss mit den Lippen gehalten und dann mit der Zunge in den Mund geholt werden. Die Hände sind auf dem Rücken.

Lippenspiele

- *Traktorgeräusch:* Lippen mit einem Geräusch flattern lassen
- *Lippenknallen:* Lippen über die Zähne ziehen und laut knallen
- *Maus-Clown-Gesicht:* Lippen breit und spitz ziehen
- *Schmollgesicht:* Unterlippe wird über die Oberlippe geschoben und umgekehrt
- *Opasprache:* Lippen werden über die Zähne gestülpt und so wird gesprochen
- *Pustefußball:* Auf dem Tisch muss ein Wattebausch in das Tor (z. B. durch Bauklötze) des Gegenspielers gepustet werden. Dieser verteidigt sein Tor natürlich durch Pusten.
- *Knopftauziehen:* Zwei Knöpfe werden mit einer Schnur verbunden. Auf gleicher Gesichtshöhe

müssen nun beide Spieler den Knopf mit den Lippen halten und langsam (!) ziehen, bis einem der Knopf durch die Lippen rutscht. Dieses Spiel zielt auch auf den Mundschluss ab.
- *Hundeknochen:* Spatel mit den Lippen festhalten, um einen Mundschluss herbeizuführen

Wangenspiele
- *Fischmund:* Die Wangen werden zwischen die Zahnreihen gezogen und die Lippen öffnen und schließen sich.
- *Wangenluftballon:* Beide Wangen werden dick aufgebläht. Die Luft kann von der rechten in die linke Wange geschoben werden.
- Luftballon aufblasen
- *Strohhalmsaugen:* Mit einem Strohhalm kann man Papierschnipsel hochheben, indem man sie ansaugt. Das Kind kann mit dem Strohhalm als „Staubsauger" Brause vom Teller saugen, beim Angeln werden Papierfische mit dem Strohhalm „geangelt".
- *Spaghettiessen:* Weingummischnüre nur mithilfe der Lippen in den Mund ziehen

Regelspiele
- *Mimik Memo (HABA):* Memory und andere Spielvarianten mit Tieren, die Grimassen machen
- *Pustekuchen (HABA):* Eine kleine Kugel wird in verschiedene Kuchen gepustet, Ziel ist es, Sahnehäubchen zu erpusten.
- *Kuntibunti (Prolog):* Würfelspiel, bei dem ein Drache verschiedene mundmotorische Übungen anbietet

Bücher

Vettiger S, Räber M-A, Codoni S (Hrsg.) (1997). Stomatenpaghetti: Ein kleiner Krebs hat Schwierigkeiten beim Sprechen und spielt hilfreiche Spiele mit der Krake.

Adams I, Struck V, Tillmanns-Karus M (2001). Kunterbunt rund um den Mund: Spielideen rund um die Mundmotorik

Angewohnheiten (Habits)

Für einen möglichen Mundschluss, eine physiologische Zungenruhelage und ein adäquates Schluckmuster ist es erforderlich, dass so genannte Habits abgewöhnt werden. Dies sind Gewohnheiten wie Schnullern, Daumenlutschen, Fläschchen trinken. Sie werden auf sehr individuelle Art und Weise abgewöhnt. Trinkt ein Kind noch sehr häufig aus der Flasche, kann man ihm immer häufiger das begehrte Getränk aus dem Becher anbieten. Zum Erlernen dieser Fähigkeit bietet sich an, dass das Kind im Sitzen in kleinen Schlucken aus dem Becher trinkt. Abends kann eine Flasche durch eine Kuscheleinheit, Geschichte oder ein „Gute-Nacht-Lied" ersetzt werden.

Der Schnuller wird häufig von einer „Schnullerfee" geholt oder dem Osterhasen bzw. Nikolaus hingelegt. Diese hinterlassen im Gegenzug ein Geschenk auf der Fensterbank. Die Fee wird angekündigt, damit die Kinder sich darauf einstellen können.

Bei Daumenlutschen o. ä. ist viel Aufmerksamkeit gefordert, dass der Finger nicht doch immer wieder in den Mund gesteckt wird. Es gibt Tinkturen, die ungefährlich sind, aber sehr bitter schmecken und dem Kind auf diese Weise das Nuckeln verleiden.

WICHTIG

Suchen Sie sich die Übungen aus, die Ihnen und Ihrem Kind am meisten Spaß bereiten!

Glossar

Anamnese
Vorgeschichte einer Krankheit nach Angaben des Kranken
addental
die Zunge stößt bei der Lautbildung gegen die vorderen Zähne
Artikulation
Lautbildung
auditiv
das Gehör betreffend
Diagnostik
Untersuchung, Befunderhebung
Habit
Gewohnheit
interdental
Zunge stößt bei der Lautbildung zwischen die vorderen Zähne
Kognition
höhere geistige Leistungen wie Erkennen und Denken

lateral
Seitenränder der Zunge sind schwach, so dass Luft seitlich in die Wangen entweicht
Lautdiskriminierung
Lautunterscheidung
Lautidentifikation
Lauterkennung
orofazial
Mund und Gesicht betreffend
Phonation
Stimmgebung
Phonetik
motorische Bildung von Lauten
Phonologie
Funktion der Laute in der Sprache und ihre Regelanwendung
psychosozial
psychische Faktoren durch soziale Gegebenheiten bedingt
Respiration
Atmung
Screening
Verfahren zur Reihenuntersuchung
Sensorik
Sinneswahrnehmung
Therapie
Behandlung
Vorverlagerung
Laute, die im hinteren Mundbereich gebildet werden, werden stattdessen im vorderen Bereich gebildet

LITERATUR

Babbe T (2004). PAP, Pyrmonter Aussprache-Prüfung. Köln: Prolog.
Buschmann A (2009). Heidelberger Elterntraining zur frühen Sprachförderung. Trainermanual. München: Elsevier.
Clausnitzer V (2001). Orofaziale Muskelfunktionstherapie OMF. Ein myofunktionelles Übungsbuch. Dortmund: modernes Lernen.
Fox AV (2002). Psycholinguistische Analyse kindlicher Sprechstörungen. PLAKSS. Frankfurt/Main: Swets & Zeitlinger.
Garliner D (1989). Myofunktionelle Therapie in der Praxis. Gestörtes Schluckverhalten, gestörte Gesichtsmuskulatur und die Folgen. Diagnose, Planung und Durchführung der Behandlung. Germering: Dinauer.
Hacker D, Wilgermein H (1999). AVAK-Test. Analyseverfahren zu Aussprachestörungen bei Kindern. München/Basel: Ernst Reinhardt Verlag.
Hargens J (2005). Respektieren und befördern – eine wunderbare alte Idee mit neuen Möglichkeiten. In: Steiner T, Berg I (Hrsg.). Handbuch lösungsorientiertes Arbeiten mit Kindern. Heidelberg: Auer.
Kannengieser S (2009). Sprachentwicklungsstörungen – Grundlagen, Diagnostik und Therapie. München: Elsevier.
Kittel AM (2004). Myofunktionelle Therapie. Idstein: Schulz-Kirchner.
Kurtenbach S (2009). „Spielst du mit mir sprechen?" Elternprogramm zur Förderung der kindlichen Sprachentwicklung. Unveröff. Fortbildungsskript Oktober 2009.
Largo R-H (2010). Babyjahre. 5. A. München/Zürich: Piper.
Mc Ginnis MA (1963). Aphasic children: Identification and education by the Association Method. Washington: Alex Graham Bell Assn for Deaf.
Riper C van, Irwin JV (1958/1994). Artikulationsstörungen – Diagnose und Behandlung. Berlin: Edition Marhold.
Schad A (2010). Kinder brauchen mehr als Liebe – Klarheit, Grenzen, Konsequenzen. Heidelberg: Auer.
Schwytay J (2010). Phonetische Störungen. In: Siegmüller J, Bartels H (Hrsg.). Leitfaden Sprache Sprechen Stimme Schlucken. 2. A. München: Elsevier.
Siegmüller J, Kauschke C (2002). Patholinguistische Diagnostik, Band Phonologie. München: Elsevier.
Siegmüller J, Kauschke C (2006). Therapie von Sprachentwicklungsstörungen nach dem Patholinguistischen Ansatz. München: Elsevier.
Suchodoletz W von (2007). Prävention umschriebener Sprachentwicklungsstörungen. In: Suchodoletz W von (Hrsg.). Prävention von Entwicklungsstörungen. Göttingen: Hogrefe.
Suchodoletz W von (2010). Therapie von Entwicklungsstörungen. Was wirkt wirklich? Göttingen: Hogrefe.
Wagner I (2011). LOGO: Ausspracheprüfung zur differenzierten Analyse von Dyslalien. Wildeshausen: Logo Verlag für Sprachtherapie.
Weinrich M, Zehner H (2008). Phonetische und phonologische Störungen bei Kindern. Heidelberg: Springer.

KAPITEL

8

Franziska Menzel

Abweichende Entwicklung kindlicher Schluckmuster

„Mein Kind schluckt anders."

Alternative Bezeichnungen: myofunktionelle Störungen, myofunktionelle Dysbalance, orofaziale Dysfunktion, orofaziale Dyskinesen, Schwäche des orofazialen Muskelgleichgewichts, viszerales Schluckmuster, Fehlfunktion der Zunge, Zungenfehllage (Deitermann, Kemper und Glaeske 2007)

Jedes fünfte Kind im Vorschulalter zeigt eine Schwäche seiner Gesichts-, Lippen- und Zungenmuskulatur (Meilinger 1999). In diesen Fällen können Eltern bei ihrem Kind häufig eine offene Mundhaltung beobachten. Die Zunge liegt dabei mit geringer Anspannung unten auf dem Mundboden des Kindes. Bei Eltern kann auch der Eindruck entstehen, ihr Kind habe einen vermehrten Speichelfluss. In den Mundwinkeln kann sich Speichel sammeln und das Kinn hinunterfließen. Manche Kinder fallen bei den Familienmahlzeiten auf, weil sie häufig mit offenem Mund geräuschvoll kauen oder auch zu schlingen scheinen. Beim Schlucken kann die Zunge des Kindes zwischen den Lippen sichtbar werden.

Rat!

- Eltern müssen sich keine Sorgen machen!
- Die sprachliche Entwicklung eines Kindes mit orofazialen Dysfunktionen muss nicht beeinträchtigt sein!
- Kinder mit orofazialen Dysfunktionen haben keine entwicklungsbedrohende Schluckstörung!
- Kinder können das altersgerechte Schlucken verspätet erlernen!

Sprachtherapeutinnen und Ärztinnen erkennen bei Kindern mit orofazialen Dysfunktionen ein nicht altersgerecht entwickeltes Schluckmuster: Diese Kinder schlucken mit leicht geöffneten Lippen wobei die Zunge zwischen den Zähnen zu sehen sein kann (Bigenzahn 2003; Hahn 2001; Kittel 2009). Dieses veränderte Schluckmuster bedeutet keine Schluckstörung mit negativen Auswirkungen auf die kindliche Entwicklung. Kinder mit orofazialen Dysfunktionen haben jedoch ein erhöhtes Risiko, Zahnfehlstellungen und Störungen der Artikulation zu entwickeln. Außerdem können sie eine höhere Anfälligkeit für Infektionserkrankungen der Atemwege wie Nase, Mund, Rachen, Luftröhre und Lunge zeigen (Bigenzahn 2003).

Eine sprachtherapeutische Behandlung bei orofazialen Dysfunktionen ist also im Sinne einer Vermeidung der oben beschriebenen Folgen und für das Erlernen des richtigen Schluckmusters sinnvoll.

Finanzierung

I. d. R. erteilen die behandelnde Kinderärztin oder Kieferorthopädin den Auftrag für eine Sprachdiagnostik und Sprachtherapie bei orofazialen Dysfunktionen an die Sprachtherapeutin (Klocke, Korbmacher & Kahl-Nieke 2000). Auf der Therapieverordnung gibt die Ärztin einen so genannten Indikationsschlüssel, hier SP3, und die Anzahl der Therapieeinheiten (i. d. R. 10 Einheiten á 45 min) an. Die Eltern übergeben die Verordnung der behandelnden Sprachtherapeutin, die von ihnen selbst ausgewählt werden kann. Nach jeder Therapieeinheit leisten die Eltern eine Unterschrift über die erfolgte Therapie. Sind die Therapieeinheiten abgeleistet, reicht die Sprachtherapeutin die Verordnung als Nachweis für ihre geleistete Arbeit bei den privaten sowie gesetzlichen Krankenkassen ein und erhält von ihnen ihr Honorar (Heilmittelkatalog 2011).

Kinder lernen Schlucken (> Tab. 8.1)

WICHTIG!

Eltern begleiten und fördern das Schluckenlernen ihres Kindes oft so selbstverständlich wie das Sitzenlernen und Sprechenlernen. Sie achten auf eine altersentsprechende und für das Kind ansprechende, entwicklungsfördernde Ernährung!

Bereits vor der Geburt des Kindes beginnt die Entwicklung des Schluckens. Das ungeborene Kind kann das ihm umgebende Fruchtwasser im Mund spüren und herunterschlucken. Mit diesem Vorgang wird die Entwicklung des Saug-Schluck-Musters bereits ab der 12. Schwangerschaftswoche angeregt. Bis zur Geburt wird es für das Stillen des Säuglings ausgereift sein (Hahn 2001).

Das **neugeborene Kind** zeigt während des Stillens ein nur für die ersten vier Lebensmonate typisches Saug-Schluckmuster: Die Zunge wirkt im Vergleich zum Mund des Kindes sehr groß. Sie füllt den gesamten Mundraum aus. Während des Stillens ist ein Kontakt zwischen Oberlippe und Zunge zu beobachten, wodurch das Kind die Brustwarze der Mutter bzw. den Flaschensauger festhalten kann. Automatisch setzt das Kind mit dem Saugen ein. Es entsteht ein Unterdruck im Mund des Kindes, so dass das Weitersaugen und Herunterschlucken der Milch möglich werden. Saugen und Schlucken werden durch die gemeinsame Bewegung der Lippen, des Unterkiefers und der Zunge nach vorn und zurück ausgeführt (= kindliches Saug-Schluck-Muster). Das kindliche Saug-Schluck-Muster wird als eine fließende Bewegung wahrgenommen und ist vom Säugling willentlich nicht beeinflussbar. Es ist vielmehr ein Reflex.

Von der Geburt bis zum **4. Lebensmonat** hat der Säugling i. d. R. das Doppelte seines Geburtsgewichts erlangt (Schaub 1991; WHO 2006). Mit dem gesamtkörperlichen Wachstumsschub wachsen auch Kopf, Gesicht und Mund des Kindes. Die Zunge wirkt im Vergleich zum Mund nicht mehr so groß. Das Kind

Tab. 8.1 Altersgerechte Nahrungsaufnahme (Arvedson und Brodsky 2002; Bigenzahn 2003; BZgA 2011; Morris und Klein 2001; van den Engel-Hoek 2008)

Alter	Fähigkeiten	mögliche Nahrung
0.–6. Monat	kindliches Saug-Schluckmuster	dünnflüssige Nahrung wie Muttermilch, Säuglingsmilchnahrung
4.–6. Monat	Füttern mit dem Löffel ist möglich, Nahrung geht noch verloren (fällt aus dem Mund bzw. vom Löffel)	breiige Nahrung, wie feinst pürierter Gemüse- oder Kartoffelbrei ohne Gewürze
6.–8. Monat	Saugen von Flüssigkeiten aus dem Becher ist möglich, jedoch mit Flüssigkeitsverlust	dickere, breiige Nahrung mit winzigen, weichen Stückchen, wie Vollmilch-Getreide-Brei, Getreide-Obst-Brei
8. Monat	Brei kann vom Löffel mit der Oberlippe abgenommen werden	
9. Monat	weiche Nahrung oder Nahrung, die durch den Speichel des Kindes weich gemacht und „abgebissen" werden kann Trinken aus der Tasse ist möglich, die von den Eltern gehalten wird	weiche Nahrung, die vom Kind gut in die Hand genommen werden kann, wie gegartes Gemüse oder Kartoffeln, Bananen-, reife Birnenstückchen, Brotwürfel, Dinkelstangen, Reiswaffeln
12. Monat	kontrolliertes, gleichmäßiges Abbeißen weicher Nahrung, selbstständiges Essen und Trinken: der Löffel wird mit der ganzen Hand, der Becher mit beiden Händen gehalten	
18. Monat	Schlucken ohne Verlust von Speichel und Nahrung aus dem Mund ist möglich kontrolliertes, gleichmäßiges Abbeißen fester Nahrung unter Mitbewegung der Hände und des Kopfes als Verstärkung	feste Nahrung, noch immer dezent gewürzt, auf weniger bekömmliche Nahrungsmittel wie Hülsenfrüchte oder Kohl verzichten, Teilnahme am Familienessen ist nun gut möglich
21. Monat	kontrolliertes, gleichmäßiges Abbeißen fester Nahrung ohne kompensierende Mitbewegungen	
bis 24. Monat	Flüssigkeiten können aus dem Becher ohne Flüssigkeitsverlust getrunken werden das Kind hat das normale Schluckmuster erlernt, das kindliche wurde „abgelegt"	harte Nahrung mit verschiedenen Konsistenzen vermischt, zu den Mahlzeiten müssen für das Kind keine Ausnahmen mehr gemacht werden, ACHTUNG: Essen möglichst nicht überwürzen oder schärfen

kann seine Zunge in seinem Mund nun freier bewegen. Während des Fütterns schließt das Kind immer häufiger seine Ober- und Unterlippe um die Brustwarze bzw. um den Flaschensauger. Saugen und Schlucken können nun zunehmend getrennt voneinander erfolgen (Hahn 2001; van den Engel-Hoek 2008).

Mit dem Durchbruch der ersten Milchschneidezähne (ab **6. Lebensmonat**) wird die Wahrnehmung im Mundraum des Kindes weiter verändert. Die Zunge wird durch die Schneidezähne als Begrenzung nach außen in den Mund geleitet. Die Weiterentwicklung der Wahrnehmung im Mundraum hat Auswirkungen auf die Weiterentwicklung des kindlichen Schluckmusters: Das Kind kann seine Lippen während des Fütterns nun ausdauernd um die Brustwarze der Mutter bzw. den Flaschensauger schließen. Die Zunge wird für das Saugen in den Mund zurückverlagert und bildet einen zentralen Kanal, über den die Milch bzw. der Brei in Richtung Rachen transportiert und schließlich automatisch (reflektorisch) hinuntergeschluckt wird (Clausnitzer 2002; Hahn 2001).

Im Alter von ca. **einem Jahr** kann das Kind die Nahrung sicher vom Löffel abnehmen. Das Trinken aus dem Becher ist nun möglich. Das Saugen als bisher wichtigste Möglichkeit der Nahrungsaufnahme verliert für die Ernährung des Kindes zunehmend an Bedeutung (Hahn 2001; van den Engel-Hoek 2008).

Der Durchbruch des Milchgebisses ist etwa bis zum **2. Lebensjahr** abgeschlossen. Atmen, Kauen, Trinken und Schlucken können vom Kind nun getrennt voneinander ausgeführt werden (Clausnitzer 2002; Hahn 2001). Das kindliche Schluckmuster wird bis zum **3./4. Lebensjahr** dem eines Erwachsenen immer ähnlicher: Erwachsene schließen ihre Lippen fest aufeinander und drücken ihre Zunge kräftig an den Gaumen, um Speichel, Nahrung und Getränke herunterzuschlucken.

8.1 Erscheinungsbild

Fallbeispiel

Jonas 6;11 Jahre

Mit 6;3 Jahren wurde Jonas eingeschult. Jonas hatte schon immer mal wieder Tubenbelüftungsprobleme. Er hörte zeitweise schlecht und bekam daraufhin Paukenröhrchen eingesetzt. Im ersten Schulhalbjahr fiel den Eltern auf, dass ihr Sohn immer häufiger erkältet war, häufiger als sonst. Sie suchten Rat bei ihrer Kinderärztin. Diese überwies Jonas an eine Hals-Nasen-Ohren-Ärztin (HNO-Ärztin). Die HNO-Ärztin stellte bei Jonas Nasenpolypen fest, die eine Ursache für Jonas häufige Erkältungen sein könnten. Die HNO-Ärztin bemerkte, dass Jonas, obwohl er gerade nicht erkältet war, durch den Mund atmete. Er hatte seinen Mund leicht offen stehen, wobei seine Zunge sichtbar auf der Unterlippe ruhte. Auf Nachfragen der Ärztin berichteten die Eltern, dass ihr Sohn zu den Familienmahlzeiten durch geräuschvolles, schmatzendes Kauen mit offenem Mund auffiele, welches er trotz Aufforderung der Eltern, bitte mit geschlossenem Mund zu kauen, nur kurzzeitig und unter großer Anstrengung kontrollieren konnte. Die HNO-Ärztin besprach mit den Eltern, dass mithilfe einer Operation normale (physiologische) Voraussetzungen geschaffen werden können, um beispielweise die Mundatmung auf Nasenatmung umzustellen. Es werde jedoch eine sprachtherapeutische Behandlung erforderlich, damit Jonas das muskuläre Gleichgewicht seiner Zunge und Lippen verbessern und wieder durch die Nase atmen könne.

Die Eltern entschlossen sich, die Operation durchzuführen und die Entscheidung für eine Sprachtherapie erst nach der Operation zu treffen. Die Nasenpolypen wurden erfolgreich operativ entfernt. Jonas könnte wieder frei durch die Nase atmen. Im Alltag beobachteten die Eltern jedoch, dass Jonas noch immer über den Mund ein- und ausatmete und dass seine Zunge ganz schlapp auf dem Mundboden lag. Bei den Familienmahlzeiten fiel ihnen ihr Sohn weiterhin durch geräuschvolles, schmatzendes Kauen mit offenem Mund auf. Jonas schien sich an diese auffällige, manchmal störende Art zu essen, gewöhnt zu haben. Die Eltern nahmen daraufhin die Empfehlung der HNO-Ärztin an und beschlossen, eine Sprachtherapeutin mit ihrem Sohn aufzusuchen.

Das Erscheinungsbild einer orofazialen Dysfunktion beschreiben Sprachtherapeutinnen und Ärztinnen als Merkmalsbündel, gekennzeichnet durch ein abweichendes Schluckmuster, eine offene Mundhaltung mit Mundatmung, eine veränderte Zungenruhelage, veränderte Kaubewegungen, Zahnfehlstellungen, eine veränderte Körperhaltung, eine veränderte Wahrnehmung im Mund und nicht-altersgerechte Saug- und Lutschgewohnheiten (➤ Tab. 8.2).

8

Tab. 8.2 Symptome orofazialer Dysfunktionen (Bigenzahn 2003; Dohan, Lelong und Vanhee 1997; Fischer-Vossholt und Spenthof 2002; Garliner 1989; Hahn 2001; Kittel 2009; Lisson und Heckmann 2008)

Symptom	Erläuterung
verändertes Schluckmuster	Eltern können ein verändertes Schluckmuster erkennen, wenn sie ihr Kind zu den Familienmahlzeiten genau beobachten. Manchmal kann die Zunge des Kindes beim Schlucken zwischen den Zähnen oder gar zwischen den Lippen zu sehen sein. Manche Kinder spannen ihren Kinnmuskel mit an (machen ein so genanntes Nadelkissenkinn) oder bewegen ihren Kopf mit, so als ob sie Schwung für das Schlucken holen müssten. Die beobachtbaren Anzeichen einer orofazialen Dysfunktion während des Schluckens hängen häufig mit einem ungenügenden Kontakt zwischen Gaumen und Zunge im Mund des Kindes zusammen. Die Zunge wird während des Schluckens nicht nach oben gegen den Gaumen gedrückt, sondern nach vorn oder zur Seite gegen die Zähne. Die Zähne stellen einen im Verhältnis zu den festen Knochenstrukturen von Gaumen und Schädel weichen Gegenspieler dar, so dass der Druck der Zunge an den Zähnen für ein effektives Schlucken nicht stark genug aufgebaut werden kann. Das Schlucken kann somit im Vergleich zu Kindern mit unauffälligen Schluckmustern nicht kräftig genug ausgeführt werden. Die fehlende Kraft beim Schlucken gleicht das Kind oft mit der Anspannung seines Kinnmuskels und durch die Mitbewegung seines Kopfes aus. Langfristig gesehen kann ein abweichendes Schluckmuster, also das andauernde Pressen der Zunge gegen die Zähne, zu Zahnfehlstellungen wie offener Biss oder Kreuzbiss führen. Bei einem offenen Biss sind die Schneidezähne im Oberkiefer des Kindes nach vorn oben gestellt. Ein Kreuzbiss wird erkannt, wenn die Backenzähne im Oberkiefer im Verhältnis zum Unterkiefer seitlich verschoben sind. In beiden Fällen kann der Kieferschluss in unterschiedlicher Ausprägung gestört sein. Diese Zahnfehlstellungen sind meist behandlungsbedürftig, da in vielen Fällen ein Mundschluss erschwert ist und das Erscheinungsbild einer orofazialen Dysfunktion weiter verstärkt werden kann.
offene Mundhaltung und Mundatmung	Eltern können bei ihrem Kind eine offene Mundhaltung beobachten, wenn es ins Spiel vertieft ist, malt oder fernsieht, also in Situationen, in denen ihr Kind nicht spricht. Die Ursache für eine offene Mundhaltung liegt meist in einer verminderten Muskulatur der Lippen. Das Kind kann die notwendige Kraft nicht aufbringen, um seine Lippen geschlossen zu halten. Eine offene Mundhaltung hat eine Mundatmung zur Folge. Die Atemluft strömt während der Atmung nicht mehr durch die Nase, sondern durch den dauerhaft geöffneten Mund. Eine dauerhafte Mundatmung kann für den gesamten Organismus problematisch werden: Die Mundschleimhaut wird durch den andauernden Luftstrom extrem ausgetrocknet. Zudem wird die eingeatmete Luft nicht über die Nase mit ihren reinigenden Flimmerhärchen angefeuchtet und vorgewärmt, so dass Entzündungen im Mund-, Nasen-Rachenraum und der Lunge die Folge sein können.
veränderte Zungenruhelage	Eltern können bei ihrem Kind eine veränderte Zungenruhelage beobachten, wenn es eine offene Mundhaltung hat. Normalerweise wird die Zunge in ihrer Ruheposition an den Gaumen gelegt, so als ob man ein /n/ spräche. Ist die Zungenruhelage verändert, liegt die Zunge meist schlaff auf dem Mundboden, die unteren Schneidezähne verdeckend, die Unterlippe berührend. Durch die beschriebene veränderte Zungenruhelage erfolgt keine aktive Anspannung der Zungenmuskulatur. Die Muskulatur der Zunge bleibt schlapp und wird langfristig geschwächt. Die verminderte Kraft der Zungenmuskulatur kann ungünstige Auswirkungen auf das Schlucken und das Sprechen haben sowie Zahnfehlstellungen mitbegünstigen.
veränderte Kaubewegungen	Eltern können bei ihrem Kind mit orofazialer Dysfunktion zu den Familienmahlzeiten veränderte Kaubewegungen beobachten. Normale Kaubewegungen werden als mahlende, kreisende, rotierende Bewegungen des Unterkiefers wahrgenommen. Die Kinder kauen mit geschlossenem Mund und atmen durch die Nase. Kinder mit orofazialen Dysfunktionen zeigen beim Kauen meist vergleichsweise hackende Auf- und Zubewegungen ihres Unterkiefers. In Folge dessen kauen die Kinder eher geräuschvoll, schmatzend. Manchmal fällt ihnen Essen aus dem Mund. Neben den beschriebenen Auffälligkeiten bezüglich der Kaubewegungen kauen die Kinder häufig nicht lang genug. Feste Nahrung bleibt dabei stückig, wird nicht ausreichend mit Speichel vermischt und zu einem Speisebrei zerkaut. Zum Ausgleich trinken die Kinder zu den Mahlzeiten auffällig viel oder zeigen in manchen Fällen Vermeidungsverhalten gegenüber fester und harter Nahrung.

Tab. 8.2 Symptome orofazialer Dysfunktionen (Bigenzahn 2003; Dohan, Lelong und Vanhee 1997; Fischer-Vossholt und Spenthof 2002; Garliner 1989; Hahn 2001; Kittel 2009; Lisson und Heckmann 2008) *(Forts.)*

Symptom	Erläuterung
Zahnfehlstellungen	Kinder mit orofazialen Dysfunktionen haben ein erhöhtes Risiko, Zahnfehlstellungen zu entwickeln. Aufgrund des veränderten Schluckmusters wird die Zunge während des Schluckens nicht an den Gaumen, sondern an die vorderen beziehungsweise seitlichen Zähne gedrückt. Da die Zähne im Kiefer nicht fest verankert sind, können sie durch den Druck der Zunge in ihrer Position verschoben werden. Die Folge können typische, behandlungsbedürftige Zahnfehlstellungen wie offener Biss und Kreuzbiss sein.
veränderte Körperhaltung	Eine ausgeglichene Körperspannung und Körperhaltung wirkt stärkend und ausgleichend auf die Muskulatur in Gesicht und Mund ein. Eltern können bei ihrem Kind eine veränderte Körperhaltung und -anspannung im Sitzen, Stehen und Laufen beobachten. Das Kind sitzt und bewegt sich meist mit hängenden Schultern, gebeugter Wirbelsäule und einer insgesamt schlapp wirkenden gesamtkörperlichen Anspannung. Die veränderte, schlappe Körperhaltung kann das normalerweise harmonische Zusammenspiel der Muskulatur in Gesicht und Mund in ein Ungleichgewicht bringen und das Erscheinungsbild orofazialer Dysfunktionen verstärken.
veränderte Wahrnehmung im Mund	Menschen können in ihrem Mundraum mit ihrer Zunge nicht nur Temperatur und Geschmack von Nahrungsmitteln unterscheiden. Sie können in ihrem Mundraum mithilfe der Zunge auch Form und Größe der Nahrung dreidimensional ertasten. Die Entwicklung der Wahrnehmung im Mund wird bereits im Säuglingsalter durch das elterliche Verhalten unterstützt: Eltern ernähren ihr Kind altersentsprechend und lassen es seine Umgebung mit dem Mund ertasten und kennenlernen. Kinder mit einer herabgesetzten Wahrnehmung im Mund haben ein erhöhtes Risiko, ihr kindliches Schluckmuster nicht altersgerecht weiterzuentwickeln.
Lutsch- und Sauggewohnheiten	Kinder lutschen und saugen bis zu ihrem dritten Lebensjahr an Spielzeug oder anderen Gegenständen als normaler und notwendiger Entwicklungsschritt: Sie erforschen so zum einen ihre Umwelt, zum anderen trösten sie sich über kurzzeitige Trennungen von ihren Eltern hinweg. Beobachten Eltern diese Lutsch- und Sauggewohnheiten bei ihrem Kind nach dem dritten Lebensjahr in Situationen hoher Anspannung und Stress oder Langeweile, kann dies zum Erscheinungsbild orofazialer Dysfunktionen gehören. Beibehaltene Lutsch- und Sauggewohnheiten können schädigende Auswirkungen auf das muskuläre Gleichgewicht in Mund und Gesicht haben. Die Formung und das Wachstum des Unterkiefers und Gaumens können negativ beeinflusst werden. Das Risiko, Zahnfehlstellungen zu erwerben, steigt an.

WICHTIG!

Das Erscheinungsbild einer orofazialen Dysfunktion kann von Kind zu Kind unterschiedlich sein. Zum einen muss ein Kind nicht alle Merkmale orofazialer Dysfunktionen aufweisen. Zum anderen kann die Ausprägung beobachtbarer gleicher Merkmale des Erscheinungsbildes unter den betroffenen Kindern stark abweichen.

Eine genaue Beurteilung des individuellen Erscheinungsbilds einer orofazialen Dysfunktion obliegt der Sprachtherapeutin im Rahmen der sprachtherapeutischen Diagnostik.

8.2 Ursachen

Kraft und Anspannung der Gesichts- und Mundmuskulatur und die Wahrnehmung im Mund des Kindes können aus ganz unterschiedlichen Gründen nicht altersentsprechend entwickelt und unausgeglichen sein. Meist wird nicht nur eine Ursache ausgemacht, vielmehr ein Ursachenbündel.

Sprachtherapeutinnen und Ärztinnen gehen von zwei Ursachengruppen aus. So genannte **organische Ursachen** (1), sind in einigen Fällen angeborene Ursachen, die Veränderungen

- im Wachstum der Knochen, wie beispielsweise der Kiefer- und Schädelknochen,
- im Wachstum der Muskulatur, wie beispielsweise der Zungen- oder Lippenmuskulatur oder
- im Wachstum der Schleimhäute, wie Schwellungen der Nasenschleimhäute, entstanden durch allergische Reaktionen, hervorrufen können.

Bei organischen Ursachen einer orofazialen Dysfunktion können medizinische Behandlungen erfor-

8

derlich werden, wie beispielsweise eine operative Entfernung von Nasenpolypen (Schleimhautwucherungen in der Nase).

Von einer **funktionellen Ursache** (2) sprechen Sprachtherapeutinnen und Ärztinnen, wenn sie keine richtige organische Ursache für orofaziale Dysfunktionen ausmachen können. Das elterliche Verhalten dem Kind gegenüber kann sicher keine orofaziale Dysfunktion hervorrufen, aber es können günstige oder auch ungünstige Entwicklungsbedingungen für das Kind geschaffen werden. Funktionelle Ursachen orofazialer Dysfunktionen bedürfen meist keiner ärztlichen, wohl aber therapeutischer Einflussnahme.

In vielen Fällen entdecken Sprachtherapeutinnen und Ärztinnen organische und funktionelle Ursachen für eine orofaziale Dysfunktion gleichermaßen (➤ Tab. 8.3). Dabei ist es meist nicht einfach zu entscheiden, wie organische und funktionelle Ursachen miteinander zusammenhängen und sich gegenseitig verstärken (Bigenzahn 2003; Fischer-Vossholz und Spenthof 2002; Kittel 2009).

Tab. 8.3 Funktionelle und organische Ursachen von orofazialen Dysfunktionen (Fischer-Vossholz und Spenthof 2002; Kittel 2009)

Ursachen	funktionell	organisch
Lutsch- und Sauggewohnheiten	X	
Stressfaktoren	X	
Ernährung	X	
erworbene Fehlschluckmuster	X	
Körperhaltung	X	X
vergrößerte Rachenmandeln		X
Nasenpolypen		X
Allergien		X
verkürztes Zungenbändchen		X
Wachstum der Zunge		X
Zahnwechsel & Zahnfehlstellungen		X
genetische Einflüsse und Veranlagung	X	X
Verletzungen und Erkrankungen des zentralen Nervensystems		X

Lutsch-, Sauggewohnheiten und Stressfaktoren

Zu den häufigsten funktionellen Ursachen orofazialer Dysfunktionen zählen Lutsch- und Sauggewohnheiten. Es handelt sich um Gewohnheiten, die nicht mehr dem Entwicklungsalter des Kindes entsprechen und in Art und Ausprägung auffällig sind. Lutsch- und Sauggewohnheiten, die Eltern bei ihrem Kind noch nach dem dritten Lebensjahr beobachten, haben für das Kind nicht mehr die ursprüngliche Funktion der Erkundung der Umwelt und des Tröstens. Sie können Ausdruck andauernder seelischer Anspannung oder fehlender Strategien des Kindes sein, mit Anspannung und Stress umzugehen.

Insgesamt können Lutsch- und Sauggewohnheiten, z. B. am Daumen lutschen, an der Zunge saugen, auf Pulloverbündchen, an Bändern der Kleidung kauen, zu Veränderungen der Kieferform, der Zahnstellung und des Schluckmusters des Kindes führen. Beispielsweise kann es durch dauerhaftes Lutschen am Daumen zu Verschiebungen der Schneidezähne nach vorn-oben zu einem lutschoffenen Biss kommen (Bigenzahn 2003; Lisson und Heckmann 2008).

Ernährung des Kindes und abweichendes Schluckmuster

Das Stillen des Säuglings ist für eine ausgewogene Entwicklung seiner Gesichts- und Mundmuskulatur sicherlich der natürlichere Weg. In manchen Fällen, aus ganz unterschiedlichen Gründen, klappt das Stillen jedoch nicht so gut. Dann muss die Ernährung des Säuglings durch die Flasche erfolgen.

WICHTIG!

Füttern mit der Flasche

Eine frühe Ernährung des Kindes mit der Flasche führt grundsätzlich nicht zu orofazialen Dysfunktionen. Wichtig ist, dass Saugerform und Saugeröffnung den Möglichkeiten des Kindes angepasst werden. Beim Füttern mit der Flasche muss auf eine passende Position des Kindes in den Armen der Eltern und eine passende Haltetechnik der Flasche zum Kind durch Mutter und Vater geachtet werden. Hier probieren die Eltern häufig erst einmal aus, wie die Mahlzeiten für ihr Kind am angenehmsten und störungsfreisten ablaufen können.

Das Füttern mit der Flasche kann eine Ursache für den Erwerb von orofazialen Dysfunktionen sein, wenn folgende Dinge von den Eltern unbeachtet bleiben:

- Die Saugeröffnung des Flaschensaugers darf nicht zu groß oder zu klein sein. Haben künstliche Sauger eine zu große Öffnung, fließt die Milch zu schnell in den Mund des Säuglings. Der Säugling versucht den Milchfluss zu dosieren, indem er seine Zunge nach vorn an die Saugeröffnung schiebt. Folglich wird die Zunge beim Schlucken in eine falsche Position gedrängt.
- Ist die Saugeröffnung zu klein, müssen die Säuglinge zu fest saugen, um genügend Milch zu bekommen. Die Kinder ermüden schnell vom Füttern und unterbrechen die Nahrungsgabe oder beenden sie frühzeitig.
- Eine weitere Schwierigkeit beim Füttern mit der Flasche kann das Gewicht der Flasche selbst sein. Lastet die Flasche mit ihrem vollen Gewicht auf dem Mund des Säuglings, muss der Säugling mit seinem Mund gegen die Flasche drücken. Dies kann zu einer erhöhten Muskelanspannung in Lippen und Zunge führen. Der fließende Ablauf des kindlichen Saug-Schluck-Musters wird beeinträchtigt. Das Risiko für den Erwerb einer orofazialen Dysfunktion kann steigen (Kittel 2009).

Eine weitere Ursache für orofaziale Dysfunktionen im Zusammenhang mit der Ernährung des Kindes kann eine nicht-altersentsprechende Ernährung sein: Durch die stufenweise Veränderung des Nahrungsangebotes in Geschmack, Form und Festigkeit wird die Entwicklung der Muskulatur und der Wahrnehmung in Gesicht und Mund des Kindes optimal angesprochen. Wird das Nahrungsangebot in Geschmack, Form und Festigkeit nicht variiert und erweitert, können entwicklungshemmende Auswirkungen auf die Muskulatur und die Wahrnehmung in Gesicht und Mund nicht ausgeschlossen werden. Langfristig gesehen, kann das Risiko, ein verändertes Schluckmuster und Störungen des Sprechens zu entwickeln, steigen (Fischer-Vossholt und Spenthof 2002; Kittel 2009; Maier 2011).

Körperhaltung

Die Entstehung von orofazialen Dysfunktionen sollte ganzheitlich betrachtet werden. Sie können nicht nur aufgrund von entwicklungshemmenden Einflüssen, die Gesicht und den Mund direkt betreffen, erworben werden. Orofaziale Dysfunktionen können auch auf eine ungünstige Körperhaltung zurückzuführen sein. Sowohl eine ausgewogene als auch eine schiefe Körperhaltung haben Auswirkungen auf den Gesichtsbereich des Kindes. Die festen knöchernen Strukturen des Menschen wie der Unterkiefer, der Kopf, der Schultergürtel, die Wirbelsäule und das Becken sind durch stärkere und feinere Muskelstränge und Bänder miteinander verbunden. Positionsveränderungen des Beckens haben damit Auswirkungen auf die Haltung der Wirbelsäule. Eine veränderte Haltung der Wirbelsäule wird auf die Position des Schultergürtels, Kopfes und Unterkiefers übertragen. Eine ausgewogene, unverkrampfte Körperhaltung und Körperspannung haben positive Auswirkungen auf die muskulären Spannungsverhältnisse in Gesicht und Mund (Castillo Morales 1998).

Können die muskulären Spannungsverhältnisse durch Haltungsveränderungen (dauerhaft) nicht ausgeglichen werden, sind negative Auswirkungen von einer angespannten oder schlappen Haltung auf das muskuläre Gleichgewicht von Gesicht und Mund möglich. Das Lageverhältnis von Unter- zu Oberkiefer kann sich verändern, so dass der Mundschluss erschwert, die Mundatmung sowie ein abweichendes Schluckmuster begünstigt werden (Castillo Morales 1998; Hahn 2001).

Vergrößerte Mandeln, Nasenpolypen und Allergien

Vergrößerte Rachenmandeln, Nasenpolypen oder allergischer Schnupfen können einschränkende Auswirkungen auf die Nasenatmung des Kindes hervorrufen. Eine zeitweise Behinderung der Nasenatmung kann vorübergehend zu einer Mundatmung und offenen Mundhaltung führen. Dies ist für die Entwicklung orofazialer Dysfunktionen jedoch nicht kritisch.

Info!

Erkältung und orofaziale Dysfunktionen

Sind Kinder erkältet und ist ihre Nase verstopft, müssen sie vorübergehend durch den Mund atmen. Dabei wird die Zunge der Schwerkraft folgend auf dem Mundboden liegen. Ist die Erkältung überstanden, stellt sich in der Regel die Nasenatmung beim Kind von selbst ein. Es besteht kein Grund zur Sorge, dass eine orofaziale Dysfunktion aus einer kurzzeitigen Erkältung entwickelt werden kann!

Sind offene Mundhaltung und Mundatmung aufgrund der oben genannten organischen Ursachen orofazialer Dysfunktionen beim Kind dauerhaft zu beobachten, so ist eine ärztliche Abklärung erforderlich. Die Ärztin entscheidet mit den Eltern, ob eine medizinische Behandlung mit anschließender Sprachtherapie bei orofazialen Dysfunktionen erforderlich ist (Bigenzahn 2003; Fischer-Vossholz und Spenthof 2002; Kittel 2009).

Verkürztes Zungenbändchen und Größe der Zunge

Ein **verkürztes Zungenbändchen** kann eine angeborene organische Ursache für orofaziale Dysfunktionen sein. Die Kürze des Zungenbändchens wird sichtbar, wenn Kinder ihre Zunge herausstrecken: Statt der Zungenspitze ist eine Einkerbung erkennbar, vielleicht kann das Kind seine Zunge nicht ganz so weit rausstrecken. Verkürzte Zungenbändchen führen immer zu Einschränkungen der Zungenbeweglichkeit (Bigenzahn 2003; Kittel 2009). Medizinischer Handlungsbedarf besteht jedoch erst, wenn das Kind zwischen Zungenspitze und Gaumen keinen Kontakt herstellen kann. Dadurch können das Schluckmuster und das Sprechen verändert und auffällig sein. In Fällen extremer Bewegungseinschränkung der Zunge wird das Zungenbändchen durch Einsatz eines Lasers durchtrennt und somit die Bewegungsfreiheit der Zunge wieder hergestellt. Diese medizinische Behandlung muss einerseits vor einer Sprachtherapie bei orofazialen Dysfunktionen erfolgen, weil ein verkürztes Zungenbändchen durch therapeutisches Üben nicht gedehnt werden kann. Andererseits ist nach erfolgreicher Durchtrennung des Zungenbändchens eine Sprachtherapie bei bestehenden orofazialen Dysfunktionen dringend erforderlich, um die falsch erlernten, aber gewohnten Zungenbewegungen sprachtherapeutisch zu normalisieren (Kittel 2009).

Eine **zu große Zunge** kann Ursache für die Entwicklung einer orofazialen Dysfunktion sein, da sich Kraft und Spannungsverhältnisse in Gesicht und Mund des Kindes nicht optimal entwickeln können. Bei Kindern mit Trisomie 21 (Down-Syndrom) ist eine deutlich **vergrößerte Zunge** beobachtbar. Die Größe der Zunge ist auf eine sehr schwache Zungenmuskulatur zurückzuführen. Die Zunge ruht meist schwer auf der Unterlippe des Kindes und weist in ihrer Beweglichkeit und Kraft Einschränkungen auf. Infolgedessen entwickeln Kinder mit Trisomie 21 meist ein abweichendes Schluckmuster und sprechen oft sehr unverständlich (Biegenzahn 2003; Fischer-Vossholz und Spenthof 2002).

Zahnwechsel und Zahnfehlstellungen

In den Phasen des **Zahndurchbruchs und des Zahnwechsels** können entwicklungsbedingte Umbauprozesse in Ober- und Unterkiefer ungünstige Auswirkungen auf das muskuläre Gleichgewicht im Mund des Kindes haben: Lückenbildungen und Zahnengstände können zu veränderten Schluckmustern und Problemen der Artikulation führen. Orofaziale Dysfunktionen aufgrund des Zahnwechsels sind jedoch normal, meist vorübergehend und können von den Kindern und Jugendlichen in der Regel selbst überwunden werden (Clausnitzer 2002). Bestehen **Zahnfehlstellung und Zahnengstände** nach dem Zahnwechsel dauerhaft, erfordert dies eine diagnostische Abklärung und eventuelle Behandlung durch die Kieferorthopädin.

Zahnfehlstellungen, wie offener Biss oder Kreuzbiss, können aufgrund von Saug- und Lutschgewohnheiten, einem abweichenden Schluckmuster, einer veränderten Körperhaltung oder familiärer Veranlagung entstehen. Diese Zahnfehlstellungen bedürfen meist kieferorthopädischer Behandlung häufig in Kombination mit einer Sprachtherapie bei orofazialen Dysfunktionen, um die Gefahr der Rückbildung der Zähne in ihre alte Position nach Abschluss der kieferorthopädischen Behandlung zu verringern (Fischer-Vossholz und Spenthof 2002; Lisson und Heckmann 2008).

Genetische Einflüsse und Veranlagung

Orofaziale Dysfunktionen sind nicht vererbbar!

Die Veranlagung für die meisten organischen Ursachen orofazialer Dysfunktionen können jedoch von den Eltern an die Kinder weitergegeben werden: Veranlagungen zu Zahnfehlstellungen, zu verkürztem Zungenbändchen oder die Neigung zu allergischem Schnupfen können in einigen Fällen sowohl bei den Eltern als auch bei ihrem Kind beobachtbar sein. Diese Veranlagungen können die Entwicklung einer orofazialen Dysfunktion begünstigen (Bigenzahn 2003; Fischer-Vossholz und Spenthof 2002).

Verletzungen und Erkrankungen des zentralen Nervensystems

Das zentrale Nervensystem kann bei Kindern vor der Geburt, während der Geburt oder nach der Geburt erkranken oder verletzt werden. Es können die Areale im zentralen Nervensystem bzw. Gehirn beeinträchtigt sein, durch die die Muskulatur des Gesichts und Mundes des Kindes gesteuert werden. Ein Ungleichgewicht der Muskulatur bzw. eine orofaziale Dysfunktion kann entstehen (u. a. Bigenzahn 2003; Fischer-Vossholt und Spenthof 2002).

8.3 Prävention

An der Entwicklung einer orofazialen Dysfunktion haben Eltern keine Schuld und können diese nicht verhindern. Eltern können jedoch ihr Kind in seiner Entwicklung unterstützen, so dass Risikofaktoren, eine orofaziale Dysfunktion zu entwickeln, verringert werden können. Wie können Eltern die Entwicklung ihres Kindes unterstützen, um das Risiko für den Erwerb einer orofazialen Dysfunktion zu verkleinern (➤ Tab. 8.4)?

Präventive Maßnahmen können von Eltern auch beachtet werden, wenn orofaziale Dysfunktionen bei ihrem Kind bereits bestehen. Dann werden entwicklungsfördernde Maßnahmen mit dem Ziel in Betracht gezogen, keine weitere Verstärkung der bestehenden Beeinträchtigungen hervorzurufen. In den meisten Fällen erfolgt bereits eine Begleitung der Eltern und des Kindes durch die behandelnde Ärztin und Sprachtherapeutin. Mit ihnen sollten die Eltern entwicklungsfördernde und therapiebegleitende Maßnahmen besprechen.

Tab. 8.4 Präventionsmaßnahmen orofazialer Dysfunktionen

Bereich	Erläuterungen
Stillen	Das Stillen eines Kindes bietet die günstigsten Voraussetzungen für eine positive Entwicklung der Saug- und Schluckfunktion. Aus unterschiedlichen Gründen kann das Stillen nicht möglich sein. Worauf bei der Säuglingsernährung mit der Flasche geachtet werden sollte, wurde bereits im ➤ Kapitel 8.2 beschrieben (Kittel 2009; Kittel 1997).
Ernährung	In der Zeit nach dem Stillen kann dem Kind, seinem Alter entsprechend, immer vielseitigere Nahrung angeboten werden. Eltern unterstützen die Entwicklung der Kraft, Spannung und Wahrnehmung in Gesicht und Mund mit der Ernährung ihres Kindes mit der Erweiterung des Speiseplans fast beiläufig. Es gibt natürlich immer Phasen, in denen ein Kind angebotenes Essen wieder ausspuckt oder in seinem Mund damit herumzuspielen scheint. Das ist jedoch völlig normal. Kinder müssen sich an die Erweiterung ihres Speiseplans erst einmal gewöhnen. Wenn das Füttern in der einen Woche für die Eltern sehr anstrengend sein kann, wird das Kind den neuangebotenen Brei eine Woche später wahrscheinlich akzeptieren und mögen. Es hat einen weiteren Entwicklungsschritt vollzogen (BZgA 2011; Fischer-Vossholt und Spenthof 2002; Kittel 2009; Meier 2011).
Lutschen und Saugen	Lutschen und Saugen an Gegenständen, an Fingern, Daumen oder Zehen sind grundlegende Bestandteile der kindlichen Entwicklung. Zum einen lernt das Kind durch seinen Mund seine Umgebung kennen, denn dort ist der Tastsinn besonders gut ausgeprägt. Es erfasst bereits im Säuglings- und Kleinkindalter Formen, Temperatur und Geschmack. Zum anderen nimmt es sich selbst durch das Lutschen und Saugen intensiv wahr. Eine gute Eigenwahrnehmung ist eine entwicklungsförderliche Voraussetzung für das Schlucken- und Sprechenlernen (Fischer-Vossholt und Spenthof 2002; Hahn 2001).

Tab. 8.4 Präventionsmaßnahmen orofazialer Dysfunktionen *(Forts.)*

Bereich	Erläuterungen
Umgang mit Stress und Langeweile	Kinder, die im besonderen Maße Stress ausgesetzt sind bzw. Momente der Anspannung und Langeweile durch Bewegung oder Spiel nicht gut ausgleichen können, gewöhnen sich häufig eine oder mehrere Lutschgewohnheit an. Das Lutschen und Saugen an Daumen und Gegenständen als Strategie zum Stressabbau oder zur Überbrückung von Langeweile kann jedoch das Risiko für den Erwerb orofazialer Dysfunktionen erhöhen und sollte von den Eltern kritisch beobachtet und hinterfragt werden (Fischer-Vossholt und Spenthof 2002; Kittel 2009; Kittel 1997).
Bewegung	Kinder haben einen natürlichen Bewegungsdrang. Durch ihre Freude am Bewegen können sie ihre Welt eigenständig entdecken. Bewegung und Sport haben eine positive Auswirkung auf die Entwicklung einer harmonischen und unverkrampften Körperhaltung. Wenn Kinder sich bewegen und austoben dürfen, haben sie zudem eine gute Strategie erlernt, um gesund mit Stress und Langeweile umzugehen (Giel und Tielmann-Karus 2004).

8.4 Diagnostik

In der Regel werden die ersten beiden Termine der ärztlichen Verordnung bei der Sprachtherapeutin für die sprachtherapeutische Diagnostik orofazialer Dysfunktionen genutzt. Die Sprachtherapeutin bemüht sich um eine umfangreiche und differenzierte Erfassung des Störungsbildes, um mögliche Ursachen sowie förderliche und auch hemmende Bedingungen für die Therapie zu erfahren. Auf der Grundlage ihrer Ergebnisse stellt die Sprachtherapeutin Therapieziele auf und plant den Verlauf der Therapie. Des Weiteren nutzt die Sprachtherapeutin ihre Diagnostik als Basis für die elterliche Beratung (Fischer-Vossholt und Spenthof 2002; Giel und Tillmann-Karus 2004).

Für die sprachtherapeutische Diagnostik wird zum einen das Kind mit seinen Fähigkeiten untersucht. Zum anderen werden auch die Eltern zu ihren Beobachtungen von der Sprachtherapeutin befragt.

Checkliste (> Tab. 8.5)

Sprachtherapeutinnen können auf eine Vielzahl diagnostischer Prüfbögen zurückgreifen. Ihr Vorgehen werden sie an Empfehlungen und Leitfäden aus aktueller Literatur orientieren. Demnach kann der Ablauf der sprachtherapeutischen Diagnostik in folgende Bereiche unterteilt sein (DGKFO 2008; Giel und Tillmann-Karus 2004):

Tab. 8.5 Beobachtungskriterien für Eltern

Mein Kind…	Beobachtungsergebnis der Eltern	
hat seinen Mund offen stehen.	eher ja	eher nein
atmet durch den Mund.	eher ja	eher nein
legt seine Zunge auf den Mundboden ab.	eher ja	eher nein
hat Speichel in seinen Mundwinkeln und an seiner Unterlippe.	eher ja	eher nein
lutscht an Daumen/Fingern/Spielzeug.	eher ja	eher nein
hat schiefe Zähne.	eher ja	eher nein
schmatzt hörbar beim Essen.	eher ja	eher nein
kaut nussknackerartig mit offenem Mund.	eher ja	eher nein
schlingt das Essen, fast ohne zu kauen.	eher ja	eher nein
vermeidet harte Nahrungsmittel, wie Kekse.	eher ja	eher nein
hat keine Freude am Herumtollen.	eher ja	eher nein
hat eine schlappe Körperhaltung.	eher ja	eher nein
ist oft erkältet.	eher ja	eher nein

(1) Wie nehmen Eltern die orofaziale Beeinträchtigung ihres Kindes wahr? Welche Ursachen vermuten sie?

Das so genannte *Anamnesegespräch* dient zum einen als Möglichkeit der Familie, die Sprachtherapeutin besser kennenzulernen. Zum anderen dient das Anamnesegespräch der Ursachenfindung. Die

Feststellung der Ursachen ist ein wichtiger Baustein für die zielgerichtete Festlegung und Planung der Therapieziele und des Therapieverlaufs. In manchen Fällen können keine Ursachen für eine orofaziale Dysfunktion gefunden werden oder sie werden erst im Verlauf der Therapie ersichtlich. Auch in diesen Fällen kann die Sprachtherapeutin eine zielgerichtete Therapie, orientiert an den Fähigkeiten des Kindes, planen.

Inhaltliche Schwerpunkte des Gesprächs sind Besonderheiten der kindlichen Entwicklung, aktuelle Gewohnheiten der Nahrungsaufnahme und kindliche Verhaltensweisen in Situationen hoher Anspannung und Stress. Es wird auch der Frage nachgegangen, ob Ursachen und Merkmale von orofazialen Dysfunktionen in der Familie bereits vorgekommen sind und vorkommen. Wie im Vorfeld beschrieben, konnte eine Vererbbarkeit orofazialer Dysfunktionen bislang nicht nachgewiesen werden. Organische Ursachen von orofazialen Dysfunktionen können jedoch in einer Familie öfter auftreten und das Risiko, eine solche zu erwerben, erhöhen (Giel und Tielmann-Karus 2004; Kittel 2009).

(2) Welche ärztlichen Untersuchungsergebnisse können mit dem muskulären Ungleichgewicht in Gesicht und Mund des Kindes in Verbindung gebracht werden?

Für eine zielgerichtete Therapie von orofazialen Dysfunktionen ist es wichtig, dass die Sprachtherapeutin alle vorliegenden organischen Veränderungen des Kindes kennt, die eine orofaziale Dysfunktion hervorrufen können. Die Sprachtherapeutin wägt mit den Eltern bereits im Vorfeld ab, ob Kontakte zu behandelnden Ärzten aus dem Bereich der Kieferorthopädie, Hals-Nasen-Ohren-Heilkunde, Neurologie und/oder Gastroenterologie notwendig sind, um relevante *medizinische Diagnosen* zu erfragen. In den meisten Fällen wird Kontakt zur behandelnden Kinderärztin oder behandelnden Kieferorthopädin hergestellt (Giel und Tielmann-Karus 2004; Klocke, Korbmacher und Kahl-Nieke 2000).

(3) Welche Bewegungen kann das Kind mit seinem Mund, Gesicht und Körper gut? Wo muss es noch üben?

Im weiteren Verlauf der Diagnostik erfolgt eine funktionelle Untersuchung der Kraft und Beweglichkeit der Mund-, Gesichtsmuskultur und Körperhaltung durch die Sprachtherapeutin. Es wird der Entwicklungsstand des orofazialen Systems des Kindes untersucht. Im Einzelnen kann die Untersuchungsreihenfolge durch die Sprachtherapeutin variieren. Die Bereiche Gesamtkörper, Atmung, orofaziales System (betrifft Gesicht und Mund) und Schlucken sollten jedoch in eine funktionelle Basisuntersuchung einbezogen werden (Giel und Tillmanns-Karus 2004, ➤ Tab. 8.6).

Tab. 8.6 Funktionelle Basisuntersuchung

Gesamtkörper	Störungen im orofazialen System können durch Veränderung der Haltung des Kindes begünstigt werden. Dieser Aspekt macht eine sprachtherapeutische Betrachtung der Körperhaltung und -spannung des Kindes erforderlich. Neben der Beurteilung der Köperspannung interessiert sich die Sprachtherapeutin auch für die körperlichen Aktivitäten des Kindes.
Atmung	Die Sprachtherapeutin ermittelt den Atemtyp des Kindes: Weitet sich bei der Einatmung der Bauch des Kindes und weniger der Brustkorb, besteht eine normale (physiologische) Atmung. Die Sprachtherapeutin überprüft auch, ob das Kind über die Nase oder über den Mund atmet.
orofaziales System	Die Muskulatur des orofazialen Systems des Kindes wird in Ruhe und in Bewegung von der Sprachtherapeutin beobachtet und beurteilt: • Lippen mit Lippenbändchen • Kaumuskulatur • Zunge mit Zungenbändchen • Gaumen • Wahrnehmung im Mund
Schlucken	Die Sprachtherapeutin überprüft das Schluckmuster des Kindes mithilfe verschiedener Nahrungsmittel. Sie fordert es auf, seinen Speichel, breiige Nahrung (Joghurt o. ä.), feste Nahrung (Brot o. ä.) zu schlucken. Veränderungen des Schluckmusters wie Speichelaustritt zwischen den Lippen, Mitbewegungen der Gesichtsmuskulatur (Grimassieren), übermäßige Anspannung der Lippen- und Kinnmuskulatur werden von der Sprachtherapeutin dokumentiert.

Auf der Grundlage der Diagnostik legt die Sprachtherapeutin Therapieziele fest und entscheidet über den Ablauf der Therapie. Sie berät die Eltern, welche Therapieziele erreicht werden können und welche Therapieform für das Kind am geeignetsten ist.

8.5 Therapie

Fallbeispiel

Jonas 6;11 Jahre

Nun geht Jonas schon zum fünften Mal zu Frau Schmidt. Frau Schmidt ist Sprachtherapeutin und hat Jonas erklärt, dass seine Zunge und seine Lippen zu schwache Muskeln haben. Das sei jedoch nicht schlimm, denn das könne man trainieren, wie die Erwachsenen im Fitnessstudio auch ihre Muskeln trainieren. Damit Jonas auch zuhause üben kann, hat er gemeinsam mit seinen Eltern eine schöne blaue Mappe gekauft. Dort kommen alle Trainingsaufgaben hinein, die er gemeinsam mit Frau Schmidt in der Sprachtherapie übt. Das Training gefällt Jonas sehr gut, denn er hat von seiner Sprachtherapeutin lustige Hundebilder bekommen. Die Hunde machen witzige Dinge mit ihren Lippen und ihrer Zunge. Jonas durfte die Hunde sogar bunt ausmalen, wobei er mit Frau Schmidt geübt hat, die Luft durch die Nase ein- und auszuatmen und die Lippen ganz fest geschlossen zu halten. Jonas gefällt das sehr gut, denn nun tropft seine Spucke nicht immer auf das Bild, das er gerade ausmalt. Er ist sehr stolz, dass er nun auch saubere, schön ausgemalte Bilder seinen Eltern zeigen kann. Und das lustigste ist, dass er nun seinen Eltern die Hundeübungen beibringen kann. Und die machen dabei so viele Fehler! Seine Eltern zeigen Jonas, dass sie sehr stolz auf ihn sind, denn er übt schon ganz selbstständig und kann so tolle Kunststücke mit seiner Zunge und seinen Lippen machen.

Welcher Zeitpunkt ist für die Therapie der richtige?

Heinzelmann, Bilda und Kittel (2009) konnten in ihrer Untersuchung zeigen, dass ein Großteil der Kinder, die zur Behandlung von orofazialen Dysfunktionen Sprachtherapie erhielten, neun und elf Jahre alt waren (S. 8). Generell kann eine Sprachtherapie bei orofazialen Dysfunktion zu verschiedenen Zeitpunkten der kindlichen Entwicklung sinnvoll sein. Die (grobe) Zielsetzung der Sprachtherapie bei orofazialen Dysfunktionen ist dabei besonders in Abhängigkeit des kindlichen Entwicklungsstands zu betrachten:

Zeitfenster 1: Eine Therapie kann *vor dem 4. Lebensjahr* erforderlich werden, wenn eine organische Ursache, beispielsweise Syndrom-Erkrankungen wie Trisomie 21, vorliegt. Setzt eine Therapie so früh ein, hat sie vor allem präventiven Charakter. Eine vollständige Ausbildung des Schluckmusters wird dabei von der Sprachtherapeutin und Ärztin nicht abgewartet. Die Therapie soll als entwicklungsbegleitende Behandlungsmaßnahme normale ausgeglichene Wachstumsprozesse des Kindes fördern und das Risiko für Spätfolgen, in dem Fall einer orofazialen Dysfunktion, herabsetzen (Schreiber und Müller 1997).

Zeitfenster 2: Die Therapie beginnt *ab dem 4. Lebensjahr*. Die Entwicklung des Schluckmusters ist in diesem Alter normalerweise abgeschlossen. Eltern und Ärztinnen beobachten beim Kind jedoch ein nicht altersentsprechendes Schluckmuster meist in Kombination mit einer offenen Mundhaltung und Mundatmung aus ganz unterschiedlichen Gründen. Aufgrund dieser Beobachtung und zur Vermeidung von Spätfolgen wie Zahnfehlstellungen wird eine Sprachtherapie bei orofazialen Dysfunktionen erforderlich.

Zeitfenster 3: Die Therapie wird im *Jugendalter* nach der Ausbildung der bleibenden Zähne erforderlich. Jugendliche werden häufig bei einer Kieferorthopädin wegen Zahnfehlstellungen oder Lückenbildung der Zähne vorstellig. Fallen der Kieferorthopädin muskuläre Störungen in Gesicht und Mund auf, wird sie eine Sprachtherapie empfehlen (Fischer-Vossholt und Spenthof 2002; Lisson und Heckmann 2008).

Gruppentherapie oder Einzeltherapie?

Die Therapie kann je nach Fähigkeiten des Kindes als Einzel- oder als Gruppentherapie geplant werden (Kittel 2009; Bühling und Kirchbach 2008).

Gruppentherapien bei orofazialen Dysfunktionen können für das Kind von Vorteil sein: Kinder können voneinander lernen und sich gegenseitig unterstützen. Sie sehen, dass sie mit ihren Schwierigkeiten nicht allein sind und können die Freude über ihre gemeinsam erarbeiteten Erfolge miteinander teilen. Soziale Fähigkeiten wie Solidarität und Anteilnahme können in der Gruppe besser erworben werden, als in einer Einzeltherapie. Die Sprachtherapeutin muss für die Auswahl der Kinder für eine Gruppentherapie im Vorfeld bestimmte vorbereitende Faktoren beachten:

- ähnlicher Leistungsstand der Kinder
- ähnliches Alter der Kinder und
- eine ausgewogene Geschlechterverteilung in der Gruppe.

Die Gruppentherapie bei orofazialen Dysfunktionen ist nicht für jedes Kind geeignet. Die Kinder müssen die Übungsanleitungen der Therapeutin verstehen und umsetzen können. Sie benötigen für die Gruppentherapie grundsätzlich ein höheres Maß an Selbstständigkeit als für eine Einzeltherapie (Bühling und Kirchbach 2008).

Indirekt-übende Therapiemethoden

Indirekt-übende Therapiemethoden sind Therapiemethoden, für die keine aktive Mitarbeit der Kinder erforderlich ist. Sie sind für Kinder sinnvoll, die aufgrund ihres geringen Alters oder einer kognitiven Beeinträchtigung Aufgabenstellungen im Therapiekontext nicht verstehen, nachahmen oder umsetzen können.

Die Orofaziale Regulationstherapie (ORF) ist ein Beispiel für indirekt-übende Therapiemethoden. Die ORF wird als ganzheitliches Therapiekonzept verstanden. Sie wird mit den Zielen angewandt, normale, erwünschte Bewegungen in Gesicht und Mund zu fördern und gleichzeitig veränderte, beeinträchtigte Bewegungen in Gesicht und Mund zu hemmen. Therapeutinnen, die für die ORF speziell ausgebildet wurden, arbeiten in engem Körperkontakt zu und mit dem Kind.

Als vorbereitender, grundlegender Schritt zu jeder Therapieeinheit der ORF unterstützt die Therapeutin das Kind, eine geeignete, ausgewogene Körperhaltung einzunehmen. So kann sich das Kind am ganzen Körper entspannen und die nachfolgende Behandlung optimal aufnehmen: Das Berühren von Druckpunkten, Nachstreichen von Muskelverläufen und Ausführen von Bewegungen im Gesicht sind Bestandteile des Therapiekonzepts, mit denen das Empfinden normaler Beweglichkeit ohne An- und Überspannung der Muskeln im Gesicht durch die Therapeutin nachempfunden wird. Das Kind kann die ausgewogenen, normalen Bewegungsabläufe im Gesicht, am Mund ohne direkte Mitarbeit spüren (Castillo Morales 1998; Schreiber und Müller 1997).

Info!

Anwendung der Orofazialen Regulationstherapie

Die ORF kann bereits bei Säuglingen angewandt werden, so dass der frühe therapeutische Einsatz als eine vorbeugende Maßnahme bei orofazialen Dysfunktionen bewertet werden kann. Besonders Kinder mit Syndromerkrankung und einem hohen Risiko, eine orofaziale Dysfunktion zu entwickeln, profitieren von einer frühen Anwendung der ORF.

Direkt-übende Therapiemethoden

Direkt-übende Verfahren werden von der Therapeutin dann ausgewählt, wenn das Kind Übungsanweisungen verstehen, neue Bewegungen nachahmen und sich einprägen kann. Direkt-übende Verfahren werden von der Sprachtherapeutin als ganzheitliche Übungsverfahren verstanden. Sie beinhalten Übungen für die Lippen, die Zunge und das Schlucken sowie für die Körperspannung und Körperhaltung.

Info!

Therapie bei kleineren Kindern

Auch junge Kinder zwischen vier und sechs Jahren können Mundschluss und Nasenatmung durch direkt-übende Therapiemethoden erlernen. Die Übungen werden dann von der Sprachtherapeutin besonders spielerisch vermittelt.

Idealerweise folgt die Therapeutin bei direkt-übenden Therapiemethoden einer bestimmten Übungsreihenfolge (➤ Tab. 8.7).

8

Tab. 8.7 Übungsreihenfolge bei direkt übenden Therapiemethoden (Fischer-Vossholt & Spenthof 2002; Kittel 2009)

Zungenruhelage	Die Anbahnung und Einhaltung der normalen Zungenruhelage ist das erste Therapieziel von direkt-übenden Verfahren. Kann das Kind seine Zunge während seiner Ruhephasen (wenn das Kind nicht spricht, konzentriert spielt oder malt) so halten, als wenn es ein /n/ spräche, hat es die sogenannte Zungenruhelage erlernt.
Mundschluss und Nasenatmung	Durch die korrekte Einhaltung der Zungenruhelage können Mundschluss und Nasenatmung aktiviert werden. Die Nasenatmung bewirkt neben den positiven Effekten der Reinigung und Anfeuchtung der Atemluft eine Vertiefung der Atmung, so dass zur Einatmung auch der Bauch und die unteren Rippen geweitet werden.
Ganzkörperarbeit und Feinspannung	Die Gesamtkörperarbeit ist ein wichtiger Bestandteil der Therapie orofazialer Dysfunktionen. Es werden Übungen für die Körperhaltung, -spannung und die Bewegungskoordination eingebunden. Übungen zur Gesamtkörperarbeit werden durch Übungen für die Feinspannung ergänzt. Besonders die Bewegungen der Lippen, der Zunge, des Gaumensegels werden durch feinste (körperliche) An- und Entspannung gesteuert.
Wahrnehmung im Mund	Die Förderung der Wahrnehmung im Mund ist ein weiterer wichtiger Bestandteil der Therapie bei orofazialen Dysfunktionen. Die Wahrnehmung im Mund kann anhand von Tastspielen im Mundraum, wie Erraten verschiedener Formen oder Geschmacksrichtungen, gefördert werden.
Lippen- und Zungenfunktion	Gezielte Bewegungsübungen für die Zunge und die Lippen, wie Lippenspitzen, Lippen gespitzt nach links und rechts ziehen, Zunge an den Gaumen saugen, Zunge rausstrecken und an den Lippen entlangfahren, fördern Kraft und Beweglichkeit dieser Muskelgruppen. Diese Übungen werden von den Sprachtherapeutinnen auch als mundmotorische Übungen bezeichnet (➤ Fallbeispiel Jonas).
Schlucken von Speichel, Flüssigkeiten und Nahrung	Das Schlucktraining stellt den Endspurt der Therapie der orofazialen Dysfunktionen dar. Das Kind wird lernen, das Schlucken unauffällig auszulösen. Das Schlucktraining ist in vier Etappen unterteilt: Erst wird das richtige Schlucken von Speichel geübt. Schafft das Kind diese Anforderungen, wird das richtige Schlucken von Flüssigkeiten und breiiger und fester Nahrung trainiert.
Schlucken im Alltag (Transfer)	Der Übertrag der Therapieerfolge in den Alltag ist das Finale der Therapie. Der Transfer in den Alltag ist für einen nachhaltigen Therapieerfolg sehr wichtig: Das Kind lernt, die in der Therapie geübten, neuen Bewegungen des Schluckens auch in seinem Alltag ganz automatisch und unbewusst anzuwenden. Der letzte Teil der Sprachtherapie bei orofazialen Dysfunktionen kann von der Sprachtherapeutin nur begrenzt stärkend und motivierend begleitet werden. Eltern und Kind müssen an dieser Stelle noch einmal Motivation und Durchhaltevermögen beweisen.

8

Fallbeispiel

▌▌ Jonas 6;11 Jahre

Inzwischen hat Jonas mit Frau Schmidt sehr viel trainiert. Und Frau Schmidt hat Jonas erklärt, dass seine Zunge und Lippen nun ganz stark geworden sind, nun müssen sie noch lernen, beim Essen gut zusammenzuarbeiten. Seitdem geht Jonas besonders gern zu Frau Schmidt. Die beiden sitzen aufrecht vor dem Spiegel und beobachten sich beim Kauen und Schlucken von Salzstangen.

Frau Schmidt sagt, dass Jonas mal versuchen soll, beim Kauen durch die Nase zu atmen. Das klappt in der Therapiestunde schon ganz gut. Damit es auch zu Hause gut funktioniert, bekommt Jonas von Frau Schmidt kleine Sticker. Die darf Jonas als Erinnerungszeichen in seiner Wohnung verteilen. Sieht er ein Zeichen, fällt ihm sofort ein, was er mit Frau Schmidt vereinbart hat: „Mund schließen". So müssen ihn seine Eltern nicht immer daran erinnern (das ist ihm mittlerweile auch ein bisschen peinlich). Auch beim Kauen kann Jonas seinen Mund gut geschlossen halten. Nun fällt ihm nicht mehr das Essen aus dem Mund und seine Eltern schimpfen nicht mehr mit ihm, weil er wieder mal so laut schmatze. ▌▌

8.6 Prognose

Eine erfolgreiche Therapie bei orofazialen Dysfunktionen bedeutet für das Kind vor allem, eine neue Zungenruhelage und ein neues Schluckmuster zu erlernen. Die größte therapeutische Herausforderung ist dabei, eine unbewusste und automatische Anwendung dieser neuen Bewegungen des Kindes zu erarbeiten. In der Regel kann dieses Ziel mit einem hohen Maß an Motivation und Ehrgeiz aller Beteiligten, also der Sprachtherapeutin, dem Kind und den Eltern erreicht werden. Für Schulkinder und Kinder ohne kognitive oder körperliche Beeinträchtigung wurden Faktoren ausgemacht, die das Therapieergebnis positiv beeinflussen können (Heinzelmann, Bilda und Kittel 2010):

- Basis der Therapie:
  - Motivation des Kindes
  - Engagement der Eltern
- (körperliche) Fähigkeiten:
  - gute und ausgewogene Körperhaltung
  - normale Zungenruhelage (am Gaumen)
- Organisation der Therapie:
  - Üben in der Gruppe

8.7 Elternarbeit und Förderung im Alltag

Fallbeispiel

Jonas 6;11 Jahre

Jonas hat gute Fortschritte gemacht. Die Therapie kann nun beendet werden. Die Therapeutin bespricht mit Jonas, dass das nächstes Mal seine Eltern hinzukommen. Es ist das Abschlussgespräch. Frau Schmidt lobt Jonas und seine Eltern wegen der gut funktionierenden Zusammenarbeit. Frau Schmidt äußert sich besonders anerkennend über die motivierende Haltung der Eltern gegenüber der Therapie ihres Sohnes. Sie haben es auf diese Weise ihrem Sohn leicht gemacht, mit Ehrgeiz und Freude die Übungen mitzumachen und auszuprobieren.

Jonas geht mit seinen Eltern ganz stolz nach Hause. Das haben sie gemeinsam gut gemacht!

Eine Sprachtherapie bei orofazialen Dysfunktionen ist vor allem dann erfolgversprechend, wenn die Eltern von der Therapeutin in das Therapiegeschehen mit einbezogen werden. Die Sprachtherapeutin wird ihrerseits dazu die Therapieziele und -planung den Eltern gegenüber transparent darstellen und um Zusammenarbeit werben. Sie achtet auf eine klare Zielvorgabe und Strukturierung der Therapie und der Therapieinhalte. Sie vermittelt den Eltern, dass alle, Eltern und Kind, auf den Therapieerfolg selbst Einfluss nehmen können. Dazu führt die Therapeutin gleich zu Beginn der Therapie Kind und Eltern an die Notwendigkeit, auch zu Hause bestimmte Aufgaben zu üben, heran. Die Therapeutin wird die Aufgaben mit dem Kind (und den Eltern) in der Therapie besprechen und üben. So können die Aufgaben aus der Therapiestunde auch zu Hause geübt werden. Dabei benötigen besonders Vorschul- und Grundschuldkinder eine enge Begleitung und Unterstützung durch ihre Eltern. Übt das Kind die Aufgaben aus der Therapiestunde, können die neuerlernten Bewegungen wie Mundschluss und Nasenatmung oder Schlucken mit geschlossenen Lippen schneller unbewusst und automatisch auch im Alltag umgesetzt werden (Bühling und Kirchbach 2008; Fischer-Vossholt und Spenthof 2002; Kittel 2009).

Vonseiten der Eltern ist ebenfalls ein offener und transparenter Umgang mit der Therapiesituation erforderlich: Vielleicht erscheinen den Eltern die Auswirkungen orofazialer Dysfunktionen weniger dramatisch für die Entwicklung ihres Kindes. Wichtig ist, dass Eltern und Kind gegenüber des Therapieangebots eine ehrliche, authentische Position beziehen können. Halten sie diese Therapieform für unwichtig, sollten sie die behandelnde Therapeutin und die Ärztin darüber informieren. Sie sollten zu ihrer Entscheidung, die Therapie nicht in Anspruch zu nehmen, stehen. Entscheiden sich die Eltern für die Therapie, so haben sie einen ersten bedeutenden Schritt in Richtung familiärer Unterstützung und Unterstützung im Alltag getan:

- Sie nehmen die verabredeten Termine mit der Sprachtherapeutin ernst.
- Sie begleiten ihr Kind gern zur Therapie.
- Sie freuen sich gemeinsam mit ihrem Kind über erzielte Erfolge.

- Sie unterstützen ihr Kind bei seinen Übungen zu Hause.
- Sie unterstützen ihr Kind bei der Festigung der Therapieerfolge im Alltag.
- Sie überbrücken gemeinsam Motivationstiefs.

Wie können Eltern ihre Kinder im Alltag fördern?

Keine Familie gleicht einer anderen. Familien gehen ganz unterschiedlich mit den Anforderungen, die aufgrund der Sprachtherapie bei orofazialen Dysfunktionen auf sie zukommen, um. Es ist Aufgabe der Sprachtherapeutin, für die Familie passende Methoden aus den vorhandenen Konzepten der Therapie orofazialer Dysfunktionen für die Förderung im Alltag auszuwählen: Übungsphasen können zu Hause zeitlich begrenzt und sollten in gegenseitiger Absprache (zwischen Eltern und Kind) durchgeführt werden, z. B. in einer Spielsituation („in den nächsten 10 Minuten darf ich dir immer sagen, wenn du den Mund offen hast" – danach erfolgt keine Korrektur mehr). Eine andere Möglichkeit sind Erinnerungshilfen: beispielsweise wird ein Sticker, der an den Mundschluss erinnern soll, in der Wohnung an verschiedenen Stellen angebracht – statt ständiger Ermahnungen der Eltern: „Mach den Mund zu!"

Förderung der Mund- und Gesichtsmuskulatur im Alltag

Geschmack und Vorlieben für Nahrungsmittel bilden sich schon früh aus. Was ein Kind häufig isst, mag es am liebsten. Eltern können hier Vorbild sein, auf ihre eigenen Gewohnheiten achten, diese eventuell verändern und ihr Kind damit unterstützen: Ein abwechslungsreiches Nahrungsangebot stärkt nicht nur die Abwehrkräfte, sondern auch die Zungen-, Lippen- und Gesichtsmuskulatur. Geschälte rohe Möhren, Gurken oder auch Apfelstückchen können beispielsweise als „Finger-Food" von den Kindern auf den Weg zum Spielplatz mitgenommen werden.

Prinzipiell sollte das Essen möglichst abwechslungsreich in Geschmack und Konsistenz sein. So kann die Wahrnehmung im Mund weiter gefördert werden. Eltern sollten auch einen Blick auf die Getränke haben, die ihr Kind zu sich nimmt. Viele Getränke, die laut Hersteller speziell für Kinder geeignet sein sollen, enthalten viel Zucker. Zucker kann zum einen Karies verursachen und damit nicht nur die Milchzähne schädigen, sondern auch die bleibenden Zähne, deren Anlagen bereits unter den Milchzähnen vorhanden sind. Süße Getränke regen zudem den Speichelfluss an und stehen im Verdacht, auf die Muskelspannung der Zunge und Wangen reduzierend einzuwirken (Kittel 2009).

Durch Gesellschaftsspiele wie Mimik Memo (Haba), Pustelotto (Gonge) oder Pustekuchen (Haba) können die Eltern gemeinsam mit ihrem Kind die Bewegung, Geschicklichkeit und Kraft der Gesichts-, Lippen- und Zungenmuskulatur gezielt und spielerisch üben.

Förderung der Bewegungsfreude im Alltag

Kinder entdecken und erleben ihre Umwelt in Bewegung. Sie haben Freude am freien Spiel, tollen gern draußen herum. Kinder, die sich viel bewegen, haben meist eine harmonische, ausgeglichene Körperhaltung. Sie können gut mit dem Wechsel zwischen körperlicher An- und Entspannung umgehen. Eltern können auch hier ihr Kind ermuntern, sich aktiv und kreativ zu beschäftigen. Sie können einige Aktivitäten gemeinsam planen, wie einen gemeinsamen Spielplatzbesuch, Radfahren oder Wandern. Eltern können auch gemeinsam mit ihrem Kind überlegen, ob Mitgliedschaften in Sportvereinen sinnvoll sind.

Gemeinsam entspannen

Bewegung ist natürlich nicht alles. Wer sich viel bewegt, benötigt auch regelmäßige Ruhephasen. Ruhephasen sind für Kinder eine wichtige Ressource, um mit Stress und hoher Anspannung umzugehen. Eltern können sich mit ihrem Kind gemeinsame Ruhephasen gönnen. Das kann ein gemeinsamer Mittagsschlaf sein oder gemeinsame Ruhephasen am Abend vor dem Zubettgehen. Eltern können dabei in Gesprächen über den Tag ihrem Kind helfen, Geschehnisse zu verarbeiten, Eindrücke und Gefühle mitzuteilen, um den Tag entspannt abzuschließen.

Glossar

Anamnese
Erfragen der Krankheitsgeschichte durch die Therapeutin oder Ärztin
Diagnostik
Untersuchung, Befundung
Dysfunktion
etwas ist in Aufgabe/Funktion gestört
Dysgnathie
Zahnfehlstellung
fazial
das Gesicht betreffend
oral
den Mund betreffend
orofazial
den Mund und das Gesicht betreffend
orale Stereognose
Wahrnehmung oder Tastsinn im Mund
Habit
hier: Lutsch- und Sauggewohnheit
Mundmotorik
Bewegungen, die mit Lippen, Kiefer, Zunge und Gaumensegel ausgeführt werden können
myofunktionell
die Muskelfunktion betreffend
nasal
die Nase betreffend
Sigmatismus
Lispeln, Zunge stößt beim /s/ an die Schneidezähne
Therapie
Behandlung, Training
Transfer
Übertrag des Gelernten und Geübten von der Therapie in den Alltag

8.8 Hinweise zur Vertiefung

RATGEBERLITERATUR

Bös K, Pratschko M (2009). Das große Kinder-Bewegungsbuch. Frankfurt: Campus.

Giel B, Tillmanns-Karus M (1999). Myofunktionelle Störungen (Informationsreihe der dgs, Bd. 6). Emsdetten: Lechte Druck.

Kittel AM (2004). Myofunktionelle Störungen. Ein Ratgeber für Eltern und erwachsene Betroffene. Idstein: Schulz-Kirchner.

FACHLITERATUR

Bühling S, Kirchbach D (2008). MyoTeam. Ein Manual für die Einzel- und Gruppentherapie von Grundschulkindern und Jugendlichen mit myofunktioneller Störung. Idstein: Edition Steiner im Schulz-Kirchner Verlag.

Clausnitzer R (2002). Kieferorthopädische Grundlagen für Logopäden und Sprachtherapeuten. Dortmund: modernes Lernen.

Fischer-Voosholz M, Spenthof U (2002). Orofaziale Muskelfunktionsstörungen: Klinik, Diagnostik, ganzheitliche Therapie. Berlin: Springer.

Kittel AM (2009). Myofunktionelle Therapie. 9. A. Idstein: Schulz-Kirchner.

INFORMATIVE INTERNETSEITEN

www.kindergesundheit-info.de
www.dbl-ev.de
www.dbs-ev.de

Informationen und Materialien zur Förderung der ganzheitlichen Bewegungsfreude

BÜCHER

Adams I, Struck V, Tillmanns-Karus M (2010). Kunterbunt rund um den Mund. Materialsammlung für die mundmotorische Übungsbehandlung. 9. A. Dortmund: modernes Lernen.

Bartl A (2009). Schönes Wochenende mit Kindern. Jede Menge Ideen und praktische Tipps für spannende und entspannte Stunden. Münster: Ökotopia.

Baum H (1996). Bewegungsspiele für Kinder ab vier Jahren. Freiburg: Herder.

Friedl J (2011). Alles hat Hand und Fuß. Spiele zur Förderung der Motorik, Koordinations- und Wahrnehmungsfähigkeit für Kinder von 0–8 Jahren. Münster: Ökotopia.

Suhr A (2009). Sätze rollen – Wörter fliegen. Bewegte Sprachförderung in Kita und Grundschule. 2. A. München: Don Bosco.

Thoenes S (2010). Mundmotorik-Training rund ums Jahr. Materialsammlung, Puste- und Ansaugübungen rund ums Jahr. 3. A. Kempen: BVK.

SPIELE

Jenga (MB)
Mimik Memo (Haba)
Pustelotto (Gonge)
Pustekuchen (Haba)
Tier auf Tier (Haba)
Wackelkuh (Haba)

CDS

Kiwit R, Gulden E, Scheer B (2004). Singzwerge und Krabbelmäuse. Kleine Kinder spielend bewegen mit Musik – für Eltern-Kind-Gruppen, Musikgarten, Krippen und zu Hause. Münster: Ökotopia.

Plenzke U (o. J.). Was man alles machen kann. (www.uweplenzke.de)

Plenzke U, Richter T (o. J.). Kommt & macht mit. (www.uweplenzke.de)

8

LITERATUR

Arvedson, J. C., & Brodsky, L. (2002). Pediatric swallowing and feeding. Assessment and management (2. ed.). Singular Publication: San Diego.

Betke K, Lamper F, Riegel K (Hrsg.) (1991). Flexibles Taschenbuch. MED. Elementare Pädiatrie. 4. A. Stuttgart: Thieme.

Bigenzahn W (2003). Orofaziale Dysfunktionen im Kindesalter: Grundlagen, Klinik, Ätiologie, Diagnostik und Therapie. 2. A. Stuttgart: Thieme.

Bühling S, Kirchbach B von (2008). MyoTeam: Ein Manual für die Einzel- und Gruppentherapie von Grundschulkindern und Jugendlichen mit myofunktioneller Störung. Idstein: Schulz-Kirchner.

Bundeszentrale für gesundheitliche Aufklärung (2011). Einführung in die Breikost. Online unter: www.kindergesundheit-info.de/fuer-eltern/ernaehrung0/ernaehrung1/einfuehrung-der-beikost/. Zugriff am 5.6.2011

Castillo Morales R, Brondo JJ (1998). Die orofaziale Regulationstherapie (2., durchges. Aufl.). Pflaum Physiotherapie. München: Pflaum.

Clausnitzer R (2002). Kieferorthopädische Grundlagen für Logopäden und Sprachtherapeuten. Dortmund: modernes Lernen.

Deitermann B, Kemper C, Glaeske G (2007). GEK-Heil- und Hilfsmittel-Report 2007: Auswertungsergebnisse der GEK-Heil- und Hilfsmitteldaten aus den Jahren 2005 und 2006. Schriftenreihe zur Gesundheitsanalyse: Vol. 57. Bremen: Asgard-Verlag.

DGKFO (2008). Stellungnahme der DGKFO: Diagnostik und Therapie orofazialer Dysfunktionen. Online unter: http://www.dgkfo-vorstand.de/fileadmin/redaktion/stellungnahmen/DGKFO_Stellungnahme_MFT.pdf. Zugriff am 5.2.2011.

Dohan J, Lelong O, Vanhee A (1997). Tast- und Geschmacksempfindung bei Kindern mit und ohne orale Dysfunktion. Sprache – Stimme – Gehör; 21: 166–172.

Engel-Hoek, L. van den (2008). Fütterstörungen. Ein Ratgeber für Ess- und Trinkprobleme bei Kleinkindern. Idstein: Schulz-Kirchner.

Fischer-Voosholz M, Spenthof U (2002). Orofaziale Muskelfunktionsstörungen: Klinik, Diagnostik, ganzheitliche Therapie. Berlin: Springer.

Garliner D (1989). Myofunktionelle Therapie in der Praxis: Gestörtes Schluckverhalten, gestörte Gesichtsmuskulatur und die Folgen – Diagnose, Planung und Durchführung der Behandlung. München: Verlag für zahnärztlich-medizinisches Schrifttum.

Giel B, Tillmanns-Karus M (2004). Kölner Diagnostikbogen für myofunktionelle Störungen: Mit Handanweisung. Dortmund: modernes Lernen.

Giel B, Tillmanns-Karus M (1999). Myofunktionelle Störungen (Informationsreihe der dgs, Bd. 6). Emsdetten: Lechte Druck.

Grohnfeldt M (Hrsg.) (2001). Lehrbuch der Sprachheilpädagogik und Logopädie: Erscheinungsformen und Störungsbilder. Stuttgart: Kohlhammer.

Hahn V (2001). Myofunktionelle Störungen. In: Grohnfeldt M (Hrsg.). Lehrbuch der Sprachheilpädagogik und Logopädie. Erscheinungsformen und Störungsbilder. Stuttgart: Kohlhammer. S. 317–329.

Heinzelmann B, Bilda K, Kittel AM (2009). Myofunktionelle Therapie: Welche Faktoren wirken sich auf das Therapieergebnis aus – eine retrospektive Studie. Forum Logopädie; 23(6): 6–11.

Kittel AM (2009). Myofunktionelle Therapie. 9. A. Idstein: Schulz-Kirchner.

Kittel AM (1997). Frühe Prävention Myofunktioneller Störungen. In F. Franke (Hrsg.), Prävention von Kommunikationsstörungen. Stuttgart: Gustav Fischer Verlag, S. 99–108.

Klocke A, Korbmacher H, Kahl-Nieke B (2000). Der Status der myofunktionellen Therapie im Rahmen der interdisziplinären Zusammenarbeit aus Sicht des Muskelfunktionstherapeuten. Sprache – Stimme – Gehör; 24: 38–43.

Lisson JA, Heckmann K (2008). Die Rolle der Orofazialen Dysfunktionen bei „offenem Biss". Sprache – Stimme – Gehör; 32: 57–63.

Maier H (2011). Mundgefühl und Myofunktion. Zur Bedeutung der Konsistenz von Nahrungsmitteln in der Ernährung von Kleinkindern. Forum Logopädie; 25: 26–31.

Meilinger, M. (1999). Untersuchung ausgewählter Aspekte myofunktioneller Störungen im Vorschulalter. Univ., Diss. München. Medizin. München: Heipert Utz Verlag – Wissenschaft.

Morris, S. E., & Klein, M. D. (2001). Mund- und Eßtherapie bei Kindern. Entwicklung, Störungen und Behandlung orofazialer Fähigkeiten (2. unveränd. Aufl.). Urban & Fischer: München.

Schaub J (1991). Ernährung des Säuglings. In K. Betke, F. Lamper & K. Riegel (Hrsg.), Flexibles Taschenbuch. MED. Elementare Pädiatrie (4. Aufl.,). Stuttgart: Thieme, S. 54–58.

Schreiber S, Müller E (1997). Die orofaciale Regulationstherapie als präventive Maßnahme bei Säuglingen mit Down-Syndrom – eine Falldarstellung aus der logopädischen Praxis. In: Franke F (Hrsg.). Prävention von Kommunikationsstörungen. Stuttgart: Gustav Fischer Verlag. S. 63–71.

World Health Organisation (2006). WHO Child Growth Standards: Length/height-for-age, weight-for-age, weight-for-length, weight-for-height and body mass index-for-age: Methods and development. Online unter: http://www.who.int/childgrowth/standards/Technical_report.pdf. Zugriff am 18.4 2011.

KAPITEL

9

Norina Lauer

Zentral-auditive Verarbeitungsstörung

„Mein Kind hört oft nicht genau hin.“

Alternative Bezeichnungen: *Auditive* Verarbeitungs- und Wahrnehmungsstörung (AVWS), auditive Wahrnehmungsstörung, auditive Informationsverarbeitungsstörung, auditive Teilleistungsstörung. Darüber hinaus werden Begrifflichkeiten verwendet, die einzelne Symptome näher bezeichnen, z. B. Lautdifferenzierungsstörung (Störung bei der Diskrimination von Lauten), auditive Merkfähigkeitsstörung (Störung bei der Speicherung auditiver Informationen).

Hinweis

- Kinder mit einer zentral-auditiven Verarbeitungsstörung haben keine Schädigung des Hörorgans.
- Kinder mit einer zentral-auditiven Verarbeitungsstörung können hören, sind aber nicht immer in der Lage, das Gehörte richtig zu erkennen, zu speichern oder zuzuordnen.
- Kinder mit einer zentral-auditiven Verarbeitungsstörung haben keine Intelligenzminderung.

Probleme mit der zentral-auditiven Verarbeitung haben 2–3 % aller Kinder (Ptok et al. 2000). Jungen sind doppelt so häufig betroffen wie Mädchen. Unklar ist, ob zentral-auditive Verarbeitungsstörungen als Teil einer Sprachentwicklungsstörung zu betrachten sind oder unabhängig von dieser auftreten und damit ein eigenes Störungsbild darstellen (Ludlow 1980; Wirth 1983; Bird und Bishop 1992).

In der Internationalen Klassifikation der Krankheiten (ICD-10-GM 2011, DIMDI 2010) hat die zentral-auditive Verarbeitungsstörung das Kürzel F80.20. Sie wird damit zu den Sprachstörungen gezählt, bei denen das Verstehen von Sprache beeinträchtigt ist. Zentral-auditive Verarbeitungsstörungen werden wie folgt definiert:

Info

Beschreibung des Störungsbildes

Definition: Zentral-auditive Verarbeitungsstörungen (ZAVS) sind Störungen der zentralen Informationsverarbeitung auditiver Informationen, ohne dass eine Störung des Hörorgans selbst oder eine Intelligenzminderung vorliegen. Um von einer ZAVS sprechen zu können, müssen Messungen des zentralen Hörvermögens aussagekräftige Hinweise auf Beeinträchtigungen in der Hörverarbeitung geben und darauf basierende herausragende Störungen auditiver Teilfunktionen nachweisbar sein.
Nach der ICD-10-GM 2011 handelt es sich um eine auf das Sprachverstehen des Kindes beschränkte Problematik, die bei normaler Intelligenz auftreten kann. In praktisch allen Fällen ist auch das Produzieren von Sprache beeinträchtigt, wobei es besonders häufig zu Störungen der Aussprache kommt (ICD-10-GM 2011).
Die betroffenen Kinder sind normal intelligent, haben aber durch die fehlerhafte Weiterleitung von gehörten Informationen Probleme im Verstehen von Sprache. Dies kann sich wiederum auf das Produzieren von Sprache auswirken.

Die Internationale Klassifikation der Krankheiten (ICD-10-GM) bietet keine genauere Erklärung zu zentral-auditiven Verarbeitungsstörungen. Im Bereich der Sprachtherapie gibt es differenziertere Beschreibungen des Störungsbildes. Gemäß des Heilmittelkatalogs 2009 gehören zentral-auditive Verarbeitungsstörungen in den Bereich „SP2 Störungen der Sprache vor Abschluss der Sprachentwicklung: Störungen der auditiven Wahrnehmung“. Das Haupterscheinungsbild wird mit „Störungen der zentralen Hörfunktionen“ beschrieben. Dies bedeutet, dass das Ohr Höreindrücke zwar normal aufnimmt, aber bei der Weiterleitung der gehörten Sprache in die Zentren der Sprachverarbeitung des Gehirns Störungen auftreten. Somit gehen gehörte Informationen auf dem Weg der Informationsverarbeitung verloren oder werden falsch weitergegeben. Dadurch kommt es zu falschen Höreindrücken trotz intakten Hörorgans. Das Therapieziel ist die Verbesserung bzw. Normalisierung sprachlicher und kommunikativer Fähigkeiten.

Finanzierung

Die Finanzierung der Behandlung zentral-auditiver Verarbeitungsstörungen erfolgt nach ärztlicher Verordnung über die gesetzliche und private Krankenkasse. Für Kinder unter 18 Jahren fallen keine Rezeptgebühren an. Gemäß Heilmittelkatalog 2011 können für die Behandlung im Regelfall insgesamt bis zu 20 Therapien von 30- bis 45-minütiger Dauer verschrieben werden. Es wird eine Frequenz von zwei Therapien pro Woche empfohlen. Eine weiterführende Diagnostik der zentralen Hörverarbeitung ist spätestens nach 10 Therapieeinheiten erforderlich.

9.1 Erscheinungsbild

Eine zentral-auditive Verarbeitungsstörung (ZAVS) kann sich in unterschiedlicher Form darstellen. Die zentral-auditiven Leistungen werden in folgende *auditive Teilfunktionen* unterteilt:

- Aufmerksamkeit
- Speicherung (Merkspanne) und Sequenz (Reihenfolge)
- Lokalisation (Richtung und Entfernung)
- Diskrimination (Unterscheiden)
- Selektion (Herausfiltern)
- Analyse (Zergliedern)
- Synthese (Verbinden)
- Ergänzung

In ➤ Tab. 9.1 werden die Teilfunktionen der ZAVS erklärt und Beispiele für beobachtbare Symptome beschrieben. Ein Kind mit einer ZAVS muss nicht alle in ➤ Tab. 9.1 aufgelisteten Symptome zeigen. Einzelne Teilfunktionen können in unterschiedlichem Ausmaß betroffen, aber auch unauffällig sein. Aufmerksamkeit sowie Speicherung und Sequenz werden als Basisfunktionen betrachtet, auf denen die anderen Teilfunktionen aufbauen. Störungen der Basisfunktionen allein sind nicht als Störungen der zentral-auditiven Verarbeitung zu betrachten. Für die Diagnosestellung ist es wichtig, dass auf den Basisfunktionen aufbauende Teilfunktionen nachweisbare Beeinträchtigungen aufweisen. Der Leistungsstand eines Kindes innerhalb einer auditiven Teilfunktion ist abhängig vom Entwicklungsalter, so dass die in der Tabelle geschilderten Symptome nicht in jedem Alter als auffällig betrachtet werden.

Fallbeispiel

Malte, 5;4 Jahre

Während Schwangerschaft und Geburt problemlos verliefen, litt Malte seit seinem neunten Lebensmonat wiederholt unter Mittelohrentzündungen. Dadurch gab es immer wieder Wochen, in denen er nicht gut hören konnte. Der Sprechbeginn und die Sprachentwicklung verliefen leicht verzögert, die Kinderärztin riet den Eltern aber abzuwarten und verschrieb zunächst keine logopädische Therapie. Malte holte die sprachlichen Rückstände schrittweise auf, zeigte aber auch in Phasen, in denen keine Mittelohrentzündungen vorlagen, Probleme beim Hören. Er merkte oft nicht, wenn er von den Eltern angesprochen wurde, konnte der Gute-Nacht-Geschichte nicht aufmerksam folgen und hatte Schwierigkeiten, sich kleinere Aufträge zu merken. Insbesondere Wörter, die sich ähnlich anhörten, verwechselte er und fragte häufiger nach. Die Eltern stellten ihn einer Hals-Nasen-Ohrenärztin vor, da sie befürchteten, dass eine dauerhafte Hörschädigung vorliegen könnte. Das Hören von Tönen und Geräuschen war unauffällig und die HNO-Ärztin verwies die Eltern an einen Spezialisten (*Phoniater/Pädaudiologe*). Bei diesem wurde das zentrale Hörvermögen überprüft und eine zentral-auditive Verarbeitungsstörung festgestellt. Es wurde eine logopädische Behandlung von zunächst zehn Therapiesitzungen verschrieben. In der logopädischen Therapie wurden die auditiven Teilfunktionen genauer getestet, um die Behandlung

Tab. 9.1 Teilfunktionen von zentral-auditiven Verarbeitungsstörungen

Teilfunktion	Erklärung	Mögliche Symptome
Aufmerksamkeit	Zuwendung zu auditiven Informationen und bewusste Wahrnehmung des Gehörten	• einer mündlichen Aufforderung wird nicht nachgekommen • längeres Zuhören gelingt nicht oder beim Zuhören ist das Kind leicht abzulenken • das Kind merkt nicht, wenn es von hinten oder leise angesprochen wird
Speicherung (Merkspanne)	Fähigkeit, sich Gehörtes zu merken	• ein kurzer Auftrag wird nicht behalten • eine Anzahl von Zahlen (z. B. 3145) oder Wörtern (z. B. Auto – Puppe – Ball – Blume) wird nicht behalten
Sequenz (Reihenfolge)	Fähigkeit, die Reihenfolge des Gehörten zu behalten	• eine Zahlen- oder Wortreihenfolge wird falsch wiedergegeben (z. B. 3514 statt 3145) • beim Behalten eines Satzes oder Textes wird die Reihenfolge durcheinander gebracht
Lokalisation (Richtung und Entfernung)	Erkennen von Richtung und Entfernung des Gehörten	• das Kind erkennt nicht, aus welcher Richtung es angesprochen wird • es merkt nicht, wenn es gerufen wird • es erkennt nicht, wer in einer ruhigen Unterhaltung mit mehreren Personen gerade spricht
Diskrimination (Unterscheiden)	Erkennen, ob nacheinander Gehörtes gleich oder verschieden ist	• Wörter werden nicht als gleich bzw. verschieden erkannt (z. B. „Tanne" und „Kanne" werden als gleiche Wörter wahrgenommen)
Selektion (Herausfiltern)	Herausfiltern bedeutungsvoller auditiver Informationen aus Stör- bzw. Umgebungsgeräuschen	• einem Gespräch kann nicht gefolgt werden, wenn zwei oder mehr Personen gleichzeitig sprechen • einem Gespräch wird nicht gefolgt, wenn Hintergrundgeräusche (Straßenlärm, Fernseher) zu hören sind
Analyse (Zergliedern)	Heraushören eines akustischen Elementes aus einem gehörten Ganzen	• das Kind kann nicht angeben, ob „Tanne" mit /t/ beginnt • ein Wort kann in einer Wortreihe nicht identifiziert werden (z. B. Puppe in „Auto – Puppe – Blume")
Synthese (Verbinden)	Zusammenfügen einer akustischen Gestalt aus Einzelelementen	• Silben oder Laute können nicht zu ganzen Wörtern zusammengesetzt werden (z. B. Au-to-bahn zu „Autobahn" oder O-m-a zu „Oma")
Ergänzung	Vervollständigung von ungenau Gehörtem zu einem sinnvollen Ganzen	• ein unvollständiges Wort kann nicht sinnvoll ergänzt werden (z. B. „B-ume" zu „Blume")

gezielt planen zu können. In den auditiven Teilfunktionen Aufmerksamkeit, Speicherung und Sequenz, Diskrimination und Analyse zeigten sich besonders große Defizite. Zunächst wurden die Teilfunktionen Speicherung und Sequenz sowie Diskrimination behandelt. Malte konnte sich nach 10 Behandlungsstunden schon vier statt drei Silben merken, auch wenn die Reihenfolge manchmal noch nicht stimmte. Zudem war er in der Lage, ähnlich klingende Wörter, die sich nur in einem Laut unterscheiden (z. B. Tanne – Kanne, Land – Rand), sicher zu unterscheiden, was ihm vorher selten gelang. Er konnte auch erkennen, mit welchem Laut das jeweilige Wort begann. Die auditive Aufmerksamkeit wurde nicht direkt behandelt, besserte sich aber durch die auditiv orientierten Übungen indirekt, so dass Malte in der Lage war, sich länger auf auditive Aufgaben zu konzentrieren und sich seltener ablenken ließ. Nach weiteren 10 Behandlungsstunden konnte Malte Laute innerhalb von Wörtern identifizieren und vier Silben in korrekter Reihenfolge wiedergeben. Das Unterscheiden von ähnlichen Wörtern stellte kein Problem mehr für ihn dar. Um ihn auf den Schriftspracherwerb vorzubereiten, wurde das Zusammensetzen von Silben zu Wörtern und schließlich auch von Lauten zu Wörtern geübt. Es gelang ihm zum Ende der Therapie, Wörter aus bis zu vier Silben und Wörter aus bis zu drei Lauten zusammenzusetzen. ■

9.2 Ursachen

Als Ursachen für das Auftreten einer zentral-auditiven Verarbeitungsstörung werden medizinische Faktoren und Umwelteinflüsse diskutiert.

Medizinische Faktoren

- Hirnreifungsverzögerungen (Wirth 1983), bei denen die Verknüpfung von Nervenzellen des Gehirns länger als üblich dauert
- Hirnschädigungen in der frühen Kindheit, z. B. bedingt durch Unfälle
- lang andauernde Mittelohrentzündungen im frühen Kindesalter (Updike und Thornburg 1992; Zinkus und Gottlieb 1980)

Umwelteinflüsse

- fehlerhaftes Lernangebot in der frühkindlichen Entwicklung in Form eines Über- oder Unterangebots auditiver Informationen (Wirth 1983)

Ein sicheres Wissen, warum bei einem Kind eine zentral-auditive Verarbeitungsstörung auftritt, gibt es nicht. Insofern können Eltern lediglich das Lernangebot für das Kind optimieren, indem sie ein Über- oder Unterangebot an auditiven Informationen vermeiden und im Falle des Auftretens von Problemen professionellen Rat in Anspruch nehmen. Ein Überangebot an auditiven Informationen besteht beispielsweise bei lang anhaltendem Fernsehkonsum, bei dem z. B. parallel miteinander gesprochen wird, so dass sich das Kind auf keine der angebotenen Informationen tatsächlich konzentrieren kann. Neben einer parallelen Darbietung von Höreindrücken sollte auch ein häufiger und schneller Wechsel von Höreindrücken vermieden werden. Demgegenüber ist eine Umgebung ohne oder mit nur seltenen Hörinformationen ebenfalls ungünstig, denn das Gehör benötigt für seine Entwicklung Höreindrücke. Ideal ist ein gezieltes Angebot von Höreindrücken mit entsprechenden Ruhepausen, z. B. das Vorlesen einer Geschichte ohne ablenkende Störgeräusche oder das gemeinsame Anschauen einer kindgerechten Fernsehsendung, nach der über das Gesehene und Gehörte ohne paralleles Fernsehen gesprochen wird.

9.3 Prävention

Im Rahmen der medizinischen Faktoren, die bei zentral-auditiven Verarbeitungsstörungen als ursächlich diskutiert werden, kann im Grunde nur das Bestehen chronischer Mittelohrentzündungen (Dauer > 3 Monate) im frühen Kindesalter beeinflusst werden. Allerdings ist die Bedeutung chronischer Mittelohrentzündungen für die kindliche Entwicklung umstritten. Während Hoffman-Lawless et al. (1981) angaben, dass eine effektive Behandlung von Mittelohrentzündungen die zentral-auditive Verarbeitung deutlich beeinflussen konnte, weist von Suchodoletz (2007) darauf hin, dass neuere Studien den Einfluss lang anhaltender Mittelohrentzündungen für weniger bedeutsam halten, als bislang angenommen. Demgegenüber können Eltern das Angebot auditiver Informationen konkreter beeinflussen und mit dafür sorgen, dass kein Über- oder Unterangebot entsteht.
Ein das Hören und die zentral-auditive Verarbeitung begünstigendes Umfeld sollte sich aber nicht nur auf die Familie beschränken. Auch in Kindergarten oder Schule können unterstützende Maßnahmen durchgeführt werden.

Rat

- Suchen Sie Ihrem Kind eine geeignete Sendung im Fernsehen aus. Schauen Sie die Sendung gemeinsam an und sprechen Sie danach darüber.
- Lassen Sie nach dem Anschauen ausgewählter Sendungen den Fernseher nicht nebenbei laufen, während Sie mit Ihrem Kind über das Gesehene sprechen.
- Hören Sie gemeinsam kurze Hörspiele und sprechen Sie über das Gehörte. Berücksichtigen Sie dabei die Konzentrationsdauer Ihres Kindes, die altersabhängig ist und nicht der eines Erwachsenen entspricht.
- Nehmen Sie sich Zeit, um miteinander in Ruhe über Erlebtes zu reden.
- Sorgen Sie für eine ruhige Umgebung, wenn Sie mit Ihrem Kind sprechen.

Hörförderung in Kindergarten und Vorschule

Neben dem Austausch des Kindes mit Erzieherinnen und anderen Kindern können gezielte Förderprogramme die Entwicklung der Sprache und ihrer Verarbeitung begünstigen (Bunse und Hoffschildt 2008). Intakte auditive Teilfunktionen, insbesondere Analyse und Synthese, sind eine wesentliche Voraussetzung für die Entwicklung der *phonologischen Bewusstheit*, also des Wissens um den Aufbau der Sprache aus Elementen wie Silben und Lauten. Beispielsweise wird erkannt, dass „Bus" ein kürzeres Wort als „Lastwagen" ist, und dass „Bus" mit /b/ und „Lastwagen" mit /l/ beginnt (Klicpera, Gasteiger-Klicpera und Schabmann 1994; Magnusson und Naucler 1990; Nicolay 1994). Zur Förderung der phonologischen Bewusstheit werden im Rahmen des Förderprogramms „Hören, lauschen, lernen" (Würzburger Trainingsprogramm) von Küspert und Schneider (2006) von Erzieherinnen Übungen durchgeführt, bei denen auditive Teilfunktionen trainiert werden, um so die phonologische Bewusstheit zu trainieren. Dazu werden u. a. Spiele zum Lauschen und Reimen, zum Zerlegen von Wörtern in Silben und Laute, zum Erkennen von Lauten in Wörtern sowie zum Zusammensetzen von Wörtern aus Silben und Lauten durchgeführt. Darüber soll der spätere Schriftspracherwerb bereits frühzeitig unterstützt werden (Jansen und Marx 1999). Bleibt ein Kind hinter den Leistungen der anderen Kinder zurück, sollte eine Einzelförderung stattfinden und ggf. eine Therapie eingeleitet werden. Im alltäglichen Umgang mit betroffenen Kindern in der Kindergarten- bzw. Vorschulgruppe empfiehlt sich eine gezielte und deutliche Ansprache des Kindes und die Reduzierung von Umgebungslärm bzw. die Bereitstellung der Möglichkeit für das Kind, sich bei Bedarf in eine ruhigere Umgebung zurückziehen zu können. Auch eine Abwechslung von gemeinsamen Lern- und individuellen Spielphasen ist sinnvoll. Wesentlich für das Gelingen von Förderprogrammen ist, dass diese nur durch speziell geschulte Erzieherinnen durchgeführt werden sollten. Somit ist die Qualität des Angebots im Kindergarten entscheidend. Hilfreich ist es, wenn Sprachtherapeutinnen die Umsetzung von Förderprogrammen in den Einrichtungen fachlich begleiten.

Schulische Maßnahmen

Besteht zu Schuleintritt weiterhin eine zentral-auditive Verarbeitungsstörung, sollte das schulische Umfeld an die Probleme des Kindes angepasst werden. Kleine Klassen und geräuscharme Räume (schallisolierte Fenster, Teppichboden, akustische Deckenisolierung) erleichtern die Hörwahrnehmung. Das Kind sollte im vorderen Klassenbereich sitzen, damit es den Lehrer gut hören und sehen kann. Außerdem sollte es so sitzen, dass es nicht von allen Seiten von Mitschülerinnen umgeben ist. Ein deutliches Sprechen, Wiederholen und Umformulieren von Informationen und Unterstützen des Gehörten über Bilder seitens der Lehrerinnen unterstützt die auditive Verarbeitung des betroffenen Kindes. Nach Ptok und Schwemmle (2009) gaben Eltern in einer Befragung an, dass eine Hörgeräteversorgung der betroffenen Kinder zu einem Hör- und Verarbeitungsgewinn führen kann. Da eine solche Hörgeräteversorgung aber auch zu Schäden des Gehörs führen kann, ist eine intensive, begleitende Betreuung durch eine Phoniaterin bzw. Pädaudiologinnen notwendig. Zudem ist noch unklar, ob die Hörgeräteversorgung auch im schulischen Umfeld nützlich ist. Daher kann ein genereller Einsatz von Hörgeräten bei ZAVS derzeit nicht empfohlen werden.

9.4 Diagnostik

Die Untersuchung zentral-auditiver Verarbeitungsstörungen schließt ärztliche und sprachtherapeutische Testverfahren ein. Ärztlicherseits (Hals-Nasen-Ohrenärztin, Pädaudiologin, Phoniaterin) ist zunächst das Vorliegen einer das Hörorgan selbst betreffenden, so genannten peripheren Hörstörung auszuschließen. Liegt eine periphere Hörstörung vor, sind meist entweder das Mittelohr und/oder das Innenohr betroffen. Bei Mittelohrentzündungen kommt es zu einer kurzfristigen oder länger andauernden Hörminderung, die z. B. medikamentös behandelt werden kann. Das Mittelohr betreffende Schwerhörigkeiten werden als Schallleitungsschwerhörigkeiten bezeichnet. Bei einer Innenohrschädigung, die auch Schallempfindungsschwerhörigkeit genannt wird, ist der Hörverlust dauerhaft. Durch die Anpassung von Hörgeräten kann bei Innenohrschwerhörigkeit das Hören verbessert werden. Periphere Hörstörungen führen letztlich immer dazu, dass Gehörtes nicht oder in nur geringem Maße an die weiterführenden Nervenbahnen weitergegeben werden kann. Daher ist vorrangig sicherzustellen, dass die organischen Gegebenheiten bestehen, gehörte Informationen überhaupt wahrzunehmen.

Im Anschluss daran ist das *zentrale Hörvermögen*, also die Weiterverarbeitung der gehörten Informationen zu überprüfen. Auf der Basis dieser Ergebnisse untersuchen Sprachtherapeutinnen den Leistungsstand der verschiedenen auditiven Teilfunktionen. Die Ergebnisse aus beiden Bereichen ergeben zusammengefasst eine Übersicht über die bestehende Problematik. Aus einem vor der Diagnostik durchgeführten Elterngespräch können sich zwar erste Hinweise auf Störungsschwerpunkte ergeben, diese sind aber für eine Diagnosestellung zu unsicher (Suchodoletz 2002) und müssen durch gezielte Untersuchungsverfahren bestätigt werden.

Von einer zentral-auditiven Verarbeitungsstörung sollte nur dann gesprochen werden, wenn sich in ärztlichen und sprachtherapeutischen Untersuchungen übereinstimmend Hinweise auf eine zentral-auditive Verarbeitungsstörung ergeben.

WICHTIG

- Vor der Überprüfung der zentralen Hörverarbeitung ist eine periphere Hörstörung (Schallleitungs- bzw. Schallempfindungsschwerhörigkeit) auszuschließen. Die Abklärung wird von Fachärztinnen vorgenommen (HNO-Ärztin, Pädaudiologin, Phoniaterin).
- Bei unauffälligem peripherem Hören ist die Weiterverarbeitung auditiver Informationen, also das zentrale Hörvermögen, von der Ärztin zu untersuchen.
- Weisen die Befunde zum zentralen Hörvermögen auf eine zentral-auditive Verarbeitungsstörung hin, untersucht die Sprachtherapeutin die auditiven Teilfunktionen mit gezielten Testverfahren.

Folgende Testverfahren werden in der Diagnostik zentral-auditiver Verarbeitungsstörungen (ZAVS) eingesetzt (Nickisch et al. 2001; Lauer 2006) (➤ Tab. 9.2).

Die meisten audiometrischen Verfahren können ab einem Alter von ca. 5 Jahren durchgeführt werden. Die erzielten Ergebnisse sind umso sicherer, je älter das untersuchte Kind ist.

Bei der Untersuchung auditiver Teilfunktionen können Kurztests (Screeningverfahren, z. B. Lauer 2006; Nickisch et al. 2004) erste Hinweise auf auditive Teilfunktionsstörungen geben. Die beobachteten Symptome sind über psychometrische Testverfahren (➤ Tab. 9.3) genauer zu überprüfen, bei denen die Werte des jeweiligen Kindes mit den Normwerten anderer Kinder verglichen werden können. ➤ Tab. 9.3 enthält eine Auswahl möglicher Testverfahren.

Rat

- Melden Sie Ihr Kind bei begründetem Verdacht auf eine zentral-auditive Verarbeitungsstörung frühzeitig zu einer speziellen ärztlichen Untersuchung an. Viele Untersuchungszentren haben lange Wartelisten, da für jedes Kind genug Zeit zur Verfügung stehen soll, um die umfangreichen Tests gründlich durchführen zu können.
- Planen Sie für den Tag der ärztlichen Untersuchungen etwa einen halben Tag ein, da die Testungen mit Pausen mehrere Stunden dauern können.
- Falls Sie an der Diagnosesitzung teilnehmen, bleiben Sie geduldig, insbesondere wenn Ihr Kind Schwierigkeiten zeigt. Greifen Sie nicht ein, damit die Leistung Ihres Kindes gut beurteilt werden kann.
- Machen Sie Ihrem Kind Mut, weiterzumachen, auch wenn es schwierig wird.

Die folgende Checkliste kann Ihnen dabei helfen, Hinweise auf das Vorliegen einer zentral-auditiven Verarbeitungsstörung zu erkennen. Je mehr Symptome angekreuzt werden, umso eher kann eine zentral-auditive Verarbeitungsstörung (ZAVS) vorliegen (➤ Tab. 9.4).

Tab. 9.2 Verfahren zur Untersuchung des zentralen Hörens *(audiometrische Verfahren)*

Verfahrenstyp	Beschreibung
Stapediusreflex-schwellenmessung	Beim Hören von lauten Tönen oder Rauschen wird im Mittelohr ein Reflex ausgelöst. Bei Kindern mit ZAVS wird diskutiert, dass die Schwellen der Reflexauslösung für Rauschen deutlicher von denen für Töne abweichen als bei Kindern ohne ZAVS. Damit soll die Intaktheit der Schutzfunktion des Gehörs überprüft werden.
kortikal evozierte Potenziale	Über Hirnstrommessungen werden bei gleichzeitiger Beschallung eines Ohrs Kurvenverläufe aufgezeichnet. Bei einer normalen Hörverarbeitung zeigen sich typische Kurvenverläufe der Hirnströme. Bei Kindern mit ZAVS werden atypische Kurvenverläufe beobachtet, die zeigen, dass die Vorverarbeitung akustischer Informationen auf der Ebene der zentralen Hörbahn Defizite aufweist. Die Messergebnisse sind allerdings bei jüngeren Kindern generell sehr unterschiedlich und erst bei älteren Kindern stabiler und zuverlässiger.
Richtungshörmessung	Bei dieser Untersuchung hört das Kind aus fünf verschiedenen Richtungen über Lautsprecher auditive Informationen und soll angeben, aus welcher Richtung das Gehörte kommt.
Sprachaudiometrie mit Störgeräusch	Während ein Störgeräusch zu hören ist, sollen zusätzlich angebotene Wörter erkannt und wiedergegeben werden. Der Lautstärkeunterschied zwischen Sprache und Störgeräusch wird systematisch verringert.
binauraler Summationstest	Ein zu hörendes Wort wird technisch in hohe und tiefe Frequenzen zerlegt. Über Kopfhörer werden dem einen Ohr die hohen und dem anderen Ohr zeitgleich die tiefen Frequenzanteile des Wortes angeboten. Das aus der Summe des Gehörten erkannte Wort soll wiedergegeben werden. Dadurch wird erkennbar, ob die Informationen des rechten und linken Ohrs mit der gleichen Verarbeitungsgeschwindigkeit an das Großhirn weitergegeben werden.
dichotische Diskriminationstests	Dem linken und rechten Ohr werden gleichzeitig über Kopfhörer unterschiedliche Wörter angeboten. Beide Wörter sollen genannt werden.
zeitkomprimierter Sprachtest	Sätze mit Handlungsanweisungen werden in immer höherer Sprechgeschwindigkeit angeboten. Die gehörten Handlungen sollen durchgeführt werden.
Gap-Detection-Test	In einem fortlaufenden Signal sind systematisch kürzer werdende Lücken zu erkennen. Dies soll zeitliche Verarbeitungsaspekte erkennen lassen. Ob diese einen Einfluss darauf haben, dass kurze und lange Laute (z. B. /p/ gegenüber /m/) besser unterschieden werden können, ist bislang nicht erwiesen.
Ordnungsschwellen-messung	Es werden nacheinander in einem vordefinierten Abstand zwei kurze Signale angeboten. Der Abstand wird systematisch verringert. Dabei wird gemessen, bei welchem Abstand die Signale noch als zwei voneinander getrennte Signale erkannt werden. Auch hier wird die zeitliche Verarbeitung gemessen.
Hörfeldskalierung	Töne unterschiedlicher Lautstärke sollen verschiedenen Kategorien von sehr leise bis sehr laut zugeordnet werden.
Unbehaglichkeits-schwelle	Bei verschiedenen sprachlichen und nicht-sprachlichen Informationen wird überprüft, wie laut diese empfunden werden.

Tab. 9.3 Verfahren zur Untersuchung auditiver Teilfunktionen zur Bestimmung der Störungsausprägung *(psychometrische Testverfahren)*

Teilfunktionen	Testverfahren	Aufgabenart	Alter in Jahren
Aufmerksamkeit	kein spezifisches Verfahren, länger anhaltende Aufmerksamkeit (Vigilanz) kann über PC-Programm AudioLog ermittelt werden	Wort/Silbe/Laut in einer fortlaufenden Reihe wiedererkennen (z. B. das Wort „Ball" in der Reihe Auto – Bett – Tisch – **Ball** – Foto)	keine Angabe
Speicherung (Merkspanne)/ Sequenz (Reihenfolge)	„Mottier"-Test, „PGN" aus SETK, „PWN" aus BISC	„Nonsenswörter" wiederholen (z. B. ra-fi-lo)	4–16 (je nach Test)
	„Zahlenfolgengedächtnis" (PET, HVS, K-ABC)	Zahlen wiederholen (z. B. 1-5-8-4)	3–9
	„Wortreihe" (K-ABC)	Wortreihe wiederholen (z. B. Haus – Kind – Baum)	3–12
Lokalisation (Richtung und Entfernung)	kein spezifisches Verfahren, über Richtungshörmessung beurteilbar		
Diskrimination (Unterscheiden)	Schäfer-Schilling-Test	Unterscheiden von Wörtern, die sich nur in einem Laut unterscheiden (z. B. Kanne – Tanne)	ab 4
	Bremer-Lautdiskriminationstest	Beurteilen, ob Wörter gleich oder unterschiedlich sind (z. B. Tasse – Tasse = gleich, Tasse – Kasse = unterschiedlich)	2. Klasse
	„Differenzierung" (Heidelberger Lautdifferenzierungstest)	Unterscheiden von Wörtern, die sich nur in einem Laut unterscheiden (s. o.)	2./4. Klasse
	Phonematische Differenzierung (HVS)	Unterscheiden von Wörtern, die sich nur in einem Laut unterscheiden (s. o.)	Vorschule
Selektion (Herausfiltern)	kein spezifisches Verfahren, orientierende Untersuchung mittels PC-Programm AudioLog	z. B. Erkennen des Wortes „Ball", das gesprochen wird, während im Hintergrund als Störgeräusch spielende Kinder zu hören sind	keine Angabe
Analyse (Zergliedern)	„Silbensegmentierung" (BISC, HVS)	Wörter in Silben zerlegen (z. B. Tomate in To-ma-te zergliedern)	Vorschule
	„Lautanalyse" (BISC, HVS)	Laute heraushören (z. B. ist ein /m/ in Oma?)	Vorschule
Synthese (Verbinden)	„Laute verbinden" (PET)	Laute zu Wörtern verbinden (z. B. /b/-/l/-/u/-/m/-/e/ zu Blume verbinden)	3–9
Ergänzung	„Wörter ergänzen" (PET)	Wörter mit fehlenden Lauten zu ganzen Wörtern ergänzen (z. B. Ga-el zu Gabel oder To-ate zu Tomate)	3–9

BISC = Bielefelder Screening (Jansen et al. 2002)
HSET = Heidelberger Sprachentwicklungstest; HVS = Heidelberger Vorschulscreening (Grimm und Schöler 1991)
IDIS = Inventar diagnostischer Informationen bei Sprachauffälligkeiten (Schöler 1999)
K-ABC = Kaufman Assessment Battery for Children (Melchers und Preuß 2009)
PET = psycholinguistischer Entwicklungstest (Angermaier 1977)
SETK 3–5 = Sprachentwicklungstest für drei- bis fünfjährige Kinder (Grimm et al. 2010)

Tab. 9.4 Checkliste zum Erscheinungsbild von zentral-auditiven Verarbeitungsstörungen

Teilfunktion	Mögliche Symptome	Trifft zu
Aufmerksamkeit	Kind hört beim Vorlesen einer Geschichte nicht lange zu und ist leicht ablenkbar	
Speicherung (Merkspanne)	Kind kann sich eine Menge von vier vorgesprochenen Zahlen oder Wörtern nicht merken	
Sequenz (Reihenfolge)	Kind bringt eine vorgesprochene Folge von vier Zahlen oder Wörtern durcheinander	
Lokalisation (Richtung und Entfernung)	Kind merkt nicht, wenn es gerufen wird	
Diskrimination (Unterscheiden)	Kind kann ähnlich klingende Wörter nicht unterscheiden (z. B. „Tanne" – „Kanne")	
Selektion (Herausfiltern)	Kind kann einem Gespräch nicht folgen, wenn Hintergrundgeräusche (Straßenlärm, Fernseher) zu hören sind	
Analyse (Zergliedern)	Kind kann nicht erkennen, dass ein /t/ im Wort „Tanne" ist	
Synthese (Verbinden)	Kind kann Silben nicht zu ganzen Wörtern zusammensetzen (z. B. Au-to-bahn zu „Autobahn")	
Ergänzung	Kind kann ein unvollständiges Wort nicht ergänzen (z. B. „B-ume" zu „Blume")	

9.5 Therapie

Für die logopädische Behandlung zentral-auditiver Verarbeitungsstörungen ist im Regelfall eine Dauer von 10 bis 20 Therapiestunden vorgesehen. Diese findet üblicherweise ein- bis zweimal wöchentlich statt. Neben der Einzeltherapie kann auch die Behandlung in einer Kleingruppe stattfinden. Während in der Einzelbehandlung intensiv auf jedes einzelne Kind und seine individuelle Problematik eingegangen werden kann, bietet die Gruppentherapie einen motivierenden Austausch, der die Kinder zu höheren Leistungen anspornen kann. Am ehesten empfiehlt sich eine Kleingruppentherapie nach der Durchführung einer Einzeltherapie oder parallel dazu. Eine ausschließliche gruppentherapeutische Behandlung ist nicht sinnvoll und wird von Sprachtherapeutinnen üblicherweise nicht durchgeführt.

Eltern sollten regelmäßig beraten werden. Insbesondere nach der Diagnosestellung sollten die Eltern von der Ärztin bzw. Sprachtherapeutin über die vorliegenden Probleme und die geeigneten therapeutischen Maßnahmen informiert werden. Die notwendigen Behandlungsschritte sind gemeinsam zu besprechen und zu planen. Am Ende jeder Behandlungsstunde sollte ein kurzes Elterngespräch stattfinden, damit die Eltern über den aktuellen Behandlungsstand informiert sind und Übungen kennen lernen, mit denen sie ihr Kind auf spielerische Weise zu Hause unterstützen können.

Info

Was ist das Ziel der Therapie zentral-auditiver Verarbeitungsstörungen?

- Optimierung zentral-auditiver Teilfunktionen durch systematisches und wiederholendes Üben
- Schaffen einer Basis für die Entwicklung der phonologischen Bewusstheit
- Erarbeiten von Strategien zum Umgang mit verbleibenden Beeinträchtigungen

Die Behandlung orientiert sich an der spezifischen Problematik des Kindes. Es wird kein allgemeines Übungsprogramm durchgeführt, sondern auf das Kind abgestimmte Übungen kennzeichnen den Ablauf einer individuellen teilfunktionsorientierten Therapie.

9.5.1 Methoden zur Behandlung zentral-auditiver Verarbeitungsstörungen

Bei der übenden Behandlung zentral-auditiver Verarbeitungsstörungen lassen sich vier methodische Bereiche unterteilen (Lauer 2006):

- teilfunktionsorientierte Methoden
- psychometrische Ansätze
- technische Verfahren
- kompensatorische Ansätze

Teilfunktionsorientierte Methoden

Durch die gezielte und systematische Behandlung auditiver Teilfunktionen sollen diese unterstützt und verbessert werden. Teilfunktionsorientierte Übungen beinhalten sprachliche Informationen auf Laut-, Silben-, Wort-, Satz- und/oder Textebene. Die Auswahl der Ebene ist von den individuellen Problemen des Kindes und der zu übenden Teilfunktion abhängig. Der Schweregrad der Übungen ist, abhängig vom Leistungsstand des Kindes, schrittweise zu erhöhen. Die Teilfunktionen Analyse, Synthese und Ergänzung sind bei Kindern ab dem Vorschulalter in die Behandlung zu integrieren. Allen teilfunktionsorientierten Therapieprogrammen ist gemeinsam, dass sie auf die konkrete Arbeit an den betroffenen Teilfunktionen ausgerichtet sind.

Info

Mit sprachlichen Informationen arbeiten

- Teilfunktionsorientierte Übungen sollten vor allem mit sprachlichen Informationen (Laute, Silben, Wörter, Sätze, Texte) durchgeführt werden. Beispiele sind das Heraushören von Lauten aus Wörtern, das Wiederholen von Silbenfolgen, das Herausfiltern von Wörtern, Silben oder Lauten aus Störgeräuschen oder das Ergänzen von unvollständigen Wörtern zu einem sinnvollen Begriff.
- Übungen mit nicht-sprachlichen Informationen (Geräusche, Töne) allein führen nicht zu einer Verbesserung der Wahrnehmung von Sprachinformationen. Nichtsprachliche Übungen sind beispielsweise das Heraushören eines Geräuschs oder Instruments aus einer Folge von Geräuschen bzw. Instrumenten, das Unterscheiden von hohen und tiefen Tönen oder das Beurteilen der Länge von Klickgeräuschen.

Unterstützend können Computerprogramme eingesetzt werden, mit denen einzelne Teilfunktionen spezifischer trainierbar sind (z. B. Selektion). Zudem können Computerprogramme für das Üben zu Hause verwendet werden. Beispiele für Computerprogramme sind AudioLog (Flexoft 2010) oder Hören – Sehen – Lernen (Coninx und Stumpf 2007). Beide Programme bieten spielerische Übungen mit Lauten, Silben und Wörtern zu verschiedenen Teilfunktionen. Dies sollte aber nur in enger Abstimmung mit der behandelnden Therapeutin geschehen, um eine Unter- oder Überforderung des Kindes zu vermeiden. Parallel zur Behandlung auditiver Teilfunktionen sollten Strategien erarbeitet werden, mit denen sich das Kind beim Erreichen von Leistungsgrenzen helfen kann. Dazu gehören z. B. Gedächtnisstrategien, mit denen es möglich ist, sich trotz eingeschränkter Merkfähigkeit weiterzuhelfen, indem beispielsweise eine Zahlenreihe in einem bestimmten Rhythmus gesprochen wird oder visuelle Vorstellungen genutzt werden.

Psychomotorische Methoden

Im Rahmen einer psychomotorischen Behandlung, die typischerweise in Gruppen durchgeführt wird, werden rhythmisch-melodische Übungen in Verbindung mit Motorik angeboten. Die Übungen haben spielerischen Charakter und sollen die Freude des Kindes an der Bewegung zu Rhythmus oder Musik fördern. Dabei gehen die Kinder beispielsweise im Raum umher und sollen beim Erklingen eines Musikinstruments eine bestimmte Bewegung ausführen, wie z. B. in die Hände klatschen oder sich auf den Boden setzen. Ein solches Vorgehen kann zwar die Freude an Bewegung zu Musik fördern, aber ein gezieltes Üben an den Schwierigkeiten des einzelnen Kindes ist damit nicht möglich.

Technische Methoden

Es werden zahlreiche technische Geräte (z. B. sogenannte „Ordnungsschwellentrainer“, „Hörwahrnehmungstrainer“, „Lateraltrainer“, „Hochtontraining nach Tomatis“ u. ä.) angeboten, die eine Verbesserung der auditiven Wahrnehmung versprechen. Zum einen finden die angebotenen Übungen oft nur mit nicht-sprachlichen Hörinformationen, also Geräuschen oder Musik statt, zum anderen konnte bislang die Wirksamkeit der genannten technischen Geräte nicht nachgewiesen werden. Abgesehen von einer allgemeinen Erhöhung der Aufmerksamkeit für Gehörtes ist momentan vom Einsatz technischer Geräte abzuraten, da nicht nachgewiesen werden konnte, dass die trainierten Aufgaben zu Verbesserungen der Sprachverarbeitung führen (Nickisch et al. 2006; Suchodoletz 2003/2006; Berwanger und Suchodoletz 2003; Karch 2000).

Kompensatorische Methoden

Laute, Silben oder Wörter können auch mithilfe spezieller PC-Programme über ein angeschlossenes Mikrofon aufgenommen und auf dem Bildschirm farbig dargestellt werden. So kann z. B. ein /m/ als rotes Feld oder ein /f/ als blaues Feld auf dem Monitor erscheinen. Auf diese Weise kann zwar bildlich verdeutlicht werden, dass die aufgenommenen Laute unterschiedlich sind, das Hören der Laute selbst verbessert sich dadurch allerdings nicht.

Fallbeispiel

Therapiesitzung

Lara, 7;5 Jahre

Lara erhält seit zwei Monaten eine teilfunktionsorientierte Behandlung zur Verbesserung der zentral-auditiven Verarbeitung. Ihre Probleme liegen in den Teilfunktionen Selektion (Heraushören wichtiger Informationen aus Umgebungsgeräuschen) und Ergänzung (Vervollständigung unvollständig gehörter Informationen). In der aktuellen Sitzung spricht ihr die Therapeutin zur Verbesserung der *Teilfunktion Ergänzung* Wörter vor, in denen einzelne Laute fehlen (z. B. F-asche statt Flasche). Zuvor wurden die in der Stunde eingesetzten Wörter kurz vorgestellt, um sicherzustellen, dass Lara alle Wörter kennt. Lara soll nun das Wort (F-asche) „reparieren", indem sie das vervollständigte Wort sagt (Flasche). Da dies bei 8 von 10 Wörtern gut klappt, soll sie beim nächsten Durchgang mit anderen Wörtern auch den Laut einzeln nennen, der in dem jeweiligen Wort gefehlt hat. Zum Training der Selektion wird das PC-Programm AudioLog 4 eingesetzt. Lara setzt sich einen Kopfhörer auf und hört gleichzeitig ein Rauschen, während Silben gesprochen werden. Sie soll die Silben wiederholen und die korrekten Silben auf dem Bildschirm anklicken. Das Störgeräusch ist zunächst deutlich leiser als die angebotenen Silben. In einem zweiten Schritt wird das Störgeräusch etwas lauter gestellt, so dass es schwieriger wird, die Silben herauszuhören. Da Lara dabei nur noch 5 der 20 angebotenen Silben richtig erkennt, soll in der nächsten Therapiestunde noch einmal an der vorhergehenden Stufe angesetzt bzw. geschaut werden, ob der geringere Lautstärkeunterschied auch bei Wörtern statt Silben zu beobachten ist. Am Ende der Therapiestunde wird Laras Mutter hereingebeten. Lara berichtet ihr von den durchgeführten „Spielen" und die Therapeutin ergänzt ihre Erzählung. Die bei der Ergänzung geübten Wörter werden mit nach Hause gegeben. Dort soll Lara die Übung, in ein Würfelspiel integriert, mit ihrer Mutter wiederholen.

9.5.2 Häusliche Übungen

Das häusliche Wiederholen von Übungen aus der Therapie unterstützt den Lernerfolg. Übungen sollten aber nie unter Zwang stattfinden. Damit ein regelmäßiges und dennoch entspanntes Üben möglich ist, sollten feste Zeiten (z. B. am Nachmittag nach einer kurzen Spielpause nach dem Kindergarten- oder Schulbesuch) vereinbart werden, zu denen die Übungen in spielerischer Form durchgeführt werden. Dabei sollte nicht nur das Kind die jeweiligen Aufgaben lösen und Antworten geben, sondern auch die Mitspieler (Eltern und evtl. Geschwister). Das Kind sollte für gute Leistungen gelobt werden, bei Schwierigkeiten darf keine negative Reaktion erfolgen, um das Kind nicht zu entmutigen. Falls Computerprogramme eingesetzt werden sollen, ist die Anschaffung mit der Therapeutin abzusprechen, damit das Programm bzw. die daraus ausgewählten Übungen auch am Leistungsstand des Kindes orientiert sind.

Zeitpunkt des Beginns der Behandlung

Es gibt keinen festgelegten Zeitpunkt, zu dem eine Behandlung zentral-auditiver Teilfunktionen beginnen muss. Vielfach überlagern Sprachentwicklungsstörungen das Erkennen zentral-auditiver Auffälligkeiten, wobei die auditive Wahrnehmung auch im Rahmen der Therapie von Sprachentwicklungsstörungen i. d. R. schon berücksichtigt wird. Das *Vorschulalter* scheint ein geeigneter Zeitpunkt zu sein, um einen Schwerpunkt auf die Behandlung der zentral-auditiven Verarbeitung zu legen. Die Behandlung kann auch noch im frühen Schulalter erfolgen. Ein Behandlungsbeginn vor Schuleintritt erscheint sinnvoller. Bislang fehlen aber Studien, die eine

Festlegung des Behandlungsbeginns ermöglichen oder ein Alter definieren, ab dem eine Therapie nachweislich nicht mehr effektiv ist.

Wirksamkeit

Die Wirksamkeit der Behandlung zentral-auditiver Verarbeitungsstörungen ist umstritten und der Forschungsstand zu zentral-auditiven Verarbeitungsstörungen und ihrer Behandlung ist mangelhaft (Suchodoletz 2003; Kiese-Himmel 2011). Es ist nicht klar, wie viel Einfluss zentral-auditive Verarbeitungsstörungen tatsächlich auf die Sprachverarbeitung haben. Insbesondere die Behandlung mit nicht-sprachlichen Hörinformationen kann nicht empfohlen werden. Einzelne Studien (z. B. Hesse et al. 2001; Nickisch 2005) weisen zwar auf die Wirksamkeit teilfunktionsorientierter Methoden hin, insgesamt fehlen aber systematische, umfassende und wiederholte Studien zu allen Therapieverfahren (Kiese-Himmel 2011; Nickisch et al. 2006). Daher sollte die Sprachtherapeutin die jeweilige Behandlung kritisch reflektieren und den Behandlungserfolg systematisch überprüfen. Zeigen sich innerhalb von zehn Therapiestunden keine nachweisbaren Verbesserungen, sollte die Therapie grundlegend überdacht und ggf. beendet werden.

9.6 Prognosen

Die Entwicklung jedes Kindes ist individuell. Es ist nicht vorhersagbar, wie schnell zentral-auditive Probleme behoben werden können. Auch muss damit gerechnet werden, dass nicht jedes Kind von einer auditiven Therapie profitiert. Insbesondere bei älteren Kindern (ab dem Ende der Grundschulzeit) ist mit Verbesserungen seltener zu rechnen. Hier steht der alltagsorientierte Umgang mit der Problematik im Vordergrund. Von älteren Kindern wird es oft als entlastend empfunden, wenn eine lang dauernde und wenig erfolgreiche Therapie beendet wird und der damit verbundene Leistungsdruck nicht mehr besteht. Kinder und Eltern müssen dann mit den ggf. noch bestehenden Problemen, wie z. B. einer reduzierten Merkspanne, umgehen lernen und diese akzeptieren.

9.7 Förderung im Alltag

Generell ist eine annehmende und wohlwollende Grundhaltung dem Kind gegenüber sehr wichtig. Das Kind muss das Gefühl haben, dass seine spezifischen Schwierigkeiten die Beziehung zu den Eltern nicht belastet. Auch sollte dafür gesorgt werden, dass es von anderen Kindern, insbesondere von den Geschwistern, wegen seiner Probleme nicht gehänselt wird. Nur wenn das Kind die Freude am Hören und Produzieren von Sprache behält, kann es seine Leistungen verbessern. Zusätzlich zu einer zielgerichteten Behandlung können Eltern die Therapie durch häusliche Übungen in spielerischer Form unterstützen. Aber auch präventiv kann das Hören und Wahrnehmen von Sprache im familiären Alltag gefördert werden.

Wie können Eltern ihre Kinder im Alltag fördern?

- Informieren Sie sich über das Problem Ihres Kindes.
- Fragen Sie bei der Ärztin und der Sprachtherapeutin nach und lassen Sie sich beraten.
- Seien Sie geduldig, auch wenn etwas nicht oder nicht gleich funktioniert.
- Loben Sie Ihr Kind, wenn ihm etwas gelingt oder wenn es sich traut, etwas auszuprobieren.
- Spielen Sie gemeinsam Spiele zur Förderung der Hörwahrnehmung.
- Schaffen Sie einen guten Ausgleich zwischen gemeinsamem spielerischem Üben und Entspannungsphasen ohne Übungen.
- Üben Sie keinen Zwang aus und lassen Sie Ihrem Kind auch Freiraum für eigene Aktivitäten.

Spiele zur Förderung der auditiven Wahrnehmung

Auch ohne das Bestehen einer zentral-auditiven Verarbeitungsstörung unterstützen Spiele zur Wahrnehmungsförderung die Entwicklung des Kindes (➤ Tab. 9.5).

Tab. 9.5 Spiele zur Förderung der zentral-auditiven Verarbeitung

Teilfunktionen	Spiele
Aufmerksamkeit	• *„Alle Vögel fliegen hoch":* Zwei oder mehr Personen sitzen an einem Tisch und trommeln mit den Zeigefingern auf die Tischkante. Eine Person ist die Ansagerin und sagt: „Alle X fliegen hoch!". Das X steht jeweils für ein Tier. Am Ende des Satzes hebt die Ansagerin die Arme in die Höhe. Wenn es sich um ein Tier handelt, das fliegen kann, müssen die Mitspielerinnen ebenfalls die Hände hochheben. Wenn das Tier nicht fliegen kann, müssen die Hände der anderen Mitspielerinnen unten bleiben, ansonsten ist ein Pfand abzugeben. • *„Stille Post":* In einer Gruppe von Personen werden Wörter oder Sätze über Flüstern an die jeweils nächste Person weitergegeben. Am Ende der Reihe wird das/der weitergegebene Wort/Satz laut ausgesprochen und mit dem ursprünglichen Wort/Satz verglichen. • *„Lauschen":* Zu Hause oder draußen lauscht man gemeinsam, welche Geräusche zu hören sind.
Speicherung (Merkspanne) und Sequenz (Reihenfolge)	• *„Koffer packen":* Eine Spielerin nennt einen Gegenstand, den sie in ihren Koffer packen möchte („Ich packe meinen Koffer und nehme … mit"). Die nächste Spielerin muss alle vorher genannten Begriffe zuerst nennen, bevor sie ihren eigenen Gegenstand dazu packt. So entsteht eine zunehmend längere Reihe von Gegenständen (maximal 5–6 Begriffe), die genannt werden muss. • *„Tiere füttern":* Eine Reihe von Spielzeugtieren soll gefüttert werden. Eine Person nennt mehrere Tiere, die in der genannten Reihenfolge gefüttert werden müssen. Die Reihe besteht zunächst aus zwei Tieren und kann dann verlängert werden (bis zu 5 Tiere). Das Kind soll die genannte Reihe wiederholen und dann die Tiere in der Reihenfolge füttern. • *„Taschenrechner":* Eine Zahlenfolge wird von einer Person genannt und die Mitspielerin soll die genannte Zahlenfolge in einen Taschenrechner tippen. Dann wird kontrolliert, ob die richtige Zahl eingetippt wurde. Bei Verwendung von zwei Taschenrechnern kann ein direkter Vergleich der Zahlenfolgen vorgenommen werden.
Lokalisation (Richtung und Entfernung)	• *„Radio suchen":* Es wird ein kleines Radio im Raum versteckt, das vom Kind gesucht werden soll. • *„Hänschen piep einmal":* Alle sitzen im Stuhlkreis und ein Kind sitzt mit verbundenen Augen in der Mitte. Die Gruppenleiterin bestimmt eine Person, die „piep" sagen soll. Das Kind in der Mitte soll raten, wer „piep" gesagt hat. • *„Der Stimme folgen":* Eine Person geht durch einen Raum und spricht dabei (erst laut, dann immer leiser). Die Kinder haben die Augen verbunden und müssen der sprechenden Person durch den Raum folgen.
Diskrimination (Unterscheiden)	• *„Geräusche unterscheiden":* Es werden vier Instrumente auf eine weiche Unterlage gelegt. Das Kind bekommt die Augen verbunden und ihm wird nacheinander zweimal ein Instrument vorgespielt. Das Kind soll entscheiden, ob zweimal das gleiche Instrument gespielt wurde, oder ob zwei unterschiedliche Instrumente gespielt wurden. • *„Echospiel":* Eine Person spricht zwei Wörter, die entweder identisch sind oder sehr ähnlich klingen. Das Kind soll entscheiden, ob die Wörter gleich (richtiges Echo) oder unterschiedlich waren (falsches Echo). • *„Echospiel mit Fremdsprache":* Wie Echospiel, aber mit Quatschwörtern, also Wörtern, die es so im Deutschen nicht gibt.
Selektion (Herausfiltern)	• *„Instrumente heraushören":* Während ein Musikstück zu hören ist, spielt eine Person kurz ein Instrument an oder macht ein kurzes Geräusch. Das Kind hat die Augen verbunden und soll per Handzeichen angeben, wann das zusätzliche Instrument/Geräusch zu hören war. • *„Regenmacherstab":* Während ein Regenmacherstab bewegt wird, spricht eine Person Wörter vor und das Kind soll die Wörter nachsprechen.
Analyse (Zergliedern)	• *„Wort heraushören":* Es wird eine Geschichte vorgelesen und vereinbart, dass das Kind bei einem bestimmten, häufiger in der Geschichte vorkommenden Wort jeweils in die Hände klatschen soll. • *„Wörterschlange":* Eine Person nennt ein Wort und das Kind muss ein Wort finden, das mit dem letzten Laut des genannten Wortes beginnt (z. B. Frosch – Schule). • *„Silbenlaufen":* Es wird ein Weg aus DIN-A4-Blättern gelegt. Eine Person nennt ein Wort und das Kind soll für jede Silbe des Wortes ein Blatt weiter gehen. Am Ende des Weges (Ziel) liegt eine Überraschung (z. B. ein Spiel, das dann gemeinsam gespielt wird). • *„Stadt – Land – Fluss":* Es werden Oberbegriffe festgelegt, zu denen das Kind Wörter finden soll, die alle mit einem bestimmten Buchstaben beginnen (z. B. Tiere, Städte, Vornamen mit B = Bär, Berlin, Benjamin)

Tab. 9.5 Spiele zur Förderung der zentral-auditiven Verarbeitung *(Forts.)*

Teilfunktionen	Spiele
Synthese (Verbinden)	• *„Namen raten":* Es werden Vornamen in Silben zerlegt gesprochen und das Kind soll raten, welcher Vorname gemeint war (z. B. Mo-ni-ka = Monika). • *„Wörter raten":* Ein Wort wird in Laute zerlegt vorgesagt. Das Kind soll sagen, wie das Wort als Ganzes heißt (z. B. F-i-sch = Fisch).
Ergänzung	• *„Wörter reparieren":* Es werden Bilder (z. B. aus einem Memory-Spiel) vorgelegt. Eine Person nennt eines der Wörter, bei dem ein Laut fehlt. Das Kind soll das reparierte Wort nennen und das passende Bild dazu zeigen (z. B. B-ume = Blume). • *„Reimwörter finden":* Es wird ein Wort vorgegeben, aus dem das Kind durch Ersetzen des Anfangslautes neue Wörter (Reimwörter) bilden soll (z. B. Rose – Hose, Dose, Lose).

Computerprogramme zur Förderung der auditiven Wahrnehmung

Beim Einsatz von PC-Programmen ist grundsätzlich zu beachten, dass das Kind nicht allein, sondern in der Regel mit einem Erwachsenen gemeinsam üben sollte. Nur so kann der Erwachsene bei Problemen helfen und einschätzen, ob die jeweilige Übung für das Kind geeignet ist. Eltern sollten sich vor der Anwendung von PC-Programmen bei der Sprachtherapeutin ihres Kindes beraten lassen, welches Programm geeignet erscheint und welche Übungen jeweils zu Hause durchgeführt werden können (➤ Tab. 9.6).

9.8 Sprachförderung in Kindertagesstätten und Schulen

Gezielte Förderprogramme, wie beispielsweise das Würzburger Trainingsprogramm (Küspert und Schneider 2006), können Kinder bereits im Kindergarten auf spielerische Weise unterstützen. Damit das jeweilige Programm tatsächlich wirksam ist, müssen Erzieherinnen für dessen Umsetzung geschult werden. Allerdings sollte auch im Kindergarten Freiraum für eigenes Spielen bleiben. In schulischen Einrichtungen ist es hilfreich, wenn den Lehrerinnen die Probleme des Kindes bekannt sind, damit sie die Reaktionen des Kindes besser einschätzen und es bei Schwierigkeiten unterstützen können.

Generell sollte den betroffenen Kindern ein strukturierter Tagesablauf geboten werden, in dem sich Phasen mit Gruppenübungen und Phasen individuellen Spielens abwechseln. Bei der Ansprache der Kinder ist darauf zu achten, deutlich zu sprechen und Anweisungen ggf. zu wiederholen und bei Bedarf umzuformulieren. Die Räumlichkeiten sollten günstige akustische Bedingungen aufweisen, in denen Erzieherinnen und Lehrerinnen für die Kinder gut hörbar sind, Umgebungslärm aber nicht verstärkt wird. Fällt auf, dass ein Kind besondere Schwierigkeiten hat, dem Geschehen in der Kindergartengruppe oder dem Klassenraum zu folgen, sind die Ursachen zu klären und Förder- oder Therapiemaßnahmen einzuleiten.

Tab. 9.6 Beispiele für PC-Programme zur Förderung der auditiven Wahrnehmung und phonologischen Bewusstheit

Programm	Inhalt	Hersteller	Alterseignung
AudioLog HOME	PC-Programm mit nichtsprachlichen und sprachlichen Aufgaben für das Üben zu Hause	Berlin: Flexoft	Vorschule u. Grundschule
Mini Lük Hörspaß	PC-Spiel mit Geräuschen und sprachlichen Aufgaben	Braunschweig Westermann	Vorschule u. Grundschule
Hören – sehen – lernen	PC-Programm zur phonologischen Bewusstheit u. Laut-Buchstaben-Zuordnung	Göttingen: Vandenhoek & Ruprecht	Kindergarten u. frühe Grundschule

Hinweis

- Fragen Sie als Eltern nach, ob im Kindergarten oder in der Schule Ihres Kindes spezielle Förderprogramme angeboten werden und ob die Leiterinnen dieser Programme dafür geschult werden.
- Informieren Sie die Erzieherin bzw. Lehrerin über die Schwierigkeiten Ihres Kindes und tauschen Sie sich darüber aus, wie mit den Problemen umgegangen werden kann.

Glossar

audiometrisch
quantitative Aussagen über individuelle Hörleistungen liefernd
auditiv
die akustische Schallwahrnehmung (Hören) betreffend
auditive Teilfunktionen
die akustische Schallwahrnehmung (Hören) betreffende Funktionen, über die der Höreindruck verarbeitet wird
binaural
mit beiden Ohren (gleichzeitig)
chronisch
lang anhaltend
dichotisch
von beiden Seiten her (beide Ohren gleichzeitig betreffend)
expressiv
das sprachliche Produzieren/Ausdrücken betreffend
Gap
Lücke, Abstand
kortikal evozierte Potenziale
Ableitung von Hirnströmen am Großhirn
peripheres Hören
das Hörorgan (äußeres Ohr, Mittelohr, Innenohr) betreffend
Pädaudiologe
Spezialist für Hörstörungen
Phoniater
Facharzt für Sprach-, Sprech-, Stimm-, Schluck- und Hörstörungen
phonologisch
Laute und deren bedeutungsunterscheidende Funktion betreffend
psychometrisch
quantitative Aussagen über individuelle Merkmale/Leistungen liefernd
rezeptiv
das Verstehen/Aufnehmen von Sprache betreffend
Schallempfindungsschwerhörigkeit
Schwerhörigkeit durch Erkrankungen des äußeren Ohrs und/oder Mittelohrs
Schallleitungsschwerhörigkeit
Schwerhörigkeit durch Erkrankungen des Innenohrs
zentrale Hörfunktionen
Weiterverarbeitung der über das Ohr aufgenommenen Schallereignisse über verschiedene Nervenbahnen und Zentren des Gehirns

9.9 Hinweise zur Vertiefung

RATGEBER

Becker H (2007). Kinder mit Wahrnehmungsstörungen: Ein Ratgeber für Eltern, Pädagogen und Therapeuten. Idstein: Schulz-Kirchner.
Lupberger N (2007). Auditive Verarbeitungs- und Wahrnehmungsstörung im Kindesalter: Ein Ratgeber für Betroffene, Eltern, Angehörige und Pädagogen. Idstein: Schulz-Kirchner.

FACHLITERATUR

Böhme G (2008). Auditive Wahrnehmungs- und Verarbeitungsstörungen (AVWS) im Kindes- und Erwachsenenalter. Bern: Huber.
Homburg G, Iven C, Maihack V (2002). Zentral-auditive Wahrnehmungsstörungen – therapierelevantes Phänomen oder Phantom? Köln: ProLog.
Lauer N (2006). Zentral-auditive Verarbeitungsstörungen im Kindesalter. Stuttgart: Thieme.
Küspert P, Schneider W (2006). Hören, lauschen, lernen. Sprachspiele für Kinder im Vorschulalter. Würzburger Trainingsprogramm zur Vorbereitung auf den Erwerb der Schriftsprache. Göttingen: Vandenhoeck & Ruprecht.
Nickisch A, Heber D, Burger-Gartner J (2001). Auditive Verarbeitungs- und Wahrnehmungsstörungen bei Schulkindern. Dortmund: modernes lernen.

INFORMATIVE INTERNETSEITEN

www.avws-bei-kindern.de
www.leitlinien.net (Stichwortsuche: AVWS)

VEREINE UND SELBSTHILFE

www.hoerbar-ev.net

NÜTZLICHE MATERIALIEN (➤ TAB. 9.7)

LITERATUR

Angermaier M (1977). Psycholinguistischer Entwicklungstest (PET). Weinheim: Beltz.
Berwanger D, Suchodoletz W von (2003). Evaluation eines Trainings von Ordnungsschwelle und Richtungshören. Forum Logopädie; 6: 12–19.
Bird J, Bishop D (1992). Perception and awareness of phonemes in phonologically impaired children. European Journal of Disorders of Communication, 27: 289–311.
Bunse S, Hoffschildt C (2008). Sprachentwicklung und Sprachförderung im Elementarbereich. München: Olzog.
Coninx F, Stumpf P (2007). Hören – Sehen – Lernen. Die Solinger Sprachspiele zur phonologischen Bewusstheit und Laut-Buchstaben-Zuordnung. Göttingen: Vandenhoeck & Ruprecht.
DIMDI (2010) ICD 10-GM (2011). Internationale statistische Klassifikation der Krankheiten und verwandter Gesundheitsprobleme, 10. Revision. Deutsches Institut für Medizinische Dokumentation und Information, DIMDI, Version 2011.
Flexoft (2010). AudioLog 4. Computerprogramm zur Förderung der auditiven Funktionen. Berlin: Flexoft.
Grimm H, Schöler H (1991). Heidelberger Sprachentwicklungstest (HSET). Westermann: Braunschweig.
Grimm H, Aktas M, Frevert S (2010). SETK 3–5. Sprachentwicklungstest für drei- bis fünfjährige Kinder. Göttingen: Hogrefe.
Heilmittelkatalog (2011). Heilmittel der Stimm-, Sprech- und Sprachtherapie. Online unter: http://www.heilmittelkatalog.de/logo. letzter Zugriff: 19.7.2011.
Hesse G, Nelting M, Mohrmann B, Laubert A, Ptok M (2001). Die stationäre Intensivtherapie bei auditiven Verarbeitungs- und Wahrnehmungsstörungen im Kindesalter. HNO; 49: 636–641.

Tab. 9.7 Spiele zur Förderung der auditiven Wahrnehmung und phonologischen Bewusstheit (Bunse und Hoffschildt 2008)

Spiel	Inhalt	Hersteller	Alterseignung
Bewusst hören – besser sprechen	Arbeitsheft und CD mit Geräuschen	Weinheim: Beltz	Kindergarten
Detektiv Langohr	Audio- und Software-CD mit Geräuschen	Konstanz: Trialogo	Kindergarten
Duo Diff	Lotto-, Memory-Spiel zur phonologischen Bewusstheit	Köln: ProLog	Kindergarten
Fördephon	Heft mit Spielideen zur phonologischen Bewusstheit	Ministerium für Bildung, Wissenschaft, Forschung u. Kultur Schleswig-Holstein, Kiel: C. Christiansen	Vorschule, frühe Grundschule
Graphemix Spiele	Kartenspiele zur phonologischen Bewusstheit	Köln: ProLog	Kindergarten
Hör-Fink	CDs mit Spielen	Oberursel: Finken	Kindergarten
Hör mal, was da klingt	Buch mit Spielen und Hör-CD	Münster: Ökotopia	Kindergarten und frühe Grundschule
Holta di Polta	Arbeitsordner zur phonologischen Bewusstheit	Offenburg: Mildenberger	Vorschule bis 3. Klasse
Mini Lük	Arbeitsbuch zur phonologischen Bewusstheit	Braunschweig: Westermann	Vorschule
PhonoFit Spiele	Memory-Spiele zur phonologischen Bewusstheit	Köln: ProLog	Kindergarten
Lotto sonore	Spielpläne und Geräusche-CD	Paris: Nathan	Kindergarten
Ratz Fatz	Aufgabenheft und Holzspielzeug	Bad Rodach: HABA	Kindergarten
Schloss Silbenstein	Brettspiel zur phonologischen Bewusstheit	Ravensburg: Ravensburger Spieleverlag	Vorschule und frühe Grundschule
Wuppis Abenteuerreise	Hand- und Vorlesebuch mit Fingerpuppe zur phonologischen Bewusstheit	Oberursel: Finken	Kindergarten
Zwergenmatz und der Riesenschatz	Würfelspiel, Mitmach- u. Ideenbuch zur phonologischen Bewusstheit	Freiburg: Herder	Kindergarten

Hoffman-Lawless K, Keith RW, Cotton RT (1981). Auditory processing abilities in children with previous middle ear effusion. Annals of Otology, Rhinology and Laryngology; 90: 543–545.

Jansen H, Marx H (1999). Phonologische Bewusstheit und ihre Bedeutung für den Schriftspracherwerb. Forum Logopädie; 2: 7–16.

Jansen H, Mannhaupt G, Marx H, Skowronek H (2002). Das Bielefelder Screening zur Früherkennung von Lese-Rechtschreibschwierigkeiten. Hogrefe: Göttingen.

Karch D (2000). Hörtraining nach Tomatis und „Klangtherapie". Stellungnahme der Gesellschaft für Neuropädiatrie, der ADANO der Deutschen Gesellschaft für HNO-Heilkunde, Kopf- und Halschirurgie und der Deutschen Gesellschaft für Phoniatrie und Pädaudiologie. Kinderärztliche Praxis; 8: 533–536.

Kiese-Himmel C (2011). Auditive Verarbeitungs- und Wahrnehmungsstörungen (AVWS) im Kindesalter. Kindheit und Entwicklung; 20(1): 31–39.

Klicpera C, Gasteiger-Klicpera B, Schabmann A (1994). Wieweit unterscheiden sich durchschnittliche Leser mit Rechtschreibschwierigkeiten von Kindern mit Lese- und Rechtschreibschwierigkeiten? Verlauf, Art der Rechtschreibfehler und Lernvoraussetzungen. Zeitschrift für Kinder- und Jugendpsychiatrie; 22: 87–96.

Küspert P, Schneider W (2006). Hören, lauschen, lernen. Sprachspiele für Kinder im Vorschulalter. Würzburger Trainingsprogramm zur Vorbereitung auf den Erwerb der Schriftsprache. Göttingen: Vandenhoeck & Ruprecht.

Lauer N (2006). Zentral-auditive Verarbeitungsstörungen im Kindesalter. Stuttgart: Thieme.

Ludlow CL (1980). Children's language disorders: recent research advances. Annals of Neurology; 7: 497–507.

Magnusson E, Nauclér K (1990). Can preschool data predict language disordered children's reading and spelling at school? Folia Phoniatrica et Logopaedica; 42: 277–282.

Melchers P, Preuß U (2009). Kaufman Assessment Battery for Children, dt. Version (K-ABC). 8. A. Frankfurt/Main: Pearson Assessment.

Nickisch A (2005). Behandlungsmethoden von Auditiven Verarbeitungs- und Wahrnehmungsstörungen: Bewertungskriterien. Kinderärztliche Praxis; 76: 216–223.

Nickisch A, Heber D, Burger-Gartner J (2001). Auditive Verarbeitungs- und Wahrnehmungsstörungen bei Schulkindern. Dortmund: modernes lernen.

Nickisch A, Heuckmann C, Burger T (2004). Münchner Auditiver Screeningtest für Verarbeitungs- und Wahrnehmungsstörungen. Audiometrie Disk 23 mit Handbuch. Wertingen: Westra Elektroakustik.

Nickisch A, Groß M, Schönweiler R, Uttenweiler V, Dinnesen AG, Berger R, Radü HJ, Ptok M (2006). Auditive Verarbeitungs- und Wahrnehmungsstörungen. Konsensus-Statement. Überarbeitete und aktualisierte Version. Online unter: http://www.dgpp.de/Profi/Sources/cons_avws.pdf. letzter Zugriff: 13.11.2010.

Nicolay L (1994). Auditive Informationsverarbeitung von sprachgestörten Vorschulkindern. Eine vergleichende Untersuchung zur auditiven Merkfähigkeit und phonematischen Differenzierungsfähigkeit. Der Sprachheilpädagoge; 26: 62–75.

Ptok M, Schwemmle C (2009). Zur Hörgeräteversorgung bei Kindern mit auditiven Verarbeitungs- und Wahrnehmungsstörungen. Sprache – Stimme – Gehör; 33: 146–152.

Ptok M, Berger R, Deuster CV, Groß M, Lamprecht-Dinnesen A, Nickisch A, Radü HJ, Uttenweiler V (2000). Auditive Verarbeitungs- und Wahrnehmungsstörungen. Sprache – Stimme – Gehör; 24: 90–94.

Schöler H (1999). IDIS – Inventar diagnostischer Informationen bei Sprachentwicklungsauffälligkeiten. Heidelberg: Edition S im Universitätsverlag Winter.

Suchodoletz W von (2002). Empirische Untersuchung zur klinischen Relevanz auditiver Wahrnehmungsstörungen. In: Homburg G, Iven I, Maihack V (Hrsg.). Zentral-auditive Wahrnehmungsstörungen – therapierelevantes Phänomen oder Phantom? Köln: ProLog.

Suchodoletz W von (2003). Behandlung auditiver Wahrnehmungsstörungen: Methoden und ihre Wirksamkeit. Forum Logopädie; 6: 6–11.

Suchodoletz W von (2006). Neue Studien zeigen: Training auditiver Funktionen für sprachgestörte Kinder ohne Nutzen. Forum Logopädie; 5: 18–23.

Suchodoletz, W von (2007). Prävention umschriebener Sprachentwicklungsstörungen. In: Suchodoletz W von (Hrsg.). Prävention von Entwicklungsstörungen. Göttingen: Hogrefe.

Updike C, Thornburg JD (1992). Reading skills and auditory processing ability in children with chronic otitis media in early childhood. Annals of Otology, Rhinology and Laryngology; 101: 530–7.

Westermann Lernspiel (2004). miniLÜK Förderspiele Hörspaß. Braunschweig: Westermann.

Wirth G (1983). Sprachstörungen – Sprechstörungen – Kindliche Hörstörungen. Lehrbuch für Ärzte, Logopäden und Sprachheilpädagogen. Köln: Deutscher Ärzte-Verlag.

Zinkus PW, Gottlieb MI (1980). Patterns of perceptual and academic deficits related to early chronic otitis media. Pediatrics; 66: 246–253.

KAPITEL

10 Hörstörungsbedingte Sprachstörungen

Ulrike Wiecha

„Mein Kind ist schwerhörig."

Eine Hörstörung bedeutet den Verlust des Hörvermögens in einem bestimmten Lautstärke- und/oder Tonhöhenbereich (Frequenz). Eine Minderung des Hörvermögens kann unterschiedlich stark ausgeprägt sein und bis zum absoluten Hörverlust führen. Im medizinischen Klassifikationssystem der ICD-10 (2011) wird der Hörverlust durch Schallleitungs- oder Schallempfindungsstörung mit dem Code H.90 angezeigt. Hörstörungen aufgrund von weiteren Ursachen werden mit H.91 codiert.

Ein gesundes Hörvermögen ist eine zentrale Voraussetzung für die sprachliche Entwicklung von Kindern. Besteht eine Minderung, also eine Schwerhörigkeit, so stellt dies ein Risiko für die Sprachentwicklung dar. In Deutschland wird bei 1,2 von 1.000 Neugeborenen eine Hörstörung diagnostiziert. Hörstörungen können auch im Laufe der weiteren Entwicklung auftreten. Die Wahrscheinlichkeit für eine Hörschädigung steigt mit zunehmendem Alter.

Finanzierung

Die Therapie von Hörstörungen beinhaltet verschiedene Maßnahmen. Von den gesetzlichen und privaten Krankenkassen werden die medizinische Behandlung durch die *HNO-Ärztin*, also die Versorgung mit Hörhilfen, und die Behandlung der sprachlichen Symptome durch Sprachtherapeutinnen übernommen. Benötigt das Kind weitere Fördermaßnahmen, wie Frühförderung oder Hörförderung, also heilpädagogische Leistungen, so kommen dafür die örtlichen Sozialhilfeträger auf.

10.1 Erscheinungsbild

10.1.1 Wie funktioniert Hören?

Beim Hörvorgang treffen die akustischen Reize in Form von Schallwellen auf die Ohrmuschel und werden über diese aufgenommen. Der Schall gelangt durch den Gehörgang bis zum Trommelfell, einer Membran, die das Mittelohr vom Außenohr trennt. Das Trommelfell wird durch die auftreffenden Schallwellen in Schwingungen versetzt und leitet die Vibrationen über eine Kette von Gehörknöchelchen (Hammer, Amboss und Steigbügel) an eine weitere Membran des sogenannten ovalen Fensters. Durch die Vibration dieser Membran wird im Innenohr die Bewegung von Lymphflüssigkeit ausgelöst, welche sich auf die Haarzellen der Gehörschnecke, der sogenannten Cochlea, überträgt. An dieser Stelle findet die Umwandlung der bisher akustisch-mechanischen Reize in elektrische Reize statt. Diese werden durch die Nervenfasern der zentralen Hörbahn an die hörverarbeitenden Areale des Gehirns weitergeleitet (➤ Abb. 10.1).

10.1.2 Formen von Hörstörungen

Hörstörungen werden danach unterschieden, an welchem Ort die Beeinträchtigung des Hörens auftritt (s. ➤ Abb. 10.1).

Mittelohrschwerhörigkeit (oder auch Schallleitungsschwerhörigkeit)

Bei einer Mittelohrschwerhörigkeit wird Sprache leiser, aber bezüglich der Deutlichkeit im Wesentlichen unbeeinträchtigt wahrgenommen (Wirth 2005). Beeinträchtigt ist die Weiterleitung des Schalls im Außen- und besonders im Mittelohr.

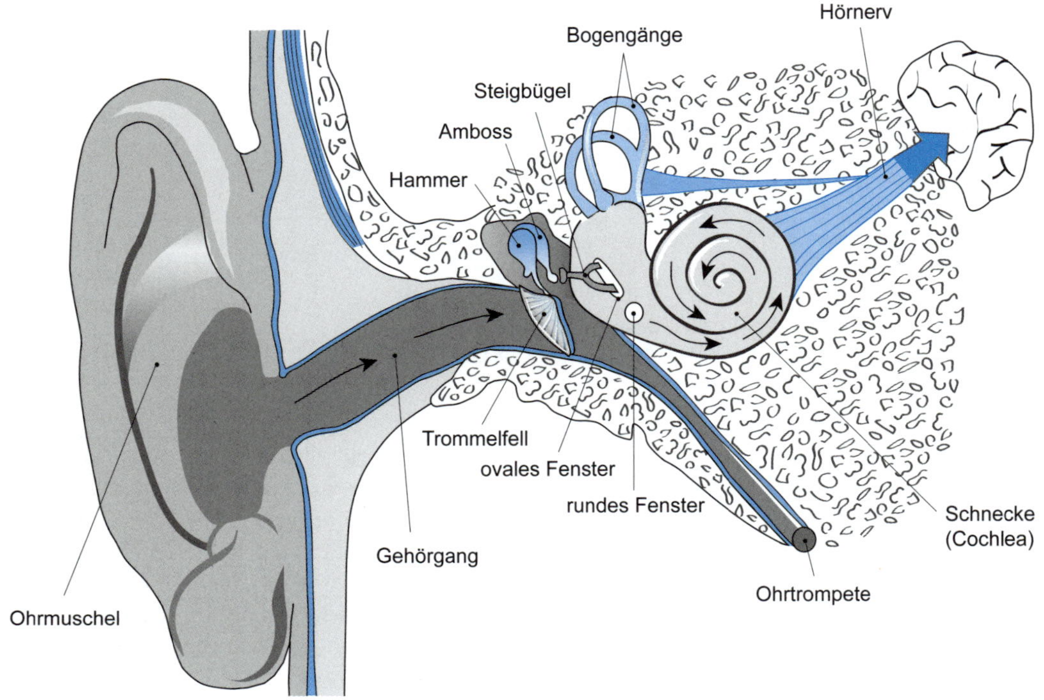

Abb. 10.1 Weg der auditiven Reizverarbeitung im Ohr

Häufige Ursachen für eine Schallleitungsschwerhörigkeit bei Kindern sind Mittelohrentzündungen, bei denen es zu einer Flüssigkeitsansammlung im Mittelohr, dem Paukenhöhlenerguss, kommen kann. Seltener sind anatomische Veränderungen, z. B. Fehlbildungen der Gehörknöchelchen, als Ursache für eine Schallleitungsschwerhörigkeit. Je nach Ursache der Beeinträchtigung kann die Therapie medikamentös oder mit chirurgischen Mitteln durchgeführt werden.

Innenohrschwerhörigkeit (oder auch Schallempfindungsschwerhörigkeit)

Bei der Innenohrschwerhörigkeit wird Sprache nicht nur leiser, sondern auch verändert, z. B. undeutlich, wahrgenommen. In nahezu allen Fällen ist die gestörte Funktion der äußeren Haarzellen der Hörschnecke die Ursache. Selten sind die Ursachen dieser Funktionsstörung eindeutig zu bestimmen. Innenohrschwerhörigkeiten können bereits bei der Geburt vorliegen (s. ➤ Kap. 10.2), jedoch auch im Verlauf der Entwicklung noch auftreten. Besteht die Schwerhörigkeit von Geburt an, ist eine Versorgung mit Hörgeräten so früh wie möglich sinnvoll, um Schwierigkeiten bei der Sprachentwicklung zu vermeiden. Je nach Ausmaß der Störung wird die HNO-Ärztin entscheiden, ob eine Versorgung notwendig ist.

Kombinierte Schwerhörigkeit

Besteht sowohl eine Innenohrschwerhörigkeit als auch eine Schallleitungsschwerhörigkeit, spricht man von einer kombinierten Schwerhörigkeit. Bei dieser Störung addieren sich die Hörverluste, so dass eine Versorgung mit Hörgeräten meist angezeigt ist.

Einteilung von Hörstörungen in Schweregrade

Das Hörvermögen wird meist mithilfe der sogenannten Tonschwellenaudiometrie festgestellt. Bei dieser Untersuchung muss die Patientin Angaben zu den gehörten Tönen machen, welche entweder auf beiden Ohren oder getrennt nur auf einem Ohr

Tab. 10.1 Schweregrade von Hörstörungen

Grade der Schwerhörigkeit	Hörverlust in Prozent	Nicht mehr wahrgenommene Intensität von Geräuschen in dB	Beispiele für die Intensität von Geräuschen in dB
geringgradige Schwerhörigkeit	20–40 %	0–40 dB	Uhrenticken –20 dB Flüstern –30 dB Außengeräusche einer ruhigen Straße in der Wohnung –40 dB
mittelgradige Schwerhörigkeit	40–60 %	40–70 dB	Gespräch normal bis laut –50 dB Bürolärm –60 dB Auto aus 5 m Abstand –70 dB
hochgradige Schwerhörigkeit	60–80 %	70–100 dB	lauter Straßenverkehr –80 dB laute Fabrikhalle –90 dB
Hörrest	80–95 %	100–120 dB	Autohupe 7 m Abstand 100 dB Flugzeugmotor 120 dB
Taubheit	95–100 %		

angeboten werden. Hierbei werden die Intensität des Hörvermögens in Dezibel (dB) und die wahrgenommenen Frequenzen in Hertz (Hz) gemessen. Je nach verbliebener Hörleistung wird die Beeinträchtigung des Hörvermögens in Schweregrade eingeteilt (➤ Tab. 10.1). Die gehörten Lautstärkeangaben in dB sind als ungefähre Richtwerte zu verstehen.

10.1.3 Sprachliche Symptome bei Hörstörungen

Damit Kinder sich sprachlich altersgemäß entwickeln können, sind verschiedene Voraussetzungen notwendig (Wendlandt 2011). Eine besondere Rolle kommt dabei dem Hör- und Sehsinn zu. Kinder nehmen mit diesen Sinnen kommunikative Handlungen der Bezugspersonen wahr und lernen so die Funktion von Sprache als Informationsträgerin und Ausdrucksmöglichkeit verstehen. Eine Beeinträchtigung des Hörens stellt je nach Schweregrad der Schädigung eine massive Erschwernis beim Erwerb der Sprache dar. Wie umfassend die Beeinträchtigungen der Sprachentwicklung sein können, wird deutlich, wenn man genauer betrachtet, welche differenzierten Leistungen Kinder mit dem Erwerb von Sprache vollbringen. So gehören zum Sprechenlernen die Bereiche:

- Wortschatz und Sprachverständnis
- Grammatik
- Aussprache
- Sprachgestaltung und kommunikative Handlungen.

Durch Hörstörungen können Auffälligkeiten in allen vier Bereichen auftreten.

Besonderheiten des Wortschatzes und Sprachverständnisses

Die Fähigkeit, die Bedeutung von Wörtern zu erkennen, diese sinnvoll anzuwenden, besonders wenn es sich um abstraktere, nicht-dingliche Begriffe handelt, ist bei hörgeschädigten Kindern häufig nicht altersgemäß entwickelt. Bei diesen Kindern lassen sich Probleme mit den Wortbedeutungen ebenso beobachten wie Schwierigkeiten, alle Informationen eines Satzes zu erfassen und sinnvoll miteinander zu verknüpfen. Also nicht nur einzelne Wörter zu verstehen, sondern mithilfe der Grammatik auch die Beziehung der Wörter untereinander zu verstehen und die korrekte Information zu verarbeiten. Untersuchungen zeigten, dass hörgeschädigte Kinder im Bereich Sprachverständnis im Vergleich zu den anderen sprachlichen Bereichen besonders starke Schwierigkeiten aufweisen (Thiel 2000).

Folgende Charakteristika können auftreten:

- Das Kind verwendet größtenteils Artikel und dingliche Substantive, das Erlernen abstrakter Substantive ist erschwert.
- Verben werden erst verhältnismäßig spät verwendet.
- Der Erwerb und Gebrauch von Adjektiven, Umstandswörtern (Adverbien), Zeitwörtern und Präpositionen ist verzögert und fällt merklich schwer.

- Durch den reduzierten Gebrauch verschiedener Wortarten kann die Sprache sehr vereinfacht wirken.

Besonderheiten der Grammatikentwicklung

Zur Grammatikentwicklung gehören das Verständnis für den Satzbau der Muttersprache sowie die Regeln der Zusammensetzung der Wörter aus Lauten und Silben. Das heißt, dass z. B. durch *Verbbeugung* und die gezielte Verwendung von Einzahl und Mehrzahl Informationen genau ausgedrückt werden. Für hörgeschädigte Kinder kann der Erwerb der grammatischen Regeln eine besonders schwierige Aufgabe darstellen, da kurze oder unbetonte Silben und Wörter leicht überhört werden können. Diese Beeinträchtigungen können sich in folgenden Symptomen äußern:

- Unsicherheiten bei der Beugung von Verben
- Abweichungen von den Regeln des Satzbaus und fehlerhafte Kombination von Wörtern
- Das Kind spricht eher in einfachen Sätzen und formuliert meist kurze Aussagesätze, die telegrammstilartig wirken.

Besonderheiten der Aussprache

Hörstörungen können Auswirkungen auf die präzise Aussprache der Laute haben. Zum einen ist die genaue Wahrnehmung der Aussprache anderer behindert, die Voraussetzung für das korrekte Nachsprechen ist. Zum anderen fällt hörgeschädigten Kindern der Abgleich der eigenen Aussprache mit den Äußerungen anderer schwer. Dies kann sich in folgenden *artikulatorischen Auffälligkeiten* äußern:

- Kinder vertauschen ähnlich klingende Laute wie /t/ und /k/, /d/ und /g/, /m/, /n/ und /l/
- Zischlaute wie /s/, /z/ und /sch/ werden nicht korrekt ausgesprochen

Besonderheiten der Sprachgestaltung und der kommunikativen Handlungen

Die veränderte Selbstwahrnehmung, die sich auf die Aussprache auswirken kann, ist bei vielen hörgeschädigten Kindern auch in der veränderten Stimmführung und im gestörten Atemrhythmus zu erkennen. Hörgeschädigte Kinder müssen wesentlich mehr Aufmerksamkeit in Kommunikationssituationen aufbringen. Strategien zur Bewältigung können z. B. Zuhören durch Lippenlesen, Erzählen durch gleichzeitiges Zeigen der Äußerungen, aber auch Rückzug aus dem Gespräch, wenn dies zu anstrengend wird, sein. Folgende Auffälligkeiten können beobachtet werden:

- auffällig hohe Stimme, die teilweise angespannt und gepresst klingt
- unregelmäßiger und angespannter Atemrhythmus
- erhöhte Körperspannung

10.1.4 Hinweise auf Hörstörungen bei Kindern

Sollten Eltern oder Betreuungspersonen die Vermutung haben, dass ein Kind nicht einwandfrei hört, können sie sich an der folgenden Checkliste orientieren (➤ Tab. 10.2). Auch wenn bereits ein Hörtest erfolgt ist und eine Hörstörung ausgeschlossen werden konnte, heißt dies nicht, dass nun keine Hörstörung mehr auftreten kann. Mittelohrentzünden oder auch andere Krankheiten können Hörbeeinträchtigungen zur Folge haben. Falls einige der folgenden Aspekte bei einem Kind beobachtet werden, empfiehlt es sich, einen Hörtest bei einer HNO-Ärztin vornehmen zu lassen.

Fallbeispiel

Maxi, 5;2 Jahre

Maxi geht in eine altersgemischte Gruppe eines Sprachheilkindergartens. Seine Gruppe besuchen ausschließlich Kinder, deren Hörfähigkeit so wie bei Maxi gestört ist. Maxi hat auf einem Ohr eine mittelgradige Innenohrschwerhörigkeit und auf dem anderen eine hochgradige Beeinträchtigung. Er trägt auf beiden Seiten ein Cochlea-Implantat (CI) (s. ➤ Kap. 10.5). Festgestellt wurde Maxis Hörstörung im Alter von 2;6 Jahren, als die Eltern bemerkten, dass sich Maxis kleiner Bruder in einigen Dingen ganz anders verhielt als Maxi. Er schien viele Dinge einfach so nebenbei mitzukriegen, wo Maxi aufmerksam hinschauen musste.

Zudem entwickelte sich der kleine Bruder sprachlich wesentlich schneller als Maxi es tat. Nachdem bei Maxis eine Hörstörung festgestellt wurde, erhielt er zunächst Hörgeräte. Jedoch war die HNO-Ärztin mit seinen Fortschritten trotz Hörgeräten nicht zufrieden, so dass Eltern und Ärztin sich für ein CI entschieden. Seitdem haben sich Maxis Sprachfähigkeit und seine Aufmerksamkeit für Sprache und Geräusche kontinuierlich verbessert. Dass er mit CI-Gerät im Vergleich zu normal hörenden Kindern seine akustische Umwelt trotzdem noch anders wahrnimmt, ist Maxi weiterhin anzumerken. Er schaut nach wie vor sehr genau auf Gesicht und Lippen der Gesprächspartnerin und beschwert sich, wenn man ihn beim Sprechen nicht anschaut. Wenn er spricht, klingt seine Stimme teilweise, als würde er durch Mund und Nase sprechen. Er formuliert sehr kurze und knappe Sätze, in denen wenig beschreibende Wörter vorkommen. Aufgrund des Telegrammstils und der lauten Sprechstimme klingen Maxis Äußerungen manchmal wie Befehle, auch wenn er es nicht so meint. Wenn Maxi im Spiel nicht gestört werden möchte, nimmt er den Verstärker des CIs, der hinter seinem Ohr klebt, einfach ab und steckt ihn in seine Tasche. Dann kann er ungestört mit seinen Freunden spielen. ||

10.2 Ursachen

Hörstörungen können genetisch bedingt sein oder zu verschiedenen Zeitpunkten der Entwicklung entstehen. Bezüglich der Ursachen wird daher in genetisch bedingte Hörstörungen und erworbene Hörstörungen eingeteilt (Thiel 2000).

Genetische Hörstörungen können isolierte Störungen sein, d. h. ohne weitere Beeinträchtigungen durch dominante oder rezeptive Vererbung oder im Zusammenhang mit anderen Behinderungsformen, sog. Syndromen entstehen. In Verbindung mit bekannten Behinderungsformen können beispielsweise Missbildungen des Hörorgans auftreten. Diese können die Schallleitung durch Außen-, Mittel- und Innenohr behindern und so zu Hörstörungen führen. Dies kann u. a. bei Chromosomenveränderungen entstehen, z. B. bei Trisomie 21 (Down-Syndrom).

Erworbene Hörstörungen

Nicht genetisch bedingte Hörstörungen können schon während der Schwangerschaft (pränatal), unter der Geburt (perinatal) und zu allen Zeitpunkten der kindlichen Entwicklung auftreten (postnatal).

Pränatal sind folgende Auslöser bekannt:

- Fehlbildungen des Außen-, Mittel- oder Innenohrs
- Erkrankungen des Nervensystems
- Stoffwechselstörungen

Tab. 10.2 Checkliste: Kindliche Hörstörungen (Wendlandt 2011)

Hinweise, die zu beobachten sind	Stimmt
Das Kind verstummt während der 2. Lallphase (ab etwa dem 6. Monat) und produziert merklich weniger Laute.	
Es treten wiederholt Erkältungskrankheiten und/oder Mittelohrentzündungen auf.	
Das Kind zeigt mangelnde Aufmerksamkeit gegenüber akustischen Reizen, z. B. wenn selbst unbekannte und interessante Geräusche nicht beachtet werden.	
Es fällt auf, dass das Kind mit dem ganzen Körper zuhört und spricht, also oft Blickkontakt halten muss und mit viel Gestik erklärt.	
Das Kind reagiert nicht immer auf Ansprache und/oder wirkt geistesabwesend.	
Das Kind zeigt sich in Gesprächen schnell ermüdet und zieht sich häufig aus dem Dialog zurück.	
Es sind Auffälligkeiten der Sprache und des Sprechens zu beobachten. Dies könnte sich z. B. zeigen in einer undeutlichen Aussprache, in unvollständigen Sätzen oder einer veränderten Satzstellung sowie Schwierigkeiten, neue Wörter zu erlernen und zu erinnern.	
Es sind Veränderungen der Stimme und der sprachmelodischen Akzentuierung zu beobachten.	

- EKG-Veränderungen
- Veränderungen des Skeletts
- Blutveränderungen
- Erkrankungen der Mutter während der Schwangerschaft (z. B. Röteln, Masern, Grippe, Toxoplasmose)
- schädigende Einflüsse wie Röntgenstrahlen, Sauerstoffmangel, Diabetes der Mutter
- diverse Arzneistoffe, z. B. Chinin oder bestimmte Antibiotika
- Alkohol- und Drogenkonsum

Perinatale Hörschädigungen können aufgrund von Sauerstoffmangel oder Frühgeburten entstehen, bei denen häufiger Komplikationen auftreten.

Postnatale Hörschädigungen können entstehen durch Infektionskrankheiten wie:

- Masern
- Meningitis
- Scharlach
- Mumps
- Typhus

oder **andere Erkrankungen** wie:

- Entzündung des Innenohrs
- Diabetes Mellitus
- chronische Leber- und Nierenerkrankungen
- rheumatische Erkrankungen sowie Schilddrüsenerkrankungen

oder durch **Medikamente** wie:

- Streptomycin oder Chinin
- einige Impfpräparate.

10.3 Prävention

Besteht ein familiäres Risiko für eine genetisch bedingte Hörstörung, so können Eltern **humangenetische Beratung** in Anspruch nehmen.

Sie können sich hinsichtlich der Auftretenswahrscheinlichkeit einer Beeinträchtigung und den Möglichkeiten des Ausmaßes beraten lassen. Die Wahrscheinlichkeit für eine Hörstörung vermag diese Aufklärung jedoch nicht zu verringern. Zur Vermeidung von pränatal erworbenen Hörschädigungen können sich werdende Eltern bei der behandelnden Frauenärztin beraten lassen. Wichtig sind die Vorbeugung bestimmter Infektionen der Mutter, welche zu Hörschädigungen des Kindes führen können, und der verantwortungsvolle Umgang mit schädigenden Einflüssen, wie bestimmten Medikamenten oder dem Konsum von Alkohol und Drogen. Die Risiken für postnatal erworbene Hörstörungen lassen sich ebenfalls nur bedingt eingrenzen. Im Rahmen der üblichen Gesundheitsvorsorge können Eltern die angebotenen U-Untersuchungen der Kinderärztin wahrnehmen und sich bei Verdacht auf eine Erkrankung an diese wenden.

10.4 Diagnostische Möglichkeiten

Zur Diagnostik bei Hörstörungen bestehen zwei Arten diagnostischer Möglichkeiten: **Subjektive Hörtests** arbeiten mit den Reaktionen der Patientin auf akustische Reize, die von der Untersucherin interpretiert und ausgewertet werden müssen. Bei **objektiven Hörtests** wird mithilfe von technischen Geräten die Reizleitung akustischer Reize getestet, ohne dass die Patientin mitarbeiten muss. Jedes Verfahren, ob subjektiv oder objektiv, liefert spezielle Informationen über die Hörfähigkeit und ist für einen bestimmten Bereich der Diagnostik geeignet.

10.4.1 Subjektive Verfahren

Besteht der Verdacht auf eine Hörbeeinträchtigung, greift die HNO-Ärztin in der Regel zuerst auf ein subjektives Verfahren zurück, die sogenannte *Tonschwellenaudiometrie*. Subjektive Verfahren arbeiten alle nach dem Prinzip, dass die Reaktionen auf akustische Reize beobachtet und ausgewertet werden. Dabei werden systematisch Töne in verschiedenen Lautstärken und Tonhöhen, also Frequenzen, angeboten, um einen Überblick über das ganze Spektrum der Hörfähigkeit auditiver Reize zu bekommen, die das menschliche Ohr verarbeiten kann (➤ Tab. 10.3).

Tab. 10.3 Übersicht subjektiver Verfahren zur Überprüfung der Hörfähigkeit

Audiometrisches Verfahren	Funktionsweise	Alter, ab dem das Verfahren angewendet werden kann
Tonschwellenaudiometrie	Um das Ausmaß der Hörfähigkeit verschiedener Tonhöhen und Lautstärken zu testen, werden diese systematisch dargeboten. Das Kind muss jeden einzelnen Ton bestätigen, den es hört. Die rückgemeldeten Töne werden in einem Diagramm als Kurve dargestellt. Je nach Mitarbeit des Kindes kann die Hörfähigkeit beider Ohren oder auch die einzelne Hörfähigkeit durch separate Beschallung eines Ohrs mithilfe von Kopfhörern getestet werden.	ca. 3½ Jahre
Spielaudiometrie	Das Kind wird angeleitet, auf festgelegte Töne eine ganz bestimmte Spielhandlung auszuführen, z. B. ein Puzzleteil oder Steckstein in ein Spiel einzufügen. So kann die Reaktion auf verschiedene Töne zur Erstellung einer Hörkurve genutzt werden.	ca. 2–4 Jahre
Sprachabstandsprobe	Mit Kind wird in einem variierenden Abstand zwischen 0,25 m bis 6 m gesprochen und dann überprüft, ob es dies korrekt wiedergeben kann. Es wird dabei die Lautstärke von normal bis flüsternd verändert.	ca. 3 Jahre
Sprachaudiometrie	In wechselnder Lautstärke werden dem Kind Wörter vorgespielt und dokumentiert, wie viel Prozent davon es korrekt wiederholen kann. Diese Tests liefern Informationen über die Bedingungen, unter denen das Kind Sprache verständlich wahrnehmen kann. Zur Durchführung einer Sprachaudiometrie stehen verschiedene Tests zur Verfügung: • Kinder von 3–4 Jahren: Mainzer Kindersprachtest 1–3 • Kinder von 3–6 Jahren: Göttinger Kindersprachverständnistest 1 und 2 • Schulkinder: Freiburger Sprachverständlichkeitstest	

Tab. 10.4 Übersicht objektiver Verfahren zur Feststellung der Hörfähigkeit

Audiometrisches Verfahren	Funktionsweise	Alter, ab dem das Verfahren angewendet werden kann
TEOAE (Messung der transitorisch evozierten otoakustischen Emmisionen)	Hierbei wird die Funktion der Haarzellen des Innenohrs festgestellt. Mit einer Sonde wird ein Klicklaut ins Ohr abgegeben und die Reaktion des Innenohrs gemessen. Auf diese Weise kann eine Innenohrschwerhörigkeit ausgeschlossen werden. Informationen über die Schwere einer vorliegenden Hörstörung liefert dieses Verfahren nicht.	kurz nach der Geburt
Impedanzmessung	Mithilfe dieses Verfahrens kann die Funktion des Mittelohrs überprüft werden. Es besteht aus der **Tympanometrie**, bei der durch einen in den Gehörgang abgegebenen Ton der Widerstand des Trommelfells anhand des entstehenden Echos gemessen wird, und der **Stapediusreflexmessung**. Dieser Reflex schützt das Ohr vor zu lauten und schädigenden Geräuschen. Kann dieser nicht ausgelöst werden, liegt möglicherweise eine hochgradige Mittelohrschwerhörigkeit oder Innenohrschwerhörigkeit vor.	kurz nach der Geburt
Hirnstammaudiometrie (BERA, „Brainstem Electric Response Audiometry")	Es werden die Reaktionen des Hirnstammes auf akustische Reize ermittelt, indem ein Klickgeräusch ins Ohr gegeben und die Reaktionen darauf von der Kopfhaut abgeleitet werden. Durch diese Untersuchung werden Rückschlüsse auf die Funktion der Schnecke gezogen. Da schon kleine Bewegungen die Untersuchungsergebnisse verändern können, sollte das Kind während der Untersuchung idealerweise schlafen oder vorübergehend ruhig gestellt sein. Es ist geeignet für die Hörgeräteanpassung bei Kindern.	kurz nach der Geburt

10.4.2 Objektive Verfahren

Im Vergleich zu den qualitativen Informationen der subjektiven Verfahren bieten die objektiven Verfahren eher die Möglichkeit der Untersuchung einzelner Funktionsbereiche des Hörorgans (➤ Tab. 10.4). Zudem kommen sie ohne die Mitwirkung der zu untersuchenden Kinder aus und können schon wesentlich früher eingesetzt werden.

Neugeborenen-Hörscreening

Seit 2009 besteht in Deutschland eine gesetzliche Regelung, die jedem Neugeborenen einen Anspruch auf eine Höruntersuchung, das sogenannte *Hörscreening* kurz nach der Geburt zusichert. Diese Maßnahme soll einem Entwicklungsrisiko aufgrund einer unerkannten Hörstörung vorbeugen und wird meist innerhalb der ersten drei Tage nach der Geburt noch in der Geburtsklinik durchgeführt. Bei Kindern, die nicht in der Klinik geboren wurden, wird das Hörscreening, spätestens im Rahmen der U2 (3. bis 10. Tag) empfohlen. Eltern sollten sich bei der Hebamme oder der Kinderärztin erkundigen, welches Krankenhaus oder welche Arztpraxis dieses Hörscreening durchführen kann. Bei frühgeborenen Kindern ist eine Untersuchung bis zum errechneten Geburtstermin empfehlenswert. Anders verhält es sich bei kranken oder mehrfach behinderten Kindern. Aufgrund der oft etwas verzögerten Entwicklung besteht die Möglichkeit, das Hörscreening innerhalb der ersten drei Lebensmonate durchzuführen.

10.5 Therapie

10

Hörgeschädigte Kinder sind häufig von verschiedenen Beeinträchtigungen betroffen. Primär ist es die Beeinträchtigung des Hörens. Daraus ergeben sich Risiken für die Entwicklung von Sprache und Kommunikation, die je nach Ausprägung der Hörstörung unterschiedlich umfassend sein können. Daher müssen hörgeschädigte Kinder so früh wie möglich mit Hörhilfen versorgt werden, um Entwicklungsrisiken so weit wie möglich zu verhindern. Ergänzend zur Hörgeräteversorgung und je nach Ausmaß der Beeinträchtigung sollten ein Hörtraining und eine sprachtherapeutische Behandlung stattfinden.

10.5.1 Versorgung mit Hilfsmitteln

Hörstörungen sind bis auf wenige Ausnahmen nicht heilbar. Lediglich einige Fälle von Schallleitungsschwerhörigkeit, etwa bei Infektionskrankheiten wie einer Mittelohrentzündung oder einem Paukenerguss, können nur vorübergehend bestehen und sind durch Medikamente oder den operativen Einsatz von *Paukenröhrchen* zu behandeln. Innenohrschwerhörigkeit und nicht vorübergehende Formen der Schallleitungsschwerhörigkeit werden deshalb durch den Einsatz von technischen Hörhilfen kompensiert. Die zwei grundsätzlichen Möglichkeiten sind **Hörgeräte** oder ein **Cochlea-Implantat**. Trotz der ständigen technischen Weiterentwicklung dieser Hilfsmittel kann das Wahrnehmungsereignis eines gesunden Ohrs durch ein Hilfsmittel nie genau ersetzt werden. Das bedeutet, mit Hörhilfen versorgte Kinder werden in ihren spezifischen Beeinträchtigungen durch individuell angepasste Geräte beim Hören unterstützt. Hören und insbesondere Sprache Hören und Verarbeiten, bleibt ein anderes Wahrnehmungsereignis als bei Normalhörenden. Kommunikation verlangt trotz Hörhilfen von hörbeeinträchtigten Menschen immer mehr Aufmerksamkeit und Anstrengung als von gesunden Menschen. Die Versorgung mit ebensolchen Geräten ist jedoch eine große Unterstützung und kann bei Kindern die Entwicklungschancen wesentlich verbessern. Daher ist eine Geräteversorgung so früh wie möglich angezeigt, denn die individuelle Anpassung braucht ebenso Zeit wie die Gewöhnung an Hörhilfen.

Hörgeräte

Hörgeräte sind Hilfsmittel, die jederzeit wieder entfernt werden können. Die bei Kindern gängigste Variante besteht aus einem äußeren Teil mit Mikrofon und Batteriefach, das von außen hinter der Ohrmuschel angefügt wird. Über einen Winkel und einen Ohrschlauch werden die akustischen Informationen weiter zu einem im äußeren Gehörgang sitzenden Ohrpassstück geleitet. Das Mikrofon nimmt den

Schall auf, welcher vom Gerät verarbeitet bzw. verstärkt wird und dann mithilfe des Ohrpassstückes in den Hörkanal zum Trommelfell geleitet wird.

Die Anpassung von Hörgeräten braucht Zeit. Ebenso braucht das Kind Zeit, sich an ebendiese zu gewöhnen und mit den neuen Höreindrücken zurechtzukommen und diese für sich zu nutzen. Nicht selten werden die Hörgeräte erst einmal angelehnt, da sie als störende Fremdkörper empfunden werden.

Die Versorgung mit Hörgeräten bei Kindern ist angezeigt, wenn (Thiel 2000):

- eine Hörstörung ab mind. 30 dB oder mehr vorliegt,
- eine Hochtonschwerhörigkeit besteht,
- fortschreitende Hörstörungen, Ohrmissbildungen oder zusätzliche Beeinträchtigungen vorhanden sind,
- in einigen Fällen bei einer einseitigen Hörstörung.

Cochlea-Implantat (CI)

Das Cochlea-Implantat ist ein Gerät, das aus zwei Komponenten besteht. Die innere Komponente wird operativ eingesetzt, indem ein Elektrodenträger in die Schnecke (Cochlea) eingeführt und mit einem Stimulator verbunden wird, welcher hinter dem Ohr unter der Haut eingesetzt wird. Die äußerliche Komponente ist der Sprachprozessor mit einem Mikrofon und einem Sender. Das Mikrofon nimmt akustische Signale auf und wandelt diese in elektrische um. Diese Signale werden vom Sprachprozessor weiter verarbeitet und vom Sender, der als Gegenstück zum Stimulator durch einen Magnet hinter dem Ohr sitzt, an diesen weitergeleitet. Auf diese Weise übernimmt ein technisches Gerät die Höraufgabe des Innenohrs. Der Einsatz eines solchen Implantats ist ein bedeutender Eingriff. Nach der Operation benötigt das Kind Zeit, sich an diese neue Art zu hören zu gewöhnen. Es ist daher nicht ungewöhnlich, wenn die beobachteten Hörleistungen zunächst keinen großen Unterschied zu vorher darstellen und auch die Sprachentwicklung erst langsam voran schreitet. Eine Entscheidung für ein CI sollte nicht unüberlegt getroffen werden. Zwar bietet die Art der Hörhilfe sehr umfassende Verbesserungsmöglichkeiten für das Gehör, doch ist es auch mit einer für Kinder belastenden Operation verbunden. Zudem werden die Haarzellen des Innenohrs irreversibel beschädigt, so dass die Möglichkeit der Hörgeräteversorgung nicht mehr gegeben ist, wenn einmal eine Implantation erfolgt ist. Für die Entscheidung ist eine gründliche Hördiagnostik sowie eine vorherige Versorgung mit Hörgeräten notwendig, um den Hörgewinn durch diese Geräte zu testen.

Die Versorgung mit einem CI bei Kindern wird nahegelegt, wenn (Thiel 2000):

- eine hochgradige Hörstörung besteht und mit Hörgeräten keine Lautsprachentwicklung möglich war,
- eine Hörrestigkeit auf beiden Ohren besteht,
- eine fortschreitende Hörstörung und eine Gefährdung der Sprachentwicklung vorliegt,
- eine Gehörlosigkeit nach Meningitis besteht,
- Hörgeräte vom Kind abgelehnt werden.

10.5.2 Sprachtherapeutische Behandlung

Die Behandlung der sprachlichen Probleme hörgeschädigter Kinder verordnen in der Regel die behandelnden Kinderärztinnen oder HNO-Ärztinnen. Durchgeführt wird die Therapie von Sprachtherapeutinnen. Auf der ausgestellten Heilmittelverordnung wird die Art der Behandlung (Audiogene Störungen der Sprache noch vor Abschluss der Sprachentwicklung) durch den sog. Indikationsschlüssel SP4 gekennzeichnet. Die Therapie sollte ein- bis zweimal pro Woche stattfinden und kann im Regelfall bis zu 50 Sitzungen umfassen.

Lautsprachliche und gebärdensprachliche Förderung

Für die sprachliche Förderung gehörloser Kinder existieren zwei Möglichkeiten, die gebärdensprachliche und die lautsprachliche Erziehung. Bei der gebärdensprachlichen Kommunikation mithilfe der Deutschen Gebärdensprache wird durch Handgebärden kommuniziert. Die **Deutsche Gebärdensprache** unterscheidet sich in ihrer Struktur grundsätzlich von der verbalen Sprache. Eine gebärdensprachliche Förderung gehörloser Kinder von Beginn der Sprachentwicklung an bietet dem Kind eine eigenständige und alternative Möglichkeit zu sprechen. Die Kommunikation zwischen einem gebärdenden Kind und erst im Erwachsenenalter Gebärdensprache lernenden Eltern kann jedoch nicht ebenso differenziert stattfinden, wie die Kommunikation unter Gebärdenden oder lautsprachlich kommunizierenden Menschen. Bei der lautsprachlichen Erziehung werden das Ablesen vom Mund sowie die Lautsprache trainiert. Diese Methode ermöglicht eine engere Kommunikation mit normalhörenden Menschen, die mit der Gebärdensprache nicht vertraut sind, kann aber auch als Integrationshindernis in die Gemeinschaft der Gehörlosen gesehen werden. Denn die gebärdensprachliche Kommunikation wird als eigene Kultur betrachtet.

Die Diskussion um diese beiden Ansätze wird von deren Vertretern mitunter sehr vehement geführt (Thiel 2000; Hackl 2009). Unterstützung bei der Entscheidung, welcher Weg für ein gehörloses Kind gewählt wird, können Eltern bei Sprachtherapeutinnen, Heilpädagoginnen und Gehörlosenlehrerinnen von Förderzentren erhalten.

Bereiche der Sprachförderung

Die Beeinträchtigungen hörgeschädigter Kinder umfassen mehr Dimensionen, als nur eine Sprachentwicklungsstörung. Die Kinder müssen lernen, trotz Hörbeeinträchtigung in einer hörenden Umwelt zurechtzukommen, sie müssen also eine erhebliche Integrationsleistung vollbringen. Um den Herausforderungen umfassend therapeutisch gerecht zu werden, ist die Zusammenarbeit aller betreuenden Personen, der Eltern, Ärztinnen, Therapeutinnen und Erzieherinnen wichtig. Für die sprachtherapeutische Behandlung schlägt Thiel (2000) ein mehrdimensionales Behandlungskonzept vor. Je nach Ausprägung der Beeinträchtigung sollten die folgenden Aspekte in der Therapie behandelt werden:

Elternberatung

Mit der Diagnose Hörschädigung fühlen sich Eltern oft überfordert. Sie möchten das Beste für ihr Kind, sind besorgt über dessen Entwicklung und haben viele Fragen zum Umgang mit der Beeinträchtigung. Zu Beginn von Therapie und Förderung ist für die betroffenen Familien die Diagnosestellung oft noch nicht lange her. Aufgabe der Therapeutin ist es in dieser Phase, Diagnosen zu erklären, die Entwicklungs- und Fördermöglichkeiten aufzuzeigen und für Fragen zur Verfügung zu stehen, um die Familie bei der Bewältigung des Alltags mit einem hörgeschädigten Kind zu unterstützen. Häufig fordert der Umgang mit Hörgeräten oder CI begleitende Beratung für den Alltag. Auch im Laufe der Therapie ergeben sich immer wieder neue Fragen, bei denen das Kind und auch die Eltern Hilfestellung bei der Therapeutin finden können. So können z. B. in der Schulzeit Fragen zur Leistungsfähigkeit in speziellen sprachlichen Bereichen entstehen, welche die Lernfähigkeit in der Schule beeinflussen können.

Elterntraining zum Sprachmodell und Kommunikationsverhalten

In der Therapie führt die Sprachtherapeutin Übungen zu den spezifischen sprachlichen Störungen des Kindes durch. Zum kompetenten Umgang mit einer Hörschädigung gehört jedoch auch die Beachtung der Beeinträchtigung in der Alltagskommunikation. Die wöchentlichen Therapiesitzungen allein sind nicht ausreichend, um die sprachliche Entwicklung zu fördern. Deshalb ist die Anleitung der Eltern zum sprachfördernden Sprach- und Kommunikationsverhalten im Alltag ein wichtiger Bestandteil der Therapie.

Hörtraining

Nach der Versorgung mit Hörgeräten oder einem CI gestaltet sich die Hörfähigkeit nicht automatisch so wie bei normalhörenden Personen. Das Kind hat bis dahin wichtige akustische Reize nur sehr reduziert wahrgenommen und muss die Fähigkeit, mit der veränderten akustischen Wahrnehmung umzugehen und die Reize für sich angemessen zu verarbeiten, erst lernen. In der Therapie werden daher verschiedene Hörverarbeitungsleistungen trainiert, die notwendig sind, um sowohl grammatikalische Merkmale als auch die Aussprache der Muttersprache wahrzunehmen.

Bereiche der sprachlichen Entwicklung: Sprachverständnis und Wortschatz, Grammatik, Aussprache

Verzögerungen der sprachlichen Entwicklung hörbeeinträchtigter Kinder können in allen Bereichen auftreten. Zu Beginn der Therapie wird die Sprachtherapeutin eine Sprachentwicklungsdiagnostik durchführen, um die individuell betroffenen Bereiche herauszufiltern. Die Behandlung kann die Förderung der folgenden Bereiche beinhalten:

Sprachverständnis und Wortschatz

Gefördert wird das genaue Verstehen aller Informationen einer Äußerung, sowohl der Wortinhalte, als auch der strukturellen Informationen, die durch Grammatik ausgedrückt werden. Auch die Gesamtheit aller Wörter, die das Kind in der Lage ist zu verstehen und zu verwenden, wird erweitert.

Grammatik

Das Kind wird dabei unterstützt, die Regeln seiner Muttersprache, wie den Satzbau, die Beugung der Verben oder die Verwendung der Fälle anzuwenden.

Stimme

Die Therapeutin hilft dem Kind, seine eigene Stimme in Bezug auf Lautstärke, Klang, Melodie und Spannung besser wahrzunehmen, da dies durch die Hörbeeinträchtigung erschwert sein kann.

Fallbeispiel

Peter, 8;3 Jahre

Peter ist seit dem 2. Schuljahr in sprachtherapeutischer Behandlung. Er ist von einer erblich bedingten Innenohrschwerhörigkeit betroffen und trägt beidseitig Hörgeräte. Peters Sprachentwicklung zeigte trotz mittelgradiger Hörbeeinträchtigung keine gravierenden Auffälligkeiten. Seit er in die Schule kam, machten sich jedoch Sprachverständnisschwierigkeiten und Probleme beim Lese- und Schriftspracherwerb bemerkbar.

In der heutigen Sitzung übt Peter mit der Therapeutin, die für ihn nahezu gleich klingenden Laute /m/ und /n/ sowie /d/ und /b/ zu unterscheiden. Dazu liegt ein Stapel mit Wortkarten auf dem Tisch. Die Wörter haben Lücken, in die jeweils einer der schwierigen Laute passt. Manchmal gibt es die Möglichkeit, zwei Laute einzusetzen. Peter versucht, die Wörter laut mit dem passenden Laut zu lesen. Bei einigen Karten braucht er die Hilfe der Therapeutin, muss sich das Wort genau anhören und dabei auf das Mundbild achten, um den richtigen Laut identifizieren zu können. Als nächstes spielen sie ein Kartenspiel, bei dem man sich entscheiden muss, ob die dargestellte Situation mithilfe des Akkusativs oder des Dativs ausgedrückt wird. Auch hier muss Peter auf die Laute /m/ und /n/ achten. Heißt es nun „Der Junge fängt den Ball oder dem Ball?" Diese Entscheidung findet er gar nicht so einfach.

Am Ende der Therapie darf sich Peter noch ein Spiel aussuchen, das ihm Spaß macht und bei dem nicht unbedingt gesprochen werden muss. Er entscheidet sich für Zauberkreisel. Dabei geht es darum, Bilder sehr schnell zu erkennen, was ihm meist als Erster gelingt.

10.6 Prognosen

Das Ausmaß einer Hörstörung kann, wie ➤ Tab. 10.1 zeigt, sehr unterschiedlich sein. Dementsprechend sind auch die Entwicklungsrisiken, von denen hörgeschädigte Kinder betroffen sind, unterschiedlich stark ausgeprägt. Hörstörungen, insofern es sich nicht um eine behandelbare Schallleitungsschwerhörigkeit handelt, bleiben ein Leben lang bestehen. In einigen Fällen kann sich eine Hörstörung sogar noch verstärken. Die Auswirkungen lassen sich durch Hörhilfen verringern. Viele Kinder können mit Hörgeräten oder einem CI eine sehr gute Hörfähigkeit erreichen. Durch Förderung und Therapie können Kinder eine selbstverständliche gebärden- oder lautsprachliche Kommunikationsfähigkeit erlangen.

Je früher die Hörbeeinträchtigung erkannt und das Kind mit geeigneten Hörhilfen versorgt wird, umso leichter wird es dem betroffenen Kind fallen, mit den verbesserten Höreindrücken zurechtzukommen und sich sprachlich zu entwickeln. Mithilfe von Frühförderung, Hörtraining und Sprachtherapie können betroffene Kinder erfolgreich in ihrer Entwicklung unterstützt werden.

10.7 Förderungsmöglichkeiten für Eltern im Alltag

Die Diagnose Hörschädigung ist für Eltern häufig ein Schock. Es entstehen viele Fragen und auch Ängste bezüglich der Zukunft ihres Kindes. „Woher kommt die Hörschädigung? Trifft mich Schuld daran? Wird mein Kind richtig sprechen können? Wird es eine Außenseiterrolle haben? Wird es in der Schule mitkommen können? Was kann ich tun, um meinem Kind zu helfen?“ Um die empfundene Hilflosigkeit zu überwinden, können Eltern Beratungsangebote z. B. von *Pädaudiologischen Abteilungen* an Kliniken, Frühförderstellen oder speziellen Beratungszentren für Hörgeschädigte wahrnehmen. Zudem besteht in Deutschland ein weites Netz an Selbsthilfegruppen für hörgeschädigte Kinder und deren Eltern. Da die Organisation von Beratungsstellen und Förderzentren regional sehr unterschiedlich ist, empfiehlt es sich, zunächst die Kinderärztin oder HNO-Ärztin zu fragen, welche Möglichkeiten es vor Ort gibt. Einige Adresse und Internetseiten sind im Anhang zu finden.

Auch ohne es erst in Therapie und Beratung lernen zu müssen, gibt es einige grundsätzliche Strategien und Verhaltensweisen, die sich Eltern im Alltag zu Herzen nehmen können, um ihr Kind wesentlich zu unterstützen. Dies verringert jedoch keineswegs die Notwendigkeit der professionellen Beratung und Förderung bzw. Therapie durch Fachleute.

Verhaltensweisen für Eltern, um die Sprachentwicklung des Kindes zu fördern und die Kommunikation zu vereinfachen (➤ Tab. 10.5, ➤ Tab. 10.6 und ➤ Tab. 10.7)

Tab. 10.5 Wie Eltern den Umgang mit Geräuschen fördern können

Aufmerksamkeit für auditive Reize fördern	Legen Sie besonderen Wert auf den Sinneskanal Hören und sprechen Sie mit Ihrem Kind darüber, was Sie hören und welche Geräusche Sie im Alltag umgeben. Beobachten Sie, auf welche Geräusche Ihr Kind von allein achtet und auch, auf welche nicht.
Geräusche einordnen	Helfen Sie Ihrem Kind dabei, die Richtung auszumachen, aus der Geräusche kommen. Sie können sich darüber austauschen, was dieses Geräusch erzeugt bzw. wofür es steht.
Geräusche selektieren	Achten Sie darauf, ob Ihr Kind gerade wichtige Geräusche von nebensächlichen trennen kann. Sorgen Sie ggf. dafür, dass störende Nebengeräusche z. B. während eines Gesprächs eingeschränkt werden.
freudvoller Umgang mit Geräuschen	Bieten Sie Ihrem Kind die Möglichkeit, sich mit akustischem Spielzeug auseinanderzusetzen, so wie es ihm Spaß macht. Dies können zunächst Haushalts- oder Alltagsgegenstände sein, die umfunktioniert werden. Später können dem Kind einfach Musikinstrumente angeboten werden.

Tab. 10.6 Wie Eltern die Sprachentwicklung in der Kommunikation fördern können

Blickkontakt halten	Schauen Sie Ihr Kind beim Sprechen an. Zeigen Sie ihm, dass es dies auch tun sollte und sorgen Sie dafür, dass Blickkontakt immer möglich ist, z. B. durch zuwenden oder sich auf gleiche Höhe begeben.
Mundbild nutzen	Sprechen Sie deutlich artikuliert, so dass Ihrem Kind nicht nur die auditiven, sondern auch die visuellen Informationen über das Gesagte zur Verfügung stehen und es das Lippenlesen nutzen kann.
aufmerksam zuhören	Hören Sie Ihrem Kind gut zu, wenn es Ihnen etwas erzählen möchte. Da die Sprache hörgeschädigter Kinder oft undeutlich ist, müssen Sie das ohnehin tun. Zeigen Sie jedoch auch, dass Ihnen die Mitteilungsabsicht Ihres Kindes wichtig ist und dass sich die Mühe des Sprechens lohnt, weil Sie Wert auf das Sprechen legen und nicht darauf, wie gesprochen wird.
Feedback geben	Geben Sie Ihrem Kind eine Rückmeldung, wenn es etwas gerade sehr schön gesagt hat, ein Satz sehr komplex war oder es ein schwieriges Wort gut ausgesprochen hat. Lob und Anerkennung motivieren zum Weitermachen!
mit Sprache begleiten	Machen Sie Ihrem Kind deutlich, wie Handlungen und Geschehnisse sprachlich ausgedrückt werden können, indem Sie diese in Ihren Worten ausdrücken.

Tab. 10.6 Wie Eltern die Sprachentwicklung in der Kommunikation fördern können *(Forts.)*

auf die Sprache des Kindes einstellen	Stellen Sie sich auf die sprachlichen Möglichkeiten Ihres Kindes ein und überfordern Sie Ihr Kind nicht. Sie können in Ihrer Wortwahl und Satzbildung der Entwicklung Ihres Kindes ruhig ein Stück vorgreifen. Sichern Sie jedoch immer das Verständnis Ihres Kindes.
Unterstützung durch Mimik und Gestik	Begleiten Sie Ihre Äußerungen durch Mimik und Gestik.
Umgang mit Fehlern	Lassen Sie Ihr Kind Fehler machen und daraus lernen, wie es ihm gerade möglich ist. Fordern Sie es nicht auf, etwas richtig nachzusprechen oder korrekt zu wiederholen. Auch explizite Korrekturen von Fehlern können das Gespräch stören. Bieten Sie Ihrem Kind einfach eine vollständige oder richtige Formulierung dessen an, was fehlerhaft war und überlassen Sie es Ihrem Kind, wie es damit umgeht.
Rückzugsmöglichkeiten lassen	Für hörbeeinträchtige Menschen ist Kommunikation ungleich viel anstrengender als für normalhörende Menschen. Geben Sie Ihrem Kind die Möglichkeit, sich zurückzuziehen, wenn es eine Pause braucht und akzeptieren Sie, wenn es seine Hörgeräte nicht jederzeit tragen oder anschalten möchte.
normale Lautstärke	Sprechen Sie nicht übermäßig laut mit Ihrem Kind. Gerade mit Hörhilfen kann diese Art des Sprechens verzerrt wahrgenommen werden. Sie können sich von der behandelnden HNO-Ärztin beraten lassen, welche Lautstärken und Frequenzen für Ihr Kind besonders problematisch sind.

Tab. 10.7 Welche Strategien Eltern im Alltag zur Unterstützung noch anwenden können

visuelle Orientierung anbieten	Entlasten Sie den auditiven Kanal, auf dem Ihr Kind Schwierigkeiten hat und versuchen Sie Dinge, die Ihr Kind lernen muss, auch als visuelle Information anzubieten. Beispielweise können Sie Schubfächer und Schränke mit Bildern versehen, Symbole oder Bildkarten bereit halten, falls die Verständigung einmal schwierig wird.
Alltag vorhersehbar gestalten	Helfen Sie Ihrem Kind, sich im Alltag selbstständig zurechtzufinden, indem Sie immer wieder Orientierung über bestimmte Abläufe am Tag oder in der Woche geben.
Kommunikationsbuch anlegen	Um stark hörbeeinträchtigte Kinder beim Sprechenlernen zu entlasten, kann ein Buch angelegt werden, das regelmäßig zwischen Eltern und Kita ausgetauscht wird. Damit kann das Kind über Erlebnisse, Interessen und Wünsche sprechen, ohne selbst alles erzählen zu müssen.

10.8 Förderungsmöglichkeiten in Kita und Schule

Auch wenn die Integration beeinträchtigter Menschen in Betreuungseinrichtungen in der pädagogischen Literatur schon lange als selbstverständlich und notwendig diskutiert wird, gestaltet sich die Realität oft anders. Erzieherinnen und Lehrerinnen reagieren im ersten Moment häufig unsicher, weil sie nicht wissen, wie mit einem hörbeeinträchtigten Kind umzugehen ist, wenn sie mit dieser Form der Beeinträchtigung vorher noch nicht in Berührung gekommen sind. Daher ist eine kompetente Beratung nicht nur der Eltern, sondern auch der Betreuungspersonen dringend notwendig, um Unsicherheit zu nehmen. Ein offener Austausch von Erzieherinnen, Lehrerinnen, Eltern und behandelnden Therapeutinnen sowie Ärztinnen oder Förderzentren ist notwendig, um den Bedürfnissen des Kindes in der Betreuungseinrichtung oder in der Schule gerecht zu werden. Eltern sollten auf die Erzieherinnen und Lehrerinnen ihres Kindes zugehen und über die Beratungs- und Informationsmöglichkeiten bei Therapeutinnen, Frühförderinnen, Gehörlosenpädagoginnen usw. aufmerksam machen. Oft sind Erzieherinnen und Lehrerinnen sehr dankbar für diese Angebote und fragen gerne nach, welche Möglichkeiten, das Kind zu fördern, in ihrem Rahmen bestehen.

Sowohl in der Kita als auch in der Schule können viele der für Eltern beschriebenen Verhaltensweisen und Strategien umgesetzt werden, um das Kind in seiner Hör- und Sprachentwicklung zu fördern. Darüber hinaus können einige Aspekte berücksichtigt werden, um hörgeschädigten Kindern das Lernen in Kita und Schule zu erleichtern.

Besondere Hörverarbeitung beachten

Hörgeschädigte Kinder hören auch mit Hörhilfen nicht auf die gleiche Art und Weise wie normalhörende Kinder. So werden z. B. oft alle Geräusche im Raum durch das Gerät verstärkt wahrgenommen, Sprache genauso wie Störgeräusche. Dies erfordert also eine größere Aufmerksamkeit bei der Informationsverarbeitung oder kann für Ablenkung sorgen. Deshalb können hörbeeinträchtigte Kinder manchmal anders reagieren, als von ihren Gesprächpartnern erwartet.

Überprüfen der akustischen Raumverhältnisse

Räume mit starkem Widerhall erschweren die Verarbeitung auditiver Reize. Oft kann schon mit relativ geringen finanziellen Mitteln eine günstigere Akustik erreicht werden: z. B. Teppichboden im Klassenraum, textiler Raumtrenner im Gruppenraum, hohe Räume durch Segel abhängen, Vorhänge anbringen, offene Regale statt geschlossene Schränke an der Raumrückwand nutzen, Filzgleiter unter Tischen und Stühlen befestigen, Türen und Fenster abdichten (Bogner 2009; Ruhe 2004).

Günstiger Sitzplatz

Für hörgeschädigte Kinder ist es wichtig, immer den Blickkontakt zur Lehrerin halten zu können, um Mundbild sowie Mimik und Gestik zum Verstehen nutzen zu können. Dies sollte bei der Sitzplatzwahl beachtet werden (ebd.).

Nutzen technischer Hilfen

Besonders in Klassenräumen können technische Hilfsmittel, wie z. B. FM-Systeme, verwendet werden. Dabei trägt die sprechende Person ein Sendermikrophon. Die Äußerungen werden per Funk an den Empfänger gesendet, welchen das Kind hinter dem Ohr trägt und der mit den Hörhilfen kombinierbar ist. Auf diese Weise kann das Kind die Sprache der Lehrerin besser wahrnehmen und von den Geräuschen des Klassenraums trennen.

Glossar

artikulatorische Fähigkeiten
die Fähigkeit, durch genau abgestimmte Bewegungen von Zunge, Lippen, Kiefer und Wangen die Laute der Muttersprache zu bilden

EKG-Veränderungen
mit einem EKG können Eigenschaften und Funktionsweise des Herzens gemessen werden, Veränderungen weisen auf Erkrankungen hin

HNO-Ärztin
Ärztin für Hals-, Nasen- und Ohrenkrankheiten

Hörscreening
ein kurzes systematisches Testverfahren, das Informationen über das Vorliegen einer Hörbeeinträchtigung liefert; zu Informationen über Art und Ausprägung einer Hörstörung sind weitere Tests notwendig

Pädaudiologischen Abteilungen
Abteilungen einer Klinik, die für die Diagnostik und Behandlung kindlicher Hörstörungen zuständig sind

Paukenröhrchen
werden bei einer Flüssigkeitsansammlung im Mittelohr z. B. bei einer Mittelohrentzündung zur Belüftung des Mittelohrs eingesetzt

Verbbeugung
die Veränderung der Endung oder ggf. des Wortstammes, wenn das Verb (Tätigkeitswort) in verschiedenen Personen steht, z. B. ich gehe, du gehst.

10.9 Hinweise zur Vertiefung

LITERATUR FÜR ELTERN UND ERZIEHER

Batliner G (2009). Hörgeschädigte Kinder im Kindergarten. München/Basel: Ernst Reinhardt Verlag.

Fritsche O, Kestner K (2006). Diagnose Hörgeschädigt. Was Eltern hörgeschädigter Kinder wissen sollten. Guxhagen: Verlag Karin Kestner.

Vogel C (2006). Und jetzt …? Unser Kind ist gehörlos! Unterstützungsmöglichkeiten für Eltern mit hörgeschädigtem Kind. Guxhagen: Verlag Karin Kestner.

VEREINE UND INTERNETSEITEN

http://www.schwerhoerigen-netz.de/MAIN/home.asp → Deutscher Schwerhörigenbund e. V.

http://www.hoerbehindertenselbsthilfe.de/ → Deutsche Hörbehinderten Selbsthilfe e. V.

http://www.ich-will-hoeren.de/ueberdieinitiative → Informationen zum Cochlea-Implantat

http://www.sfh.hamburg.de/index.php/file/download/4474 → Informationen zur Klassenraumgestaltung

LITERATUR

Bogner B (2009). Hörtechnik für Kinder mit Hörschädigung Hörtechnik für Kinder mit Hörschädigung. Heidelberg: Median Verlag.

Hackl D (2009). Gebärdensprachliche versus lautsprachliche Erziehung von Gehörlosen. Universität Wien: Hochschulschrift (Diplomarbeit).

Jacobs H, Schneider M, Weishaupt J (1996). Hören – Hörschädigung. Informationen und Unterrichtshilfen für allgemeine Schulen. Obertshausen: Der Paritätische Wohlfahrtsverband in Hessen.

Ruhe C (2004). Optimale Akustik im Klassenzimmer – unerlässlich nicht nur für hörgeschädigte Schüler. Architektur Raum Konstruktion, 28–34.

Thiel M (2000). Logopädie bei kindlichen Hörstörungen. Berlin/Heidelberg: Springer.

Wendlandt W (2011). Sprachstörungen im Kindesalter: Materialien zur Früherkennung und Beratung. Stuttgart: Thieme.

Wirth G (2005). Sprachstörungen, Sprechstörungen, Kindliche Hörstörungen. Köln: Deutscher Ärzte-Verlag.

KAPITEL

11

Ulrike Wiecha

Stottern

„Mein Kind stockt, wenn es spricht."

Info

- Stotternde Kinder sind nicht dumm.
- Stottern entsteht nicht aufgrund eines Traumas und ist nicht die Schuld der Eltern.
- Kinder stottern nicht mit Absicht, auch wenn sie manchmal flüssig sprechen können.

Stottern ist eine Störung des Redeflusses und der *Kommunikation*. Sprechsymptome wie Lautwiederholungen, die den Redefluss beeinträchtigen, können individuell sehr unterschiedlich stark ausgeprägt sein. Die Sprechprobleme variieren in unterschiedlichen Gesprächssituationen z. B. mit verschiedenen Gesprächspartnern oder in der Unterhaltung mit einer oder mehreren Personen. Die Störung tritt i. d. R. im Alter zwischen 3 und 6 Jahren auf (Bloodstein 1995).

Bei 5 % aller Kinder ist im Laufe ihrer Entwicklung eine Phase zu beobachten, in der sie stottern. In einer Gruppe von 20 Kindern betrifft dies also ein Kind. Bei etwa 1 % aller Kinder bleibt das Stottern auch bis ins Erwachsenenalter bestehen (Silvermann 1996). Während der ersten Stottersymptome ist kein Unterschied zwischen dem Anteil an Mädchen und Jungen zu beobachten. Im weiteren Verlauf zeigen Mädchen häufiger als Jungen eine Remission, also ein dauerhaftes Nachlassen des Stotterns, so dass im Jugendalter 4-mal mehr Jungen als Mädchen stottern (Silbermann 1996).

Stottern kann therapeutisch behandelt werden. Einige Kinder können ihre Sprechschwierigkeiten durch Entwicklungsfortschritte selbst ausgleichen (Spontanremission). Andere benötigen therapeutische Unterstützung, um Stottersymptome zu überwinden. Zahlen darüber, wie viele Kinder ihr Stottern von selbst überwinden, liegen derzeit noch nicht vor

Die medizinische Beschreibung von Stottern lässt sich in der Internationalen Klassifikation der Krankheiten (ICD-10-GM) nachlesen. Die ICD-10-GM wird jährlich revidiert und vom Deutschen Institut für medizinische Dokumentation und Information im Auftrag des Bundesministeriums für Gesundheit herausgegeben. Dort wird Stottern folgendermaßen beschrieben:

> *„Hierbei ist das Sprechen durch häufige Wiederholung oder Dehnung von Lauten, Silben oder Wörtern, oder durch häufiges Zögern und Innehalten, das den rhythmischen Sprechfluss unterbricht, gekennzeichnet. Es soll als Störung nur klassifiziert werden, wenn die Sprechflüssigkeit deutlich beeinträchtigt ist"* (ICD-10-GM 2010 [F98.5]).

Stottern ist durch Sprachtherapie behandelbar. Die besten Chancen auf Erfolg, also die völlige Überwindung der Sprechunflüssigkeiten, hat die Therapie in den ersten beiden Jahren nach Beginn des Stotterns. Gleichwohl ist das Überwinden des Stotterns auch noch bis zur Pubertät möglich. Erfahrungsgemäß sinkt die Wahrscheinlichkeit auf Heilung aber nach der Pubertät (Sandrieser und Schneider 2008).

Bekommen Kinder wegen ihres Stotterns Sprachtherapie verschrieben, so machen Ärztinnen die Diagnose auf der Heilmittelverordnung mit dem Code F98.5 aus ICD-10 kenntlich.

Finanzierung

Die ärztlich verordnete Diagnostik und Therapie durch Sprachtherapeutinnen wird von den gesetzlichen oder privaten Krankenkassen übernommen. Kinder bis zur Vollendung des 18. Lebensjahrs sind von der Zuzahlung der Verordnungsgebühr und des Eigenanteils befreit.

11.1 Erscheinungsbild

Das Stotterverhalten betroffener Kinder ist nicht allen Gesprächspartnerinnen gegenüber gleich. Kinder können in unterschiedlichen Gesprächsituationen in ihrer Sprechunflüssigkeit stark schwanken. So können Stottersymptome gegenüber fremden Personen häufiger auftreten oder bei Menschen, von denen das Kind Anerkennung erfahren möchte.

WICHTIG

Die Unterbrechungen des Redeflusses sind unfreiwillig und ungewollt. Sie können durch Wiederholungen von Silben, einzelnen Lauten, durch Lauteinschübe oder Dehnungen charakterisiert sein. Durch so genannte Blockierungen können willkürliche Pausen entstehen. Die Aussagedauer kann durch Unterbrechungen deutlich verlängert sein, obwohl das Kind genau weiß, was es sagen möchte und grundsätzlich in der Lage ist, dies zu formulieren.

Unterscheidung normaler Sprechunflüssigkeiten von echtem Stottern

Stottern zeigt sich dem Zuhörer in erster Linie durch Sprechunflüssigkeiten. Jedoch ist nicht jedes unflüssige Sprechen auch immer schon echtes Stottern. Ein gewisses Maß an Unflüssigkeiten gehört natürlicherweise zum Sprechen dazu.

Info

Sprechunflüssigkeiten

Normale Sprechunflüssigkeiten haben im Gespräch die Funktion, Zeit zu gewinnen, um die Äußerung zu planen oder zu überdenken. So kann man durch Ablenkung oder Nachdenken über den Inhalt kurz pausieren und dann fortfahren, sich in einem Wort verhaspeln oder einen Satzteil wiederholen z. B. „Ich hab ich hab Opa gesehen." oder „Mein mein mein Hund ist auch schwarz."

Jeder wird bei sich und anderen schon einmal beobachtet haben, dass Wörter und Wortteile wiederholt, Sätze abgebrochen, verändert oder neu begonnen wurden. Diese Unflüssigkeiten sind normal, gehören zum Reden dazu und werden nicht als Stottern bezeichnet.

Hinweis

Achten Sie einmal genau auf Ihr Sprechen. Brechen Sie manchmal Sätze ab, wiederholen Sie Wörter oder Satzteile? Beobachten Sie sich. In welchen Situationen passiert Ihnen das und was mussten Sie in diesen Momenten leisten? Ähnliche Situationen könnten auch Ihrem Kind schwer fallen. In deren Folge es dann zu Unflüssigkeiten kommt.

In einer bestimmten Phase der Sprachentwicklung können bei Kindern vermehrt funktionelle Unflüssigkeiten auftreten. Im Alter zwischen ca. 2½ und 5 Jahren machen Kinder große Fortschritte im Bereich der Grammatikentwicklung (➤ Kap. 3), im *Lauterwerb* und besonders im Bereich der kommunikativen Fähigkeiten. Kinder lernen den Sprecher-Hörer-Wechsel, d. h. das abwechselnde Sprechen im Dialog bewusst mitzugestalten, sie beginnen über ihr eigenes Sprechen nachzudenken und können sich korrigieren. Nicht zuletzt bedienen sie sich schon verschiedener Sprechakte, indem sie lernen, Ereignisse zu beschreiben, gezielt Fragen zu stellen, eine Absicht mitzuteilen und einer Sache zuzustimmen bzw. zu widersprechen. Durch die rasante Entwicklung der sprachlichen Fähigkeiten wächst das Repertoire an Möglichkeiten, Wissen und Erfahrungen auszudrücken, die sie sammeln. Auch die geistige Entwicklung erfährt in dieser Zeit einen enormen Wachstumsschub. Kinder machen viele neue Erfahrungen durch ein erweitertes soziales Umfeld wie z. B. den Kindergarten, Nachbarskinder oder eine Sportgruppe. Sie knüpfen viele neue Kontakte und haben das Bedürfnis, all die Eindrücke und Erfahrungen möglichst direkt mitzuteilen. Um dem Mitteilungsbedürfnis gerecht zu werden, bedarf es viel Aufmerksamkeits- und Verarbeitungsleistung. Da sich aber viele Fähigkeiten wie z. B. das Bilden von Sätzen oder die Erinnerung und das zeitliche Einordnen von Erlebnissen noch in der Entwicklung befinden, gelingt die Koordination aller Leistungen nicht immer perfekt. In diesen Momenten können Anforderungen, die ein Kind erfüllen muss, um sein Wissen oder die Bedürfnisse in eine sprachlich richtige Form zu bringen, zu groß sein. Es können Unflüssigkeiten auftreten, weil ein Ungleichgewicht zwischen dem Wissensschatz „Mitteilungsbedürfnis" und den Sprechfähigkeiten des Kindes entsteht.

Funktionelle Unflüssigkeiten können während der Phase der Sprachentwicklung auftreten und wieder abnehmen, wenn das Kind die Entwicklungsaufgabe gemeistert hat und z. B. die Bildung von längeren Sätzen sicher beherrscht.

Unflüssigkeiten, die bei Stottern zu beobachten sind, besitzen hingegen eine andere Qualität als funktionelle Unflüssigkeiten und können deutlich von normalen Unflüssigkeiten abgegrenzt werden.

Info

Kernsymptomatik

- Wiederholungen einzelner Laute z. B. „I-i-i-ich will auch mit kommen."
- häufiges Wiederholen von Silben z. B. „Das hat mir Oma ge-ge-ge-geschenkt."
- Lautveränderungen bei Silbenwiederholungen z. B. „Me-me-me-mein Auto."
- lang gezogenes Dehnen von Lauten z. B. „Haaaaaaast du mir was mitgebracht?"
- unfreiwillige und angestrengte Unterbrechungen (Blockierungen) innerhalb eines Wortes z. B. „Mama k---ommst du mal?"
- Blockierungen vor Beginn der Rede oder eines Wortes z. B. „(Einatemgeräusch) - - -Das kann ich schon."
- Die aufgeführten Symptome können durch auffällige Veränderungen der Sprechmelodie, wie Veränderungen der Tonhöhe und Lautstärke begleitet sein.

Stottern ist mehr als die Unterbrechungen und Wiederholungen, die man beim „normalen" Sprechen beobachten kann. Im Gegensatz zu funktionellen Unflüssigkeiten, die Kindern selbst nicht auffallen, weil sie gerade damit beschäftigt sind, zu überlegen, was sie sagen möchten, werden „echte" Stottersymptome den Kindern selbst meist bewusst. Sie registrieren die Langsamkeit und Anstrengung, die mit den Sprechunflüssigkeiten verbunden sind und beginnen, sich um fehlerfreies Sprechen zu bemühen. Diese Sprechunflüssigkeiten werden auch Kernsymptomatik genannt. Da die Unflüssigkeiten aber willkürlich auftreten und sich der Kontrolle des Kindes entziehen, gelingt flüssigeres Sprechen auch mit mehr Anstrengung und Aufmerksamkeit nicht.

Die erhöhte Aufmerksamkeit auf das eigene Sprechen und das Misslingen der Verbesserung kann neue, das Stottern begleitende Schwierigkeiten nach sich ziehen. Die das Stottern begleitende Symptomatik kann sich z. B. durch körperliche Anstrengung, motorische Mitbewegungen wie Kopfnicken und der Vermeidung schwieriger Wörter oder Gesprächssituationen zeigen.

Info

Begleitsymptomatik

- Motorik, z. B. Kopfmitbewegungen, Grimassen ziehen
- Sprache und Sprechen z. B. Vermeidung gefürchteter Wörter, Einschieben von Floskeln, Flüstern, Schweigen
- Sozialverhalten, z. B. Vermeidung von Erzählsituationen, Vortäuschen einer Beschäftigung neben dem Sprechen, Abwenden des Blickes
- Gefühle und Selbsteinschätzung, z. B. Sprechangst, körperliche Anspannung, negative Selbsteinschätzung, Versagensangst
- vegetative Reaktionen, z. B. Schweißausbrüche, Zittern

Physiologische (normale) Sprechunflüssigkeiten, wie sie auch im Laufe der Sprachentwicklung auftreten, haben somit eine andere Qualität als echte Stottersymptome.

Auch wenn die Ausprägung von Stottern sehr unterschiedlich sein und man nicht von einem typischen Verlauf sprechen kann, soll die Problematik anhand eines Einzelfalles verdeutlicht werden.

Fallbeispiel

Isabel, 5;2 Jahre

Bei Isabel wurde mit 4;2 Jahren Stottern diagnostiziert. Sie hat eine Zwillingsschwester. Beide Kinder kamen sechs Wochen vor dem Geburtstermin per Kaiserschnitt zur Welt. Das Geburtsgewicht der Mädchen war sehr gering und die motorische Entwicklung in den ersten drei Lebensjahren verlief nicht altersgerecht. Beide bekamen über einen längeren Zeitraum Physiotherapie, sonst war die Entwicklung unauffällig. Isabels Stottern begann, nachdem bei ihrer Mutter eine schwere Erkrankung festgestellt wurde und diese zwei längere Krankenhausaufenthalte hatte.

Während des Sprechens wiederholt Isabel Silben und einzelne Laute an Wort- und Satzanfängen. Bis zu 7-mal wiederholt sie einzelne Silben und Laute. Während dieser Wiederholungen verändert sich oft ihre Stimme. Die Tonlage steigt an oder die Stimme bleibt weg, und es ist nur ein tonloses Flüstern zu hören. Gelegentlich entstehen zwischen den Wörtern ungewollte Pausen durch Blockierungen. Isabel wirkt dann sehr angestrengt und atmet deutlich hörbar ein, um der Situation zu entkommen.

Isabels Sprechschwierigkeiten sind variabel und abhängig von der Person, mit der sie gerade spricht, sowie der Art der Sprechaufgabe, die sie gerade meistern muss. So treten weniger Unflüssigkeiten auf, wenn sie sich in kurzen Sätzen mit ihrer Mutter darüber austauscht, was sie zum Frühstück essen, als wenn sie gemeinsam mit ihrer Schwester über die Erlebnisse im Kindergarten berichten möchte. Wiederum fallen ihr die Gespräche mit Familienmitgliedern leichter als mit den Erzieherinnen im Kindergarten oder gar Fremden. In solchen Gesprächssituationen nehmen Sprechunflüssigkeiten deutlich zu. Wird ihr Stottern in einer Situation zu stark und mit großer Anstrengung verbunden, meidet sie das Gespräch und schweigt. Es wird deutlich, dass Isabel nicht nur Einschränkungen bezüglich ihres Redeflusses erfährt, sondern auch eine Begleitsymptomatik entwickelt hat. Ihre Möglichkeiten, mit Nichtfamilienmitgliedern zu sprechen, mit anderen Kindern in Kontakt zu treten und außerfamiliäre Beziehungen aktiv mitzugestalten, sind deutlich eingeschränkt. ▮

11.2 Ursachen

Über die Ursachen von Stottern gibt es viele Meinungen und Vermutungen. Tatsächlich lassen sich die Ursachen von Stottern wissenschaftlich schwer feststellen. Weitgehend einig ist man sich darüber, dass es nicht „die Ursache" für Stottern gibt, sondern viele Faktoren an der Entstehung und Entwicklung beteiligt sind. Da Stottern häufig familiär auftritt, wird davon ausgegangen, dass nicht das Stottern selbst, wohl aber die **Disposition** (Anlage) zum Stottern vererbt werden kann. Es gibt Risikofaktoren, die eine Stottersymptomatik wahrscheinlicher machen. Dazu zählen eine verzögerte Sprachentwicklung, eine eingeschränkte mundmotorische Geschicklichkeit oder allgemeine verzögerte Reifungsprozesse (Brügge und Mohs 2006). Zu den Risikofaktoren müssen das Stottern **auslösende Faktoren** hinzukommen. Als auslösende Faktoren werden oft Veränderungen im Lebensumfeld beschrieben, welche das Kind vielleicht als schwer zu meistern empfunden hat, wie ein Krankenhausaufenthalt, die Geburt eines Geschwisterkindes oder die Trennung der Eltern. Wie ein Kind auf Veränderungen seiner direkten Umwelt reagiert, ist nicht vorherzusehen. Daher ist Vorsicht geboten, die Schuld für Veränderungen und deren Folgen den Eltern oder Erziehungspersonen zuzuweisen. Jedes Kind reagiert auf seine ganz eigene Art und Weise, wenn es mit Veränderungen konfrontiert wird.

Hinweis

Eltern können auf aufrechterhaltende Faktoren des Stotterns Einfluss nehmen. Welche Situationen und Verhaltensweisen die Stottersymptomatik erhalten, können Familien stotternder Kinder gemeinsam mit einer Therapeutin erforschen. Hierzu werden *Stressoren*, die das Stottern bedingen, gemeinsam erforscht. Diese können von Kind zu Kind variieren. Stressoren, welche die Sprechfähigkeit eines Kindes beeinflussen, können allgemeine Bedingungen sein, wie eine fehlende Alltagsroutine, die das Kind braucht, oder Leistungserwartungen der Eltern, denen das Kind wiederholt nicht entsprechen kann. Stressoren, die direkt die Kommunikation betreffen, sind beispielsweise, dass das Kind beim Sprechen oft unter Zeitdruck steht oder die Bezugspersonen unaufmerksame Zuhörer sind, die das Kind häufig unterbrechen oder ihre Aufmerksamkeit schnell anderen Dingen zuwenden (Prins 1983).

Stottern kann sich entwickeln, wenn die sprachlichen Fähigkeiten des Kindes den Anforderungen, die an es gestellt werden, nicht gewachsen sind. Die Fähigkeiten können durch Risikofaktoren, wie eine eingeschränkte mundmotorische Geschicklichkeit begrenzt sein. Anforderungen müssen nicht immer

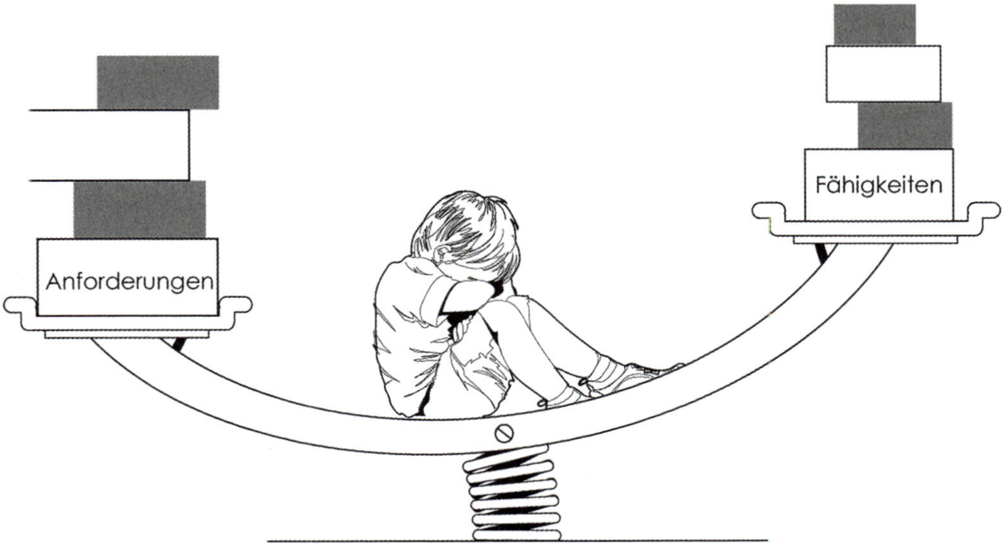

Abb. 11.1 Anforderungen-Fähigkeiten-Modell

von anderen Personen gestellt werden, sondern können auch die eigenen Ansprüche sein, z. B. alles sehr gut machen zu wollen. Aus diesem Ungleichgewicht kann Stottern entstehen (Starkweather und Gottwald 1990, ➤ Abb. 11.1).

Ist das Kind Situationen ausgesetzt, die das Stottern verstärken (aufrechterhaltende Faktoren), kann sich die Symptomatik schnell verschlimmern.

11.3 Prävention

Vorsorgemaßnahmen müssen individuell auf die Bedürfnisse und Risiken des einzelnen Kindes ausgerichtet werden.

Die WHO teilt die Prävention in drei Ebenen ein, die jeweils die Vermeidung verschiedener Probleme im Blick haben.

Eine **primäre Prävention** bedeutet die Vorbeugung der Sprechunflüssigkeiten, wie sie im ➤ Kap. 11.1 beschrieben wurde. Da bisher keine direkten Ursachen bekannt sind, ist es nicht möglich, Sprechsymptomen vorzubeugen.

Die **sekundäre Prävention** umfasst die Verhinderung weiterer Beeinträchtigungen, die durch das Stottern entstehen können. Damit sind (bei stotternden Kindern) z. B. Sprechängste oder psychische Belastungen gemeint, die aus dem Bewusstsein entstehen können, anders oder schlechter zu sprechen als andere. Wenn die Symptome früh diagnostiziert werden, kann sehr wirksam Einfluss auf das Stottern genommen werden. Je kürzer die Stotterphase anhält, desto wahrscheinlicher ist es, dass das Kind entweder durch eigene Entwicklungsfortschritte oder therapeutische Begleitung die Sprechunflüssigkeiten überwinden kann.

WICHTIG

Wenn Eltern sich Sorgen machen, ihr Kind könnte von Stottern betroffen sein, sollte so früh wie möglich eine diagnostische Abklärung der Sprechfähigkeit und der Risikofaktoren erfolgen. Wenn Stottern festgestellt wurde, kann durch die Therapie die Stottersymptomatik verbessert, sowie dem Auftreten einer Begleitsymptomatik wie Mitbewegungen des Kopfes, der Sprechangst oder der Vermeidung von Sprechsituationen vorgebeugt werden.

Konnte die Diagnostik Stottern nicht bestätigen, liegen aber dennoch Risikofaktoren vor, wird eine Elternberatung durchgeführt und die Symptomatik eventuell zu einem späteren Zeitpunkt noch einmal überprüft.

Die **tertiäre Prävention** sieht vor, Kinder und Jugendliche davor zu bewahren, aufgrund ihres Stotterns eine Behinderung zu erfahren. Dies kann der Fall sein, wenn starke Begleiterscheinungen wie körperliche Mitbewegungen oder psychische Reaktionen den Alltag stark beeinträchtigen, ein Sprechen nur noch mit ganz bestimmten Personen in Kauf genommen und sozialer Rückzug deutlich wird.

11.4 Diagnostik

Die fachgerechte Diagnostik, ob ein Kind stottert und wie stark die Symptomatik ausgeprägt ist, führen Sprachtherapeutinnen durch. Eine Diagnostik besteht aus einem Erstgespräch mit den Eltern, auch Anamnese genannt, und der Untersuchung des Redeflusses. Dieser wird in verschiedenen Sprechsituationen betrachtet.

Je nach Arbeitsweise der Therapeutin wird das Erstgespräch im Beisein des Kindes oder nur mit den Eltern geführt. Um die Situation einzuschätzen und die geeignete Vorgehensweise für das Kind zu finden, wird die Therapeutin detailliert verschiedene Bereiche erfragen. Manchmal fühlen sich Eltern unangenehm berührt und fragen sich, warum sie über die motorische Entwicklung und die Familiensituation berichten sollen, wo sie doch des Stotterns wegen gekommen sind. Es ist wichtig zu wissen, dass die Therapeutin nicht aus Neugier fragt und die Eltern danach bewerten will, sondern die Fragen der möglichst genauen Beschreibung der Situation und des Umfeldes des Kindes dienen. Nur so ist eine individuelle Einschätzung der Risikofaktoren für das Stottern eines einzelnen Kindes möglich.

In einem Erstgespräch werden die Bereiche allgemeine Entwicklung und sprachliche Entwicklung des Kindes, häusliches und familiäres Umfeld wie Familie und andere Bezugspersonen, Kindergarten und Schule sowie die Rolle des Kindes in seinem Umfeld thematisiert. Weiterhin ist das Sozialverhalten außerhalb der Familie und, neben der Sprachentwicklung, das Sprachverhalten des Kindes gegenüber verschiedenen Personen wichtig. Auf diese Bereiche können sich Eltern zum ersten Termin bei der Therapeutin vorbereiten. Wenn möglich sollten Eltern Themen, an die sie sich nicht mehr so genau erinnern können, vorher besprechen und Aufzeichnungen über Entwicklungsschritte und das gelbe Untersuchungsheft zu Hilfe nehmen.

Darüber hinaus muss für eine Diagnostik der Redefluss des Kindes in verschiedenen Sprechsituationen untersucht werden. Hierzu wird die Therapeutin Aufnahmen von der Sprache des Kindes machen. Um die individuell geprägten Formen des Stotterns zu erkennen, müssen Aufnahmen von verschiedenen Sprechsituationen gemacht werden, in denen die Anstrengung zu sprechen variiert. Denkbar sind Aufnahmen während das Kind mit den Eltern oder der Therapeutin spielt, dem Kind Fragen gestellt werden, es eine Geschichte nacherzählen soll oder indem Schulkinder einen kleinen Text vorlesen. Die Aufnahmen werden unter den Gesichtspunkten betrachtet, wie häufig Sprechunflüssigkeiten auftreten, welche Eigenschaften diese besitzen und wie lange sie dauern. Stottern liegt vor, sobald mindestens 3 % der gesprochenen Silben Stottersymptome aufweisen. Diese Auswertung dient der Einschätzung der Kernsymptomatik (➤ Kap. 11.1). Während des Gespräches mit dem Kind wird die Therapeutin genau beobachten, ob zum Stottern eine Begleitsymptomatik, wie Mitbewegungen des Kopfes oder die Vermeidung etwas auszusprechen, hinzukommt.

Anhand dieser Informationen kann die Entscheidung getroffen werden, ob
- ein Kind ein beginnendes Stottern zeigt,
- von Stottern betroffen ist,
- vielleicht von Risikofaktoren betroffen ist, die zu Stottern führen könnten,
- oder den Eltern die Sorge genommen werden kann, da keine behandlungswürdige Beeinträchtigung vorliegt.

Checkliste

Info

Verwendung des Screenings

Das Screening ist gut geeignet, um in Kinderarztpraxen Anwendung zu finden und innerhalb kurzer Zeit (5–10 Minuten) zu beurteilen, ob eine Überweisung zur Sprachtherapeutin notwendig ist.

Ob der Weg zur Therapeutin eingeschlagen werden sollte, kann mit der Screeningliste Stottern, die von Eltern ausgefüllt wird, schnell und relativ sicher beurteilt werden (➤ Tab. 11.1). Nach Beendigung muss der gesamte Punktwert errechnet werden. Ein Punktwert kleiner als 7 bedeutet, dass keine Diagnostik notwendig ist, bei einem Wert zwischen 7 und 12 sollte ein erneutes Screening nach 3 Monaten durchgeführt werden und ein Wert von über 12 Punkten legt eine ausführliche Diagnostik durch eine Therapeutin nahe.

Tab. 11.1 Checkliste Stottern (Sandrieser 2003)

	Punktwert
Teil A: Art der Unflüssigkeiten	
wiederholt Sätze oder ganze Wörter	1
wiederholt einen Laut oder Laute eines Wortes 2- bis 3-mal ohne Anspannung	2
wiederholt einen Laut oder Laute eines Wortes 4-mal und öfter	3
angespannte Stimme beim Wiederholen	4
Blockierungen, bleibt im Wort stecken	5
Teil B: Reaktionen des Kindes bei den Unflüssigkeiten	
keine, nicht sichtbar	1
verändert Wörter, aus Angst vor Unflüssigkeiten	2
strengt sich sehr an, um Wörter aussprechen zu können	3
Gesichtsverzerrungen und/oder Mitbewegungen von Kopf, Füßen, Händen zu beobachten	4
Teil C: Anzahl der Unflüssigkeiten	
keine oder nur selten	1
häufig, bis zu einer Unflüssigkeit in 2–3 Sätzen	3
Teil D: Reaktionen der Umgebung	
Unerheblich, niemand scheint durch die Unflüssigkeiten irritiert zu sein	1
Eltern sind beunruhigt	2
Kind reagiert auf Reaktionen der Umgebung (z. B. auf Hänseleien)	3
Teil E: Seit wann werden die Unflüssigkeiten wahrgenommen?	
bisher noch gar nicht	1
seit höchstens 4 Monaten	2
seit 4–12 Monaten	3
seit mehr als 12 Monaten	4
Gesamtpunktzahl	
Bitte geben Sie Ihr Urteil über das Sprechen des Kindes ab, indem Sie jeweils die Aussage(n) ankreuzen, die am ehesten zutrifft oder zutreffen.	

11.5 Therapie

Die Behandlung von Stottern ist in der Zeit vom Beginn des Stotterns bis zur Pubertät sehr erfolgversprechend. Nach der Pubertät verringern sich die Chancen auf Remission (Heilung) deutlich. Daher unterscheiden sich auch die Ziele und Vorgehensweisen in der Stottertherapie mit Kindern und Jugendlichen bzw. Erwachsenen. Ziele der Therapie mit Kindern und Jugendlichen vor der Pubertät sind, die Begleitsymptomatik abzubauen und Sprechunflüssigkeiten in lockeres Stottern oder flüssiges Sprechen zu verwandeln, um ein Langzeitstottern zu verhindern. Nach der Pubertät zielt eine Therapie darauf ab, die Sprechsymptome abzuschwächen und den Umgang mit Stottern zu erleichtern, indem die Begleitsymptomatik behandelt wird.

11.5.1 Therapieansätze und -methoden bei kindlichem Stottern

Zur Behandlung des Stotterns steht eine große Vielfalt an Therapiekonzepten und Programmen zur Verfügung. Hinsichtlich der Vorgehensweise werden so genannte **direkte und indirekte Therapieansätze** unterschieden.

Bei den direkten Ansätzen arbeitet die Therapeutin mit dem Kind unmittelbar an dessen Sprechunflüssigkeiten, also am Stottern selbst. Oft wird dazu gemeinsam mit dem Kind beobachtet, was beim Stottern geschieht und wie es sich anfühlt. Dann kann auf verschiedenen Wegen daran gearbeitet werden, das Stottern zu verändern oder durch flüssiges Sprechen zu ersetzen.

Bei indirekten Therapieansätzen wird an Faktoren gearbeitet, die das Stottern beeinflussen, wie z. B. das Selbstvertrauen des Kindes oder die Art und Weise, wie im Gespräch mit ihm umgegangen wird. Dabei spielt die Elternarbeit eine sehr wichtige Rolle. Die Eltern werden beraten, welche Verhaltensweisen im Alltag und in der Kommunikation belastende Einflüsse auf das Sprechen ihres Kindes haben können. Auch können Eltern durch ein Training versuchen, ihre Art zu sprechen und ihre Kommunikationsweise zu verändern. Es ist wichtig, das Selbstbewusstsein und die Widerstandskraft des Kindes gegenüber Stressoren zu stärken. Dies kann durch die Förderung der Sprechfreude und der sprachlichen Entwicklung sowie durch Entspannungsübungen geschehen. Stressoren sind in diesem Zusammenhang Umstände, die sich negativ auf den Redefluss des Kindes auswirken, weil sie für mehr Druck sorgen.

Im Therapiealltag ist die klare Trennung zwischen direkten und indirekten Ansätzen kaum mehr anzutreffen. Aus dem Wissen darüber, dass Stottern eine multifaktorielle Störung ist (d. h. verschiedene Faktoren sind an der Entstehung beteiligt), folgt für viele Therapeutinnen die Notwendigkeit, verschiedene Methoden der beiden Ansätze miteinander zu kombinieren. So kann es z.B. sinnvoll sein, in einer Therapie zunächst mit indirekten Methoden zu beginnen, z. B. mit der gezielten Beratung der Eltern hinsichtlich ihres Kommunikationsverhaltens gegenüber dem Kind und dann zum Aufbau einer vertrauensvollen Beziehung mit dem Kind spieltherapeutische Elemente anzuwenden. Wenn die ersten Therapieziele, wie z. B. die Reflexion der eigenen Sprechweise durch die Eltern und eine freudvolle, bedenkenlose Beziehung des Kindes zur Therapeutin erreicht wurden, können direkte Methoden zum Einsatz kommen, die dem Abbau von Sprechängsten oder der Reduzierung unflüssigen Sprechens dienen.

Welche Methoden in der Stottertherapie mit Kindern genutzt und je nach Zielstellung miteinander kombiniert werden können, zeigen ➤ Tab. 11.2 und ➤ 11.3.

Tab. 11.2 Indirekte Therapiemethoden (nach Ochsenkühn, Thiel und Ewerbeck 2010)

Methoden indirekter Therapie	Beispiele
Elternberatung	Die Therapeutin berät die Eltern, wie sie mit dem Stottern ihres Kindes umgehen können. Sie ergründen gemeinsam, welche Bedingungen das Stottern aufrechterhalten könnten und suchen nach Lösungswegen.
Elterntraining zur Veränderung der Sprechweise und Kommunikation mit dem Kind	Die Eltern werden von der Therapeutin angeleitet, wie sie ihr Sprechtempo verringern oder lernen, ihrem Kind in wichtigen Situationen beim Sprechen volle Aufmerksamkeit zu widmen, auch wenn es durch das Stottern erschwert wird.
Stärkung des Selbstvertrauens und Förderung eines positiven Selbstkonzepts des Kindes (Wahrnehmung der eigenen Fähigkeiten und Eigenschaften)	Die Therapeutin bietet dem Kind Spiele und Aufgaben an, die es erfolgreich lösen kann. Fortschritte werden immer wieder betont und dem Kind vor Augen geführt.
Förderung der Sprechfreude	Dem Kind werden Therapiesequenzen angeboten, in denen sprachlicher Austausch stattfinden kann, jedoch eine spielerische und freudvolle Handlung im Vordergrund steht, z. B. Theaterspiel mit Handpuppen.
Abbau von Sprechängsten	Die Therapeutin erarbeitet mit dem Kind spielerisch, wie es angstbesetzte Sprechsituationen meistern kann.
Förderung der Sprachentwicklung	Zum Beispiel Förderung des Wortschatzes im Bereich Kleidung, indem Puppen an- und ausgekleidet werden und dann auf Bildern die verwendeten Kleidungsstücke gesucht werden müssen
Reduktion der sprachlichen Komplexität und Abbau des Anspruchniveaus und Leistungsdrucks: Verringerung der Anforderungen an die Äußerungen des Kindes, Vereinfachung der Sprache, die an das Kind gerichtet wird, Verminderung des Leistungsdrucks besonders in Redesituationen	Im Elterntraining kann behandelt werden, welche Satzstrukturen für die Entwicklungsstufe des Kindes gerade angemessen sind. Daraufhin kann trainiert werden, wie Sätze so einfach formuliert werden können, dass das Kind sie leichter versteht und mit welchem Informationsgehalt das Kind noch umgehen kann und mit welchem nicht mehr.

Tab. 11.2 Indirekte Therapiemethoden (nach Ochsenkühn, Thiel und Ewerbeck 2010) *(Forts.)*

Methoden indirekter Therapie	Beispiele
Betonung nonverbaler Ausdrucksformen und sprachlich kommunikativer Fähigkeiten: Aufmerksamkeit lenken auf nonverbale Ausdrucksformen durch z. B. Mimik und Gestik sowie kommunikative Fähigkeiten	Die Eltern können in der Beratung dafür sensibilisiert werden, wie viele Informationen sich aus Mimik und Gestik entnehmen lassen.
Entspannungsübungen	Dem Kind werden Entspannungstechniken wie z. B. Progressive Muskelentspannung angeboten.
spieltherapeutische Elemente	Das Kind und die Therapeutin spielen in einem Rollenspiel eine Situation, in der sich eine Person in ihren Fähigkeiten überfordert sah. In einem zweiten Durchgang können die Rollen getauscht oder die Situation kann so verändert werden, dass ein Lösungsweg aufgezeigt wird.

Tab. 11.3 Direkte Therapiemethoden (Ochsenkühn, Thiel und Ewerbeck 2010)

Methoden direkter Therapie	Beispiele
Enttabuisierung des Stotterns: Stottern sowie damit verbundene Scham und Ängste werden zum Gesprächsthema gemacht	Die Therapeutin spricht das Kind auf seine Sprechprobleme an, wenn es sich über häufiges Stocken zu ärgern scheint und bespricht mit ihm, wie es sich dabei fühlt.
Bewusstmachen der Symptomatik: genaues Beobachten und Reflektieren des Stotterns gemeinsam mit dem Kind, das Kind soll die Eigenschaften seines Stotterns kennenlernen	Gemeinsam mit dem Kind werden Stottermomente genau beobachtet, z. B. „Wann hat die Blockierung eingesetzt? War sie schon vorher zu spüren? Was habe ich dabei getan?"
Kinästhetische Sensibilisierung: Kind wird angeleitet zu spüren, welche Körperteile und Körperregionen am Stottern beteiligt sind und wie viel Kraft es dabei aufwendet	Das Kind bekommt die Aufgabe, darauf zu achten, welche Körperteile beim Stottern anspannen, wie stark die Anspannung werden kann oder der Kopf, die Hand, die Lippen etc. zu zittern beginnen.
Abbau von Sprechängsten: Sprechängste sollen überwunden werden, indem angstvolle Situationen Stück für Stück ausprobiert werden und diese so ihre Bedrohung verlieren	Das Kind hat Angst im Eisladen selbst zu bestellen. Nachdem die Situation mit der Therapeutin besprochen und in Gedanken durchgegangen wurde, gehen beide in die Eisdiele, um sie direkt zu erleben.
Modifikation des Stotterns: Veränderung des Stotterns durch bestimmte Techniken, z. B. Pull-out (sich aus Blockaden zu befreien)	Das Kind wird angeleitet, wie es durch Verlangsamen der Sprechweise und kontrolliertes Loslassen der Muskelspannung Blockierungen überwinden kann.
Verstärkung flüssigen Sprechens (Fluency Shaping): Lernen ohne Stottern zu sprechen, indem für flüssiges Sprechen gelobt oder belohnt wird und dieses somit verstärkt auftritt	Das Kind wird angeleitet, einzelne Wörter langsamer und flüssiger zu sprechen. Bei erfolgreichem Üben wird das Kind gelobt oder erhält eine Belohnung, um das flüssige Sprechen dadurch zu etablieren.
Veränderung des Sprechmusters: Mit dem Kind werden Sprechtechniken eingeübt, die Stottern nicht mehr möglich machen sollen, wie z. B. sehr verlangsamtes Sprechen oder das verbundene Sprechen von Wörtern.	Die Therapeutin übt mit dem Kind, beim Sprechen einzelne Wörter mit der Stimme zu verbinden, so dass nur noch selten Worte neu beginnen und Stottersymptome nicht mehr so häufig auftreten können.

Tab. 11.4 Therapieansätze beim Stottern

Therapieansatz	Vorgehen	Direktes/indirekts Arbeiten	Beispiele
Fluency Shaping: Das Ziel ist flüssiges Sprechen. Nach einem hierarchisch aufgebauten Konzept arbeitet die Therapeutin mit dem Kind und leitet die Eltern zur selbstständigen Durchführung des Programms an.	Es werden Sprechtechniken vermittelt, die mit Stottern unvereinbar sind, um flüssiges Sprechen zu erreichen. Geübt wird anfangs in ganz einfachen Situationen, z. B. mit kurzen Wörtern. Der Schwierigkeitsgrad wird nach und nach gesteigert. Gelungene Sprechflüssigkeit wird durch Belohnung verstärkt.	direkter Therapieansatz	• Monterey Fluency Programm • Lidcombe-Programm • Kasseler Stottertherapie
Modifikationstherapie: Ziel der Therapie ist die Veränderung und bewusste Kontrolle des Stotterns. Hauptsächlich soll der Schweregrad des Stotterns reduziert werden.	Stottern wird zum Gesprächsthema gemacht, um die Angst vor dem Stottern abzubauen und die eigenen Reaktionen auf das Stottern zu verändern. Stottern soll nicht bewusst vermieden werden und mithilfe von Sprechtechniken gemildert werden.	direkter Therapieansatz, bedient sich teilweise indirekter Methoden, wie z. B. Elternberatung	• Mini-KIDS • Schul-KIDS
Elterntrainingsprogramme: Ziel des Trainings ist es, das Bewusstsein und das Verhalten der Eltern gegenüber dem Kind zu verändern. Werden als Präventionsmaßnahmen, bei beginnendem Stottern oder als therapiebegleitende Maßnahmen eingesetzt.	Können als Gruppentraining für Eltern betroffener Kinder oder als Literatur zum Selbststudium verwendet werden. Im Gruppentraining können Erfahrungen ausgetauscht und Verhaltensweisen gemeinsam reflektiert werden.	indirekter Therapieansatz	• Berliner Gruppenelterntraining • Präventionskonzept nach Irvin (Elternratgeber)

11.5.2 Beispiele für Therapieansätze

Folgende Therapieansätze stehen der Behandlung von kindlichem Stottern zur Verfügung (➤ Tab. 11.4).

Wie für die direkten und indirekten Therapiemethoden gilt auch für die vorgestellten Ansätze, dass sie im Therapiealltag sinnvoll miteinander kombiniert werden können. Ein Beispiel ist die Kasseler Stottertherapie, die Teile des Fluency-Shaping-Programms mit Teilen der Modifikationstherapie ergänzt.

11.5.3 Therapieformen

Es gibt verschiedene Formen, eine Stottertherapie durchzuführen. So besteht einerseits die Möglichkeit, eine **Einzel- oder eine Gruppentherapie** durchzuführen, andererseits kann das Stottern in **regelmäßigen Sitzungen** 1- bis 3-mal die Woche oder in einer **Intensivtherapie** täglich über mehrere Wochen behandelt werden.

Die meisten Therapien finden als regelmäßige Einzeltherapie statt. Sie wird von Sprachtherapeutinnen durchgeführt und findet je nach Bedarf 1- bis 3-mal pro Woche statt. Die Dauer der Therapie variiert je nach Schweregrad des Stotterns und den angestrebten Therapiezielen. Als grobe Orientierung können jedoch etwa 20–60 Sitzungen angegeben werden. Die Therapien sollten regelmäßig stattfinden und von allen Beteiligten erwünscht sein. Adressen behandelnder Therapeutinnen bekommen Eltern bei Kinderärztinnen oder im Branchenbuch. Zur ersten Sitzung sollten die Heilmittelverordnung sowie eventuell Aufzeichnungen über die Entwicklung des Kindes mitgebracht werden.

Gruppentherapien können sowohl als regelmäßige Termine in einer Praxis oder als ambulante Intensivtherapie stattfinden. Beispiele für Intensivtherapien in der Gruppe sind die Kasseler Stottertherapie und KIDS.

Fallbeispiel

Isabel 4;3 Jahre

Isabels Stottern begann in einer für die Familie sehr unsicheren und angstvollen Phase. Daher wurde die Therapie sowohl mit der Beratung und Aufklärung der Eltern, und einer Therapiemethode, die sich nicht direkt mit Isabels Stottern beschäftigte, begonnen. Folgende Therapieziele wurden mit den Eltern vereinbart:

1. Strategien für die Familie zu finden, um mit Isabels Stottern umzugehen.
2. Isabel zu helfen, die körperliche Anstrengung beim Stottern zu überwinden.
3. Die Häufigkeit des Stotterns zu verringern.

Die **Elternberatung** wurde ohne Beisein des Kindes durchgeführt und fand über mehrere Sitzungen statt. Gemeinsam mit den Eltern wurden Situationen identifiziert, die Isabel sehr herausfordern und ihr Stottern verstärken. Die Eltern versuchten Schritt für Schritt kleine Veränderungen im Familienalltag zu schaffen, um ihrer Tochter mit leichter zu bewältigenden Sprechsituationen das flüssige Reden zu erleichtern. Dies waren z. B. ritualisierte Zeiten, in denen sowohl Isabel als auch ihre Schwester die Aufmerksamkeit eines Elternteils für sich allein in Anspruch nehmen konnten, um gemeinsam zu spielen, Bücher zu lesen oder von den Erlebnissen im Kindergarten zu erzählen.

Da Isabels Sprechen meist mit viel Aufregung und Anspannung verbunden war, wurde in der Therapie mit Entspannungsverfahren begonnen. Isabel machte es viel Spaß mit der Therapeutin zu erkunden, wie man verschiedene Körperteile anspannen und entspannen kann, so wie man einen Schwamm ausdrückt und wieder loslässt oder sich Rücken, Arme und Beine mit einem Igelball ausstreichen oder massieren kann. Sie nahm die Entspannungsangebote dankbar auf und versuchte diese auch zu Hause einzusetzen. Nach vier Sitzungen wurde begonnen, die Entspannungsverfahren noch als Einstiegsritual in die Therapie zu nutzen und die Schwerpunkte der Stunde auf gemeinsames Spiel und Buchlesen zu legen. Dadurch erhöhten sich in den Therapiesitzungen die Anteile, in denen gesprochen wurde. Die Therapeutin begann während des Gesprächs mit Isabel, ihr eigenes Sprechen durch so genannte Sprechtechniken zu verändern. Dies geschah durch ein deutlich verlangsamtes Sprechen und die so genannte Anblasetechnik (vor das blockierte Wort wird der Ausatemstrom gesetzt, z. B. fhhhwarm). Dadurch sollte Isabel der Zeitdruck für die Planung einer Äußerung genommen werden und ihr eine Möglichkeit aufgezeigt werden, um leichter aus Situationen des Stockens heraus zu kommen. Auf diese Art wurde ihr beim Sprechen ein Vorbild gegeben, um ihr eigenes Sprechen leichter zu gestalten. Auch die Eltern wurden während der Beratungsstunden mit der Technik des verlangsamten Sprechens vertraut gemacht und setzten dieses in Gesprächssituationen mit beiden Kindern zu Hause ein. Auf die veränderte Sprechweise reagierte Isabel zunächst mit Belustigung. Nach und nach begann sie selbst in einigen Gesprächssituationen eine verlangsamte Sprechweise auszuprobieren. Nach etwa 12 Therapiesitzungen mit Isabel konnte bei einer Verlaufsdiagnostik eine positive Veränderung ihres Stotterns festgestellt werden. Das Sprechen ging mit weniger Hast und Aufregung einher. Sowohl während der Therapie, als auch zu Hause hatte das angestrengte Atemschnappen deutlich nachgelassen und auch die Phasen der Stimmschwankungen und des Flüsterns waren weniger geworden. Ein weiteres Elterngespräch ergab, dass die besprochenen Strategien, die Stresssituationen für Isabels Sprechflüssigkeit vermindern sollten, weitestgehend angewendet wurden. Die Eltern hatten ihre Sprechweise mit beiden Kindern verändert. Sie versuchten ihnen im Alltag regelmäßig Momente zu bieten, in denen sie ungestört von Zeitdruck oder anderen Ablenkungen von Erlebnissen des Tages berichten konnten. Isabel hatte Gefallen an den Entspannungssitzungen gefunden und forderte auch bei ihrer Familie Momente für eine Entspannungsmassage ein. Von den zu Beginn der Therapie angestrebten Therapiezielen konnten zu diesem Zeitpunkt der entspanntere Umgang der Familie mit dem Stottern und die Verringerung Isabels körperlicher Anstrengung beim Stottern erreicht werden.

Nachdem Fortschritte in den Sitzungen und zu Hause deutlich erkennbar waren, wurde in der Therapie begonnen, mit Isabel über das Stottern zu sprechen und direkt daran zu arbeiten. Begonnen wurde das Gespräch über das Pseudostottern der Therapeutin. Dies ist eine lockere Art des Stotterns durch Silbenwiederholungen, welche die Therapeutin gegenüber dem stotternden Kind zeigt. Für die Wiederholungen wurde der Begriff „Hopsen" der Wörter eingeführt. Isabel reagierte erstaunt auf die Sprechunflüssigkeiten der Therapeutin und beobachtete diese sehr genau. Im Gespräch wurde beschlossen, das „Hopsen" durch langsames Sprechen und verbundene Wörter (Legato-Sprechen) abzuschaffen. In den gemeinsamen Spielen hatte jeder die Aufgabe, den anderen daran zu erinnern, die vereinbarten Techniken wieder zu benutzen, wenn ein „Hopsen" zu hören war. Isabel war stolz darauf, dass es ihr besonders durch langsames Sprechen gelang, ihr „Hopsen" immer weniger werden zu lassen und dass sie einer anderen Person Hilfestellung bei der Verbesserung des Sprechens geben konnte. Um den Blockierungen (als „Anhalten" bezeichnet) vorbeugen zu können, wurde Isabel gezeigt, wie sie Wörter mit ihrem Atem anhauchen kann. Wenn das „Anhalten" schon aufgetreten war, wurde Isabel angeleitet, wie sie durch zeitlupenartiges Sprechen und viel Atemluft das „Anhalten" in ein „Weitermachen" verwandeln kann (Pull-out). Durch ein verlangsamtes und lockeres Sprechen mit viel Luft gelang es Isabel, in den Therapien deutlich flüssiger zu sprechen.

Nach etwa 20 Sitzungen wurde gemeinsam mit den Eltern über die Veränderungen in Isabels Sprechflüssigkeit reflektiert. Die Unflüssigkeiten hatten in der Alltagskommunikation merkbar abgenommen, besonders das Steckenbleiben in Blockierungen. Stottern trat nun vornehmlich als Wiederholungen von Silben auf. In Stresssituationen mit Zeitdruck sowie bei Wut und Trauer verstärkte sich das Stottern. Diese Unflüssigkeiten riefen bei den Eltern jedoch keine Beunruhigung mehr hervor, da das Stottern weitgehend locker und ohne Anstrengung geschah. Daher wurde die Therapie an dieser Stelle beendet und die Vereinbahrung getroffen, dass sich die Familie bei negativen Entwicklungen und auftretenden Ängsten wieder melden würde. ▮

11.6 Prognosen

Eltern stotternder Kinder machen sich häufig viele Sorgen über die Zukunft ihres Kindes. „Wird mein Kind in der Schule gehänselt werden? Kann es in eine normale Schule gehen? Wird sich das Stottern auf die Noten auswirken?" und „Wird mein Kind den Beruf ergreifen können, den es sich wünscht?" Auf all diese Fragen kann es keine sichere Antwort geben. Tatsächlich berichten stotternde Jugendliche und Erwachsene immer wieder davon, dass ihr Stottern sie bei vielen Dingen behindert, so z. B. daran, an der Schultheatergruppe teilzunehmen, weil sie sich wegen ihres Stotterns nicht trauen oder den Beruf zu ergreifen, den sie sich wünschen, weil sie befürchten, die Sprechaufgaben wegen ihres Stotterns nicht meistern zu können. Stottern kann den Lebensweg von Menschen beeinflussen. Das heißt aber nicht, dass es zwangsläufig einen negativen Einfluss haben muss, denn es gibt genauso stotternde Menschen, die sich bewusst ihren Herausforderungen stellen und erfolgreich mit ihrem Stottern umgehen. Es lassen sich Stotternde finden, die als Universitätsprofessorinnen Vorlesungen vor vielen Menschen halten und als Anwältin oder Lehrerin einen ausgesprochenen Sprechberuf gewählt haben. Stottern muss das Leben von betroffenen nicht bestimmen, auch wenn es ein Teil davon ist.

Über den Verlauf des Stotterns lassen sich keine sicheren Aussagen treffen. Ob ein Kind ein Langzeitstottern entwickeln oder das Stottern überwinden wird, ist nicht vorhersagbar. Die Diagnostik kann ein Bild darüber abgeben, ob ein Kind derzeit stottert und welche Charakteristik das Stottern hat (➤ Kap. 11.4). Dies ist jedoch nur eine Momentaufnahme, die keine Rückschlüsse auf den Verlauf der Sprechunflüssigkeiten zulässt.

WICHTIG

Wie schnell oder schwer sich Stottern entwickelt, ist von Kind zu Kind sehr unterschiedlich. Auch eine symptomfreie Phase muss nicht immer heißen, dass das Stottern überwunden wurde. Gerade deshalb sind eine gründliche Diagnostik und eine frühe Behandlung sehr wichtig, denn die größten Chancen auf Heilung bestehen während der ersten beiden Jahre ab Beginn der Sprechunflüssigkeiten.

Statistiken zeigen, dass etwa 74 % der Kinder, welche von einer Stotterproblematik betroffen sind, diese vollständig überwinden können. Aus einer Gruppe von 20 stotternden Kindern schaffen es also 15, langfristig flüssig zu sprechen. Ein Zusammenhang zwischen der Schwere des Stotterns und einer Heilung besteht nicht. Es konnten jedoch Verbindungen zwischen den Heilungschancen und bestimmten individuellen Bedingungen festgestellt werden. Die Heilungschancen sind besser, wenn:

- kein Familienmitglied aus der näheren Umgebung stottert (Kidd 1980),
- das Kind keine zusätzlichen phonologische Probleme (Sandrieser und Schneider 2008) hat und
- eine positive Einstellung zum Sprechen hat, ohne emotional negativ auf das Stottern zu reagieren (Zebrowski und Conture 1998).

Klar festzustellen ist ein Unterschied in der Geschlechterverteilung. Während das Verhältnis zwischen Mädchen und Jungen zu Beginn des Stotterns noch relativ ausgeglichen ist, haben Mädchen eine wesentlich höhere Chance auf Heilung als Jungen. Bei Kindern, welche ihr Stottern nicht überwinden können, ist das Verhältnis ca. 4 : 1 zugunsten der Mädchen. Nach der Pubertät ist eine Heilung äußerst unwahrscheinlich.

Je früher Stottern diagnostiziert und behandelt wird, desto besser sind die Aussichten auf vollständige Heilung, aber auch Remissionen sind in den ersten beiden Jahren wahrscheinlicher. Jungen sind häufiger von chronischem Stottern betroffen als Mädchen.

11.7 Fördermöglichkeiten für Eltern im Alltag

11.7.1 Eine unterstützende Gesprächskultur für das Kind gestalten

Kinder beginnen vom ersten Moment ihres Lebens an Sprache zu erwerben. Dass mit etwa 1 Jahr die ersten richtigen Wörter gesprochen werden, ist das Ergebnis eines ständigen Lernprozesses. Sie lernen durch aufmerksames Beobachten und Teilnehmen an der Kommunikation, wie Laute gebildet werden, wie man um etwas bittet oder wie eine Frage formuliert wird. Kinder brauchen die Möglichkeit, ihre Fähigkeiten im Gespräch auszuprobieren und gegebenenfalls auch korrigieren zu können, denn sie erlernen Sprache, weil sie mit anderen in Kontakt treten und etwas erreichen wollen. Besonders stotternde Kinder sind auf eine unterstützende Umgebung angewiesen, denn schwierige Situationen, welche die Fähigkeiten des Kindes herausfordern, können Stottern verstärken. Stottern kann verstärkt werden, wenn Kinder z. B. unter Zeitdruck stehen und schnell antworten müssen, wenn sie das Gefühl haben, dass gerade Erwartungen an sie gestellt werden, die nicht einfach zu erfüllen sind oder sie bemerken, dass ihre Gesprächspartner nicht aufmerksam sind, obwohl sie etwas Wichtiges erzählen möchten. Daher können Eltern ihr Kind dabei unterstützen, flüssiger zu sprechen und, indem sie aufmerksam sind, wie sie mit ihrem Kind Gespräche führen.

WICHTIG

Um ein stotterndes Kind im Alltag zu unterstützen, ist die Gestaltung eines wohlwollenden und rücksichtvollen Umgangs miteinander wichtig. Viele unterstützende Verhaltensweisen werden von Eltern bereits beachtet. Es kann jedoch hilfreich sein, sich diese im Alltagstrubel immer wieder in Erinnerung zu rufen. Es schafft stotternden Kindern eine große Erleichterung, wenn sie trotz ihrer Sprechprobleme im Gespräch Wertschätzung erfahren.

Ein Kind im Gespräch unterstützen (➤ Tab. 11.5)

Tab. 11.5 Möglichkeiten der unterstützenden Gesprächsgestaltung

Form	Erläuterung
Zeit geben	In Hektik und unter Zeitdruck etwas zu formulieren, fällt stotternden Kindern besonders schwer. Geben Sie dem Kind deshalb so viel Zeit, wie es zum Überlegen und Sprechen benötigt. Unterbrechen Sie es nicht, wenn es länger dazu braucht.
Zuwendung schenken	Kinder fühlen sich wohl, wenn sie die ganze Aufmerksamkeit ihrer Eltern haben. Wenden Sie sich Ihrem Kind mit dem ganzen Körper zu. Auf diese Weise kann es spüren, dass Sie ihm Ihre Aufmerksamkeit zukommen lassen.
Interesse zeigen	Sich der Gesprächspartnerin zuzuwenden, wird nicht nur durch die Körperhaltung deutlich. Halten Sie Blickkontakt, wenn Sie miteinander reden, und zeigen Sie so, dass Sie Interesse am Gespräch haben.

Tab. 11.5 Möglichkeiten der unterstützenden Gesprächsgestaltung *(Forts.)*

Form	Erläuterung
aufmerksam sein	Kinder haben ein sehr gutes Gespür dafür, wenn jemand nicht bei der Sache ist. Hören Sie mit der gleichen Aufmerksamkeit zu, die auch Sie erwarten, wenn Sie etwas erzählen möchten.
Abweisungen erklären	Nicht in jeder Situation ist es möglich Aufmerksamkeit zu schenken. Kinder leben im Hier und Jetzt. Es fällt ihnen schwer, etwas auf später zu verschieben. Machen Sie Ihrem Kind klar, warum Sie auf eine Ansprache gerade nicht eingehen können, z. B. „Ich höre Dir gleich zu, wenn ich zu Ende telefoniert habe."
Fähigkeiten akzeptieren	Kinder können Wichtiges von Unwichtigem noch nicht immer trennen und erzählen manchmal Episoden, die es dem Zuhörer nicht leicht machen, bei der Sache zu bleiben. Lassen Sie Ihr Kind ausreden, auch wenn es seine Erlebnisse noch nicht präzise formulieren kann.
ernst nehmen	Sie unterstützen das Selbstbewusstsein Ihres Kindes, wenn Sie es in seinen Mitteilungen ernst nehmen. Auf diese Weise sind Sie ein Vorbild für wohlwollendes Zuhören, von dem Ihr Kind lernen kann. Miteinander reden macht Spaß, wenn man das Interesse des anderen bemerken kann.
Ermutigen und Selbstvertrauen stärken	Kinder sind immer wieder unsicher über ihre Fähigkeiten, auch wenn es um Sprache geht. Ermutigen Sie Ihr Kind, wenn es gerade nicht weiß, wie es die Tüte aufreißen oder einen schwierigen Satz bilden soll. Erfolgserlebnisse und das Vertrauen anderer in die eigenen Fähigkeiten stärken das Selbstvertrauen und lassen Schwierigkeiten nicht wie unüberwindbare Hürden aussehen.
Vorbild sein	Sätze zu bilden, jemandem bis zum Ende zuzuhören oder ähnliche Wörter zu unterscheiden stellen sprachliche Herausforderungen dar. Deshalb brauchen Kinder gute Vorbilder, um von ihnen lernen zu können. Achten Sie auf Ihre eigene Sprechweise. Reden Sie vielleicht sehr schnell, so dass Kinder nicht gut mitkommen können? Sprechen Sie manchmal undeutlich oder unterbrechen Sie andere oft? Ziel ist es nicht perfekt zu sprechen, sondern immer wieder darüber nachzudenken, was das Kind bezüglich des Sprechens von Ihnen lernen kann.

Hinweis

Fehler beim Sprechen passieren jedem. Wie fühlen Sie sich, wenn Sie gerade dabei sind, von einem Erlebnis zu berichten und die Zuhörerin den Inhalt offenbar nicht verstanden hat, Sie aber auf einen Sprechfehler hinweist? Die Lust an der Unterhaltung kann schnell vergehen. Beobachten Sie sich, ob Sie die folgenden Hinweise umsetzen:

- Nehmen Sie das WIE nicht wichtiger als das WAS. Auch mit Sprechfehlern ist es möglich, einander zu verstehen und der Beziehung tut es allemal besser, wenn sich das Kind nicht ständig kritisiert fühlt. Korrigieren können Sie einen Sprechfehler auch, indem Sie die Äußerung richtig wiederholen und so verdeutlichen, dass Sie zugehört haben.
- Sie sind in erster Linie Eltern ihres Kindes und nicht seine Therapeutin, Erzieherin oder Lehrerin. Lassen Sie Ihr Kind nicht nachsprechen oder etwas richtig wiederholen. So verdeutlichen Sie dem Kind nur, dass es etwas noch nicht so gut kann und lösen das Sprechen von seinem Zweck, nämlich miteinander in Beziehung zu treten.
- Über Stottern herrschen die eigenartigsten Vorstellungen. Wer nicht betroffen ist und sich deshalb nicht damit beschäftigt hat, macht es stotternden Kindern mitunter unnötig schwer. Klären Sie deshalb Personen, die mit Ihrem Kind zu tun haben auf, dass Stottern nichts mit Dummheit oder Schüchternheit zu tun hat und erläutern Sie ihnen, wie sie Ihr Kind beim Sprechen unterstützen können.

Info

Dem Kind den Rücken stärken

Unterstützen Sie Ihr Kind, wenn es von anderen auf sein Stottern angesprochen oder mit negativen Reaktionen konfrontiert wird. Diese Situationen dürfen nicht verharmlost werden. Sie können die Personen direkt auf ihren Umgang mit dem Stottern ansprechen und ihnen erklären, wie ihr Verhalten Ihr Kind beeinflussen kann. Fragen Sie nach, wie die Person sich fühlen würde, wenn sie ständig auf eine Schwäche angesprochen würde. Nehmen Sie das Unbehagen Ihres Kindes ernst und versuchen Sie es in Worten auszudrücken: „Du bist traurig und wütend darüber, dass du heute geärgert wurdest!" Überlegen Sie gemeinsam, wie man in so einer Situation reagieren könnte.

Lernen, mit dem Stottern umzugehen

Stottern beeinträchtigt nicht nur die Sprechflüssigkeit, sondern die gesamte Kommunikation des betroffenen Kindes. Somit sind auch Gesprächspartnerinnen vom Stottern beeinflusst. Für Eltern ist es nicht leicht, aushalten zu müssen, wie ihr Kind mit den Worten ringt oder bei Gesprächspartnerinnen nicht dieselbe Wirkung erzielen kann, wie seine gleichaltrigen Freundinnen. Eltern können von der Stottersymptomatik ihres Kindes in zweifacher Weise betroffen sein: sie sind Gesprächspartnerinnen, welche die Sprechunflüssigkeiten miterleben und aushalten müssen und sie sind Eltern, die sich Sorgen um das Wohlergehen und die Entwicklung ihres Kindes machen.

Hinweis

Wut oder Verzweiflung über die Fähigkeiten Ihres Kindes zu empfinden, damit sind Sie nicht allein. Anderen Eltern geht es ähnlich: wütend machen vielleicht die ständige Zappelei, Frechheiten und so weiter. Wütend zu sein ist nicht schlimm, wenn man damit umzugehen lernt. Nehmen Sie deshalb Ihre Wut wahr und überlegen Sie, warum sie entstanden ist. Möchten Sie, dass andere Personen ihr Kind nicht als dumm ansehen? Macht Ihnen das Stocken Ihres Kindes Angst?
Fragen Sie sich im nächsten Schritt, ob Ihnen das clevere Auftreten Ihres Kindes oder eine reibungslose Unterhaltung wirklich so wichtig sind oder ob der Ärger einfach aus der Situation heraus entstanden ist. Vielleicht gelingt es Ihnen beim nächsten Mal schon etwas gelassener zu reagieren.

Eltern wissen nicht immer, wie sie in einer Stottersituation auf ihr Kind reagieren sollen. Sie können aber auch unter Druck stehen und sich von den zeitraubenden Unterbrechungen provoziert fühlen oder die Situation, in der ihr Kind vor einer Bekannten stottert, nur schwer ertragen. Schnell entsteht ein Gefühl von Wut oder Machtlosigkeit.

Besteht bei Kindern eine Beeinträchtigung wie Stottern, machen sich Eltern viele Gedanken und sorgen sich um die weitere Entwicklung ihres Kindes. Mit diesen Sorgen müssen Eltern jedoch nicht allein fertig werden. Sprachtherapeutinnen behandeln nicht nur Sprechunflüssigkeiten, sondern beantworten auch Fragen zu diesem Thema und beraten zum Umgang mit dem Stottern. Die Heilungschancen bei Kindern sind sehr gut. Daher sollten Eltern den Weg zur Kinderärztin oder Sprachtherapeutin nicht scheuen. Vor allem aber sollten Eltern die Angst vor den Sprechunflüssigkeiten nicht übermächtig werden lassen.

Hinweis

Ihr Kind ist nicht sein Stottern! Auch wenn es einen Teil seiner Fähigkeiten betrifft, ist es eben nur ein Teil dessen. Machen Sie sich immer wieder deutlich, was Ihr Kind so alles kann und welche Eigenschaften es hat. So lässt sich der Raum, den das Stottern einnimmt, selbst bestimmen.

Förderung der Sprechfreude

Neben den Sprechunflüssigkeiten können auch psychische Reaktionen wie Ängste, Scham oder die Vermeidung von Sprechsituationen einen Teil der Stottersymptomatik ausmachen. Hat ein Kind aus Angst vor seinen Sprechunflüssigkeiten eine negative Einstellung zum Sprechen entwickelt, ist es wichtig, ihm Situationen zu ermöglichen, in denen es freudvolle Erfahrungen in Verbindung mit seinem Sprechen machen kann.

Situationen, in denen Kinder drängend aufgefordert werden, etwas zu erzählen, z. B. wie der Tag im Kindergarten war oder was sie bei der besten Freundin gespielt haben, wirken wenig anregend auf die Sprechfreude. Es ist günstiger, dem Kind Momente anzubieten, in denen nicht zwangsläufig viel gesprochen werden muss, sondern auch über Mimik, Gestik, Körperbewegungen oder Lautmalereien und verschiedene Geräusche kommuniziert werden kann. Das Kind kann sich als wirkungsvoll erleben, indem es auf vielfältigere Art und Weise kommuniziert, als nur durch verbale Sprache (gesprochene Sprache). Es kann für das Kind sehr entlastend sein, nicht notwendigerweise viel sprechen zu müssen, sondern auf andere Art und Weise etwas mitteilen zu können.

Möglichkeiten, die Sprechfreude zu fördern

- Bewegungsspiele, die von kurzen Zurufen oder Gestik leben
- Bücher ansehen und vorlesen, dabei kann das Kind selbst entscheiden, ob es etwas dazu beiträgt
- Regelspiele wie Mensch-ärgere-dich-nicht oder Memory, bei denen die Spielregeln bekannt sind und nicht unbedingt viel erklärt werden muss
- Quatschgeschichten für das Kind erfinden, in die es nach eigener Entscheidung mit einsteigt
- gemeinsame Aktivitäten wie basteln, backen oder Drachen steigen, bei denen die Aktivität im Vordergrund steht und Sprache nur begleitend eine Rolle spielt
- sich Zeit nehmen, um herumzualbern, Unsinn zu machen und viel gemeinsam zu lachen
- kleine Theaterstücke oder Rollenspiele erfinden, in denen das Kind andere Rollen übernehmen und sich die Art der Kommunikation aussuchen kann
- gemeinsam singen und Musik machen
- mit Tieren spielen, da viel über Körperkontakt und Geräusche vermittelt werden kann

Förderung von Sprach- und Sprechfähigkeiten

Sprechunflüssigkeiten entstehen, wenn es zwischen den Fähigkeiten, die das Kind besitzt, und den Anforderungen, mit denen es konfrontiert wird, ein Ungleichgewicht gibt. Jedes stotternde Kind besitzt zudem seine individuellen Faktoren, die unflüssiges Sprechen bedingen. Je besser sich ein Kind jedoch der einzelnen Fähigkeiten bedienen kann, die zum Sprechen notwendig sind, umso sicherer kann es Sprache gebrauchen. Daher kann die Förderung der Sprach- und Sprechfähigkeiten eine große Unterstützung für flüssiges Sprechen sein.

Förderung der mundmotorischen Fähigkeiten

Pustespiele

- einen Watteball durch ein Labyrinth pusten
- Seifenblasen mit verschieden dicken Strohhalmen pusten
- Luftballons aufblasen

Saugspiele

- mit einem Strohhalm Papierschnipsel ansaugen und Muster legen
- die Zunge am Gaumen ansaugen und laut schnalzen lassen

Kraft und Koordination für Zunge und Lippen

- Schokostreusel vorsichtig mit der Zungenspitze aufsammeln
- Smarties auf der gerade herausgestreckten Zunge balancieren
- Marmeladentupfen um die Lippen verteilen und das Kind ablecken lassen
- Salzstangen mit der Zunge im Mund durchbrechen
- Gummischnüre ohne Hände und nur mit Lippen, Zunge und Zähnen in den Mund ziehen und essen
- Wangen aufpusten und Luft halten

Förderung der phonologischen Fähigkeiten

- Singspiele und Sprechverse
- Abzählreime
- Reimwörter finden
- Wörter nach Silben klatschen oder stampfen

- Herausfinden, welche Wörter mit dem gleichen Buchstaben/Laut beginnen
- Wörter zu einzelnen Buchstaben/Lauten finden
- Rhythmen von Liedern klatschen
- Kindergedichte lesen und gemeinsam sprechen

Förderung des Wortschatzes
- einen Kuchen backen und sich dabei überlegen: „Was brauchen wir und was müssen wir tun?"
- je nach Jahreszeit typische Pflanzen oder Gegenstände sammeln und zu Hause ein Fenster damit gestalten
- „Ich sehe was, was du nicht siehst" – anderen Gegenstände beschreiben, die erraten werden müssen
- Feiertage bewusst gestalten, z. B. „Was machen wir zu Ostern? Womit dekorieren wir?"
- Alltagsgegenstände nach Gruppen (Ober- und Unterbegriffen) ordnen, z. B. „Was gehört zu den Anziehsachen, was zum Geschirr? Was sind Hammer, Säge und Bohrer?"
- verschiedene Spiele zu einem Themenbereich, z. B. Memory, Puzzle, Quiz oder Lotto

Förderung der grammatischen Fähigkeiten
Versuchen Sie, im Alltag ein gutes Sprechvorbild zu sein:
- Sprechen Sie in ganzen Sätzen und
- Versuchen Sie die Satzlänge und -komplexität dem Alter und der Verständnisfähigkeit des Kindes anzupassen.
- Lassen sie Ihr Kind seine Fehler nicht berichtigen, indem Sie es nachsprechen lassen, sondern geben Sie eine konstruktive Rückmeldung um die richtige grammatische Form, d. h. wiederholen Sie den Inhalt in der sprachlich richtigen Form (➤ Tab. 11.6).

Tab. 11.6 Möglichkeiten des elterlichen Feedbacks

Äußerung des Kindes	Elterliche Rückmeldung
„Ich hab ein Eis geesst."	„Oh ja, du hast ein Eis gegessen."
„Da sind viele Kinders."	„Ich sehe auch viele Kinder."
„Ich Puppe spielen."	„Ja, du spielst mit einer Puppe."

11.8 Fördermöglichkeiten in Kitas und Schulen

11.8.1 Fördermöglichkeiten für Kindertagesstätten

Kinder verbringen viel Zeit gemeinsam mit der Erzieherin und ihrer Gruppe. Daher ist es wichtig, dass die Erzieherinnen über den Umgang mit Stottern informiert werden, sich selbst mit dem Thema beschäftigen und sich mit den Eltern darüber austauschen. Ebenso wie für die Eltern können die Abschnitte „Stotternde Kinder im Gespräch unterstützen" und „Sprechfreude fördern" für Erzieherinnen als Orientierung dienen. Darüber hinaus einige Hinweise:
- Erzieherinnen in der Kita sind neben den Eltern die wichtigsten Bezugspersonen. Es ist hilfreich, wenn ein stotterndes Kind eine feste Bezugsperson hat, an die es sich wenden kann und die es gut kennt.
- Dem Kind kann der Alltag sehr erleichtert werden, indem vorhersehbar gemacht wird, wie der Tag verlaufen wird. Dies lässt sich durch Rituale, Lieder oder Regeln in bestimmten Tagesabschnitten gestalten.
- Ein gutes Sprachvorbild der Erzieherin ist wichtig. Sie sollte in angemessener Geschwindigkeit sprechen, Sprechpausen machen und ihre Satzlänge und -komplexität dem Alter der Kinder anpassen.
- Sprachliche Fehler sollten auf hilfreiche Art und Weise verbessert werden und nicht durch Vor- oder Nachsprechen lassen (➤ Tab. 11.6). Auf häufige und bohrende Fragen, um etwas vom Kind zu erfahren, sollte verzichtet werden.
- Es wirkt unterstützend, wenn Gesprächsangebote des Kindes offen aufgenommen werden und darauf eingegangen wird.
- Die Möglichkeit, Aufgaben in einer Kleingruppe zu erledigen, wirkt erleichternd. Lern- und Förderangebote sollten eher in kleineren Gruppen, als mit allen Kindern zusammen, gemacht werden.
- Um herauszufinden, welche Umstände dem Kind das Sprechen erleichtern, kann die Erzieherin das Verhalten und die Sprechflüssigkeit des Kindes beobachten.
- Lernprojekte zur Förderung des Selbstvertrauens sind eine Unterstützung für stotternde Kinder.

- Es kann nicht nur gesprochene Sprache zu Verständigung genutzt werden, auch durch Mimik, Gestik, Lautmalereien oder Geräusche können Informationen angeboten werden.

11.8.2 Fördermöglichkeiten in der Schule

Es ist für stotternde Kinder eine besondere Herausforderung, den Schulalltag zu meistern. Betroffene Eltern machen sich viele Gedanken darüber, wie sich ihr Kind in der Schule zurechtfinden wird. Um stotternde Kinder dabei zu unterstützen, sollte von Anfang an ein Austausch über Stottern zwischen Eltern, Schülerin und Lehrerin stattfinden. Lehrerinnen, die keine Erfahrungen im Umgang mit Stottern haben, werden dankbar sein für einen offenen Umgang mit dem Thema. Auf diese Weise können gut gemeinte, aber ungünstige Verhaltensweisen gegenüber dem Kind von vornherein vermieden werden.

WICHTIG

In der Schule müssen die Leistungen der Schülerinnen bewertet werden. Daher ist es ganz wichtig, dass Lehrerinnen sich klar machen, dass stotternde Kinder keine Behinderung in ihrem sprachlichen oder allgemeinen Lernen haben!

Schulische Herausforderungen für das stotternde Kind

Unterricht findet überwiegend auf der Basis von gesprochener Sprache statt. Damit ist genau die Kompetenz betroffen, mit der stotternde Schüler Schwierigkeiten haben. In Situationen, in denen vorgelesen und von der Lehrerin Fragen gestellt werden oder vor der Klasse etwas vorgetragen werden soll, fühlen sich betroffene Kinder oft unwohl. Zudem müssen Lehrerinnen auf mündliche Leistungen Noten geben, dürfen sich aber bei der Bewertung des Inhalts nicht von der Form des Gesagten beeinflussen lassen. Sprachliche Fähigkeiten spielen nicht nur bei der Leistungsbewertung eine Rolle, sondern werden auch von Mitschülerinnen beobachtet und bewertet. Unflüssig sprechende Kinder laufen Gefahr, auf ihr Stottern reduziert und nicht als eine Persönlichkeit gesehen zu werden, die von Sprechunflüssigkeiten betroffen ist. Oft müssen diese Kinder stärker um die Anerkennung der Mitschüler kämpfen.

Was Lehrerinnen tun können

Lehrerinnen können vom betroffenen Kind und den Eltern viel über Stottern erfahren. Selten haben Lehrerinnen selbst schon Erfahrungen mit Stottern gemacht und wissen immer, was zu tun ist. Daher kann es auch sinnvoll sein, einen Austausch zwischen Therapeutin und Lehrerin anzuregen. Die folgenden Hinweise können ein Anfang sein, dem Kind den Schulalltag zu erleichtern.

Hinweis

Für Lehrerinnen

- Die Lehrerin kann das Kind darauf ansprechen, welche Situationen es angenehm oder unangenehm findet.
- Sie sollte nachfragen, wie es im Unterricht mit seinem Stottern umgehen will, ob es laut vorlesen oder sich bei Fragen der Lehrerin lieber von allein melden möchte.
- Um geduldig bleiben zu können, kann es der Lehrerin helfen, zu beobachten, welche Auswirkungen das Stottern auf sie selbst hat und wie sie darauf reagiert. Sie sollte versuchen, die Symptome einmal nachzuempfinden.
- Es ist wichtig, dem Kind Zeit zu lassen, um zu antworten.
- Auf keinen Fall sollte das Kind bei starkem Stottern unterbrochen werden. Auch die Äußerung für das Kind zu Ende zu bringen sollte vermieden werden.
- Die Lehrerin kann darauf achten, dass Mitschüler das stotternde Kind ebenso nicht unterbrechen.
- Bei schwerer Symptomatik können Fragen gestellt werden, die das Kind mit ja oder nein beantworten kann, sowie Fragen, in denen Antwortmöglichkeiten zur Auswahl vorgegeben werden.
- Es wirkt nicht aufmunternd, wenn der Zuhörer wegschaut, wenn das Kind stottert. Es sollte Blickkontakt wie in anderen Situationen auch gehalten werden.
- Sensibilität für Reaktionen der Mitschülerinnen ist sehr wichtig. Ausgrenzungen und Hänseleien sollten mit den beteiligten Schülerinnen im Gespräch geklärt werden.

- Die Lehrerin kann abwechslungsreiche Unterrichtsformen anbieten, so dass Schülerantworten nicht immer vor der ganzen Klasse gegeben werden müssen.
- Leseübungen können so gestaltet werden, dass Schülerinnen auch zu zweit oder in Kleingruppen laut lesen können. Es sollte langsames, pausenbetontes Lesen gefördert werden.
- Zur Stärkung des Selbstvertrauens sollte die Lehrerin die Kompetenzen und Stärken des stotternden Kindes würdigen und das Lob besonders betonen, wenn es um sprachliche Fähigkeiten geht (ein guter Aufsatz, flüssig gegebene Antwort usw.).

Glossar

chronisches Stottern
Zustand des andauernden Stotterns bei Jugendlichen und Erwachsenen nach der Pubertät

Diagnostik
Feststellung der Probleme und Beschwerden durch z. B. Befragung der Eltern, Beobachtung des Kindes oder Interpretation der Symptome mithilfe eines Tests

Disposition
Anfälligkeit dafür, Stottern zu entwickeln

Enttabuisierung
ein Tabu ist das Gebot etwas zu meiden, Enttabuisierung des Stotterns bedeutet die gezielte Reflexion der Sprechunflüssigkeiten sowie der damit verbundenen Ängste

kinästhetisch
die Sensibilität für den Spannungszustand der Muskeln, die Bewegungsempfindung und die Position des Körpers im Raum und die Stellung der Gelenke und des Kopfes betreffend

Kommunikation
Handlung des Mitteilens

Lauterwerb
Lernprozess der einzelnen Laute der Muttersprache

Modifikation
Veränderung der Stottersymptome durch den Einsatz verschiedener Techniken

Remission
dauerhaftes Nachlassen der Symptome

Sprechflüssigkeit/Redefluss
flüssiges Artikulieren von Wörtern und Sätzen ohne Unterbrechungen und Laute oder Silben zu wiederholen

Stressoren
Reiz-Ereignisse, die nicht unbeachtet bleiben können und die so das Verhalten verändern

Symptome
Begebenheiten, die auf eine Störung hinweisen und die der betroffenen Person und/oder den Bezugspersonen auffallen

11.9 Hinweise zur Vertiefung

RATGEBERLITERATUR

Brügge W, Mohs K (2006). Wenn ein Kind anfängt zu stottern. 6. A. München/Basel: Ernst Reinhardt Verlag.

Bundesvereinigung Stotterer-Selbsthilfe (2010). Therapeutenverzeichnis. Köln: Demosthenes-Verlag der Bundesvereinigung Stotterer-Selbsthilfe.

Bundesvereinigung Stotterer-Selbsthilfe (Hrsg.) (2010). Mein Kind stottert – was nun? Köln: Demosthenes-Verlag der Bundesvereinigung Stotterer-Selbsthilfe.

Geus E de (2000). Manchmal stottere ich eben. Ein Buch für stotternde Kinder von 7 bis 12 Jahren. Köln: Demosthenes-Verlag der Bundesvereinigung Stotterer-Selbsthilfe.

Hansen B, Iven C (2004). Stottern bei Kindern. Idstein: Schulz-Kirchner.

Hood S (2004). An einen Stotterer. Köln: Demosthenes-Verlag der Bundesvereinigung Stotterer-Selbsthilfe.

Jüntgen M (2009). L-l-lisi will d-d-dazugehören. Köln: Demosthenes-Verlag der Bundesvereinigung Stotterer-Selbsthilfe.

Wendlandt W (2010). Sprachstörungen im Kindesalter: Materialien zur Früherkennung und
Beratung. 6. A. Stuttgart: Thieme.

FACHLITERATUR

Bosshardt H (2010). Frühintervention bei Stottern: Behandlungsansätze für Kinder im Vorschulalter. Göttingen: Hogrefe.

Ochsenkühn C, Thiel M, Ewerbeck C (2010). Stottern bei Kindern und Jugendlichen: Bausteine einer mehrdimensionalen Therapie. 2. A. Berlin: Springer.

Sandrieser P, Schneider P (2008). Stottern im Kindesalter. 3. A. Stuttgart: Thieme.

INFORMATIVE INTERNETSEITEN

http://www.ukaachen.de/go/show?ID=3037307&DV=0&COMP=page&ALTNAVID=1370883&ALTNAVDV=0

http://www.kasseler-stottertherapie.de/?gclid=CNvd0peo6aQCFZIx3wodcCUkiw
www.selbsthilfe-forum.de
www.dbl-ev.de
www.dgs-ev.de

LITERATUR

Bloodstein O (1995). A Handbook on Stuttering. San Diego/CA: Singular Publishing Group.

Hansen B, Iven C (1992). Stottern bei Kindern im (Vor-)Schulalter. Dynamische Prozesse und individualisierte Sichtweisen in Diagnostik und Therapie. Die Sprachheilarbeit; 37: 240–246 u. 263–267.

Katz-Bernstein N (1992). Aufbau der Sprach- und Kommunikationsfähigkeit bei redeflussgestörten Kindern: ein sprachtherapeutisches Übungskonzept. Luzern: Ed. SZH/SPC.

Kidd KK (1980). Genetic Models of Stuttering. Journal of Fluency Disorders 5, 187–201.

Ochsenkühn C, Thiel M, Ewerbeck C (2010). Stottern bei Kindern und Jugendlichen: Bausteine einer mehrdimensionalen Therapie. 2. A. Berlin: Springer.

Prins D, Ingham RJ (1983). Treatment of stuttering in early childhood. San Diego: College Hill Press.

Sandrieser P (2003). Mini-KIDS – Ein Konzept zur direkten Behandlung von Stottern im Kindergartenalter. Forum Logopädie 2; 14–9.

Sandrieser P, Schneider P (2008). Stottern im Kindesalter. 3. A. Stuttgart: Thieme.

Silvermann FH (1996). Stuttering and other fluency disorders. Boston: Allyn & Bacon.

Starkweather CW, Gottwald RS (1990). The Demands and Capacities Modell II. Journal of Fluency Disorders 15; 143–57.

Zebrowski PM, Conture EG (1998). Influence of Nontreatment Variables on Treatment Effectiveness for School-Age-Children who stutter. In: Cordes AK, Ingham RJ (eds.). Treatment Efficacy for Stuttering. San Diego: Singular Publishing Group. 12, pp. 293–310.

KAPITEL

12 Poltern

Ulrike Wiecha

„Mein Kind spricht hastig und ist schwer verständlich."

Poltern wird als ein Syndrom charakterisiert. Als Syndrom bezeichnet man das gleichzeitige Auftreten einer Gruppe von Auffälligkeiten, wobei aber nicht jede der Auffälligkeiten immer zwangsläufig auftreten muss (Franke 2004). Die Internationale Klassifikation der Krankheiten, eine Art Lexikon, in dem kurze Krankheitsbeschreibungen aufgelistet, geordnet und mit Kodierungen versehen sind, definiert Poltern folgendermaßen:

> *„Eine hohe Sprechgeschwindigkeit mit Störung der Sprechflüssigkeit, jedoch ohne Wiederholungen oder Zögern, von einem Schweregrad, der zu einer beeinträchtigten Sprechverständlichkeit führt. Das Sprechen ist unregelmäßig und unrhythmisch, mit schnellen, ruckartigen Anläufen, die gewöhnlich zu einem fehlerhaften Satzmuster führen"* (ICD-10-GM 2011, F98.6).

Poltern ist eine Störung des Sprechens, die relativ selten auftritt und sich auf viele Bereiche der Kommunikation auswirken kann. In einer Gruppe von 200 Kindern würde man statistisch gesehen zwei betroffene Kinder finden (Sick 2004). Poltern gehört nicht zu den Sprachentwicklungsstörungen, da die Störung erst klar zu beurteilen ist, wenn das Kind in der Lage ist, vollständige Sätze zu sprechen und Äußerungen in mehreren aufeinander folgenden Sätzen möglich sind. Diese Fähigkeiten erreichen Kinder etwa im Alter zwischen 3 und 4 Jahren. Eine Diagnose ist deshalb erst ab dieser Phase der Sprachentwicklung möglich (Weiss 1968).

Rat

- Kinder poltern nicht absichtlich oder weil sie nachlässig sind. Nehmen Sie auch unverständliche Äußerungen erst einmal als eine Mitteilung an Sie an.
- Polternde Kinder brauchen viel unterstützende Struktur, helfen Sie ihrem Kind dabei.
- Polternde Kinder haben Schwierigkeiten, ihre Sprechweise wahrzunehmen. Geben Sie Rückmeldung, wenn Sie etwas nicht verstanden haben.

Finanzierung

Die ärztlich verordnete Diagnostik und Therapie durch Sprachtherapeutinnen wird von den gesetzlichen oder privaten Krankenkassen übernommen. Kinder sind bis zur Vollendung des 18. Lebensjahres von der Zuzahlung der Verordnungsgebühr und des Eigenanteils befreit.

12.1 Erscheinungsbild

Die Symptomatik polternder Kinder ist im Vergleich zu anderen Störungen weniger klar und eindeutig zu beschreiben. Das liegt zum einen daran, dass es verschiedene Symptome gibt, die zum Störungsbild Poltern gehören, die aber nicht zwangsläufig immer gemeinsam auftreten müssen. Zum anderen kann Poltern zusammen mit anderen Störungsbildern auftreten, wie z. B. Hyperaktivität oder Lese-Rechtschreib-Störungen. Das Erscheinungsbild kann also sehr verschieden sein.

Um dieses sehr unterschiedlich auftretende Störungsbild klar beschreiben und diagnostizieren zu können, wurde durch Studien versucht, diejenigen Symptome zu finden, die notwendigerweise bei allen

Tab. 12.1 Checkliste zu obligatorischen Symptomen bei Poltern: Kernsymptomatik

Symptome	Beispiele
erhöhtes Sprechtempo und/oder	Kind spricht sehr schnell, so dass es aufgeregt wirkt, obwohl es dem Gesprächsthema nicht entspricht. Es verringert sein Sprechtempo nicht, wenn es bei einer schwierigen Erzählung unflüssig spricht (Sick 2004).
unregelmäßiges Sprechtempo	Das Kind wird während des Sprechens immer schneller und lässt sogar sinnvolle Pausen aus. Dann wiederum macht es an ganz unerwarteten Stellen Sprechpausen und wirkt so desorganisiert.
phonetische Auffälligkeiten (Wörter werden beim Sprechen verändert)	
Weglassen von Silben oder Lauten	
Vertauschen von Silben oder Lauten	„Luftlon" statt „Luftballon"
mehrere Konsonanten hintereinander werden reduziert	„Koscholade" statt „Schokolade" oder „Schweig" statt „Zweig" „Bume" statt „Blume"
unflüssiges Sprechen durch Wiederholungen von Silben, Wörtern und Satzteilen	„Ich habe, ich hab auch eine ne Katze."

Tab. 12.2 Checkliste zu fakultativen Symptomen bei Poltern

Symptome	Beispiele
kein Bewusstsein für die eigenen Sprechauffälligkeiten	Das Kind macht Fehler beim Sprechen und verbessert sich nicht, obwohl es das Wort richtig sprechen kann.
prosodische Auffälligkeiten: auffälliger Sprechrhythmus bzw. auffällige Sprechmelodie	Das Kind macht unerwartet an untypischen Stellen Sprechpausen oder spricht aus unerfindlichem Grund plötzlich mit hoher Stimme weiter.
Äußerungen ohne Ende, ohne dabei auf den Punkt des Themas zu kommen	Das Kind möchte über ein interessantes Tier aus dem Zoo erzählen und hält sich lange dabei auf, welche Personen mit im Zoo waren.
Denken wirkt ebenso ungeordnet wie das Sprechen	Dem Kind fällt es schwer, das beobachtete Tier zu beschreiben, weil es immer wieder Aussehen, Verhaltensweisen und andere Ereignisse des Zoobesuchs durcheinander bringt.
kommunikativ-pragmatische Auffälligkeiten	Das Kind hat Schwierigkeiten, sich mit der Gesprächspartnerin abzuwechseln und bemerkt nicht, wenn es anderen ständig ins Wort fällt. Es hat kein gutes Gespür dafür, welche Informationen es der Gesprächspartnerin geben muss, damit diese der Erzählung folgen kann.

polternden Menschen auftreten (St. Louis und Hinzman 1986; St. Louis und Rustin 1992; St. Louis 1996a, 1996b). Eine klare Definition der Störung sowie eine endgültige Festlegung über die zum Poltern gehörenden Symptome gibt es nach wie vor nicht. Auf diesem Gebiet besteht weiterhin großer Forschungsbedarf. Diejenigen Symptome, denen Poltern am häufigsten zugeordnet wird, werden als Kernsymptomatik bezeichnet. Sie gelten als Kriterium dafür, Poltern diagnostizieren zu können (➤ Tab. 12.1).

In der Literatur werden darüber hinaus noch weitere Symptome beschrieben, welche allein ohne das Vorhandensein der beschriebenen Kernsymptomatik jedoch nicht zur Diagnose Poltern führen würden (➤ Tab. 12.2). Trotzdem treten sie typischerweise bei Poltern auf.

Fallbeispiel

Marie, 8;4 Jahre

Marie wurde während ihres 3. Schuljahres wegen ihrer Poltersymptomatik von ihren Eltern zur Therapie angemeldet. Als Vorschulkind war sie bereits wegen einer Aussprachestörung in sprachtherapeutischer Behandlung gewesen. Die Eltern berichteten, dass Maries Verständlichkeit sich damals schon etwas verbessert hätte. Doch als Marie in die Schule kam, sprach die Lehrerin immer wieder Maries „Nuscheln" an.

Marie erzählt gerne und tut dies lebhaft. Zur ersten Sitzung der Therapie berichtet sie von einer Schildkröte, die sie im Garten des Nachbarn gefunden hat. Dabei fällt es ihr schwer, die Geschichte in einer logischen Reihefolge zu erzählen, so dass sie für die Zuhörerin leicht verständlich wird. Immer wieder springt sie in ihrer Erzählung zwischen verschiedenen Personen und erlebten Zeitpunkten hin und her. Marie wirkt leicht hektisch während der Unterhaltung. Es gelingt ihr nicht, klar und deutlich zu sprechen, sie zieht häufig End- und Anfangslaut zweier Wörter zusammen, so dass sie unverständlich werden. Sie beginnt einen Satz, bricht ihn ab und führt einen anderen zu Ende. Manchmal hat es den Anschein, sie öffne kaum den Mund beim Sprechen, so als seien ihre Zähne zusammen geklebt. Sie erzählt: „ Und dann wollte ich wollte ich die die Schilkōte hochheben aber die hastso gezappel."

Marie nimmt es selbst kaum wahr, dass sie schwer zu verstehen ist. Seitdem sie aber in der Schule immer wieder laut vorlesen muss oder vor der ganzen Klasse etwas erzählen oder vortragen möchte, erfährt sie häufig, dass die anderen Kinder ungeduldig werden, wenn sie redet. Es ist auch schon vorgekommen, dass jemand eine abfällige Bemerkung über ihre Sprechweise gemacht hat. Deshalb mag Marie sich nicht mehr gern im Unterricht äußern und meldet sich kaum noch.

Poltern und andere Störungen

Neben dem für Poltern typischen Erscheinungsbild werden weitere Auffälligkeiten beschrieben, die mit Poltern in Zusammenhang stehen können (Sick 2004). Dies können z. B. *Zentral-Auditive Verarbeitungsstörungen* oder auch spezifische Sprachentwicklungsstörungen, wie im Fallbeispiel (Aussprachestörung), sein. Wie im ➤ Kap. 12.3 deutlich wird, bestehen einige Hypothesen darüber, dass Poltern mit einer Schwäche der Zentral-Auditiven Verarbeitung in Zusammenhang steht (Daly 1996; De Hirsch 1970; Wolk 1986; Molt 1996). Häufig treten Poltern und Stottern kombiniert miteinander auf (Sick 2004). Wie stark die einzelnen Störungen dabei gewichtet sind, ist sehr individuell.

Zu den assoziierten Störungen gehört auch die Störung der Konzentration und Aufmerksamkeit. Teilweise wird dies in der Literatur sogar der Kernsymptomatik des Polterns zugeordnet (Weiss 1964; Op't Hof und Uys 1974; Daly 1996).

In der Literatur werden Beispiele beschrieben, in denen Auffälligkeiten des Lesens und des Schreibens gemeinsam mit Poltern auftreten (Weiss 1964; Daly 1996). Eine Untersuchung an einer Sprachheilschule zeigte, dass 45 % der polternden Kinder von einer Lese-Rechtschreib-Schwäche betroffen waren. Einige der untersuchten Kinder hatten zudem auch Störungen in anderen Bereichen, wie der Grammatik oder der Aussprache, so dass der Zusammenhang von Poltern und LRS nicht genau beurteilt werden kann. Generell gilt für den Zusammenhang von Poltern mit anderen Störungen, dass nur wenige Studien vorliegen, um fundierte Aussagen über die Zusammenhänge und gegenseitige Beeinflussung machen zu können.

12.2 Ursachen

Hinweis

Wie Poltern zustande kommt, also welche Ursachen es hat und welche Entstehungsmechanismen wirken, ist heute noch nicht bekannt. Mittlerweile konnten jedoch einige Faktoren wissenschaftlich nachgewiesen werden, welche mit der Entstehung von Poltern in Zusammenhang gebracht werden. Wie in ➤ Kap. 12.1 bereits dargelegt, besteht bisher auch keine genaue und abschließende Definition von Poltern, daher ergeben sich Schwierigkeiten, die Entstehung der Störung genau zu erklären.

Genetische Ursachen

Durch die Erfragung familiärer Belastungen in Anamnesegesprächen in Bezug auf Poltern (Luchsinger 1963; Weiss 1964; Becker und Grundmann 1970; Op't Hof und Uys 1974) wurde ein gehäuftes familiäres Auftreten von Poltern, aber auch anderer Sprech- sowie Sprachstörungen (Dietrich 1984), wie z. B. Stottern oder Sprachentwicklungsverzögerungen festgestellt. Dies weist darauf hin, dass erbliche Komponenten an der Entstehung beteiligt sein könnten. Welche Merkmale bzw. Schwächen vererbt werden, und wie diese zu Poltern führen, ist noch nicht genau bekannt.

Neurophysiologische/hirnorganische Faktoren

Neben den Hinweisen auf genetische Bedingungen beim Poltern gibt es neurophysiologische Befunde, die im Zusammenhang mit Poltern festgestellt wurden, deren genaue Wirkweise aber noch untersucht werden muss. Bradford (1970) vermutete eine verzögerte Hirnreifung, die zu einer allgemeinen Sprachschwäche führt und somit für Poltern verantwortlich sein könnte.

Die Symptome der erhöhten Sprechgeschwindigkeit und der phonetischen Auffälligkeiten (das Verändern von Wörtern beim Sprechen, so dass sie schwer verständlich werden) wurden häufig bei Patientinnen festgestellt, welche Schädigungen im *extrapyramidalen System* aufwiesen (Langová und Morávek 1970; Seemann 1970; Bakker 1996; Lebrun 1996). Dieser Teil des Gehirns hat Anteil an der Steuerung der Sprechgeschwindigkeit. Deshalb müssen hirnorganische Ursachen als ein Faktor bei der Entstehung in die Ursachenforschung mit einbezogen werden.

Hypothesen zur Entstehung des Polterns

Wissenschaftlich sind folgende Hypothesen (Annahmen) zur Entstehung des Polterns formuliert: Poltern entsteht:

- weil die eigene Sprache nicht angemessen über das Gehör überprüft und kontrolliert werden kann und zudem Probleme bei der Sprachverwendung bestehen (Weiss 1964).
- durch die unzureichende Wahrnehmung und Verarbeitung dessen, was an Sprache über das Gehör aufgenommen wird (Dietrich 1984).
- weil die neurologische Steuerung bezüglich der zeitlichen Abfolge von Sprechabläufen nicht angemessen funktioniert (Dalton und Hardcastle 1989; Van Riper 1986; Deuse 1987).
- weil die Fähigkeit, ein neurologisches Programm aufzubauen, welches die Handlung des Sprechens steuert, nicht hinreichend besteht (Meixner 1992; Graichen 1973).
- weil Kontrollmechanismen des Gehörs und der Sprachverwendung sowie der zeitlichen Abfolge von Sprechbewegungen nicht in einem geordneten Prozess zusammen arbeiten, sondern ungeordnet ablaufen (Myers 1996).

12.3 Prävention

Für Poltern bestehen lediglich Hypothesen zu dessen Entstehung. Zudem sind einige Faktoren bekannt, welche mit Poltern in Zusammenhang stehen, welcher Art dieser Zusammenhang ist, ist jedoch bisher nicht geklärt. Zur Prävention von Poltern können daher keine zuverlässigen Aussagen gemacht werden. Um Beeinträchtigungen vorbeugen zu können, müssen zunächst Informationen über die Entstehung vorliegen, welche wissenschaftlich belegt sind.

12.4 Möglichkeiten der diagnostischen Abklärung

Die Diagnostik des Polterns nehmen Sprachtherapeutinnen vor. Sie hat zum Ziel zu klären, ob Poltern vorliegt und im zweiten Schritt genauere Informationen über die Symptomatik zu erlangen. Die generelle Feststellung von Poltern geschieht durch die Untersuchung der Kernsymptomatik (➤ Kap. 12.2). Zur Therapieplanung muss auch die sog. Begleitsymptomatik ermittelt werden.

Da Poltern ein Störungsbild ist, das bisher wenig in den Fokus von Forschungsaktivitäten gerückt wurde, verhält es sich mit der Diagnostik ähnlich wie mit der unzureichenden Definition. Derzeit liegt kein standardisiertes Diagnostikinstrument zum Poltern vor und aufgrund der noch nicht abgeschlossenen Frage, welche Symptome obligatorisch zum Poltern gehören, ist auch eine absolut vergleichbare Diagnostik nicht möglich. Diese Schwierigkeit ergibt sich aus dem vergleichsweise heterogenen Störungsbild. Im Vergleich dazu ist die Diagnostik einer Aussprachestörung wesentlich leichter und eindeutiger vorzunehmen. Für die therapeutische Arbeit stehen jedoch Instrumente zur Verfügung, mit denen die unterschiedlichen Störungsbereiche des Polterns untersucht werden können.

Für die Ausschlussdiagnose Poltern müssen die obligatorischen Symptome (s. ➤ Kap. 12.2) untersucht werden, von denen bisher ausgegangen wird. Für die Therapieplanung ist darüber hinaus noch die Erhebung fakultativer Symptome wichtig.

Bei Kindern muss gleich zu Beginn eine zugrunde liegende Sprachentwicklungsstörung ausgeschlossen werden, da die Behandlung dieser Störung Priorität hat. Zudem ist die Prüfung assoziierter Störungen wie Stottern oder einer Auditiven Verarbeitungsstörung relevant.

Diagnostisches Vorgehen bei Poltern

Anamnese

Im Anamnesegespräch sammelt die Therapeutin wichtige Informationen über die Entwicklung des Kindes, um eine bestehende Störung besser einschätzen zu können bzw. einen Hinweis auf das Vorhandensein weiterer Störungen zu bekommen (➤ Tab. 12.3). Befragt werden die Eltern über die Bereiche Schwangerschaft und Geburt, Erkrankungen, motorische, kognitive und soziale Entwicklung des Kindes. Weiterhin wird die Therapeutin den Verlauf der Sprachentwicklung erfragen und die Eltern um eine Beschreibung der sprachlichen Schwierigkeiten ihres Kindes bitten. Berichten Eltern von sprachlichen Problemen, die nicht nur auf Poltern hinweisen, wird die Therapeutin weitere Tests durchführen, um eine Sprachentwicklungsstörung oder eine Stottersymptomatik zu überprüfen.

Tab. 12.3 Diagnostische Verfahren für das Erstgespräch im Bereich Poltern

Zu überprüfende Bereiche	Verfahren
Anamnese der Poltersymptomatik	Anamnesebogen Poltern für Kinder und Jugendliche (Sick 2004)
Sprachentwicklungsstörung	Patholinguistische Diagnostik bei Sprachentwicklungsstörungen (Kauschke und Siegmüller 2003): diagnostisches Verfahren zur Überprüfung von Störungen der Aussprache, der Grammatik, des Wortschatzes und des Sprachverständnisses
Stottern	Aachener Analyse unflüssigen Sprechens (Schneider und Zückner 2005): detailliertes Auswertungsverfahren für Stottersymptome
Stottern	Stuttering Severity Instrument, deutsche Bearbeitung (Schneider 2003): Verfahren zur Feststellung des Schweregrades von Stottern

Spontansprachprobe

Die Basis der Polterdiagnostik ist die Überprüfung der Spontansprache. Hierzu analysiert die Therapeutin etwa 2–5 Minuten gesprochener Sprache des Kindes. Günstig ist eine Audio- oder Videoaufnahme, da diese die Auswertung sehr erleichtert. Eltern können die Therapeutin bei dieser Aufgabe sehr unterstützen, indem sie ihr Kind anregen, z. B. von einem gemeinsamen Erlebnis selbst zu berichten.

WICHTIG

Um die notwendigen Auswertungen vornehmen zu können, ist es wichtig, dass die Probe längere zusammenhängende Äußerungen des Kindes enthält und kein ständiger Sprecherwechsel mit der Gesprächspartnerin stattfindet, bei dem das Kind eventuell nur kurze Antworten, wie „Ja, kann ich.“, von sich gibt.

Die Aufnahme ist das wichtigste Instrument der Polterdiagnostik, anhand dessen folgende Parameter der Symptomatik überprüft werden können:

Obligatorische Symptome
- phonetische Auffälligkeiten
- Sprechgeschwindigkeit
- Sprechunflüssigkeiten

Fakultative Symptome
- kommunikativ-pragmatische Auffälligkeiten
- prosodische Auffälligkeiten
- Sprachstörungen

Überprüfung des Sprachverständnisses

Soweit noch kein Sprachentwicklungstest durchgeführt wurde, sollte bei Kindern bis zu 7 Jahren nach der Spontansprachprobe zumindest ein Sprachverständnistest erfolgen (Sick 2004) (➤ Tab. 12.4).

Tab. 12.4 Diagnostische Verfahren zur Überprüfung des Sprachverständnisses

Zu überprüfende Bereiche	Verfahren
Sprachverständnis	Untertest 1 „Sprachverstehen“ aus: Sprachentwicklungstest für drei- bis fünfjährige Kinder (Grimm 2001)
Sprachverständnis	Untertest Semantik-Lexikon aus Patholinguistische Diagnostik bei Sprachentwicklungsstörungen (Kauschke und Siegmüller 2003)

Tab. 12.5 Diagnostische Verfahren zu Überprüfung der Mundmotorik und Diadochokinese

Zu überprüfende Bereiche	Verfahren
Diadochokinese	Orale Diadochokinese (Riley und Riley 1985), übersetzt und modifiziert (Sick 2004)
mundmotorische Geschicklichkeit	Kölner Diagnostikbogen für Myofunktionelle Störungen (Giel und Tillmanns-Karus 2004)

Tab. 12.6 Verfahren zur Überprüfung der Auditiven Merkfähigkeit und Verarbeitung

Zu überprüfende Bereiche	Verfahren
Auditive Merkfähigkeit	Mottier-Test aus dem Zürcher Lesetest (Linder und Grissemann 1996)
Auditive Merkfähigkeit	Untertest „Zahlenfolgegedächtnis" aus dem Psycholinguistischen Entwicklungstest (Angermaier 1974)

Überprüfung der Diadochokinese

Diadochokinese ist die Fähigkeit, entgegengesetzte Bewegungen sehr schnell nacheinander auszuführen (Franke 2004). In Bezug auf das Sprechen bedeutet dies die rasche Artikulation von Lauten, die an ganz unterschiedlichen Stellen im Mund gebildet werden (z. B. die Silben „ra-fa-la"). Ist diese Fähigkeit eingeschränkt, so kann das Sprechen undeutlich und verwaschen klingen. Da polternde Kinder häufig schwer verständlich sprechen, ist diese Fähigkeit zu überprüfen. Neben der diadochokinetischen Fähigkeit können auch die allgemeinen mundmotorischen Fähigkeiten eingeschränkt sein. Dazu gehören z. B. eine muskuläre Spannung aufbauen zu können, die Wahrnehmungsfähigkeit im Mundbereich und die Zungenfunktion beim Schlucken. Kann die Therapeutin Hinweise auf Schwierigkeiten bei eben diesen Funktionen erkennen, so wird sie sowohl die diadochokinetischen Fähigkeiten als auch die mundmotorische Geschicklichkeit überprüfen (> Tab. 12.5).

Erhebung der Selbstwahrnehmung

Im Vergleich zu ihren Zuhörerinnen nehmen polternde Kinder ihre eigene Sprechweise selbst häufig nicht als hastig und unverständlich wahr. Um die Symptomatik in der Therapie verändern zu können, müssen betroffene Kinder lernen, ihr eigenes Sprechen besser wahrzunehmen. Wurde Poltern bereits festgestellt und die Durchführung einer Therapie beschlossen, so wird die Therapeutin die Selbstwahrnehmung des Kindes erfragen.

WICHTIG

Sie könnte dies z. B. mit Fragen wie den folgenden tun:
- Sprichst du langsam wie eine Schnecke oder eher schnell wie ein Rennauto?
- Erzählst du gerne ganz viel oder lieber nicht so viel?
- Sagen dir Mama und Papa manchmal: Ich habe dich jetzt nicht verstanden?
- Kannst du ganz langsam sprechen, wenn du das möchtest?

Überprüfung der auditiven Merkfähigkeit

Die Fähigkeit, gesprochene Sprache, besonders die eigene, eine Weile im auditiven Gedächtnis zu behalten, bis sie hinreichend überprüft und verarbeitet wurde, ist bei polternden Kindern oft nur unzureichend ausgeprägt (Molt 1996). Daher ist das Training der auditiven Verarbeitung ein wichtiger Teil der Therapie und wird bei einer bestehenden Poltersymptomatik von der Therapeutin überprüft (> Tab. 12.6).

Überprüfung der sprachlichen Strukturierung

Eine Entwicklungsaufgabe der kindlichen Sprachentwicklung ist die Fähigkeit, einer Gesprächspartnerin seine Gedanken nachvollziehbar und in einem sinnbildenden Zusammenhang von Wörtern und Sätzen darzustellen. Hier zeigen polternde Kinder ebenfalls häufig Schwierigkeiten (St. Louis und Myers 1995). Zur Diagnostik eignet sich besonders das Nacherzählen von Bildergeschichten, da die Logik der Geschichte durch die Therapeutin überprüft werden kann (> Tab. 12.7).

Tab. 12.7 Verfahren zur Überprüfung der sprachlichen Strukturierung

Zu überprüfende Bereiche	Verfahren
sprachliche Strukturierung bei Kindern bis 9 Jahren	Untertest Textgedächtnis aus HSET (Grimm und Schöler 1991)
sprachliche Strukturierung bei Kindern zwischen 9 und 12 Jahren	Auswahl eines altersentsprechenden Textes aus einem Lesebuch, eine Geschichte nacherzählen
sprachliche Strukturierung bei Kindern ab ca. 12 Jahren	Etwas vom Kurs abgekommen (Freudenberg et al. 1997): Material zur Behandlung von Textstörungen

Checkliste

Mithilfe ➤ Tab. 12.8 können Eltern überprüfen, ob ihr Kind Symptome eines Polterns zeigt.

Tab. 12.8 Checkliste für Eltern

Zu beobachtende Auffälligkeiten	Stimmt
Das Kind spricht auffallend schnell und dies beeinträchtigt die Verständlichkeit.	
Das Kind spricht mit einer häufig wechselnden Geschwindigkeit.	
Das Kind verändert absichtslos die Wörter beim Sprechen. Dadurch werden sie unverständlicher, z. B. Motrarre für Gitarre oder Burtstagsfeier	
Das Kind wiederholt einzelne Teile seiner Rede, z. B. Wörter oder Satzteile.	

12.5 Prognosen

Bisher liegen keine Studien vor, die den langfristigen Verlauf der Störung in den Blick nehmen. Daher können keine zuverlässigen Aussagen darüber gemacht werden, wie eine Poltersymptomatik verlaufen kann.

Poltern tritt bereits während der Kindheit auf (Langová und Morávek 1970). Es gibt Hinweise darauf, dass sich die Symptomatik während der Pubertät verstärkt (Arnold 1970; Langová und Morávek 1970) und bestehen bleibt. Ähnlich wie beim Stottern wird von Phasen berichtet, in denen Poltern unterschiedlich stark ausgeprägt ist. Phasen, in denen Betroffene symptomfrei sprechen können, sind jedoch nicht bekannt (Sick 2004). Bezüglich der Verbesserung von Poltern durch Therapien wurden bisher keine Studien vorgelegt. Dies bedeutet nicht, dass mithilfe von Sprachtherapie keine Verbesserung für betroffene Personen zu erreichen ist. In der Literatur sind Beschreibungen einzelner Fallbeispiele zu finden, welche erfolgreich behandelt wurden (Katz-Bernstein 1986; Daly und Burnett 1999). Diese Beschreibungen können jedoch nicht als wissenschaftlicher Beleg eines Therapieerfolges gedeutet werden. In den Fallbeispielen wird zumeist von der Arbeit an einzelnen Symptomen, wie z. B. der Sprechgeschwindigkeit berichtet. Diese konnte in der Therapie nachweislich verbessert werden.

12.6 Therapiemöglichkeiten

12.6.1 Rahmenbedingungen für die Poltertherapie

Die Therapie von Poltern führen Sprachtherapeutinnen nach ärztlicher Verordnung durch. Die Ärztin kennzeichnet die Diagnose auf der Verordnung mit dem Indikationsschlüssel RE 2, Störung des Redeflusses, spez. Poltern, aus dem Heilmittelkatalog (2009). Im Regelfall werden 20 Sitzungen à 45 Minuten verordnet. Die Sitzungen sollten mindestens einmal wöchentlich stattfinden und möglichst nicht durch größere Pausen unterbrochen werden, um die kontinuierliche Arbeit an der Symptomatik nicht zu gefährden und den Therapieerfolg zu sichern. Stellt sich die Symptomatik sehr umfangreich dar oder liegen zusätzliche Störungen vor, so wird die Sprachtherapeutin je nach Einzelfall entscheiden, die Therapie länger als die regulären 20 Sitzungen durchzuführen. Diese Entscheidung wird in Absprache und Kooperation mit der behandelnden Kinderärztin gefällt.

Die Therapie kann als Einzel- oder Gruppentherapie durchgeführt werden. In einer Einzeltherapie besteht für die Therapeutin die Möglichkeit, individueller auf die Bedürfnisse und Fähigkeiten des Kindes einzugehen. In einer Gruppentherapie hingegen ist es leichter, die Motivation für die Therapie zu stärken, da die Kinder erleben, dass sie mit ihren Schwierigkeiten nicht alleine sind. Eine gemeinsame Behandlung mehrerer Kinder setzt jedoch voraus, dass zur gleichen Zeit Kinder mit einem ähnlichen Störungsbild zur Therapie in einer Praxis angemeldet sind. Adressen behandelnder Therapeutinnen bekommen Eltern bei Kinderärztinnen oder im Branchenbuch. Zur ersten Sitzung sollten die Heilmittelverordnung sowie eventuell Aufzeichnungen über die Entwicklung des Kindes mitgebracht werden.

Eine Therapie ist grundsätzlich nur sinnvoll, wenn die Eltern von deren Notwendigkeit und Nützlichkeit überzeugt sind. Daher sollte zu Beginn der Therapie ein Gespräch zwischen Eltern und Therapeutin über deren Motivation und Erwartungen an die Therapie stattfinden. Je nach Alter des Kindes wird die Therapeutin im Gespräch auch die Erwartungen des Kindes ermitteln. Sie kann realistische Ziele der Therapie vermitteln und Handlungsoptionen aufzeigen.

12.6.2 Therapieprinzipien

Aufgrund des heterogenen Erscheinungsbildes von Poltern, das sich in unterschiedlichen Bereichen, wie Aussprache, kommunikative Fähigkeiten sowie in der Aufmerksamkeit zeigen kann, ist ein einzelfallorientierter und mehrdimensionaler Behandlungsansatz notwendig (Stang 1984; Myers und St. Louis 1992; Daly und Burnett 1999; Schneider 2003). Dies bedeutet, dass die Therapie nicht nach einem festgelegten Therapieprogramm durchgeführt, sondern nach den Erfordernissen der individuellen Symptome konzipiert wird. Gearbeitet wird in allen Bereichen, in denen Schwierigkeiten bestehen und welche sich beeinträchtigend auf die Bereiche der Kernsymptomatik (schnelles/unregelmäßiges Sprechtempo, phonetische Auffälligkeiten und Unflüssigkeiten) auswirken (Sick 2004). Da einzelne sprachliche Fähigkeiten in Wechselwirkung miteinander stehen (eine eingeschränkte Selbstwahrnehmung kann z. B. Auswirkungen auf das Sprechtempo oder die Interaktion mit der Gesprächspartnerin haben), ist eine präzise Diagnostik notwendig. Denn bei der Behandlung einzelner Auffälligkeiten kann so nach dem *synergistischen Prinzip* (Sick 2004) eine indirekte Behandlung und damit auch Verbesserung anderer Fähigkeiten erfolgen.

12.6.3 Bereiche der Poltertherapie und deren Strukturierung

Elternberatung

Nachdem die Diagnose Poltern gestellt wurde, sollten Eltern umfassend beraten werden. Ziele sind, die Eltern über das Störungsbild aufzuklären und Entlastung zu schaffen. Belastungen können entstehen, wenn Eltern sich selbst Schuld an der Entstehung der Schwierigkeiten zuweisen oder die Kommunikation innerhalb der Familie und im Freundeskreis aufgrund der Unverständlichkeit des Kindes abbricht.

Rat

- Eltern tragen keine Schuld am Poltern ihrer Kinder und sind nicht an der Entstehung dieser Störung beteiligt.
- An der Störung zu arbeiten bedeutet auch, am Umgang mit der Störung zu arbeiten, d. h. die Auffälligkeiten erst einmal als Teil des Sprechens zu akzeptieren, ohne diese ständig als Problem zu betrachten.
- Es kann für die gesamte Familie eine Entlastung sein, sich auf die Stärken des Kindes zu besinnen und die Aufmerksamkeit darauf zu richten, wann und wie die Kommunikation untereinander gelingt.

Wichtige Inhalte für eine Elternberatung sind:

- der Umgang mit unverständlichen Äußerungen des Kindes,
- Informationen über Faktoren, die Poltern möglicherweise aufrecht erhalten oder verstärken,
- die Weitergabe von Informationen über Poltern an Bezugspersonen außerhalb der Familie,
- und die Beeinflussung des elterlichen Sprechverhaltens, um das Kind zu unterstützen.

Nach der Erstberatung sollte auch während der Therapie eine fortwährende Elternberatung erfolgen. Das ist wichtig, um den Eltern die Inhalte der Therapie zu verdeutlichen und für deren Umsetzung im Alltag zu sorgen. Dieser Transfer ist zum einen Inhalt der Therapie in Form von *In-vivo-Übungen* und muss zum anderen auch von den Eltern mitgestaltet werden.

Strukturierung der Therapie

Wurden neben der Poltersymptomatik noch andere Beeinträchtigungen bei der Diagnostik festgestellt, wie vielleicht eine Spezifische Sprachentwicklungsstörung, Stottern oder eine Auditive Verarbeitungsstörung, so muss nach dem Ausmaß der Störungen entschieden werden, welche Behandlung Priorität hat oder inwiefern eine gemeinsame Behandlung der Schwierigkeiten möglich ist. Wichtig ist jedoch, dass alle Schwierigkeiten des Kindes behandelt werden, auch wenn die Familie ursprünglich nur wegen des Polterns Hilfe gesucht hat.

Die Therapie des Polterns erfolgt nach differenzierter Diagnostik und wird von der Therapeutin individuell nach den vorhandenen Schwierigkeiten des Kindes geplant. Die folgenden Bereiche stellen den Behandlungsrahmen der Poltertherapie dar (➤ Tab. 12.9).

Tab. 12.9 Bereiche der Therapie des Polterns

Therapiebereich	Inhalt und Ziele der Behandlung
Verbesserung der Selbstwahrnehmung	• Das Kind soll zunächst lernen, typische Symptome zu erkennen und diese gezielter wahrzunehmen. • Kann es diese Symptome erkennen, ist es möglich, daran zu arbeiten und diese zu verändern.
Verbesserung der Aufmerksamkeit	• Das Kind soll lernen, sein Sprechen und seine Symptome aufmerksam zu beobachten. • Ziel dabei ist es, für eine gewisse Dauer sein Sprechen zu beobachten und auch ganz gezielt auf einzelne Symptome, wie z. B. das schnelle Tempo oder die undeutliche Aussprache, zu achten.
Veränderung des Sprechtempos	• Das Kind soll lernen, nicht generell hastig zu sprechen, sondern seine Sprechgeschwindigkeit dem Thema und der Situation entsprechend gestalten zu können.
Reduzierung der phonetischen Auffälligkeiten	• Das Kind soll zunächst lernen, seine eigene Unverständlichkeit wahrzunehmen. • Dann wird die Therapeutin gemeinsam mit dem Kind eine bewusst verlangsamte und präzise Artikulation des Gesprochenen üben, bis es sich selbst beim Sprechen überprüfen kann. • Diese Selbstüberprüfung beim Sprechen kann eine große Herausforderung sein.
Verbesserung der sprachlichen Strukturierung	• Das Kind soll lernen, sich ein Bild davon zu machen, auf welche Art und Weise es seine Äußerungen gestalten muss, damit die Gesprächspartnerin diese auch nachvollziehen kann. Das bedeutet, welche Informationen gegeben und wie diese verständlich gegliedert werden müssen, um logisch und sinnvoll Gedanken auszudrücken. • Zudem muss das Kind auf den grammatikalischen Zusammenhang seiner Sätze achten, um seine Äußerungen verständlich zu machen.
Verbesserung der kommunikativ-pragmatischen Fähigkeiten	• Ziel ist es, dem Kind bewusst zu machen, wie es sich seinen Gesprächspartnerinnen gegenüber verhält und wie es auf diese wirkt. • Das Kind soll lernen, auf das abwechselnde Sprechen mit der Gesprächspartnerin zu achten und kleine Signale wahrzunehmen, welche anzeigen, dass das Gegenüber etwas sagen möchte oder nicht fertig gesprochen hat. • Das Kind soll lernen, den Äußerungen der Gesprächspartnerin achtsam zuzuhören und auf diese auch gezielt einzugehen. • Ebenso soll das Kind lernen festzustellen, ob seine Äußerungen verstanden wurden oder ob die Verständigung gerade beeinträchtigt ist. Für diese Fälle werden mit der Therapeutin Strategien entwickelt, wie das Verständnis gesichert werden kann.
Veränderung der Unflüssigkeiten	• Für diesen Bereich wird die Therapeutin keine direkten Übungen anbieten, sondern indirekt durch die Verbesserung der Selbstwahrnehmung, die Verlangsamung des Sprechtempos und die Verbesserung der deutlichen Aussprache mit dem Kind daran arbeiten.

Tab. 12.9 Bereiche der Therapie des Polterns *(Forts.)*

Therapiebereich	Inhalt und Ziele der Behandlung
Veränderung der Sprechpausen	• Das Kind soll lernen, seine Äußerungen durch Sprechpausen sinnvoll einzuteilen und sich dadurch auch Zeit zum Nachdenken, Planen und Reagieren zu geben. • Dies sorgt für eine bessere Verständlichkeit bei der Gesprächspartnerin und kann dem Kind helfen, die erlernten Strategien einzusetzen.
Verbesserung der Prosodie	• Das Kind soll lernen, seine Äußerungen durch Betonung verständlicher zu gestalten. Dies kann helfen, den roten Faden zu behalten und nachvollziehbarer und strukturierter zu erzählen.
Verbesserung von Atmung und Stimme	• Zur Gestaltung von Sprechpausen und Betonung gehören ebenso die Gestaltung der Sprechatmung und der entspannte Einsatz der eigenen Stimme. • Das Kind soll lernen wahrzunehmen, wann es Atempausen benötigt, um mühelos weiter sprechen zu können, auf welche Weise sich Atemrhythmus und die eigene Stimme mit Leichtigkeit einsetzen lassen.

Da einen Großteil der Poltertherapie die Arbeit an der Selbstwahrnehmung des Sprechens einnimmt, bietet sich die Arbeit mit Ton- oder Videoaufnahmen an. Soweit das Kind schon dazu in der Lage ist, wird die Therapeutin Aufnahmen dazu verwenden, die Auffälligkeiten des Kindes zu identifizieren und zu verändern.

Fallbeispiel

Marie, 8;4 Jahre

Marie hat Spaß an der Therapie, denn sie kann hier erzählen, ohne Angst haben zu müssen, dass sie jemand auslacht. In dieser Stunde hat die Therapeutin wieder ein Aufnahmegerät bereit gestellt. Marie liest eine Geschichte aus ihrem Lesebuch vor. Danach bekommt sie die Aufgabe, die Geschichte nachzuerzählen, ohne dabei ins Buch zu schauen. Ihre Erzählung wird aufgenommen. Hinterher hört sich Marie gemeinsam mit der Therapeutin die Geschichte an und überlegt, ob die Reihenfolge der Ereignisse so stimmt und ob sie auch nichts Wichtiges vergessen hat. Außerdem achten beide auf die richtige Aussprache der Laute, z. B. ob sie Laute vertauscht oder Wörter ohne Pausen zusammengezogen hat, so dass unverständliche Wörter entstehen. Marie kann einige undeutliche Stellen in ihrer Erzählung erkennen. Sie ist unzufrieden mit sich. Die Therapeutin schlägt vor, die Geschichte noch einmal aufzunehmen. Dieses Mal jedoch soll Marie versuchen, ganz langsam und deutlich, wie in Zeitlupe, zu erzählen.

Zum Abschluss der Sitzung darf sich Marie ein Spiel aussuchen. Sie ist froh, ein Spiel wählen zu können, das gar nichts mit Sprechen zu tun hat und sucht sich „Schokohexe" aus.

12.7 Fördermöglichkeiten für Eltern im Alltag

12.7.1 Das eigene Kommunikationsverhalten und die eigene Sprechweise beobachten

Die Art und Weise, wie Eltern sprechen, kann eine kindliche Poltersymptomatik nicht auslösen. Kinder mit Sprechauffälligkeiten können jedoch nur davon profitieren, wenn Bezugspersonen darauf achten, wie sie mit dem Kind sprechen. Erwachsene, zu denen das Kind eine emotionale Beziehung hat, sind Sprechvorbilder und können die Sprechweise des Kindes beeinflussen.

Um Ihre eigene Art mit Ihrem Kind zu reflektieren, können Sie sich von folgenden Fragen leiten lassen:

- Wie reagiere ich, wenn ich Auffälligkeiten bei meinem Kind bemerke?
- Wie wirken sich meine Reaktionen auf mein Kind aus?
- Welches Sprechtempo zeige ich in welcher Situation? Beeinflusse ich durch meine Sprechge-

schwindigkeit auch das Sprechtempo meines Kindes?

Polternde Kinder können sich aufgrund der negativen Reaktionen auf ihr Sprechen schnell abgelehnt oder weniger wertgeschätzt fühlen (Sick 2004). Der familiäre Umgang mit der Sprechstörung des Kindes ist deshalb besonders wichtig.

WICHTIG

- Versuchen Sie, sensibel für Ihren Umgang mit den Auffälligkeiten zu werden und vermeiden Sie negative Reaktionen.
- Die Sprechstörung ist nur eine Eigenschaft Ihres Kindes. Führen Sie sich immer wieder die Fähigkeiten Ihres Kindes vor Augen und lassen Sie das Defizit nicht in den Vordergrund rücken.
- Ihr Kind kann sein Poltern nicht umgehen, lassen Sie daher Korrekturen sein, sie helfen Ihrem Kind nicht weiter.
- Versuchen Sie, Sprechkonkurrenz, z. B. zwischen Geschwistern, zu vermeiden. Dies erhöht die Schwierigkeit, das eigene Sprechen zu planen und zu überprüfen. Genau diese Dinge fallen Ihrem Kind bereits schwer.

Wie reagieren, wenn eine Verständigung gerade nicht möglich ist?

Je nach Ausprägung der Symptomatik kann es geschehen, dass Bezugspersonen die kindlichen Äußerungen absolut nicht verstehen. Häufig entsteht dann Unsicherheit darüber, wie darauf zu reagieren ist.

Machen Sie sich klar, dass Sprache ein Mittel ist, um miteinander in Beziehung zu treten und Informationen und Bedürfnisse zu vermitteln. Daher ist es für die weitere Unterhaltung wenig förderlich, wenn Verständigungsprobleme nicht thematisiert werden. Hinter der Äußerung des Kindes steht eine Absicht, der Sie nicht entsprechen können, wenn Sie diese nicht verstanden haben. Es ist nicht immer leicht, hektisch und undeutlich sprechende Kinder zu verstehen. Deshalb ist es wichtig, dem Kind das Gefühl zu vermitteln, dass man an einer Verständigung interessiert ist und sich darum bemüht.

- Nehmen Sie auch unverständliche Äußerungen Ihres Kindes als Gesprächsangebot an.
- Sie dürfen jedoch auch äußern, dass Sie etwas nicht verstanden haben. Es kann helfen, dem Kind eine Rückmeldung zu geben, was Sie bereits verstanden haben und was noch nicht.
- Versuchen Sie durch Nachfragen Unverstandenes in Erfahrung zu bringen. Haben Sie keinen Anhaltspunkt, so können Sie ihr Kind bitten, es für Sie noch einmal zu wiederholen.
- Sind die Äußerungen trotz des Nachfragens weiterhin nicht zu verstehen, so machen Sie Ihrem Kind deutlich, dass Sie gerne hören möchten, was es zu erzählen hat, es im Moment aber nicht verstehen können.

12.7.2 Den Alltag für das Kind strukturiert gestalten

Klare Strukturen, an denen sie sich orientieren können, sind für polternde Kinder besonders wichtig. Dazu gehört z. B. ein geregelter Tagesablauf. Unterstützen Sie Ihr Kind, indem Sie ihm zeigen, wie man in verschiedenen Lebensbereichen mit einer Fülle von Informationen und Anforderungen umgehen kann. Nachfolgend sind einige Aspekte aufgeführt, wie Eltern ihr Kind unterstützen können.

Konsequent Grenzen setzen und einhalten

Machen Sie deutlich, welche Grenzen Sie in Bezug auf welche Verhaltensweisen setzen und halten Sie diese konsequent ein. Hierzu ist es hilfreich, sich vorher darüber klar zu sein, was die Durchsetzung dieser Grenzen im Alltag für Sie bedeutet.

Sinnvolle Ordnung finden

Überlegen Sie, in welchen Situationen eine bestimmte Ordnung für Sie und Ihr Kind hilfreich sein könnte, z. B. Sachen beim Nachhausekommen an ganz bestimmte Stellen zu räumen, und halten Sie diese zuverlässig ein.

Vorhersehbarer Tagesablauf

Gestalten Sie den Alltag für Ihr Kind immer im selben Rhythmus und mit den gleichen Handlungsabläufen. Rituale, wie z. B. Geschichten lesen vor dem Schlafen oder gemeinsame Tischsprüche, erleichtern es dem Kind, den Rhythmus wiederzuerkennen.

Zuverlässig sein

Achten Sie darauf, welche Regeln oder Zusagen Sie mit Ihrem Kind vereinbaren, denn Ihr Kind bemerkt schnell, wenn Sie diese nicht einhalten. Dies gilt sowohl für Grenzen, die Sie setzen, als auch für Belohnungen, die Sie ankündigen. Zuverlässigkeit bedeutet aber auch, ähnliche oder vorhersehbare Reaktionen auf Verhaltensweisen des Kindes zu zeigen.

12.7.3 Mit Kommunikationssituationen achtsam umgehen

Kommunikation ist nicht nur das Miteinanderreden allein. Durch Mimik und Gestik beispielsweise können wesentliche Informationen übermittelt werden, wie „Ich möchte jetzt nicht gestört werden!" oder „Ich bin sehr gespannt darauf, was du zu erzählen hast." Auch wenn wir manche Dinge nicht klar aussprechen, spiegeln sie sich doch in unserer Körpersprache oder im Umgang mit der Gesprächspartnerin wider. Der bewusste Umgang mit polternden Kindern im Alltag kann die Symptomatik reduzieren helfen.

Gelassenheit entlastet und kann die Poltersymptomatik vermindern

Ärger und Aufregung verursachen Anspannung und können Ihr Sprechtempo erhöhen. Sorgen Sie dafür, dass Sie trotz Alltagsstress mit Ihrem Kind immer wieder Ruhezeiten finden, um Ihrem Bedürfnis nach Entspannung nachzukommen.

Zeitdruck vermeiden

Unterhaltungen, die schnell geführt werden müssen, sind durch Stress und Anspannung geprägt. Versuchen Sie deshalb, ausreichend Zeit einzuräumen, wenn nicht nur eine kurze Frage beantwortet, sondern ein Gespräch geführt werden soll.

Sich auf die kindliche Wahrnehmung einstellen

Polternde Kinder zeigen häufig Schwierigkeiten, sowohl ihre eigene als auch die Sprache anderer präzise und differenziert wahrzunehmen. Achten Sie auf Anzeichen, die darauf hinweisen, dass Ihr Kind gerade nicht alle Informationen so gehört haben könnte, wie sie gegeben wurden. Machen Sie ihm z. B. durch Ihre Betonung deutlich, worauf es Acht geben muss.

Zeitliche Orientierung geben

Geben Sie Ihrem Kind eine Rückmeldung, wenn es schon sehr lange spricht, ohne jemanden zu Wort kommen zu lassen bzw. die Situation gerade nicht geeignet ist, um ausführliche Gespräche zu führen, weil Sie sich z. B. gerade beeilen müssen, um in den Kindergarten zu kommen. Im Gegenzug dazu bieten Sie Ihrem Kind aber auch Gelegenheiten, Gespräche ausführlich und ohne Zeitdruck zu führen, wenn die Situation günstig ist.

Spiel- und Fördermöglichkeiten für Eltern

Geschichten nacherzählen

Suchen Sie ein Buch mit kurzen Geschichten aus, die Sie Ihrem Kind vorlesen. Ist die Geschichte beendet, versuchen Sie gemeinsam mit Ihrem Kind die Geschichte kurz nachzuerzählen. Nehmen Sie sich regelmäßig die Zeit, diese Übung durchzuführen. Überlassen Sie ihrem Kind nach und nach das Erzählen, nachdem Sie es bereits einige Male selbst getan haben.

Ich klatsche was, was du nicht siehst

Dieses Spiel wird gespielt, wie „Ich sehe was, was du nicht siehst.", jedoch noch um die Aufgabe des Wörterklatschens erweitert. Eine Person sucht sich einen Gegenstand aus und beschreibt ihn wie üblich mit einer Farbe. Zudem gibt sie auch an, wie viele Silben bei diesem Gegenstand geklatscht werden können. Die ratenden Personen sagen den vermuteten Gegenstand und klatschen dazu die Silben.

Zeitlupenraten

Eine Person denkt sich ein Wort aus. Je nach Alter und Fähigkeiten des Kindes kann es kurz oder lang sein. Dann spricht die Person ohne Stimme, aber mit überdeutlicher Artikulation in Zeitlupe das Wort. Wer die meisten Wörter erraten konnte, gewinnt. Dabei könnten noch unterschiedlich viele Punkte für leichte und schwere Wörter vergeben werden.

12.8 Fördermöglichkeiten in der Kita und in der Schule

Für den Umgang mit polternden Kindern in Kita und Schule gilt im Wesentlichen das Gleiche wie für die Eltern-Kind-Kommunikation.

Erzieherinnen können zudem folgende Hinweise für den Alltag gegeben werden:

- Strukturieren Sie den Gruppenalltag für das polternde Kind sehr klar, soweit dies nicht schon der Fall ist.
- Versuchen Sie, bei Kommunikationsproblemen zwischen den Kindern zu vermitteln, um eine soziale Ausgrenzung zu vermeiden.
- Beobachten Sie die Symptomatik des Kindes. Vielleicht lassen sich Situationen erkennen, in denen sie weniger stark ausgeprägt ist. In diesem Fall könnten Sie versuchen, diese Situationen häufiger herbeizuführen.
- In Phasen starken Polterns könnten Sie Spiele und Beschäftigungen anbieten, in denen Sprechen eine untergeordnete Rolle spielt.

Glossar

extrapyramidales System
Bereiche des Gehirns, die für Steuervorgänge der Bewegung verantwortlich sind

standardisiert
vereinheitlicht, bezüglich Diagnostik: Test, der in allen Situationen, von jedem Untersucher genau gleich durchgeführt werden kann

In-vivo-Übungen
bedeuten die Umsetzung von therapeutischen Lerninhalten außerhalb des Therapieraums in Begleitung der Therapeutin

synergistisches Prinzip
in der Therapie wird ausgenutzt, dass die Verbesserung einer Fähigkeit auch andere Fähigkeiten beeinflussen kann

Zentral-Auditive Verarbeitungsstörungen
eingeschränkte Fähigkeit, Hörreize wahrzunehmen und zu verarbeiten, wobei das Hörorgan intakt ist

LITERATUR

Angermeier M (1974). Psycholinguistischer Entwicklungstest (PET). Weinheim: Beltz.

Arnold GE (1970). An Attempt to Explain The Causes of Cluttering With the LLMM Theory. Folia Phonatrica; 22: 247–260.

Bakker K (1996). Cluttering: Scientific Status and Emerging Needs. Journal of Fluency Disorders; 21: 359–365.

Becker K-P, Gundmann K (1970). Investigations on Incidence and Symptomatology of Cluttering. Folia Phonatrica; 22: 261–271.

Bradford D (1970). Cluttering. Folia Phoniatrica 22, 272–279.

Dalton P, Hardcastle W (1989). Disorders of Fluency. Studies in Disorders of Communication. London: Whurr Publishers Limited.

Daly DA (1996). The Source for Stuttering and Cluttering. East Moline IL: LinguiSystems Inc.

Daly DA, Burnett ML (1999). Cluttering: Traditional Views and New Perspectives. In: Curlee RF (ed.). Stuttering and Related Fluency Disorders. 2nd ed. New York: Thieme Medical Publishers.

De Hirsch K (1970). Stuttering and Cluttering. Folia Phonatrica; 22: 311–324.

Deuse A (1987). Über die Entwicklung des Dialogs und der Spieltätigkeit beim Kind: Kommunikations- und neuropsychologische Aspekte über die Pathogenese von Redeflussstörungen. In: Deutsche Gesellschaft für Sprachheilpädagogik e. V. (Hrsg.). Spracherwerb und Spracherwerbsstörungen. Hamburg. S. 85–112.

Dietrich WM (1984). Cluttering: Ist Diagnosis. In: Winitz H (ed.). Treating Articulation Disorders: For Clinicans by Clinicans. Baltimore, MD: University Park Press.

Franke U (2004). Logopädisches Handlexikon. München/Basel: Ernst Reinhardt Verlag.

Freudenberg M, Honekamp A, Mende M, Zückner H (1997). Etwas vom Kurs abgekommen. Zur Behandlung von Textstörungen be Aphasie. Zell a. H.: Steiner.

Giel B, Tillmanns-Karus M (2004). Kölner Diagnostikbogen für Myofunktionelle Störungen. Dortmund: modernes Lernen.

Graichen J (1973). Teilleistungsschwächen dargestellt an Beispielen aus dem Bereich der Sprachbenutzung. Zeitschrift für Kinder und Jugendpsychiatrie; 1: 113–144.

Grimm H (2001). Sprachentwicklungstest für drei- bis fünfjährige Kinder (SETK 3–5). Göttingen: Hogrefe.

Grimm H, Schöler H (1978/1991). Heidelberger Sprachentwicklungstest (HSET). Göttingen: Hogrefe.

Katz-Bernstein N (1986). Poltern – Therapieansatz für Kinder. Vierteljahreszeitschrift für Heilpädagogik und ihre Nachbargebiete; 4: 413–426.

Kauschke C, Siegmüller J (2003). Patholinguistische Diagnostik bei Sprachentwicklungsstörungen. München: Urban & Fischer.

Langová J, Morávek M (1970). Some problems of Cluttering. Folia Phonatrica; 22: 325–336.
Lebrun Y (1996). Cluttering after Braim Damage. Journal of Fluency Disorders 21, 289–295.
Linder M, Grissemann H (1996). ZLT – Zürcher Lesetest. 2. A. Bern: Verlag Hans Huber.
Luchsinger R (1963). Poltern. Erkennung, Ursachen, Behandlung. Berlin-Charlottenburg: Carl Marhold Verlagsbuchhandlung.
Meixner F (1992). Poltern aus entwicklungspsychologischer Sicht. In: Grohnfeldt M (Hrsg.). Handbuch der Sprachtherapie. Band 5: Störungen der Redefähigkeit. Berlin: Edition Marhold.
Molt LF (1996). An Examination of Various Aspects of Auditory Processing in Clutterers. Journal of Fluency Disorders; 21: 215–225.
Myers FL (1996). Cluttering: A Matter of Perpective. Journal of Fluency Disorders; 21: 175–185.
Myers FL, St. Louis KO (1992). Cluttering: Issues and Conroversies. In: Myers FL, St. Louis KO (eds.). Cluttering: A Clinical Perspective. Kibworth: England Far Communications (reissued in 1996 by Singular, San Diego, CA).
Op't Hof, Uys IC (1974). A Clinical Delineation of Tachyphemia (Cluttering). South African Medical Journal; 48: 1.624–1.628.
Riley G, Riley J (1985). Oral Motor Treatment and Assessment: Improving Syllable Production. Austin, TX: PRO-ED Inc.
Schneider M (2003). Poltern. In: Grohnfeldt M (Hrsg.). Lehrbuch der Sprachheilpädagogik und Logopädie Bd. 4: Beratung, Therapie und Rehabilitation. Stuttgart: Kohlhammer. S. 235–241.
Schneider P, Zückner H (2005). Aachener Analyse unflüssigen Sprechens (AAUS). Neuss: Natke.
Seemann M (1970). Relation between motorics of speech and general motor abilities in clutterers. Folia Phoniatrica 22, 376–380.
Sick U (2004). Poltern. Stuttgart: Thieme.
Stang H (1984). Möglichkeiten der Behandlung polternder Klienten. Die Sprachheilarbeit; 29(6): 255–264.
St. Louis KO (1996a). Purpose And Organisation of the Special Edition on Cluttering. Journal of Fluency Disorders; 21: 337–343.
St. Louis KO (1996b). Tabular Summary of Cluttering Subjects. Journal of Fluency Disorders; 21: 337–343.
St. Louis KO, Hinzmann AR (1986). Studies of Cluttering: Perceptions of Cluttering by Speech-Language Pathologists and Educators. Journal of Fluency Disorders; 11: 131–149.
St. Louis KO, Myers FL (1995). Clinical Management of Cluttering. Language, Speech and Hearing Services in Schools; 11: 3–14.
St. Louis KO, Rustin L (1992). Professional Awareness of Cluttering. In: Myers FL, St. Louis KO (eds.). Cluttering: A Clinical Perspective. Kibworth: England Far Communications (reissued in 1996 by Singular, San Diego, CA).
Van Riper C (1986). Die Behandlung des Stotterns. Solingen: Bundesvereinigung Stotterer Selbsthilfe.
Weiss DA (1964). Cluttering. Englewood Cliffs, New York: Prentice-Hall.
Weiss DA (1968). Cluttering. Central Language Imbalance. Pediatric Clinics of North America; 15(3): 705–719.
Wolk L (1986). Cluttering: Diagnostic Case Report. British Journal of Disorders of Communication; 21: 17–21.

KAPITEL

13 Kindliche Stimmstörungen

Ulrike Wiecha

„Mein Kind ist ständig heiser.“

Alternative Bezeichnungen: Dysphonie, juvenile Dysphonie

Über kindliche Stimmstörungen herrscht unter Eltern und betreuenden Personen häufig Unsicherheit. Eltern und Bezugspersonen können wesentlich schneller beurteilen, wann ein Kind z. B. von einer Aussprachestörung betroffen ist. In Spielsituationen unter Kindern geht es nicht selten laut und turbulent zu. Es wird gekichert, gekreischt und auch geschrien bis zur Heiserkeit. Es ist daher nicht leicht zu unterscheiden, ob diese stimmlichen Variationen nur einer Verausgabung geschuldet sind oder eine dauerhafte Belastung der Stimme darstellen. Die Einschätzung von Fachleuten zeigt ebenso eine breite Varianz. In einer Gruppe von 100 Kindern sind statistisch gesehen zwischen 6 und 25 Kinder von einer Stimmstörung betroffen (Fuchs et al. 2008).

Info

- Nicht immer bedeuten Veränderungen der Stimme wie Heiserkeit ohne Erkältung auch eine Stimmstörung.
- Stimmstörungen bei Kindern können therapeutisch sehr gut behandelt werden und müssen keine andauernde Beeinträchtigung werden.

In der Internationalen Klassifikation der Krankheiten, der ICD-10-2011, die Grundlage für eine Diagnosestellung der Phoniaterin ist, werden Stimmstörungen mit dem Kürzel R49.0 Dysphonie dargestellt.

In der Fachliteratur werden Stimmstörungen wie folgt definiert:
„Eine Stimmerkrankung oder Stimmstörung äußert sich im Wesentlichen durch eine eingeschränkte Leistungsfähigkeit der Stimme, verbunden mit einer vorübergehenden oder andauernden Veränderung des Stimmklanges“ (Hammer 2009, 51).

13.1 Erscheinungsbild

Stimmstörungen sind klangliche Veränderungen oder Einschränkungen, die durch organische Veränderungen des Stimmorgans oder durch *unphysiologischen*, d. h. ungünstigen Gebrauch der Stimme entstehen können. Eine gestörte Stimme ist weniger leistungsfähig, was sich z. B. durch schnelles Ermüden beim Sprechen, Missempfinden im Rachenbereich oder Ausbleiben der Stimme während des Sprechens bemerkbar machen kann. Die Klangveränderungen können vom Hörer sehr unterschiedlich beurteilt werden.

Eltern könnten die Stimme ihres Kindes wie folgt beschreiben: „Die Stimme unseres Kindes klingt:

- heiser und belegt,
- gepresst und mit Anstrengung hervorgebracht,
- oft schrill,
- manchmal flüsternd oder setzt während des Sprechens aus.“

Fallbeispiel

Moritz, 5;3 Jahre

Moritz hat schon immer eine eher tiefe und leise Stimme gehabt, erinnerte sich seine Mutter im Anamnesegespräch. Seit einiger Zeit jedoch hat sich seine Stimme verändert. Sie hört sich heiser an, so wie bei einer starken Erkältung. Damit begannen auch Moritz' Schwierigkeiten. Trotz Erkältung mochte Moritz im Kindergarten wie immer am liebsten mit seinen Freunden umher rennen und lautstark seine Lieblingsfilme nachspielen. Die Erkältung ging, doch die Heiserkeit kam wieder. Besonders unter der Woche, wenn ihn seine Mutter aus der Kita abholte, klang seine Stimme anders als am Morgen. Er mochte nicht mehr erzählen, blieb abends eher wortkarg. Seine Erzieherin berichtete, dass Moritz sehr gerne und fantasiereich in einer kleinen Gruppe von Jungen spielt, die sich häufig sehr laut Rennen liefern oder auch als Detektive Verbrecher jagen. Moritz möchte den anderen dabei in Nichts nachstehen und ruft und brummt nach Leibeskräften mit. Seine Eltern beobachteten mit Besorgnis die stets wiederkehrende Heiserkeit. Nachdem diese nicht mehr verschwand und seine Stimme sich weiter veränderte, gingen seine Eltern mit ihm zu einer Phoniaterin, einer Stimmärztin. Diese stellte Stimmlippenknötchen bei Moritz fest und erklärte ihnen, dass man diese mithilfe einer Therapie behandeln könne. ■

Funktionelle Stimmstörungen

Als Funktionelle Stimmstörungen werden Störungen bezeichnet, wenn keine krankhafte Veränderung vorliegt und dennoch eine Einschränkung der Leistungsfähigkeit oder des Klangs auftritt (Kitzing 1983). Die Einschränkungen werden in diesem Fall hervorgerufen durch eine ungünstige Art und Weise, Stimme zu erzeugen, was zu einer schnellen Ermüdung führt. Die funktionelle Beeinträchtigung der Stimme tritt grundsätzlich in zwei verschiedenen Formen auf.

Bei **Hyperfunktionellen Stimmstörungen** werden die beteiligten Muskeln übermäßig stark beansprucht. Die Muskelspannung während der Stimmgebung ist erhöht (hyperton). Dadurch kann ein heiserer, gepresster oder rauer Stimmklang entstehen. Zusätzlich kann eine unkoordinierte Atmung auftreten, bei der besonders Atembewegungen der Schultern oder des oberen Brustkorbs zu beobachten sind. Hyperfunktionelle Stimmstörungen kommen bei Kindern am häufigsten vor (Böhme 1983).

Die zweite Form stellen die **Hypofunktionellen Stimmstörungen** dar. Hierbei liegt eine verminderte Muskelspannung bei der Stimmgebung vor. Dies kann zu erhöhtem Luftverbrauch während des Sprechens führen. Das Kind muss häufig nachatmen und es ist ein Luftgeräusch beim Sprechen hörbar, die sog. „wilde Luft". Symptome können eine sehr leise Stimme, ohne Möglichkeit die Lautstärke zu steigern, eine monotone Sprechweise und eine resonanzarme Stimme sein. Hypofunktionelle Stimmstörungen kommen bei Kindern vergleichsweise selten vor, können jedoch auch in Kombination mit Hyperfunktionellen Stimmstörungen auftreten.

Organische Stimmstörungen

Wesentlich seltener als Funktionelle treten Organische Stimmstörungen auf, die auf krankhafte Veränderungen zurückzuführen sind. Solche Veränderungen können sein:

- Stimmlippenknötchen oder auch Schreiknötchen (Verdickungen auf den Stimmlippen, die häufig bei Überlastung der Stimme durch eine Hyperfunktionelle Stimmstörung auftreten)
- Entzündungen des Kehlkopfes
- Stimmlippenzysten
- traumatische Einwirkungen, wie z. B. Unfälle
- hormonell bedingte Stimmstörungen
- Tumore

13.2 Ursachen

Kindliche Stimmstörungen können verschiedene Ursachen haben und sind zudem meist von mehreren Faktoren bedingt. Man spricht deshalb von *multifaktoriellen* Störungen. Möglich sind drei Gruppen von Faktoren (Schulze 2002), die bei der Entstehung zusammenwirken können.

Konstitutionelle und organische Ursachen

Hiermit sind körperliche Eigenheiten gemeint, welche die Entstehung von Stimmschwierigkeiten begünstigen können, aber nicht zwangläufig dazu führen müssen. Dies können z. B. ein relativ kleiner Kehlkopf, eine asymmetrische Anatomie des Kehlkopfes, eine herabgesetzte Muskelspannung im Kehlkopfbereich sowie des ganzen Körpers oder ein gering ausgeprägtes auditives Wahrnehmungsvermögen sein (Spital 2004). Organische Faktoren wurden in ➤ Kap. 13.1 erläutert.

Ursachen im Zusammenhang mit bestimmten Verhaltensweisen

Bestimmte Verhaltensweisen können zu einer übermäßigen Belastung der Stimme führen. Bei Kindern können dies z. B. häufiges und lang anhaltendes Rufen und Schreien beim Spielen, Singen in ungeeigneten Tonlagen, häufiges Räuspern und das Nachahmen von Geräuschen sein. Besonders Verhaltensweisen, die mit einer starken Anstrengung und der Erhöhung der Muskelspannung in Verbindung mit Sprechen einhergehen, können sich ungünstig auf die Stimmgesundheit auswirken.

Soziale Faktoren

Die Stimme und die gerade herrschende Stimmung hängen bei Kindern eng zusammen (Beushausen 2001). Daher können Bedingungen des sozialen Umfeldes die Stimmgebung sehr beeinflussen. Ungünstig auswirken können sich z. B. ein ständiger und hoher Lärmpegel (in Kita und Schule), wenig Raum für das Bewegungsbedürfnis des Kindes, Bezugspersonen, die ebenfalls ungünstige und mit viel Anstrengung verbundene Sprechweisen zeigen. Besonders Lern- und Leistungsdruck, dem das Kind sich nicht gewachsen sieht und den es gern vermeiden möchte, kann zu einer erhöhten Muskelspannung führen, welche sich auch in einem unangemessenen Kraftaufwand beim Sprechen niederschlagen kann.

13.3 Prävention

Um der Entstehung von Stimmstörungen bei Kindern vorzubeugen bzw. bestehende Stimmstörungen nicht weiter aufrecht zu erhalten, können sowohl Eltern als auch Betreuungseinrichtungen vielfältige Maßnahmen ergreifen.

Was Eltern tun können

Bewegungsfähigkeit fördern

Stimmstörungen hängen häufig mit einem Ungleichgewicht der muskulären Spannung zusammen. Eltern können ihre Kinder in der grob- und feinmotorischen Entwicklung unterstützen, um eine koordinierte und differenzierte Bewegungsfähigkeit zu fördern. Das Kind in seiner Bewegungslust zu ermuntern und ausreichend Bewegungsmöglichkeiten zu bieten, kann Stimmbeeinträchtigungen vorbeugen.

Kommunikative Entwicklung fördern

Im Gespräch können nicht nur Worte etwas ausdrücken, sondern ebenso die Körperhaltung und der Klang unserer Stimme. Diese Faktoren bestimmen gleichermaßen unsere Ausdrucksfähigkeit. Besteht ein Ungleichgewicht, etwa weil das Kind in seiner Sprachentwicklung verzögert und häufig unsicher ist, wie es seine Gefühle und Bedürfnisse in die richtigen Worte fassen soll, so wird oft der Versuch unternommen, dies mit anderen Mitteln auszugleichen. Lauter zu sprechen oder die Stimme ärgerlich klingen zu lassen, kann eine Strategie sein, wenn Kindern andere Ausdrucksmöglichkeiten fehlen.

Auf Lern- und Leistungsdruck achten

Eltern und Bezugspersonen sollten darauf achten, welche Anforderungen an das Kind gestellt werden und wie das Kind mit diesen Anforderungen umgehen kann. Dies kann alle Lebensbereiche betreffen: Kommt das Kind in der neuen Kita zurecht? Entsprechen alle Freizeitaktivitäten wie Fußballverein und Klavierstunde noch dem, was das Kind meistern kann? Sind die Leistungserwartungen der Eltern der Leistungsfähigkeit des Kindes zu diesem Zeitpunkt angemessen?

Auf die Hörentwicklung des Kindes achten

Mit Höreindrücken umzugehen und diese richtig zu interpretieren, müssen Kinder ebenso lernen wie das Sprechen. Eltern sollten darauf achten, wie sie die Hörfähigkeit empfinden: Nimmt das Kind Umweltgeräusche adäquat wahr? Reagiert es im Gespräch auf unterschiedlich laute und nahe Ansprachen? Wie schnell lernt es, unbekannte Geräusche einzuordnen bzw. neue Wörter auszusprechen? Kann es erkennen, aus welcher Richtung es gerufen wird, wenn es die Person nicht sieht?

Häufige Erkältungen oder Mittelohrentzünden können das Gehör vorübergehend, und unerkannt auch bleibend beeinträchtigen. Bei Verdacht auf eine Hörbeeinträchtigung sollte eine *HNO-Ärztin* aufgesucht werden.

Auf das eigene Stimmvorbild achten

Kinder lernen von ihren Eltern. Viele Dinge, die Kinder übernehmen, sind den Eltern bewusst, andere jedoch auch nicht. Die Art der Stimmgebung und der Sprechmelodie ihrer Eltern ahmen Kinder unweigerlich nach. Deshalb sollten Eltern auf den Klang ihrer eigenen Stimme hören. Ermüdet die Stimme schnell, ist das Sprechen mit Anstrengung verbunden oder kann die Stimme mit Merkmalen wie in ➤ Kap. 13.1 beschrieben werden? Dann sollten Eltern für sich Beratung bei einer Phoniaterin in Anspruch nehmen.

13.4 Diagnostische Möglichkeiten

13.4.1 Ärztliche Diagnostik

Die erste Anlaufstelle bei Verdacht auf eine Stimmstörung ist die *Phoniaterin und Pädaudiologin*. Diese wird sowohl den Klang der Stimme beurteilen als auch nach der Einschätzung der Eltern fragen. Zudem bringt die Untersuchung des Kehlkopfes Aufschluss über den organischen Zustand. Es können Veränderungen mit Krankheitswert, z. B. Entzündungen, Knötchen, Stimmlippenzysten usw. ausgeschlossen werden. Hierzu wird die Ärztin eine **Laryngoskopie** durchführen. Sie wird mithilfe eines kleinen Spiegels in den Hals schauen, um einen Blick auf den Kehlkopf werfen zu können. Eine weitere Methode zur genaueren Untersuchung des Kehlkopfes und des Schwingungsverhaltens der Stimmlippen ist die **Stroboskopie**. Diese wird mit einer kleinen Videokamera durchgeführt, welche am Ende eines etwa fingerdicken Stabes versteckt ist. Mit dieser Kamera schaut die Ärztin ebenso wie mit dem Spiegel in den Hals, während die Patientin einen Ton singt. Auf diese Weise kann eine Videoaufnahme von den Stimmlippen erstellt werden, während diese schwingen und einen Ton erzeugen.

Rat

Kehlkopfuntersuchungen bei der Phoniaterin tun nicht weh! Sie können jedoch unangenehm sein, je nachdem wie schnell sich beim Patienten durch ein Stäbchen oder einen Spiegel im Mund ein Brechreiz auslösen lässt. Eltern sollten ihren Kindern vor dem Termin erklären, was die Ärztin macht und wozu es gut ist. Hat das Kind noch merklich Bedenken vor der Untersuchung, sollte der Ärztin davon berichtet werden. Es kann Kindern helfen, ihre Angst zu überwinden, wenn Eltern sich zuerst in den Hals schauen lassen. Zu sehen, dass dabei wirklich nichts passiert, kann beruhigen. Oft stellen Kinder hinterher fest, dass es gar nicht so schlimm war, wie vorher befürchtet.

Bei kindlichen Stimmstörungen werden aufgrund der Belastung nicht zwangsläufig eine Spiegeluntersuchung und eine Stroboskopie durchgeführt. Zeigt das Kind bereits während der Spiegelung Angst, wird auf die Stroboskopie verzichtet.

Die ärztlichen Untersuchungen dienen dem Ausschluss organischer Stimmstörungen und liefern der im Anschluss behandelnden Therapeutin wichtige Hinweise auf die Art der Fehlfunktion.

13.4.2 Therapeutische Diagnostik

Die Therapeutin wird vor Beginn der Behandlung ein Anamnesegespräch mit dem Kind und den Eltern sowie eine qualitative Beurteilung der stimmlichen Leistungsfähigkeit und des Stimmklanges durchführen. Im Anamnesegespräch wird die Therapeutin Fragen zu unterschiedlichen Bereichen mit den Eltern besprechen:

- Entwicklung der Motorik (Feinmotorik und Grobmotorik)
- emotionale Entwicklung
- Sprachentwicklung
- Wie nehmen Eltern und Kind den Stimmklang wahr?
- Wann und wie treten die Beschwerden auf?
- Was beeinflusst die Stimme?
- Welches Kommunikationsverhalten haben die Eltern?

Tab. 13.1 Bereiche der qualitativen Stimmdiagnostik

Diagnostikbereiche	Beobachtungen und Inhalte
grob- und feinmotorische Fähigkeiten	Sind die grobmotorischen Fähigkeiten (klettern, springen, rennen, balancieren) und die feinmotorischen Fähigkeiten (schneiden, malen, mit Zeigefinger und Daumen greifen) altersgerecht entwickelt?
Muskeltonus (Muskelspannung)	Ist ein erhöhter oder niedriger Muskeltonus zu beobachten? Wie ist die Haltung des Kindes beim Stehen? Fallen Spannungsunterschiede einzelner Körperregionen auf?
Atmung	Reicht die Atemluft zum Sprechen? Wo sind Atembewegungen zu erkennen? Atmet das Kind eher in den Bauch-, den Brust- oder den Schulterbereich? Fließt die Atmung gleichmäßig? Wie lange kann ein Ausatemstrom gehalten werden?
Sprechstimme	Wie klingt die Stimme? Wie hoch bzw. tief kann das Kind sprechen? In welcher Tonlage spricht das Kind im Durchschnitt? Wie ist die Sprechmelodie? Wie schnell spricht das Kind? Wie laut kann das Kind rufen? Wie hören sich die Anfänge des Sprechens an?
Singstimme	Wie hoch bzw. tief kann das Kind singen? Wie stark kann es seine Lautstärke anschwellen lassen? Wie lange kann es einen Ton halten?

Zur Beurteilung der stimmlichen Beeinträchtigung und als Grundlage der Therapieplanung wird die Therapeutin das Kind auffordern, sie den Klang der Stimme in verschiedenen Situationen hören zu lassen. Einige Aspekte der Stimmqualität können von der Therapeutin über das Gehör bzw. durch Beobachtung beurteilt werden, andere müssen direkt durch kleine Übungen mit dem Kind ermittelt werden. So wird die Therapeutin das Kind z. B. auffordern zu zählen, einen Ton so lange wie möglich zu halten oder zu zeigen, wie lange es ausatmen kann (➤ Tab. 13.1).

Checkliste

Mit der vorliegenden Checkliste können Sie überprüfen, ob sich bei Ihrem Kind Hinweise auf eine Stimmstörung zeigen (➤ Tab. 13.2).

13.5 Therapie

Die Therapie kindlicher Stimmstörungen wird von Sprachtherapeutinnen nach Verordnung der Phoniaterin oder HNO-Ärztin durchgeführt. Die Therapiefrequenz sollte ein bis zwei Sitzungen pro Woche betragen und kann im Regelfall bis zu 20 Therapieeinheiten umfassen. Für die Form der Durchführung bestehen mehrere Möglichkeiten. So kann eine Einzel- oder Gruppentherapie sowie auch eine Kombination aus beiden durchgeführt werden. Je nachdem, mit welchem therapeutischen Ansatz gearbeitet wird, finden regelmäßige Sitzungen über einen längeren Zeitraum oder in Intervallen statt. Dazu gehören auch Elternberatung, Gruppentraining oder Einzelarbeit mit dem Kind. Im folgenden Kapitel

Tab. 13.2 Checkliste für Eltern: Hinweise auf kindliche Stimmstörungen (Spital 2004)

Auftretende Symptome bei Stimmstörungen	Stimmt
Die Stimme des Kindes klingt bereits länger als drei Wochen heiser, ohne dass eine Erkältung vorliegt.	
Das Kind spricht im Vergleich zu gleichaltrigen Kindern eher tiefer.	
Das Kind spricht auffallend lauter oder auch leiser als andere Kinder.	
Die Sprechmelodie des Kindes ist eher eintönig.	
Zu Beginn oder zum Ende des Sprechens klingt die Stimme des Kindes knarrend und angestrengt.	
Das Kind räuspert sich häufig.	
Das Kind muss häufig Luft holen.	
Es sind oft Luftgeräusche beim Sprechen hörbar.	
Die Stimme des Kindes klingt nicht voll. Wenn man nicht direkt vor dem Kind steht, ist es schwer zu verstehen.	
Das Kind wirkt beim Sprechen angestrengt.	

wird ein Überblick über mögliche Therapieansätze gegeben. In der Praxis werden diese Ansätze selten nur in ihrer ursprünglichen Konzeption angewendet. Häufig werden sie miteinander kombiniert, je nachdem, welche Organisationsform möglich ist und welches Vorgehen den Bedürfnissen des betroffenen Kindes und seiner Familie entspricht. Zudem stellen die vorgestellten Therapiekonzepte keine grundlegend unterschiedlichen Ansätze dar, sondern entstanden häufig durch Veränderung oder Weiterentwicklung eines Ansatzes. Oft werden dieselben oder ähnlichen Methoden verwendet und auch Inhalte, an denen gearbeitet wird, überschneiden sich.

Therapieansätze bei kindlichen Stimmstörungen

Verhaltenstherapeutischer Ansatz von Wilson (1987)

Der Ansatz verfolgt die umfassende Veränderung des ungünstigen stimmlichen Verhaltens. Diese Verhaltensänderungen, d. h. der physiologische Gebrauch der Stimme, werden durch die Belohnung erwünschter *Verhaltensmuster* erreicht. Neue Verhaltensmuster können z. B. der weichere und leisere Gebrauch der Stimme sein. Die Stimmübungen werden in je 10 aufeinanderfolgende Schritte aufgeteilt, welche die Therapeutin mit dem Kind durchläuft und später für die Anwendung der neuen Verhaltensmuster im Alltag sorgt.

Multifaktorieller Ansatz von Schulze (1992)

Bei diesem Ansatz werden mehrere Bereiche zur Behandlung der Stimmstörung in den Blick genommen. Es wird davon ausgegangen, dass mit Stimmübungen allein keine Besserung erreicht werden kann, da auch bei der Entstehung mehrere Faktoren beteiligt sind. Um die stimmlichen Schwierigkeiten erfolgreich behandeln zu können, muss das Kind einen gewissen Grad der Einsicht in die Therapie erreichen können, deshalb muss es mindestens das Vorschulalter erreicht haben. Um die neuen stimmlichen Verhaltensmuster auch im Alltag anzuwenden, werden Übungsprotokolle für zu Hause verwendet. Die Therapie beginnt mit einem 10 Sitzungen umfassenden Übungsintervall. Danach erfolgt eine Übungsphase von einem Vierteljahr zu Hause, in der Eltern und Kind gemeinsam arbeiten, bevor wieder Sitzungen mit der Therapeutin stattfinden.

Übungsorientierter Ansatz von Geipel und Hindemith (1995)

Dieser Ansatz enthält keine klaren Vorgaben zur Struktur der Therapie, sondern stellt ein breites Spektrum an Übungen für verschiedene Bereiche zur Verfügung. Es wird Wert darauf gelegt, dass sowohl das Kind als auch die Eltern ausführliche Informationen zum Thema Stimme und der individuellen Störung erhalten. Die Beratung und Aufklärung der Eltern nimmt bei diesem Ansatz viel Raum ein, um sie zu befähigen, mit ihren Kindern zu Hause zu üben. Der Ansatz ist für 7- bis 12-jährige Kinder geeignet.

Therapie und Elternarbeit – kombinierter Ansatz von Appelbaum (2001)

Der Ansatz besteht aus zwei Komponenten, der Übungstherapie mit dem Kind und der engen Zusammenarbeit mit den Eltern. Die Übungen mit dem Kind verlaufen in drei Phasen, der Vorbereitungsphase, der Stimmübungsphase und der Übernahme in die Alltagssprache. Die Arbeit mit den Eltern findet alle 2 bis 4 Wochen statt und wird nach den Bedürfnissen der Familie ausgerichtet.

Psycholinguistischer Ansatz von Beushausen (1998)

Durchgeführt werden kann dieser Ansatz mit Kindern ab 4 Jahren. Zu Beginn der Therapie steht hier die Arbeit mit den Eltern. Es wird Wert darauf gelegt, über Stimmstörungen aufzuklären und die Eltern als Partnerinnen in der Behandlung der stimmlichen Schwierigkeiten zu gewinnen. Darauf folgen ein Training zur Verbesserung der kommunikativen Fähigkeiten mit dem Kind, das oft als Gruppentherapie durchgeführt wird und die Stimmübungen in Einzel- oder Gruppentherapie.

Systemisch-konstruktivistischer Ansatz von Nienkerke-Springer (2000)

Nach diesem Ansatz wird die Familie des betroffenen Kindes als System betrachtet, in dem die Stimmstörung eine Funktion hat. Gemeinsam mit der Therapeutin kann die Familie versuchen, ihr Zusammenwirken so zu verändern, dass die Störung ihre

Notwendigkeit verliert. Dies impliziert nicht nur eine Arbeit an der Stimmfunktion des Kindes, sondern auch eine Förderung der Persönlichkeit des Kindes und der Familienbeziehungen. Dazu verläuft die Therapie thematisch in fünf Phasen und ist inhaltlich in zehn Module unterteilt.

Was wird in der Therapie genau geübt?

Häufig fällt es Eltern schwer, sich eine Vorstellung davon zu machen, was in einer Therapie mit ihren Kindern eigentlich geübt wird. Sie haben den Wunsch, dass die Stimmschwierigkeiten ihres Kindes überwunden werden. Wie dies jedoch geschehen soll, verstehen Eltern erst im Laufe der Therapie, durch die Beratung und Aufklärung der Therapeutin.

Je nachdem, wie sich die individuellen Schwierigkeiten des Kindes darstellen, wird die Therapeutin die Bereiche aussuchen, in denen es wichtig ist, zu arbeiten, um Veränderungen herbeizuführen. Im Falle der Stimmfunktion betrifft das sowohl Bereiche, die direkt mit dem Sprechen zu tun haben, als auch Bereiche, die nicht erstrangig mit der Stimme in Verbindung gebracht werden.

Die **Wahrnehmung des eigenen Körpers und die Körperhaltung** beeinflusst die Stimmgebung, denn das, was Stimme erzeugt, die Stimmlippen, sind zwei kleine Muskelbänder. Der Klang der Stimme wird von den Muskeln des Kehlkopfes beeinflusst. Diese wiederum stehen im Zusammenhang mit der Muskelspannung im gesamten Körper sowie der Körperhaltung. Erkennt die Therapeutin beim Kind eine für die Stimme ungünstige Körperhaltung oder eingeschränkte motorische Fähigkeiten, wird sie dies in der Therapie berücksichtigen.

Um Stimme zu erzeugen, ist Atemluft notwendig. Unregelmäßigkeiten oder Einschränkungen der **Atmung** behindern eine physiologische Stimmgebung. Daher kann ein Teil der Therapie die Arbeit an einer ausgeglichenen Atmung sein.

Die Arbeit an der **Stimmbildung** ist für Laien am deutlichsten als Therapiebereich zur Verbesserung der Beschwerden verständlich. Denn es ist erkennbar, dass dabei der Stimmklang verbessert werden soll, das Symptom, das am deutlichsten für die Stimmstörung steht. Mit Kindern wird spielerisch erarbeitet, wie sie ihre Stimme ohne unnötige Kraftanstrengung benutzen können, wie unterschiedlich kraftvoll sie klingen kann, wenn man die Töne an bestimmten Stellen des Körpers schwingen spürt oder nicht. Oder wie viel man mit einer unterschiedlichen Sprechmelodie oder mit Sprechtempo ausdrücken kann, selbst bei gleichbleibender Anstrengung oder Lautstärke. Um diese differenzierte Art des Stimmgebrauchs dauerhaft anwenden zu können, wird die Therapeutin das Kind für die **Wahrnehmung der eigenen Stimme** sensibilisieren. Auf diese Weise soll ein Bewusstsein dafür geschaffen werden, dass der eigene Stimmgebrauch beobachtet und auch verändert werden kann, wenn Stimmprobleme auftreten.

Zur Veränderung der Sprechgewohnheiten kann die Arbeit an der **Artikulation** und den **mundmotorischen Fähigkeiten** notwendig sein. Die Therapeutin wird mit dem Kind z. B. an der Beweglichkeit und Lockerung der Lippen, der Wangen, der Zunge und des Rachens arbeiten. Außerdem gehören hierzu Übungen zur genauen und richtigen Aussprache von Lauten und Wörtern.

Stimmbeschwerden bei Kindern gehen häufig einher mit einem bestimmten **Kommunikationsverhalten**. Kann sich das Kind aufgrund mangelnder Wortgewandtheit nicht befriedigend ausdrücken, versucht es sich häufig mittels Lautstärke oder Aggression zu behaupten (Thiel 2000; Brohammer und Kämpfer 2004). Daher kann die Verbesserung der sprachlichen und kommunikativen Fähigkeiten ebenso ein Bereich der Therapie sein. Um die Situationen, in denen sich das Kind durch sein Verhalten stimmschädigend verhält, zu vermeiden, kann ein gemeinsames Training mit dem Kind und den Eltern stattfinden.

Im Zusammenhang mit dem beschriebenen Kommunikationsverhalten ist es wichtig, die **emotionale Entwicklung** und ein **positives Selbstbild** des Kindes zu stärken. Kinder, die in ihrer Art zu sprechen unangenehm auffallen, können sich schnell abgelehnt oder nicht ebenso wertgeschätzt fühlen, wie andere Kinder. Dass dies nicht ihre Person, sondern ihre Art zu sprechen betrifft, können Kinder selbst nicht ausmachen. Dies kann die Anspannung beim Sprechen wiederum verstärken und die Stimmstörung auf diese Weise aufrecht erhalten. Ein wichtiger Bestandteil der Therapie ist es deshalb, das Kind in seinem Selbstbewusstsein zu stärken, besonders wenn es um Kommunikationssituationen geht.

Fallbeispiel

Emre, 6;5 Jahre

Emre wurde wegen seiner heiseren und häufig versagenden Stimme zur Therapie angemeldet. Die Ärztin stellte eine hyperfunktionelle Stimmstörung fest.

Emre ist das zweitjüngste von sechs Geschwistern. Zu Hause geht es häufig recht hektisch und laut zu, was es ihm nicht leicht macht, sich in allen Situationen die Aufmerksamkeit zu verschaffen, die er gerne hätte. Wenn er spricht, zieht er die Schultern hoch und man kann häufig die Muskeln am Hals deutlich erkennen.

In einer Therapiesitzung beginnen Emre und die Therapeutin mit einer Entspannungsübung. Dabei sitzt Emre auf einem Hocker und die Therapeutin rollt mit einem Igelball in kleinen Kreisen von innen nach außen den Rücken entlang. Emre mag den Igelball sehr gerne, besonders wenn er damit seine Fußsohlen abrollen kann und es dabei kitzelt. Nach der Rückenmassage beobachten beide die Stellung der Schultern im Vergleich zu vorher und Emre kann feststellen, dass er seine Schultern schon nicht mehr so weit zu den Ohren zieht. Danach nehmen sich beide einen Sitzball und stellen sich vor, als Indianer durch die Prärie zu reiten, um mit dem Lasso Pferde einzufangen. Dabei federn sie auf den Sitzbällen und schwingen das Lasso auf die Silben „hu" und „ho". Die Therapeutin erklärt Emre, dass er darauf achten soll, das „hu" ganz leicht und ohne Anstrengung zu sprechen. Mit der Zeit kann Emre feststellen, dass sein Hals sich kaum mehr anstrengen muss, wenn er wie ein Indianer ruft.

Zum Schluss holt Emre seine Mutter herein und erzählt ihr gemeinsam mit der Therapeutin, was er in der heutigen Sitzung geübt hat. Die Therapeutin erklärt, warum die Übungen gemacht wurden, und bespricht mit der Mutter, worauf sie zu Hause achten kann.

13.6 Möglichkeiten der Förderung für Eltern

Vorbildfunktion erkennen und Nachahmung nutzen

Kinder lernen von ihren Eltern nicht nur, wie man mit Messer und Gabel isst, sondern auch viele Dinge, die Eltern gar nicht bewusst vermitteln. Bevor Kinder ganze Wörter oder Sätze sprechen, haben sie bei ihren Eltern viel beobachtet und nachgeahmt. Sie haben gelernt, wie man Laute und Wörter ausspricht, wo ein Wort beginnt und wo es aufhört und mit welcher Sprechmelodie Fragen formuliert werden. All diese Dinge vermitteln Eltern nicht bewusst, sondern dienen ihren Kindern als Vorbild zu Nachahmung. Ebenso verhält es sich mit stimmlichen Merkmalen. Nicht selten werden Kinder am Telefon mit einem Elternteil verwechselt. Daher sollten sich Eltern bewusst werden, dass das Kind ihre eigene Art, die Stimme zu gebrauchen, ebenso nachahmt. Sollten Eltern stimmliche Schwierigkeiten, wie in den ➤ Kap. 13.1 und ➤ 13.4 beschrieben, bei sich selbst wahrnehmen, ist es ratsam, sich an eine Ärztin bzw. Therapeutin zu wenden, um die Stimmstörung des Kindes durch das eigene Vorbild nicht weiter aufrecht zu erhalten.

Stimmhygiene

Was für die individuellen Schwierigkeiten getan werden kann, erfahren Eltern im Elterngespräch der Therapie. Aufgrund der multifaktoriellen Bedingtheit von Stimmstörungen ist es wichtig, dass eine Expertin gemeinsam mit der Familie die persönlichen Faktoren ergründet, welche die Stimmstörungen verursachen und weiter bestehen lassen. Es gibt jedoch ein paar generelle Verhaltensweisen, die Eltern mit ihrem Kind beachten können. Die folgende Liste von Prinzipien können sich Eltern mit ihrem Kind zu Eigen machen.

Spannungszustände ausgleichen

Um die unausgeglichenen Spannungszustände des Kindes beim Sprechen positiv zu beeinflussen, können Eltern darauf achten, wie sie den allgemeinen Spannungszustand ihres Kindes wahrnehmen. Wirkt das Kind zappelig und unruhig, so kann die Gelegenheit zur körperlichen Bewegung Spannungszustände

Rat

- Sprich in ganz normaler Lautstärke. Wenn dich jemand nicht hört, könntest du hingehen oder winken.
- Summe eine Melodie oder huste, wenn du einen Frosch im Hals hast. Räuspern tut der Stimme nicht gut, versuche das nicht zu tun.
- Auch wenn du heiser bist, rede mit leiser Stimme, ohne zu flüstern.
- Trinke viel, den ganzen Tag über. Getränke, die Zimmertemperatur haben, sind dafür viel besser geeignet als kalte aus dem Kühlschrank.
- Gähne oft, das tut deiner Stimme gut. Es ist auch okay, wenn du nicht müde bist.
- Versuche die anderen nicht zu übertönen, wenn du in der Gruppe singst und sei vorsichtig bei den hohen Tönen. Setze lieber kurz aus, wenn du dich dabei anstrengen musst.

regulieren. Eltern sollten dafür sorgen, dass das Kind genügend Freiraum und Gelegenheit dazu hat, seinem Bewegungsdrang nachzukommen. Um mit Stress und Alltagsdruck umzugehen, können sich Eltern und Kind regelmäßige Entspannungsmöglichkeiten schaffen. Hierfür sind für Kinder Fantasiereisen besonders geeignet. Eltern können ebenso Massagen, z.B. mit kleinen Bällen, oder Ruhepausen mit Hörspielen oder Entspannungs-CDs anbieten.

Spielerische Fördermöglichkeiten für Eltern

Luftballon brummen lassen

Gemeinsam mit dem Kind wird ein Luftballon aufgeblasen. Dabei können verschieden leicht aufzupustende Ballons ausprobiert werden. Es geht nicht darum, den Ballon um jeden Preis aufzublasen, sondern auszuprobieren, wann es zu anstrengend wird. Der aufgeblasene Ballon wird an Stirn und Nase gelegt und dabei ganz leicht ein /m/ gesummt. Spüren Sie gemeinsam mit dem Kind nach, wie der Ballon durch das Summen beginnt zu brummen. Nun kann erforscht werden, wie weit man den Ballon bewegen kann und die Vibrationen noch zu spüren sind. Auch im Gesichtsbereich oder im Oberkörper können die Vibrationen nachgespürt werden. Wichtig dabei ist ein leichtes Summen, ohne Anstrengung.

Traumreise zur Entspannung

Stellen Sie eine ruhige Umgebung ohne Störquellen sicher und lassen Sie das Kind sich flach auf den Rücken legen. Wenn das Kind möchte, kann es die Augen schließen, während Sie die Geschichte erzählen. Eine entspannte und ruhige Atmosphäre wird dabei besonders durch eine langsame Sprechweise mit sinnvollen Sprechpausen zwischen einzelnen Ereignissen der Geschichte erzeugt.

„Unter dem Apfelbaum

Stell dir vor, du trittst auf eine Wiese. Du gehst ganz langsam und achtest darauf, wie sich die Erde anfühlt, das weiche Gras …

Das Geräusch des Grases, wenn du einen neuen Schritt machst … Das Gefühl in deinem Fuß, wenn du ihn hochhebst … wenn du ihn durch die Luft bewegst … wenn du ihn aufsetzt … Mit langsamen Schritten gehst du über die Wiese in den Schatten des Apfelbaums …

Du setzt dich, lehnst dich an den Stamm. Du spürst den Boden unter dem Po, du spürst die raue Rinde an deinem Rücken … Der Baumstamm hält dich … die Erde trägt dich … Über dir wandern Wolken durchs Blau …

Durchs Blattwerk des Apfelbaums blinzelt die Sonne … Strahlen tanzen, sie kitzeln dich an der Nase … Mal Licht, mal Schatten … Du schließt die Augen. Die Sonne wärmt dich …

Geruch von duftendem Gras … Geruch der Baumrinde … Du meinst fast, etwas wie einen Geruch der warmen Sonne zu spüren …

Von den Feldern her klingt das Lied einer Lerche … Von fern ist ein Traktor zu hören … Grillen zirpen … Dein Atem strömt ein und aus … All die kleinen Geräusche – und doch ist da etwas wie tiefe Stille … Alle Geräusche zeigen die Stille auf … Jedes der kleinen Geräusche macht die Stille noch tiefer …

So lehnst du ein Weilchen auf der Wiese am Apfelbaum und achtest auf alles um dich herum … Du schöpfst dir neue Kraft aus der Ruhe …“ (Friebel und Friedrich, 2011).

Tierpantomime

Dieses Spiel kann zur Lockerung der Gesichtsmuskulatur sowie des gesamten Körpers durchgeführt werden. Es ist günstig, wenn das Kind zuerst einer anderen Person zusehen und Ideen sammeln kann. Beginnen Sie die Mundbewegungen eines Tieres pantomimisch nachzumachen. Das Kind ist an der Reihe zu erraten, um welches Tier es sich handelt, danach wird gewechselt.

Sie könnten z. B. kauen wie eine Kuh, schnauben wie ein Pferd, zwitschern wie ein Vogel, gähnen wie ein Löwe, mit der Zunge Fliegen fangen wie ein Frosch, den Mund mit der Zunge lecken wie eine Katze.

13.7 Möglichkeiten der Förderung in Kita und Schule

In Betreuungseinrichtungen oder Schulen kann Stimmstörungen bei Kindern sehr wirksam vorgebeugt bzw. entgegengewirkt werden. Die folgenden Regeln schützen nicht nur Kinder, sondern auch Mitarbeiter vor stimmlichen Beeinträchtigungen und haben positive Auswirkungen auf die Stressbelastung (Heptner 1997; Oetken-Ishorst 2002).

Lärmpegel beobachten

Ein ständig hoher Lärmpegel wirkt sich nicht nur auf die Stimme belastend aus. Daher sollte in Gruppen- und Klassenräumen auf eine schallvermeidende Einrichtung und Gestaltung geachtet werden. Zudem sollte der selbst erzeugte Lärm in Kindergruppen reguliert werden, indem den Kindern regelmäßig die Möglichkeit gegeben wird, auf größerem Raum im Freien zu spielen oder immer wieder zu Spielphasen mit gedämpfter Lautstärke angeregt werden.

Stimmvorbild sein

Erzieherinnen und Lehrerinnen sind Bezugspersonen und Lernvorbilder, die viel Zeit mit den Kindern verbringen und somit auch eine Identifikationsfigur sein können. Deshalb sollten sie ihre eigene Art zu sprechen und den Klang ihrer Stimme reflektieren. Macht die Stimme das Zuhören angenehm? Klingt sie klar und ist deutlich hörbar? Wirkt das Sprechen entspannt? Zur Unterstützung der stimmlichen Leistung und zur Entlastung für Personen in Sprechberufen werden bei vielen Bildungsträgern, Volkshochschulen oder selbstständigen Trainern Stimmtrainings angeboten.

Wichtige Regeln beim Singen beachten

Beim Singen mit Kindergruppen sollte darauf geachtet werden, dass Kinder in der für sie geeigneten Tonlage singen. Hierzu kann das regelmäßige Singen in kleinen Gruppen nützlich sein, um die Möglichkeiten der Kinder besser beurteilen zu können. Zudem sollte die Instrumentalbegleitung die Wahrnehmung der Kinderstimmen nicht behindern und ein zu lautes Singen im Chor vermieden werden.

Glossar

funktionell
nicht durch organische Abweichungen bedingt, sondern durch die Art des Gebrauchs oder der Ausführung

HNO-Ärztin
Ärztin für Hals-, Nasen- und Ohrenerkrankungen

multifaktoriell
durch mehrere Faktoren ausgelöst

Rachenbereich
der Mundraum zwischen Kehlkopf und Zäpfchen

Phoniaterin
Ärztin für Stimmerkrankungen und kindliche Hör- und Sprachstörungen

unphysiologisch
nicht den natürlichen Ablaufen des Körpers entsprechend

Verhaltensmuster
angeborene oder erlernte Verhaltensweisen

LITERATUR

Appelbaum B (2001). Aspekte der Diagnostik und Therapie bei kindlichen Dysphonien. L. O. G. O. S. Interdisziplinär; 1: 4–11.

Beushausen U (1998). Kindliche Dysphonien im Vorschulalter. Ein Psycholinguistisches Therapiekonzept. Sprache Stimme Gehör; 22: 147–152.

Beushausen U (2001). Kindliche Stimmstörungen: Ein Ratgeber für Eltern und pädagogische Berufe. Idstein: Schulz-Kirchner.

Böhme G (1983). Klinik der Sprach-, Sprech- und Stimmstörungen. Stuttgart: Fischer.

Brohammer C, Kämpfer A (2004). Therapie kindlicher Stimmstörungen. München/Basel: Ernst Reinhardt Verlag.

Friebel V, Friedrich S (2011). Entspannung für Kinder. Reinbek: Rowohlt. Online unter: http://www.entspannung-plus.de/Entspannung-fuer-Kinder/Fantasiereisen-fuer-Kinder/Fantasiereisen-01/fantasiereisen-01.html. letzter Zugriff: 28.8.2011.

Fuchs M, Meuret S, Stuhrmann NC, Schade G (2008). Stimmstörungen bei Kindern und Jugendlichen. Monatsschrift Kinderheilkunde; 156(9): 849–859.

Geipel A, Hindemith D (1995). Diagnostik und Therapie bei kindlicher Stimmstörung. Examensarbeit Universität Mainz. Mainz: Lehranstalt für Logopädie.

Hammer S (2009). Stimmtherapie mit Erwachsenen. Was Stimmtherapeuten wissen sollten. Heidelberg: Springer.

Heptner M (1997). Prägung der Kinderstimme. Therapie und Prävention. Forum Logopädie 3.

ICD-10-GM Version 2011. Online unter: http://www.dimdi.de/static/de/klassi/diagnosen/icd10/htmlgm2011/index.htm. Letzter Zugriff: 1.10.2011.

Kitzing P (1983). Die Behandlung von Störungen der Stimmfunktion. Folia phonatrica; 35: 40–65.

Nienkerke-Springer A (2000). Die Kinderstimme – Ein systemischer Förderansatz. Neuwied: Luchterhand.

Oetken-Ishorst E (2002). Prävention von Stimmstörungen bei Kindern. Forum Logopädie; 4: 16–21.

Schulze J (1992). Konzept für eine mehrdimensionale Therapie von Dysphonien im

Kindesalter. Die Sprachheilarbeit; 3: 160–169.

Schulze J (1994). Dysphonien im Kindesalter. In: Grohnfeldt M (Hrsg.). Handbuch der Sprachtherapie. Band 7. Stuttgart: Kohlhammer. S. 273–93.

Schulze J (2002). Stimmstörungen im Kindes- und Jugendalter. Idstein: Schulz-Kirchner.

Spital H (2004). Stimmstörungen im Kindesalter. Stuttgart: Thieme.

Thiel M (2000). Logopädie bei kindlichen Hörstörungen. Einmehrdimensionales Konzept für Therapie und Beratung. Berlin: Springer.

Wilson KD (1987). Voice Problems of Children. Baltimore: Williams and Wilkins.

KAPITEL

14

Katja Subellok & Anja Starke

Selektiver Mutismus

„Mein Kind spricht nicht mit jedem."

Alternative Bezeichnung: Elektiver Mutismus (lat. mutus = stumm)

Schüchternheit ist ein relativ weit verbreitetes Wesensmerkmal bei Kindern. Fast jedes Kind zeigt sich in ungewohnten sozialen Situationen einmal schüchtern, spricht nicht auf Anhieb oder gar nicht mit einer fremden Person, zieht sich zurück. Den meisten Kindern gelingt es jedoch, nach einer Eingewöhnungszeit diese Phase zu überwinden. Sie lernen, mit fremden Situationen angemessen umzugehen. Es gibt allerdings ebenso Kinder, die sich auch nach einer langen Eingewöhnungszeit in alltäglichen Umfeldern – z. B. Kindergarten oder Schule – nicht öffnen und dort nicht unbefangen sprechen. Ihr Verhalten geht über eine reine Schüchternheit hinaus. Sie schweigen konsequent und hartnäckig in ganz bestimmten Situationen oder auch bei bestimmten Personen, obwohl sie grundsätzlich fähig sind zu sprechen und es in vertrauten Umgebungen auch unbefangen tun. Etwa 1 von 100 Kindern zeigt ein solch extremes Verhalten (Bergman et al. 2002), welches unter dem Begriff des selektiven Mutismus zusammengefasst wird. Mädchen sind etwa 1½-mal häufiger als Jungen von diesem extremen Schweigen betroffen (Dummit et al. 1997).

In der Internationalen Klassifikation der Krankheiten (ICD-10), die Grundlage für eine Diagnosestellung der Kinderärztin ist, wird der selektive Mutismus unter den so genannten Störungen sozialer Funktionen mit Beginn in der Kindheit und Jugend gefasst. Damit wird betont, dass betroffene Kinder vor allem in ihren sozialen Verhaltensweisen beeinträchtigt sind und sie nicht altersentsprechend am sozialen Leben ihrer Umwelt teilnehmen können.

> Selektiver Mutismus (F94.0):
> *„Dieser ist durch eine deutliche, emotional bedingte Selektivität des Sprechens charakterisiert, so dass das Kind in einigen Situationen spricht, in anderen definierbaren Situationen jedoch nicht. Diese Störung ist üblicherweise mit besonderen Persönlichkeitsmerkmalen wie Sozialangst, Rückzug, Empfindsamkeit oder Widerstand verbunden"* (ICD-10-GM 2011).

Diese Definition weist auf die Komplexität der Störung hin. Das Schweigen steht als markantes Hauptsymptom zwar im Vordergrund, begleitende Problematiken sind jedoch zu erwarten. Da emotionale Zusammenhänge für die Entstehung und Aufrechterhaltung dieser Kommunikationsstörung unumstritten sind, wird der selektive Mutismus den so genannten *psychoreaktiven Redestörungen* zugeordnet (Subellok und Katz-Bernstein 2011; Braun 2006).

Der Mutismus ist nicht zu verwechseln mit anderen Entwicklungsbeeinträchtigungen, bei denen ein Schweigen oder schweigende Perioden auftreten können. So zeigen etwa Kinder mit *autistischem Verhalten* ähnliche Schwierigkeiten in sozialen Situationen, die aber auf eine tiefgreifende Entwicklungsstörung zurückzuführen sind. Ebenso ist eine schweigende Periode von etwa sechs Monaten bei mehrsprachigen Kindern in der Phase des Neuerwerbs einer Sprache durchaus entwicklungstypisch (Toppelberg et al. 2005). Diese Phänomene müssen für den Mutismus ausgeschlossen werden. Das Diagnostische und Statistische Manual psychischer Störungen (DSM IV) liefert hierfür fünf verbindliche und international geltende Anhaltspunkte.

14

Info

DSM-IV-Kriterien

1. Andauernde Unfähigkeit, in bestimmten Situationen zu sprechen (in denen das Sprechen erwartet wird, z. B. in der Schule), wobei in anderen Situationen normale Sprechfähigkeit besteht.
2. Die Störung behindert die schulischen oder beruflichen Leistungen oder die soziale Kommunikation.
3. Die Störung dauert mindestens einen Monat (und ist nicht auf den ersten Monat nach Schulbeginn beschränkt).
4. Die Unfähigkeit zu sprechen ist nicht durch fehlende Kenntnisse der gesprochenen Sprache bedingt, die in der sozialen Situation benötigt werden oder dadurch, dass der Betroffene sich in dieser Sprache nicht wohl fühlt.
5. Die Störung kann nicht besser durch eine Kommunikationsstörung (z. B. Stottern) erklärt werden und tritt nicht ausschließlich im Verlauf einer tiefgreifenden Entwicklungsstörung, Schizophrenie oder einer anderen Psychotischen Störung auf. (Saß et al. 2003, 73f.)

Der selektive Mutismus ist im Weiteren nicht mit der so genannten Sprechangst (Kriebel 2001) zu verwechseln. Die wichtigsten Unterscheidungsmerkmale sind in ➤ Tab. 14.1 aufgeführt.

Tab. 14.1 Unterscheidungsmerkmale Sprechangst und selektiver Mutismus

Sprechangst	Selektiver Mutismus
Angst, **vor** jemandem zu sprechen (vor allem in Publikumssituationen)	Angst, **mit** jemandem zu sprechen (Kontext und Personen identifizierbar)
starke, bis zur Flucht führende Angst beim Sprechen (panikartig)	alternative Kommunikation (z. B. durch Zeigen, Kopfnicken/-schütteln) ist oft möglich
wird eher reflektiert und kann vom Betroffenen verbal geäußert werden	ist eher nicht bewusst
Beginn oft im späteren Alter	Beginn meistens in der frühen Kindheit

Finanzierung

Die Finanzierung einer sprachtherapeutischen Behandlung erfolgt nach ärztlicher Verordnung durch die gesetzlichen und privaten Krankenversicherungen. Über die so genannten Indikationsschlüssel SP1 oder RE1 können Ärztinnen im Rahmen des Heilmittelkataloges eine sprachtherapeutische Behandlung bei selektivem Mutismus verordnen (Grohnfeldt 2008).

In Einzelfällen kann eine Finanzierung über das Jugendamt im Rahmen der Eingliederungshilfe nach §35a SGB VIII erfolgen. Danach haben Kinder und Jugendliche Anspruch auf Eingliederungshilfe, wenn „1. ihre seelische Gesundheit mit hoher Wahrscheinlichkeit länger als sechs Monate von dem für ihr Lebensalter typischen Zustand abweicht und 2. daher ihre Teilhabe am Leben in der Gesellschaft beeinträchtigt ist oder eine solche Beeinträchtigung zu erwarten ist." Ansprechstellen für eine Finanzierung dieser Form sind in der Regel die Erziehungsberatungsstellen der Jugendämter des Kreises bzw. der (kreisfreien) Stadt.

14.1 Erscheinungsbild

Allen Kindern mit selektivem Mutismus ist das konsequente Schweigen in bestimmten Situationen gemeinsam. Doch es lassen sich graduelle Abstufungen in der Häufigkeit des Schweigens und der Art und Weise des kindlichen Verhaltens ausmachen. Am häufigsten anzutreffen sind Kinder, die in schweigenden Momenten erstarren und geradezu einfrieren. Sie schweigen in nahezu allen fremden Situationen und wirken übermäßig ängstlich. Andere Kinder sind trotz ihres Schweigens sehr lebhaft, sie können sich gut mitteilen und am sozialen Geschehen weitestgehend nicht-sprechend teilnehmen. Das Schweigen ist bei ihnen manchmal weniger auffallend, weil sie über ihre Kommunikationsmittel bereits das Notwendige ausdrücken können. Weiter gibt es Kinder, die nach außen aggressiv und trotzig wirken. Es scheint, als ob sie aus Protest schweigen und kein Interesse an der Kommunikation zeigen würden.

WICHTIG

Kein Kind schweigt, weil es dies will! Schweigen ist nicht ein Ausdruck von Trotz oder Protest, auch wenn dies in einigen Fällen so wirkt. Kinder haben grundsätzlich den Wunsch, mit allen sprechen zu können. Sie leiden unter ihrem Schweigen und sind bei Nichtbehandlung langfristig beeinträchtigt. Bereits die Unterstellung, dass das Kind sprechen möchte, kann ihm Mut und Stärke geben, den Weg zum Sprechen hin zu gehen.

Ebenso zeigen sich unterschiedliche Ausprägungen, bei welchen Personen oder an welchen Orten das Kind schweigt und spricht. In extremen Fällen spricht ein Kind etwa nur mit seiner Mutter und schweigt bereits bei seinem Vater oder anderen Familienmitgliedern. Andere schweigen, sobald sie durch die Haustür nach außen treten und sprechen dann selbst mit der Mutter nicht mehr. Typischerweise jedoch sprechen Kinder mit selektivem Mutismus recht unbefangen im häuslichen Umfeld mit Eltern und Geschwistern sowie ihren engen Freunden. Das Schweigen tritt vor allem bei Erwachsenen und fremden Personen sowie in Kindergarten oder Schule auf (Dummit et al. 1997).

Fallbeispiel

Finn, 4;6 Jahre

Nach Aussagen der Eltern war Finn schon immer ein ruhiges und liebes Kind. Er weinte und schrie als Kleinkind nur wenig, schlief viel und beschäftigte sich gerne alleine. Da Finns Vater unter einer hohen Arbeitsbelastung stand, war seine Mutter in den ersten 3 Lebensjahren die wichtigste Bezugsperson für ihn. Bei ihrem ersten Kind wollte sie insbesondere diese 3 Jahre intensiv erleben und machte deswegen eine berufliche Pause. Finn und seine Mutter entwickelten so eine sehr enge Beziehung zueinander.

Der Kindergarteneintritt vor sechs Monaten war für Finn sehr schwierig. Anfangs dauerte es bis zu einer Stunde, bis es der Mutter gelang nach Hause zu fahren. Finn weinte viel und klammerte sich an ihr fest. Mittlerweile verläuft der morgendliche Abschied weniger dramatisch. Dennoch fällt es Finn immer noch schwer, seine Mutter morgens gehen zu lassen. Häufig sitzt er nach dem Abschied zunächst alleine und vor sich hinstarrend auf seinem festen Platz im Gruppenraum. Er lässt sich dann nur schwer von anderen Kindern zum Spielen animieren. Insgesamt nimmt Finn im Kindergarten nur selten Kontakt mit anderen auf. Häufig spielt er alleine in der Bauecke. Fordert ihn ein Kind zum Spielen auf, verharrt er meist in seinen Bewegungen und antwortet nicht. Mit der Erzieherin hat er noch nie gesprochen. Selbst gegenüber seinem Freund aus der Nachbarschaft schweigt er im Kindergarten, obwohl er zuhause ganz unbefangen und ausgelassen mit ihm spielt und tobt. Die Eltern machen sich große Sorgen um die Entwicklung ihres Sohnes und möchten ihm gezielte Unterstützung zukommen lassen.

Info

Persönlichkeitsmerkmale bei Mutismus

Wie mit der ICD-10 angedeutet wird, sind häufig besondere Persönlichkeitsmerkmale bei betroffenen Kindern beobachtbar. Aktuelle Forschungsergebnisse (Cohan et al. 2008) legen drei Untergruppen selektiv mutistischer Kinder nahe:

1. ängstliche Kinder
2. ängstliche Kinder mit begleitender Sprachentwicklungsverzögerung
3. leicht ängstliche Kinder mit Unsicherheiten im Sozialverhalten

Ängstlichkeit und *spezifische Angststörungen*, wie etwa eine *Soziale Ängstlichkeit*, treten sehr häufig gleichzeitig mit selektivem Mutismus auf (Black und Uhde 1995; Kristensen 2000). Ein gewisses Maß an Ängstlichkeit ist insofern allen drei Gruppen gemeinsam. Unterschiede zeigen sich in begleitenden Verhaltensweisen. So ist die erste Kindergruppe vorrangig durch Ängstlichkeit charakterisiert. Die zweite Gruppe zeichnet sich zusätzlich durch sprachliche Probleme aus. Fast 50 % der Kinder mit selektivem Mutismus zeigen sprachliche Auffälligkeiten (Kristensen 2000) wie etwa eine Sprachentwicklungsstörung, Artikulationsstörungen oder ein Stottern. Die dritte Gruppe zeigt zusätzlich ein unangemessenes Sozialverhalten. Vor allem in Sprechsituationen reagieren diese Kinder aus Verunsicherung mit störrisch oder aufsässig wirkenden Verhaltensweisen. Sie werden häufig als verhaltensauffällig beschrieben. Ähnlich wie das Schweigen hängt auch dieses Verhalten vom jeweiligen Kontext ab.

14.2 Ursachen und Risikofaktoren

Grundsätzlich kann beim selektiven Mutismus nicht von der einen Ursache für die Entstehung des Schweigens ausgegangen werden. Vielmehr wirken viele verschiedene Faktoren zusammen, die gemeinsam schließlich zum konsequenten Schweigen führen.

WICHTIG

Häufig werden Eltern mit Vorwürfen konfrontiert, die sie als Verantwortliche für das Schweigen darstellen. Sie müssen sich fortdauernd rechtfertigen, warum ihr Kind nicht spricht, und suchen somit ständig nach Erklärungen. Dieses Hinterfragen kann dazu führen, dass Eltern sich selbst als Schuldige für das Schweigen wahrnehmen. Niemand trägt Schuld an der Entstehung des Schweigens.

Es wird angenommen, dass grundlegende Risiken für die Ausbildung des Schweigens, wie z. B. eine extreme Schüchternheit, vererbt werden. Studien zeigen, dass gehäuft auch andere Familienmitglieder von selektivem Mutismus oder *sozialen Ängsten* betroffen sind oder waren (Black und Uhde 1995; Chavira et al. 2007; Kristensen und Torgersen 2001). Auch gibt es Anhaltspunkte, dass Zwillings- oder Mehrlingskinder ein größeres Risiko für die Ausbildung eines selektiven Mutismus haben als einzelne Kinder. Dies kann zum einen mit genetischen Einflussfaktoren erklärt werden sowie zum anderen durch die besondere Bindung zwischen Zwillingen und Mehrlingen, die eine individuelle Entwicklung erschweren kann (Subellok, Kresse und Bahrfeck-Wichitill 2010).

Weitere Risikofaktoren lassen sich u. a. in den Bereichen *familiäres Lernumfeld*, Migration und Mehrsprachigkeit, allgemeine und insbesondere sprachliche Entwicklung sowie einschneidende Lebensereignisse ausmachen.

Familiäres Lernumfeld

Kinder erlernen sprachlich-kommunikatives Verhalten in frühen Lebensjahren vor allem über Beobachtung und Nachahmung elterlichen Verhaltens. In Familien betroffener Kinder lassen sich häufig eine allgemeine Zurückhaltung, deutliche Unsicherheiten im Gespräch mit anderen sowie Sprechscheu beobachten (Dobslaff 2005; Hartmann 1997; Schaller und Schmidtke 1975). Auch leben nicht wenige Familien sozial isoliert oder mit deutlich reduzierten Außenkontakten (Hartmann 1997). Manchmal verbergen sich hinter den Fassaden einer äußeren Familienstruktur auch „Geheimnisse" (wie Arbeitslosigkeit, Trennungen, Verwahrlosungen), die nicht an die Öffentlichkeit treten sollen. Es verwundert in solchen Fällen nicht, wenn Kinder die Welt außerhalb des häuslichen Umfelds als fremd und bedrohlich erleben. Sie haben einmal in ihren Eltern keine Modelle für Außenkontakte und sind außerdem verunsichert, was von der Familie nach außen getragen werden darf und was nicht. Bevor sie etwas Falsches tun oder sagen, bevorzugen sie zu schweigen.

Migration und Mehrsprachigkeit

Studien zeigen, dass Kinder mit einem Migrationshintergrund ein höheres Risiko zur Ausprägung eines selektiven Mutismus haben als Kinder ohne Migrationshintergrund (Elizur und Perednik 2003). Kinder mit einem Migrationshintergrund wachsen unter erschwerten Entwicklungsbedingungen auf. Sie leben häufig in ganz unterschiedlichen Kulturen mit jeweils eigenen sozial-kommunikativen Gepflogenheiten. Man begrüßt oder verabschiedet sich etwa in einer bestimmten Art und Weise; es gibt Regeln des „Small-Talks", die helfen, den Einstieg in ein Gespräch mit einer fremden Person zu finden; es gibt spezifische Floskeln, die man beim Einkaufen oder beim Bestellen im Restaurant nutzen kann. Da die Eltern dieser Kinder zumeist selbst in der fremden Kultur verunsichert sind, können sie ihnen kein Modell für den Erwerb dieser kulturspezifischen Verhaltensweisen sein. Aufgeschlossene Kinder finden meist schnell Anschluss an andere Kinder in Kindergarten oder Schule. Darüber gelingt es ihnen rasch, wichtige soziale Fähigkeiten der Umgebungskultur zu erwerben. Schüchterne Kinder neigen jedoch eher zum Rückzug. Sie finden schwerer Freunde und benötigen somit mehr Zeit, um kulturspezifische Verhaltensweisen zu erlernen. Eine zusätzliche Erschwernis besteht oftmals durch das Erlernen einer neuen Sprache. Schüchterne Kinder nutzen weniger Möglichkeiten, die neue Sprache auszuprobieren und darüber sprachlich kompetenter zu werden. Unsicherheiten in der Umgebungssprache können zu vermehrten Misserfolgserlebnissen führen. Die Kinder verlieren zunehmend den Mut, sich sprachlich zu äußern, und beginnen zu schweigen.

Sprachliche Entwicklung

Wie bereits erwähnt, zeigen etwa ein Drittel bis die Hälfte aller Kinder mit selektivem Mutismus eine weitere Sprach- und/oder Sprechstörung (Andersson und Thomsen 1998; Cohan et al. 2008; Manassis et al. 2003; Steinhausen und Juzi 1996). Dabei haben sie vor allem Schwierigkeiten im Bereich der Produktion (Kristensen 2000; McInnes et al. 2004); d. h. sie können etwa Laute nicht korrekt aussprechen, haben Schwierigkeiten, Wörter zu finden oder Sätze zu formulieren. Spricht ein Kind nahezu unverständlich, erlebt es häufig Misserfolge in sozialen Interaktionen – es wird nicht verstanden. Bei schüchternen und unsicheren Kindern kann dies dazu führen, dass sie die Motivation und den Mut zum Sprechen verlieren und zu schweigen beginnen. In der Folge nutzen die Kinder soziale Situationen seltener bis gar nicht zum Üben sprachlicher Fähigkeiten, so dass ihre sprachliche Entwicklung weiter zurückbleibt. Das Schweigen verfestigt sich.

Einschneidende Lebensereignisse

Nur in wenigen Fällen können explizit traumatische Ereignisse (Gewalterfahrungen, schwere Unfälle, der Tod einer nahestehenden Person) als Auslöser für das Schweigen ausgemacht werden (Ford et al. 1998). Sehr viel häufiger sind es Umzüge, Schulwechsel, Scheidung der Eltern oder auch lange Krankenhausaufenthalte, die für Kinder bereits einschneidend sind, weil sie zwangsläufig Veränderungen im Alltag des Kindes mit sich bringen. Gerade Übergänge in neue soziale Gruppen (z. B. auch Kindergartenbeginn oder Einschulung) stellen für extrem schüchterne Kinder eine hohe Anforderung dar. Sie sind weniger darin geübt, selbstständig fremde Kinder anzusprechen und Freundschaften zu knüpfen und erleben sich selbst als wenig sozial kompetent. Wenn vorsichtige Versuche einer Kontaktaufnahme häufig misslingen, kann Schweigen eine Konsequenz sein.

Neben den genannten maßgeblichen Risikofaktoren weist die Fachliteratur zahlreiche Modelle aus, die über die Verknüpfung dieser Faktoren die Entstehung des Schweigens zu erklären versuchen. Auch wird in der Literatur gängig zwischen Faktoren unterschieden, die das Schweigen verursachen, und solchen, die es aufrechterhalten können. Faktisch ist diese Differenzierung jedoch nicht aufrechtzuerhalten und irreführend, denn es verhält sich damit wie die Henne zum Ei: Werden z. B. Schüchternheit und Tendenzen zum Schweigen familiär vererbt und wären damit Ursachen für den Mutismus? Oder erfahren die Kinder schüchterner Eltern zu wenige Vorbilder für soziale Öffnungen nach außen, wodurch auch sie selbst im Schweigen behaftet bleiben?

14.3 Prävention

Den besten präventiven Schutz bilden das möglichst frühzeitige Erkennen von Risikofaktoren und Anzeichen mutistisch anmutender Verhaltensweisen gefährdeter Kinder, auf die baldige therapeutische Hilfestellungen folgen. Zwar werden von den Eltern oft Situationen benannt, die das Verstummen ihres Kindes ausgelöst haben, doch ist nicht eine Situation allein für das Schweigen verantwortlich zu machen (➤ Kap. 14.1). In der Regel gibt es bereits im Vorfeld viele auf einen Mutismus hinweisende Anzeichen (➤ Tab. 14.2).

Diese Hinweise müssen ernst genommen werden, um zu verhindern, dass sich ein primär sprechscheues Verhalten des Kindes nicht in Richtung eines schweigenden Kommunikationsmusters verdichtet. Die Gefahr besteht zumindest dann, wenn Risikofaktoren (➤ Kap. 14.2) sich summieren bzw. potenzieren und familiäre oder sonstige Schutzfaktoren, wie z. B. sprachlicher Kontakt mit Gleichaltrigen, fehlen.

Für Eltern ist es häufig schwierig, die Anzeichen für einen Mutismus zu erkennen, denn sie erleben ihr Kind in häuslicher Umgebung meistens ganz normal oder zumindest normal sprechend. Oftmals werden sie erst von Erzieherinnen auf das schweigende Verhalten ihres Kindes aufmerksam gemacht, das außerhalb der vertrauten Situation deutlich und konsequent zutage tritt. Doch auch für

Fachpersonen ist die Beurteilung nicht immer einfach, da es viele Varianten mutistischer Verhaltensweisen gibt (➤ Kap. 14.1) und auch die Übergänge zwischen Sprechscheu und selektivem Mutismus fließend sein können.

Info

Hinweise auf selektiven Mutismus

Zwei Beobachtungen weisen mit hoher Wahrscheinlichkeit auf einen selektiven Mutismus hin:

- Das Verhalten des Kindes scheint fixiert zu sein. Es sind keine Entwicklungen in Richtung Vertrautheit, Kommunikation und Sprechen zu beobachten.
- Die erwachsene Person bemerkt bei sich selbst Unbehagen, Besorgnis oder Befremdung angesichts des schweigenden Verhaltens.

Checkliste

Darüber hinaus können folgende Kriterien für die Beobachtung des Kindes in fremden Gruppensituationen (nicht nur) pädagogischem Personal helfen, den Verdacht auf einen selektiven Mutismus eher auszuschließen bzw. zu erhärten (Subellok und Katz-Bernstein 2010) (➤ Tab. 14.2).

Überwiegen die Verdachtskriterien, die auf selektiven Mutismus hinweisen, stehen weitere medizinische, sprachtherapeutische und ggfs. psychologische Abklärungen an. Manchmal überwinden Kinder das Schweigen einige Jahre später aus eigener Kraft, doch dafür gibt es keine sicheren Vorhersagen (Steinhausen et al. 2006). Deshalb ist in den meisten Fällen bereits bei kleinen Kindern eine therapeutische Begleitung dringend angeraten, die eine Unterstützung der Familien und des pädagogischen Fachpersonals einschließt. Je frühzeitiger eine Behandlung einsetzt, desto flexibler bleiben kommunikative kindliche Verhaltensweisen. Es wird verhindert, dass das Schweigen als identitätsstiftendes Merkmal ins Selbstbild des Kindes übernommen wird („Ich bin ein Schweiger!“). Überdauert das Schweigen bis in die Schule, ist wertvolle Zeit verstrichen. Das (therapeutische) Aufbrechen mutistischen Verhaltens wird umso schwieriger, je länger es bereits die Möglichkeit hatte, sich zu verfestigen und zu etablieren.

Tab. 14.2 Beobachtungskriterien

	Verdacht auf selektiven Mutismus	
	eher nein	eher ja
allgemeines Verhalten	unbeschwert	zurückhaltend, gehemmt
Kind befindet sich in der Eingewöhnungsphase (4–6 Wochen)	ja	nein
Situationen sind beobachtbar, in denen sich das Kind entspannt fühlt	eher ja	eher nein
Kind nimmt am allgemeinen Geschehen teil	eher ja	eher nein
Kind lacht und/oder macht Körpergeräusche	ja	nein
Kind kommuniziert nonverbal (Nicken, Kopfschütteln, Zeigen)	eher ja	eher nein
Reaktionen des Kindes bei Ansprache	nonverbale Reaktion	Kopfsenken, Erstarrung
Situationen, in denen das Kind schweigt	Kind schweigt nur in bestimmten Situationen, z. B. im Morgenkreis, bei Einzelansprache	Kind schweigt systematisch in nahezu allen Situationen, d. h. auch im freien Spiel, Singkreis etc.
Veränderung des kindlichen Verhaltens im Verlauf	zunehmende Entwicklung in Richtung Entspannung, Teilnahme und Sprechen	keine Entwicklung in Richtung Entspannung, Teilnahme und Sprechen

14.4 Diagnostik

Zur Diagnostik des selektiven Mutismus greifen Ärztinnen und Sprachtherapeutinnen vor allem auf die fünf definierten Kriterien des Diagnostischen und

Statistischen Manuals psychischer Störungen (DSM-IV) zurück (➤ Kap. 14.1). Charakterisierend für den selektiven Mutismus ist das systematische Schweigen der Kinder in bestimmten Situationen (Black und Uhde 1995; Ford et al. 1998). Für eine Diagnosestellung muss somit nachgewiesen werden, dass das Kind in vertrauten Situationen (z. B. zuhause, mit der Mutter) spricht und in anderen Situationen (z. B. im Kindergarten, mit dem Klassenlehrer, im Klassenzimmer) konsequent schweigt. Dies kann über spezielle Fragebögen geschehen, welche systematisch das Schweigen mit bestimmten Personen, an bestimmten Orten oder in bestimmten sozialen Situationen analysieren (➤ Tab. 14.3). Weiter müssen bestimmte Erscheinungsbilder ausgeschlossen sein, die ein ähnlich konsequentes Schweigen hervorrufen können (z. B. tiefgreifende Entwicklungsstörungen wie eine Autismusspektrumstörung oder ein Rett-Syndrom, fortschreitende neurologische Erkrankungen wie etwa das Landau-Kleffner-Syndrom). Somit sind für die Diagnosestellung eine ausführliche ärztliche Untersuchung sowie eine sprachtherapeutische Diagnostik erforderlich.

WICHTIG

Ein konsequentes und systematisches Schweigen über mehrere Monate hinweg bedeutet weitreichende Beeinträchtigungen für die kindliche Entwicklung. Ein derartiges Schweigen muss ernst genommen werden! Es bedarf einer ausführlichen Untersuchung und einer entsprechenden Behandlung.

14.4.1 Ärztliche Diagnostik

Im Vorfeld der sprachtherapeutischen Diagnostik ist eine kinderärztliche Untersuchung notwendig. Dabei geht es vor allem darum, die Gesamtentwicklung des Kindes zu betrachten und bestimmte Störungsbilder auszuschließen, bei denen ein Schweigen ebenso typisch ist. Dazu sind unter Umständen weitere Untersuchungen bei entsprechenden Fachärztinnen, etwa aus Neurologie oder Hals-Nasen-Ohrenheilkunde, notwendig.

14.4.2 Sprachtherapeutische Diagnostik

In der sprachtherapeutischen Diagnostik geht es vor allem darum, das systematische Schweigen des Kindes aufzudecken und seine kommunikativen Zugangswege zu finden, die es trotz des Schweigens nutzt (z. B. Schriftsprache, Zeigegesten, Nicken und Kopfschütteln, Geräusche). Es wird zudem versucht, das Schweigen des Kindes zu verstehen (Bahr 2006), um darauf aufbauend eine individuell passende Intervention einzuleiten. Dazu werden in der Regel drei Vorgehensweisen miteinander kombiniert:

1. der Einsatz von Elternfragebögen,
2. ein direkter Kontakt mit dem Kind und
3. ein ausführliches Elterngespräch.

Elternfragebögen

Elternfragebögen werden häufig dazu genutzt, um im Vorfeld eines Elterngespräches bereits Informationen zum Kind und zur Familie zu sammeln. Dabei sollen mögliche Ursachen für das Schweigen (➤ Kap. 14.2) sowie die aktuelle Situation des Kindes und seiner Familie ermittelt werden. Es wird nach der allgemeinen und sprachlichen Entwicklung des Kindes gefragt sowie detailliert erhoben, in welchen Kontexten das Kind spricht und schweigt. Bislang gibt es im deutschsprachigen Raum noch keinen veröffentlichten Elternfragebogen, der umfassend mutismusspezifische Informationen erhebt. Sprachtherapeutinnen greifen deshalb häufig auf herkömmliche Anamnesebögen zurück (➤ Tab. 14.3).

Diagnostiksituation mit einem Kindergartenkind

In einer möglichst angstfreien Atmosphäre wird geschaut, wie sich das Kind in neuen Situationen verhält, wie es mit Spielangeboten umgeht und welche kommunikativen Zugangswege (z. B. Nicken und Kopfschütteln, Lächeln, Zeigegesten, Geräusche) es in schweigenden Momenten bereits nutzen kann. In diesem ersten Kontakt zwischen Kind und Therapeutin wird vom Kind keine Leistung erwartet – es muss nicht sprechen, nicht handeln. Darüber möchte die Therapeutin ein möglichst realistisches Bild vom Kind und seinem Schweigen erhalten.

14

Tab. 14.3 Übersicht über Anamnese- und Diagnostikmaterial

Autoren	Titel	Art	Inhalte
Hartmann (2006)	Mutismus-Soziogramm	Anamnesebogen	• Analyse des personenbezogenen Sprechens
Hartmann (2006)	Evaluationsbogen für das sozialinteraktive Kommunikationsverhalten	Elternfragebogen	• Analyse des situationsbezogenen Sprechens und des Einsatzes von Mimik, Gestik und Schriftsprache
Kopf (im Druck)	DiFraMut – Diagnostische Fragebögen zum selektiven Mutismus	Fragebögen für Therapeuten, Eltern, Erzieher, Lehrer, Kinder und Jugendliche	• Fragebogenpaket zur Erhebung anamnestischer und diagnostisch relevanter Daten aus der Perspektive verschiedener Personen
Kresse (2011)	Dortmunder Mutismus-Inventar	Elternfragebogen	• Erhebung anamnestischer Daten mit besonderer Berücksichtigung der sprachlichen und sozial-emotionalen Entwicklung sowie kindlichen Ängsten • Analyse des systematischen Schweigens • Analyse nonverbaler Kommunikationsformen • Erhebung spezifischer einschneidender Lebensereignisse
Steinhausen (2010)	Fragebogen zur Erfassung des elektiven Mutismus	Elternfragebogen	• Bestimmung des Schweregrades des selektiven Mutismus • Analyse des systematischen Schweigens

Kleineren Kindern fällt es häufig schwer, sich in dieser neuen Umgebung von ihrer Bezugsperson (z. B. der Mutter) zu trennen. In diesen Fällen bleibt die Person anwesend, um dem Kind einen Rückhalt zu geben. Je nach Wunsch des Kindes wird die Mutter oder der Vater in das Spielgeschehen mit eingebunden.

WICHTIG

Eltern müssen sich in der Diagnostiksituation für das Verhalten ihres Kindes nicht verantwortlich fühlen. Sie nehmen in der Regel eine beobachtende Rolle ein und unterstützen das Kind dann, wenn es vom ihm eingefordert wird.

Fallbeispiel

Diagnostiksituation mit Finn, 4;6 Jahre

Als Finn das erste Mal zur Sprachtherapeutin kommt, klammert er sich, wie früher zu Beginn des Kindergartenbesuchs, an seine Mutter. Er wirkt verängstigt und möchte sich nicht von ihr trennen. Die Sprachtherapeutin bietet Finn an, seine Mutter mit in den Therapieraum nehmen zu können, um gemeinsam etwas zu spielen. Sie geht in den Therapieraum vor, die beiden folgen ihr. Die Sprachtherapeutin hat bereits Materialien zurechtgelegt – bunte Tücher, große Schaumstoffsteine zum Bauen, Seile, Kissen und einige Glocken und Rasseln. Sie stellt Schnecki vor – die etwas ängstliche Schneckenhandpuppe, die sich noch nicht so recht aus ihrem Haus traut. Die Therapeutin schlägt allen vor, sich ein Haus wie Schneckis zu bauen, weil so ein Unterschlupf in neuen Situationen ja ganz schön sei. Sie beginnt mit den Bausteinen und Seilen einen abgegrenzten Ort zu gestalten und überlegt gleichzeitig laut mit Schnecki, wo wohl Finn und seine Mutter ihr Haus bauen würden. Finn steht immer noch hinter den Beinen seiner Mutter, beobachtet jedoch schon interessiert, was da vor ihm passiert. Seine Mutter schlägt ihm einen Bauplatz mit genügend Abstand zum Haus der Therapeutin vor. Vorsichtig beginnt Finn mit Bausteinen Wände seines

Hauses zu platzieren. Es entstehen zwei bunte Areale, in denen nun Finn und seine Mutter sowie die Therapeutin und Schnecki sitzen. Schnecki schlägt der Therapeutin vor, doch mal Finn besuchen zu gehen und krabbelt vorsichtig zur Klingel vor Finns Haus. Sie läutet und wartet ab, ob die Tür geöffnet wird. Finn beobachtet Schnecki genau, regt sich jedoch nicht – die Tür bleibt zu. Schnecki kehrt enttäuscht in ihr Haus zurück, wo ihr die Therapeutin erklärt, dass vielleicht keiner da gewesen sei. Schnecki versucht es noch einige Male, bis Finn sich entscheidet, die Tür zu öffnen und Kontakt mit ihr und der Therapeutin aufzunehmen. Im Verlauf der Stunde treffen sich alle gemeinsam draußen vor ihren Häusern und spielen Ball – ein Laut oder gar ein Wort ist von Finn jedoch nicht zu hören. Doch das gemeinsame Spiel scheint ihm zu gefallen. Insbesondere dann, wenn Schnecki es nicht schafft, den Ball zu fangen, lächelt er. Am Ende der Stunde gibt er der Therapeutin mit Kopfnicken zu verstehen, dass er in der nächsten Woche wieder zum Spielen mit Schnecki kommen wird. ▮▮

Diagnostiksituation mit dem Schulkind

Bei Kindern etwa ab dem 2. Schuljahr werden Angebote gemacht, die spezifische Sprechanlässe mit unterschiedlichen Schwierigkeitsgraden bieten.

- **Regelspiele** (z. B. UNO, Memory): Es gibt klare Regeln und klar definierte Sprechanlässe (z. B. Farbe wünschen bei UNO), die dem Kind zumeist bekannt sind. Dies gibt dem Kind ein gewisses Maß an Sicherheit.
- **Rollenspiele** (z. B. Einkaufen): Es gibt auch hier klar definierte Rollen und Redefloskeln, die dem Kind meist aus dem Kindergarten gut bekannt sind. Die Situation ist jedoch freier als im Regelspiel. Das Kind kann nicht alle Spielschritte vorhersehen und muss flexibel reagieren.
- **Zaubertricks:** Diese stellen für die meisten Kinder eine neue Herausforderung dar. Es kann beobachtet werden, ob sich das Kind in einer neuen Situation auch etwas Unbekanntes zutraut.

Anders als bei Kindergartenkindern wird mit Schulkindern ihr Schweigen in der Regel bereits im Erstkontakt thematisiert. Dem Kind wird vermittelt, dass auch viele andere Kinder dieses Problem haben und es Hilfen gibt, damit es zum Sprechen kommen kann. Ihm wird darüber gezeigt, dass sein Schweigen ernst genommen, das Kind selbst damit akzeptiert wird. Gleichzeitig soll Motivation für einen Weg aus dem Schweigen aufgebaut werden. Deshalb wird erfragt, wie sehr sich das Kind wünscht, mit jedem sprechen zu können, mit dem es dies möchte. Ebenso wird erhoben, wie sehr das Kind glaubt, dies mithilfe der Therapeutin schaffen zu können. Beide Fragen werden anhand einer fünfstufigen Skala (1 = überhaupt nicht bis 5 = vollkommen) schriftlich bearbeitet. Sprechen ist bei diesem Interview nicht zwingend erforderlich; das Kind kann z. B. ankreuzen, eine Zahl aufschreiben oder einen Zettel mit einer entsprechenden Zahl auswählen. Doch wird gleichwohl die Entwicklungsperspektive hin zum Sprechen von Beginn an offen gelegt.

Elterngespräch

Zeitnah zur Diagnostiksituation mit dem Kind wird ein ausführliches Elterngespräch durchgeführt. Es wird versucht, das Schweigen des Kindes gemeinsam zu analysieren, mögliche Entstehungsfaktoren aufzudecken und aufrechterhaltende Bedingungen auszumachen. Auch wird über Möglichkeiten der Therapie und Aufklärung aller Beteiligten beraten. Den Eltern wird dazu ausreichend Zeit für ihre Fragen eingeräumt (z. B. zum Umgang mit dem Schweigen des Kindes in bestimmten Situationen). Auch Themen wie die Beschulung des Kindes können bereits im ersten Elterngespräch eine wichtige Rolle spielen (➤ Kap. 14.8).

Fallbeispiel

▮▮ Das Elterngespräch

Im Elterngespräch erarbeiten Sprachtherapeutin und Eltern gemeinsam, dass Finn alle Zeichen eines selektiven Mutismus zeigt. Er schweigt konsequent und systematisch vor allem im Kindergarten. Aufgrund seiner extremen Schüchternheit und der engen Bindung zu seiner Mutter habe Finn bislang nur selten soziale Kontakte für sich genutzt und konnte nur wenige Kompetenzen erwerben, mit fremden Situationen sprachlich umzugehen. Finns Mutter äußert daraufhin ihre Angst, dass sie am Schweigen ihres Sohnes Schuld sei. Sie wirkt traurig und aufgebracht zugleich. Die Therapeutin versucht ihr zu vermitteln, dass nicht die enge Bindung und ihre große Fürsorge allein zum Schweigen geführt haben. Sie müsse sich nicht schuldig fühlen, sondern könne nun vielmehr die gute Bindung zu ihrem Sohn nutzen, um ihn auf seinem Weg zum Sprechen zu unterstützen. Sie kenne ihn als einzige Person so gut, dass sie quasi als Expertin am besten beurteilen könne, welche Anforderungen Finn bereits gut meistern kann und welche vielleicht noch zu groß für ihn sind.

Gemeinsam wird daraufhin überlegt, welche Schritte nun zuhause, im Kindergarten und in einer sprachtherapeutischen Behandlung erfolgen müssen, um Finn den Weg zum Sprechen zu erleichtern. Die Therapeutin rät zunächst grundsätzlich zu einer wöchentlichen Sprachtherapie, in der Finn spielerisch neue sprachlich-kommunikative Verhaltensweisen lernen soll. Zusätzlich möchte sich die Therapeutin mit den Erzieherinnen in Verbindung setzen, um Problemsituationen des Kindergartenalltages zu besprechen und ihnen konkrete Hilfen an die Hand zu geben, wie sie in solchen Situationen umgehen könnten. Ebenso möchte sie schauen, welche Maßnahmen im Kindergarten unternommen werden können, um Finn zunehmend in die Kindergruppe zu integrieren und ihm damit mehr Sicherheit und Freude im Alltag zu geben. Die Eltern schlagen weiter vor, Finn im Fußballverein anzumelden. Er spiele sehr gerne mit seinem Vater Fußball und hatte vor kurzem bereits den Wunsch geäußert, doch richtig Fußball spielen zu lernen. Die Therapeutin merkt an, dass dies eine gute Möglichkeit für Finn sei, seine kommunikativen Fähigkeiten zu verbessern. Beim Fußball sei der Fokus nicht so sehr auf dem Sprechen, sondern mehr auf dem Spiel selbst. Dennoch seien dabei gute kommunikative Fähigkeiten notwendig, um im Team zu spielen. Weiter könne er darüber neue Freunde kennen lernen und erhielte darüber vermehrt die Möglichkeit, neue soziale und sprachliche Verhaltensweisen auszuprobieren. Für den Alltag rät die Therapeutin, Finn häufiger kleinere Aufgaben zu übergeben, um so sein Selbstbewusstsein auf einer breiten Basis zu stärken. Ebenso sei eine klare Strukturierung und Grenzsetzung im Alltag durch die Eltern wichtig. Nur durch klare und immer wiederkehrende Abläufe im Alltag und insbesondere in alltäglichen Kommunikationssituationen könne Finn neue Strukturen erkennen und erlernen. ∎

14.5 Therapiemöglichkeiten

Wurde die Diagnose selektiver Mutismus gestellt oder der Verdacht erhärtet, so stellt sich für viele Eltern die Frage nach der „richtigen" Therapie für ihr Kind. Die Therapielandschaft in Deutschland ist sehr vielfältig und verwirrend. Die Angebote reichen von homöopathischer, hippotherapeutischer, heilpädagogischer oder spieltherapeutischer bis hin zur medikamentösen, ärztlichen, psychotherapeutischen, sprachtherapeutisch-logopädischen Behandlung oder sogar Hypnose. In der internationalen Fachwelt ist Mutismustherapie eine Domäne von Medizin (Kinder- und Jugendlichenpsychiatrie), Psychotherapie und zunehmend der Sprachtherapie/Logopädie (Cohan et al. 2006; Melfsen und Warnke 2009). Eine Übersicht über therapeutische Angebote im deutschsprachigen Raum findet sich in ➤ Tab. 14.4.

Welche spezielle Maßnahme nun für welches Kind die geeignete ist, bleibt im Einzelfall zu entscheiden. Lediglich grobe Anhaltspunkte können als Orientierungshilfe dienen:

Heilpädagogische Förderung ist nicht spezifisch auf den Mutismus angelegt. Sie kann jüngeren bzw. Vorschulkindern helfen, sich in kleineren Gruppen zu orientieren und über die einzelnen Angebote (Psychomotorik, Spiel- und Kreativtherapie) mit anderen Kindern – auch nicht-sprechend – zu kommunizieren. Sie kann für mutistische Kinder ohne Sozialkontakte mit Gleichaltrigen eine wichtige Stütze sein. Allerdings ist die Chance, dass die Kinder ohne spezifische weitere Hilfe auch sprechen werden, eher als gering einzustufen.

Sprachtherapeutische/logopädische Behandlung ist für Kinder mit zusätzlichen sprachlichen Entwicklungsbeeinträchtigungen und mehrsprachigen Kindern angezeigt. Sobald die Kinder mit der Therapeutin sprechen, können die sprachlichen Defizite gezielt behandelt werden. Ausgestattet mit erweiterten sprachlichen Kompetenzen werden die Kinder den Übergang in den Alltag einfacher und erfolgreicher bewältigen. In den letzten Jahren sind aus der Fachdisziplin Sprachtherapie/Logopädie einige therapeutische Konzeptionen speziell zur Behandlung des Mutismus hervorgegangen. Angesiedelt im Überschneidungsbereich zur Psychotherapie (Katz-Bernstein und Subellok 2009) arbeiten sie un-

Tab. 14.4 Therapeutische Angebote im Überblick

	Ambulante Maßnahmen	Stationäre Maßnahmen
Medizinische Behandlung	• Pharmakotherapie (Einsatz von Antidepressiva)	Kurzzeittherapie (ca. 4–6 Wochen) • Einzelmaßnahmen in klinischen Einrichtungen der Kinder- und Jugendpsychiatrie • Mutter-Kind-Maßnahmen
Psychotherapie	• kindzentrierte Einzeltherapie • systemische Familientherapie	
Sprachtherapie/ Logopädie	• Einzel- und/oder Gruppentherapie • begleitende Netzwerkarbeit	Langzeittherapie (ca. 12–18 Monate) • Einzelmaßnahmen in Sprachheilzentren • Kombination psycho- und sprachtherapeutischer Behandlung sowie schulischer Interventionen
(Heil-)Pädagogische Förderung	• heilpädagogische Frühförderung • Spieltherapie	• zumeist zusätzliches Angebot in Kurz- und Langzeittherapie

terschiedlich gewichtet und methodenverbindend in folgenden Bereichen (Katz-Bernstein 2011):

- Symptom: Aufbrechen des Schweigens und Aufbau neuer kommunikativer Verhaltensweisen
- Struktur der Störung: Verarbeitung *innerpsychischer Prozesse* und *identitätsfördernde* Neuorientierung
- Familie und soziale Systeme: interdisziplinäre Netzwerkarbeit zum *Transfer*

Ein vergleichender Einblick in derzeit führende sprachtherapeutische Konzeptionen in Deutschland ist der ➤ Tab. 14.5 zu entnehmen.

Psychotherapeutische Angebote richten sich einmal an mutistische Kinder/Jugendliche selbst. Eindeutig *indiziert* sind diese in Fällen von totalem Mutismus (also vollständigem Schweigen), schweren Traumen und bei älteren Kindern oder Pubertierenden, sofern weitere psychische Problematiken den Mutismus überlagern und diese eine ernsthafte Bedrohung darstellen (Essstörungen, Depressionen, *Suizidalität*). Im Weiteren können familientherapeutische Hilfen für Eltern greifen, wenn der Mutismus das gesamte Familiensystem dominiert und sich Eltern nicht nur gegenüber dem Schweigen, sondern auch der Verhaltensproblematik ihres Kindes (Aggressionen, Tyrannei im häuslichen Umfeld) hilflos fühlen. Auch lernen Eltern hier, ihr eigenes, u. U. den Mutismus aufrechterhaltendes Verhalten zu reflektieren und zu verändern.

Medikamentöse Therapie gehört ausschließlich in die Zuständigkeit und Verantwortung von Ärztinnen. Für die Verabreichung von Psychopharmaka, hier Antidepressiva, gibt es strenge *Indikationsbestimmungen*. Grundsätzlich wird von einer Anwendung bei Kindern und Jugendlichen aufgrund massiver Nebenwirkungen abgeraten (Bundesinstitut für Arzneimittel und Medizinprodukte 2005). In Einzelfällen kann bei Schulkindern und Jugendlichen eine Gabe von Antidepressiva parallel zu einer psychotherapeutischen Behandlung indiziert sein (Melfsen und Warnke 2007; Manassis und Tannock 2008). Eltern ist anzuraten, sich vorab umfangreich an mehreren Stellen beraten zu lassen sowie therapeutischen Nutzen und Risiken sorgfältig auszuloten.

Ambulante oder stationäre Behandlungsmaßnahmen?

Ein hartnäckiges Schweigen bei erfolgloser oder noch gar nicht erfolgter ambulanter Therapie bildet ein hohes Risiko für die weitere Entwicklung (Steinhausen et al. 2006). Ein sozialer Milieuwechsel in ein unterstützendes Umfeld hinein, in dem das Kind nicht als „Schweiger" bekannt ist, bietet gute Veränderungschancen. Für die Langzeitbehandlung existieren deutschlandweit so genannte Sprachheilzentren, in denen die Kinder mehrere Monate leben und schulisch, pädagogisch sowie therapeutisch betreut werden. Für die stationäre Kurzzeitbehandlung gibt es wohnortnahe klinische Einrichtungen der Kinder- und Jugendpsychiatrie. Sie können im Falle komplexer Entwicklungsbeeinträchtigungen und Verhaltensproblematiken über *hochfrequente* intensive *Angebote* im Einzelfall durchaus sinnvoll sein.

Versorgungssituation

Therapeutische Konzeptionen und Möglichkeiten für die Behandlung des Mutismus gibt es zuneh-

Tab. 14.5 Überblick über sprachtherapeutische Konzepte in der Mutismustherapie

	SYMUT **Systemische Mutismus-Therapie (Hartmann 2006)**	**DortMuT** **Dortmunder Mutismus-Therapie (Subellok et al. einger.)**	**KoMut** **Kooperative Mutismus-Therapie (Kramer 2010)**
Theoretische Grundlegungen	Systemtheorie (Maturana und Varela 1987)	Sozial-interaktive Konstitutionshypothese (Bruner 2008; Tomasello 2009)	Kooperative Pädagogik (Schönberger, Praschak und Jetter 1987)
Ziele	• Dialogfähigkeit (im Sinne von Rede und Gegenrede) • Alltagstauglichkeit (im Sinne von Bewältigung täglicher Lebensaufgaben)	• Symptom: Aufbau (non-)verbaler Kommunikation • Struktur: (emotionale) Rekonstruktion der Identität • System: Einbezug und Stärkung sozialer Netzwerke	• Mitverantwortung und Eigeninitiative in der Kooperation zeigen • Handlungsfähigkeit erweitern und flexibilisieren • Kooperation als identitätsbildendes Moment erleben
Kennzeichnung	direktives (z. T. konfrontatives) Vorgehen innerhalb eines strukturierten Therapieprogrammes zur direkten Verhaltensänderung; Nutzung des Leidensdrucks als Therapiemotivation	primär flexibles und den Impulsen des Kindes folgendes Vorgehen; Schweigen wird als sinnvolle Bewältigungsstrategie (zunächst) respektiert; flexible Kombination integrativer Methoden und Techniken; therapeutische Beziehung steht im Mittelpunkt	primär flexibles und den Impulsen des Kindes folgendes Vorgehen; kooperative Grundhaltung: abwarten, begleiten, zumuten; flexibles Bausteinkonzept
Methoden			
Symptom	strukturiertes verhaltenstherapeutisches Training vom Einzellaut zum Satz und Gespräch. Vier-Phasen-Modell: 1. präverbal 2. lexikalisch-syntaktisch 3. kommunikativ-sozialinteraktiv 4. Nachbetreuung	Therapieeinstieg: • Aufbau nonverbaler Kommunikation in Spiel und Interaktion weiterer Therapieverlauf: • *Evozierung* sprachlicher Spontanäußerungen im Spiel (jüngere Kinder) • ressourcenorientierter *verhaltenstherapeutischer Aufbau* sprachlicher Kommunikation vom Einfachen zum Schweren (Schulkinder)	Aufbau nonverbaler Kontaktaufnahme bis zum Sprechen: ohne Sprache + ohne Stimme ohne Sprache + mit Stimme mit Sprache + ohne Stimme mit Sprache + mit Stimme
Struktur	Vermittlung von Veränderung, Zuversicht, Ich-Stärkung; Antriebssteigerung und Selbstdisziplin (Grundprinzipien) über Gespräche	*psychodynamische* Arbeit: • Arbeit mit (Hand-)Puppen • therapeutisches Symbol- und Rollenspiel zur Verarbeitung innerpsychischer Prozesse und zum Aufbau neuer Verhaltensweisen	Förderung des Selbstbewusstseins/der Identität sowie Beachtung von Polaritäten und Lebensthemen über köper- und bewegungsorientierte Methoden sowie im Spiel
System	• Eltern als *Ko-Therapeuten* • Angebot interdisziplinärer Gesprächsrunden in der Praxis	• respektvoller Umgang mit Eltern und Stärkung ihrer Kompetenzen • unverzichtbar: intensive interdisziplinäre und soziale Netzwerkarbeit	• Eltern als Kooperationspartner • Vernetzung zwischen den kindlichen Lebensräumen (peers und Institutionen)

mend mehr. Doch leider fehlen immer noch Fachpersonen oder Institutionen, die mit dem Störungsbild vertraut sind und/oder die sich selbst die anspruchsvolle Behandlung zutrauen. Mutismusexpertinnen jedweder Disziplin sind in Deutschland rar gesät. Therapeutinnennetzwerke (s. etwa www.selektiver-mutismus.de) können für Eltern sehr hilfreich sein.

Rat

Auf der Suche nach geeigneten Therapiemaßnahmen für ihr Kind empfiehlt es sich für Eltern, bei Fachpersonen direkt deren Erfahrungen mit selektivem Mutismus zu erfragen. Essenzieller als die Entscheidung für eine bestimmte Fachdisziplin zeigt sich der Erfahrungshorizont der jeweiligen Therapeutin. Eltern können in diesem Entscheidungsprozess ihrer eigenen Intuition vertrauen. Meistens haben sie ein gutes Gespür dafür, welche Person oder Maßnahme für ihr Kind und sie selbst die passende ist.

Fallbeispiel

Finns Weg zum Sprechen

Nachdem die Diagnose selektiver Mutismus durch die Untersuchungen von Kinderärztin, Neurologin und Sprachtherapeutin bestätigt werden konnte, entschieden sich Finns Eltern für eine ambulante sprachtherapeutische Behandlung. Mithilfe der Therapeutin sollte Finn auf spielerische Weise lernen, wie man miteinander in Kontakt kommen kann. Die beiden schlüpften im Spiel in unterschiedliche Rollen – mal wilde Tiere, mal Ritter, mal Piraten oder Könige. Finn wurde offener und traute sich nach einigen Wochen zu, als Tier erste Geräusche im Therapieraum zu machen. Mit jeder neuen Rolle öffnete sich Finn zunehmend und wagte sich mehr und mehr an „Sprache" heran. Zunächst sprach er nur im Spiel als Tier, Ritter oder Pirat und schwieg weiter konsequent als „Finn". Immer besser gelang es ihm dann, die Erfahrungen aus dem gemeinsamen Spiel mit der Therapeutin auch auf Gespräche zu übertragen. Er begann, kleine Episoden aus dem Alltag zu erzählen. Während er mit seiner Therapeutin nach wenigen Monaten ganz unbefangen sprach, ließen die Erfolge im Alltag noch länger auf sich warten. Seine Erzieherinnen wurden in die Therapie eingeladen, ebenso sein Freund aus der Nachbarschaft. Kinder aus dem Kindergarten wollte er nicht mitbringen. Erst viel später berichteten die Erzieherinnen, dass Finn angefangen habe, mit einem ebenfalls sehr zurückhaltenden Kind im Kindergarten zu sprechen und sie so zum ersten Mal seine Stimme hören konnten. Auch wenn er damit einen Riesenschritt in Richtung Sprechen gemacht hat, wird Finn noch einen langen Weg vor sich haben, bis er mit jedem sprechen kann, mit dem er das auch möchte.

Therapieverläufe sind in der Regel eher langwierig und können mehrere Jahre dauern. Mit schnellen Fortschritten ist nicht zu rechnen. Der erste große Erfolg ist dann zu verbuchen, wenn das Kind zur Therapeutin Vertrauen gefasst hat und mit ihr spricht. Doch der mühsame Weg des Transfers in den Alltag steht dann noch aus. Erfahrungsgemäß ist dieser Prozess beim selektiven Mutismus durch viele Krisen und Rückfälle in alte Kommunikationsmuster gekennzeichnet. Beharrlichkeit, Durchhaltevermögen und Ausdauer sind jetzt von allen Beteiligten gefragt.

Rat

Lassen Sie sich nicht entmutigen, wenn Ihr Kind in der Therapie nur langsame Fortschritte zeigt oder gar Rückschritte macht! Das kann bei selektivem Mutismus vorkommen. Ihr Kind braucht jetzt Ihre Zuversicht, damit es selbst an sich glaubt und es sich die nächsten Schritte zutraut. Wenn Ihre Sorge längerfristig Ihre Gelassenheit überlagert, bitten Sie die Therapeutin um ein ausführliches Beratungsgespräch. Durststrecken sind besser gemeinsam als alleine zu durchzustehen.

14.6 Verlauf und Prognosen

Langzeitstudien zeigen, dass ein großer Teil selektiv mutistischer Kinder bis in das Erwachsenenalter hinein das Schweigen ablegt, selbst wenn sie keine spezifische Therapie erhalten (Kurth und Schweigert

1972; Wergeland 1979; Steinhausen et al. 2006). Zwei Entwicklungsverläufe zeichnen sich dabei ab:
1. Das Schweigen verändert sich über die Zeit hinweg nicht wesentlich, verschwindet dann plötzlich im Jugend- oder Erwachsenenalter.
2. Das Schweigen nimmt stetig ab, bis es letztlich völlig aufgegeben wird (Steinhausen et al. 2006).

Bei etwa 18 % der Kinder verändert sich das Schweigen nur wenig und ist auch im Erwachsenenalter noch präsent. Auch wenn die Kinder im Laufe ihrer Entwicklung das Schweigen von selbst ablegen, haben sie bei Nichtbehandlung ein erhöhtes Risiko auf andere psychiatrische Erkrankungen, wie etwa Angststörungen und Phobien, Suchterkrankungen oder Depressionen (Steinhausen et al. 2006). Vor diesem Hintergrund sind eine Früherkennung des selektiven Mutismus und seine spezifische Behandlung zur positiven Entwicklungsbeeinflussung und Vermeidung von Spätfolgen enorm wichtig.

Die Dauer und der Erfolg einer Therapie bei selektivem Mutismus hängen vor allem vom Alter des Kindes bei Therapiebeginn sowie dem Schweregrad des Schweigens ab. Je früher eine Behandlung erfolgt, desto eher kann das Schweigen überwunden werden. Milde Formen des selektiven Mutismus (das Kind schweigt etwa nur bei den Erwachsenen im Kindergarten, mit den Kindern dort spricht es) haben ebenso eine bessere Prognose als schwere Formen (das Kind schweigt bei fast allen Personen oder an fast allen Orten). Auch lassen äußere Faktoren wie stabile Bezugssysteme und -personen, ausreichende Sozialkontakte der Familie und gelingende Kooperationen mit Kindergarten und Schule einen eher positiven Verlauf erwarten. Hält das Schweigen jedoch bis in die Pubertät an, ist mit langfristigen psychischen Problemen zu rechnen.

14.7 Förderung im Alltag

Eltern fühlen sich häufig überfordert und gerade in Alltagssituationen ihrem Kind gegenüber hilflos. Zu Hause haben sie es nicht selten mit einem kleinen Tyrann zu tun, außerhalb der Familie bietet sich ihnen das genaue Gegenteil: ein schweigsames verängstigtes Kind, das den Eltern nicht von der Seite weicht. Wie sollen sie sich richtig verhalten? Wie sollen sie darüber hinaus ihr Kind auch noch fördern? Gleichwohl sind sie bereit, vieles zu unternehmen, damit ihr Kind sein Schweigen aufbricht. Der Teufelskreis beginnt: Je aktiver die Eltern sind, desto mehr wird das Kind deren Wunsch und Bemühungen als Druck empfinden, und die Angst vor dem nächsten Sprechanlass wird sich erhöhen …

Allgemeine Förderhinweise sind deshalb mit Bedacht zu formulieren und an Eltern weiterzugeben. Sie müssen das Schweigen des Kindes ebenso fokussieren wie die alltäglichen Verhaltensprobleme und Erziehungsfragen.

WICHTIG

Förderempfehlungen für Eltern schweigender Kinder sind lediglich als grobe Orientierungen zu verstehen. Sie können in keinem Fall eine dringend erforderliche spezifische Unterstützung der Familie durch eine Fachperson ersetzen!

- Warten Sie nicht ab, wenn Sie über das Verhalten Ihres Kindes irritiert sind und Sie ein gewisses Unbehagen angesichts seines Schweigens verspüren. Sprechen Sie Kinderärztin, Erzieherinnen oder sonstige Fachpersonen an und bleiben Sie ggf. beharrlich, bis Sie eine kompetente Ansprechpartnerin gefunden haben.
- Je früher Sie eine gute fachliche Unterstützung für sich selbst und Ihr Kind in Anspruch nehmen, desto besser können Sie selbst entlastet und Ihrem Kind aus dem Schweigen geholfen werden.
- Begraben Sie Ihre etwaigen Schuldgefühle immer mehr. Es wäre anmaßend anzunehmen, Sie alleine hätten das Schweigen Ihres Kindes verursacht. Dazu bedurfte es mehrerer Faktoren. Richten Sie Ihre Aufmerksamkeit häufiger auf das, was in Ihrer Familie gut funktioniert!
- Nehmen Sie das Schweigen Ihres Kindes niemals persönlich. Es verhält sich nicht freiwillig so, sondern aus einer großen Not heraus. Alleine und ohne Ihre Hilfe wird es aus seinem Teufelskreis nur schwer herausfinden. Sie übernehmen dabei eine wichtige Brücken- und Vorbildfunktion zwischen dem vertrauten Heim und der fremden Außenwelt.
- Jede Aufforderung zum Sprechen wird Ihr Kind als Druck wahrnehmen. Druck kann die Angst vor dem Sprechen steigern. Verzichten Sie deshalb vorübergehend beispielsweise auf Einhaltung von

Begrüßungsritualen bei fremden Personen („Sag schön ‚Guten Tag'!") oder anderen Höflichkeitsfloskeln. Je entspannter Sie mit solchen Situationen umgehen können, desto eher wird Ihr Kind sich den Schritt zum Sprechen zutrauen können.

- Tragen Sie dafür Sorge, dass andere Menschen (Nachbarn, Verwandtschaft, Erzieherinnen etc.), über das Problem Ihres Kindes informiert werden. Zeigen Sie diesen Personen Hilfestellungen für den Umgang mit ihm auf (z. B. keine direkte Sprechaufforderung, Möglichkeiten nicht-sprachlicher Kommunikation nutzen, mit dem Kind Zeichen vereinbaren, auf Äußerungen nicht warten oder diese erzwingen wollen). Schützen Sie es gegebenenfalls vor Personen, die sein Schweigen als persönlichen Angriff deuten.
- Beobachten Sie, in welchen Situationen, mit welchen Menschen und auf welche Art es Ihrem Kind leichter fällt, in Kontakt – auch nichtsprachlich – zu treten. Schaffen Sie vermehrt solche Situationen. Der Austausch mit Gleichaltrigen ist essenziell und beugt einer Verfestigung des Schweigens vor. Oft reicht es, nur einen festen Freund zu haben.
- Das Nicht-Sprechen soll in der Familie nicht tabuisiert, doch auch nicht in den Mittelpunkt gestellt werden. Versuchen Sie, das Schweigen als eine Phase in der Entwicklung zu verstehen und dies Ihrem Kind zu vermitteln. Fragen Sie es niemals, warum es nicht spricht. Das wird es Ihnen nicht sagen können. Es wünscht sich über alles, wie alle anderen Kinder sprechen zu können, nur weiß es keinen Weg.
- Stellen Sie möglichst auch das Kind selbst nicht in den Mittelpunkt der Familie. Der Mutismus absorbiert einen großen Teil der elterlichen (Für-)Sorge, und unweigerlich wird er damit oft zum zentralen Dreh- und Angelpunkt. Gerade wenn es Geschwister gibt, haben diese dann oftmals das Nachsehen. Für das Familiengleichgewicht ist das ebenso wenig förderlich wie für das betroffene Kind selbst. Sorgen Sie also für einen entsprechenden Ausgleich in Alltag und Freizeit.
- Behandeln Sie Ihr Kind nicht mit Samthandschuhen aus der Angst heraus, das Schweigen werde sich verschlimmern. Ein ganz „normaler" Umgang ist ebenso hilfreich wie das Kind unter geschützten Bedingungen auch zu fordern. Je mehr Sie selbst Ihrem Kind zumuten und zutrauen, wird es sich auch selbst zutrauen! Es möchte einfach nur ein ganz normales Kind sein.
- Aggressives Verhalten des Kindes verlangt haltende Grenzen. Aus Rücksicht auf den Mutismus sind Eltern oft nachsichtiger als sie es ansonsten wären. Doch das ist für niemanden förderlich. Seien Sie nicht zögerlich, Ihrem Kind deutlich und klar die notwendigen Grenzen aufzuzeigen, ohne es zu beschämen. Das schützt Sie selbst vor größerer Hilflosigkeit und unterstützt Ihr Kind, sich selbst emotional zu regulieren.

Rat

Distanzieren Sie sich immer mehr von den eigenen Idealvorstellungen einer „guten" Elternschaft! Mutistische Kinder stellen ihre Eltern vor ganz besonders hohe Herausforderungen. Mit der eigenen Zielperspektive einer „hinreichend guten" Elternschaft wird es Ihnen besser gelingen, die für den Verlauf des Mutismus typischen Krisen und Rückschläge zu durchstehen und schließlich gestärkt daraus hervorzugehen.

14.8 Förderung im Kindergarten und in der Schule

Kindergarten und Schule sind wichtige Lebensbereiche. Einerseits verbringen Kinder einen Großteil ihres Alltages dort. Andererseits sind beide Institutionen über ihre Bildungsaufträge zentral für langfristige schulische und berufliche Erfolge. Die tagtägliche Konfrontation mit dem Schweigen kann Erzieherinnen und Lehrerinnen massiv verunsichern, Wut und Ärger auslösen und Unruhe in die gesamte Kindergruppe bringen.

Grundsätzlich ist es bedeutsam, dass das Kind Kindergarten und Schule als positive Lernräume erlebt und sich in diesen wohlfühlen lernt. Alternative Kommunikationsangebote fernab vom Lautsprachlichen können dabei hilfreich sein. Es geht darum, Ängste des Kindes in diesen alltäglichen Kontexten zu reduzieren und zunächst die nonverbalen Kommunikationsfähigkeiten sowie die soziale Interaktion zu stärken (Katz-Bernstein 2011).

Angstreduzierende Maßnahmen

- Zwingen Sie das Kind zunächst nicht zum Sprechen. Das Kind kann selbst entscheiden, wann es bereit dazu ist.
- Nutzen Sie vermehrt nonverbale Kommunikationsformen (s. unten) in Ihrer Gruppe/Klasse, um dem Kind möglichst viele Kommunikationsangebote zu machen.
- Binden Sie das Kind so gut wie möglich in alle Gruppenaktivitäten mit ein.
- Fördern Sie Kontakte zu anderen Kindern, die angstfrei mit dem Schweigen umgehen und dem mutistischen Kind als Unterstützung und Vorbild dienen können.
- Haben Sie selbst keine Angst vor dem Schweigen. Versuchen Sie, so gelassen wie möglich damit umzugehen.
- Holen Sie sich Beratung bei anderen Fachpersonen für Sprach- oder Psychotherapie (z. B. die behandelnde Therapeutin des Kindes), um schwierige Situationen gemeinsam lösen zu können.

Stärkung der sozialen Interaktion

- Fördern Sie Freundschaften des Kindes; besonders redegewandte und sozial gut integrierte Kinder können ein Modell darstellen und dem Kind Unterstützung bieten.
- Geben Sie gemeinsame Aufgaben, welche die Kinder über Teamarbeit lösen können.
- Lassen Sie das Kind Gruppen-/Klassenaufgaben (z. B. Küchen-, Tafeldienst) übernehmen.

Stärkung der nonverbalen Kommunikation

- Nutzen Sie Symbolkarten oder Gesten für bedeutsame Aspekte des Alltags (z. B. für den Toilettengang, für das Einfordern von Hilfe).
- Probieren Sie gemeinsam mit dem Kind aus, welche Kommunikationsformen am besten möglich sind (z. B. Zeigen auf Symbolkarten, schriftsprachliche Mitteilungen oder das Ankreuzen verschiedener Optionen).
- Fördern Sie Kleingruppensituationen. In diesen fällt es mutistischen Kindern häufig leichter, sich kommunikativ zu äußern.

Aufbau der lautsprachlichen Kommunikation

- Der Aufbau lautsprachlicher Mitteilungen muss immer in Absprache mit dem Kind erfolgen; das Kind bestimmt, wann es bereit ist, erste Äußerungen in Gruppensituationen zu machen.
- In Absprache mit der behandelnden Therapeutin: strukturierter Aufbau des Sprechverhaltens vom Kleinen (z. B. Geräusche machen, Buchstaben benennen) zum Großen (z. B. Sätze sprechen, Erzählungen vom Wochenende).
- Kindern fällt es häufig leichter, erste Äußerungen zu machen, wenn sie damit nicht im Mittelpunkt stehen. Stellen Sie Situationen her, in denen das Kind etwa aus einem Versteck heraus oder mit anderen gemeinsam etwas sagt oder auch singt.

Rat

Erzieherinnen und Lehrerinnen dürfen mit dem Schweigen nicht alleine sein. Der Umgang damit stellt eine große Herausforderung im pädagogischen Alltag dar und kann vom Einzelnen häufig nicht alleine bewältigt werden. Eine enge Zusammenarbeit mit Eltern und behandelnder Therapeutin ist daher zu empfehlen. Gemeinsam kann überlegt werden, welche Maßnahmen für das Kind in den jeweiligen Lebensbereichen sinnvoll sind.

Glossar

autistisches Verhalten, Autismus
Entwicklungsstörung mit Beeinträchtigungen im Sozialverhalten sowie in Sprache und Kommunikation

direktiv
anweisend, auftragend

Evozierung, evozieren
Hervorrufen einer bestimmten sprachlichen Äußerung

hochfrequent
mit hoher Frequenz, besonders häufig

Identitätsförderung
Unterstützung eines Menschen zum Erkennen seiner Besonderheiten, die ihn von anderen unterscheiden

Indikation, indizieren
Behandlung/Maßnahme, die sich aus einer bestimmten Diagnose ergibt
innerpsychische Prozesse
Denken und Fühlen
Ko-Therapeuten
mehrere Therapeuten, die im Team eine Behandlung durchführen; auch Unterstützung einer Therapie durch Laien, z. B. Eltern
Lernumfeld, familiäres
Atmosphäre und Bedingungen für Lernmöglichkeiten des Kindes in der Familie
Lexikon, lexikalisch
Speicher sprachlicher Einheiten, Wortschatz
Pharmakotherapie
medikamentöse Therapie
präverbal
vorsprachlich
Psychodynamik
Lehre vom Zusammenwirken innerseelischer Kräfte
psychoreaktiv
Auslösung und Verlaufsbeeinflussung einer Störung durch psychische Faktoren
Redestörungen
Oberbegriff für Störungen des Sprechablaufs (z. B. Stottern) oder Hemmungen des Sprechens (Sprechangst, Mutismus)
spezifische Angststörung
übermäßige und unangemessene Angst in spezifischen Situationen (z. B. in Menschenmengen) oder vor bestimmten Dingen (z. B. vor Spinnen)
soziale Ängste, soziale Ängstlichkeit
ungewöhnlich starke und unangemessene Angst in (fremden) sozialen Situationen (z. B. beim Bestellen im Restaurant)
Suizidalität
Selbstmordgefährdung
Syntax, syntaktisch
Satzstruktur
Transfer
Übertragung von Wissen und Fähigkeiten in neue Gebiete hinein
Verhaltenstherapie
Veränderung eines unerwünschten Verhaltens mithilfe spezifischer Lern- und Verhaltensprinzipien

14.9 Hinweise zur Vertiefung

RATGEBERLITERATUR

Hartmann B, Lange M (2010). Mutismus im Kindes-, Jugend- und Erwachsenenalter: Für Angehörige, Betroffene sowie therapeutische und pädagogische Berufe. Idstein: Schulz-Kirchner.

FACHLITERATUR

Hartmann B (2006). Gesichter des Schweigens. Die systemische Mutismus-Therapie – SYMUT als Therapiealternative. Idstein: Schulz-Kirchner.

Katz-Bernstein N (2011). Selektiver Mutismus bei Kindern: Erscheinungsbilder, Diagnostik, Therapie. München/Basel: Ernst Reinhardt Verlag.

FALLBESCHREIBUNGEN

Brand H (2009). Mutismus – schweigende Kinder und Jugendliche im Gespräch. Erfahrungen mit Gruppen. Lengerich: Pabst.

Hayden T (2002). Hörst du mich, Venus? Ein schweigendes Kind verstehen. München: Goldmann.

Katz-Bernstein N, Melli-Schneebeli E, Wyler-Sidler J (Hrsg.) (2007). Mut zum Sprechen finden: Therapeutische Wege mit selektiv mutistischen Kindern. München/Basel: Ernst Reinhardt Verlag.

INFORMATIVE INTERNETSEITEN

http://www.selektiver-mutismus.de/
http://www.mutismus.de/
http://www.zbt.tu-dortmund.de
http://www.selectivemutism.org/
http://www.smira.org.uk/

NÜTZLICHE MATERIALIEN: BILDERBÜCHER

Cave K, Riddel C (1994). Irgendwie Anders. Hamburg: Oettinger Verlag.

Dunbar P, Boie K (2007). Sag doch was! Freiburg: Kerle.

Lobe M, Weigel S (1992). Das kleine Ich-Bin-Ich. Wien: Jungbrunnen.

Manske C, Löffel H (1996). Ein Dino zeigt Gefühle. Köln: Mebes & Noack.

LITERATUR

Andersson CB, Thomsen PH (1998). Electively mute children: An analysis of 37 Danish cases. Nordic Journal of Psychiatry; 52: 231–238.

Bahr R (2006). Schweigende Kinder verstehen. Kommunikation und Bewältigung beim selektiven Mutismus. 4. A. Heidelberg: Universitätsverlag Winter.

Bergman RL, Piacentini J, McCracken JT (2002). Prevalence and description of selective mutism in a school-based sample. Journal of the American Academy of Child & Adolescent Psychiatry; 41: 938–946.

Black B, Uhde TW (1995). Psychiatric characteristics of children with selective mutism: a pilot study. Journal of the American Academy of Child and Adolescent Psychiatry; 34: 847–856.

Braun O (2006). Sprachstörungen bei Kindern und Jugendlichen: Diagnostik – Therapie – Förderung. 3. A. Stuttgart: Kohlhammer.

Bruner J (2008). Wie das Kind sprechen lernt. 2. A. Bern: Huber.

Bundesinstitut für Arzneimittel und Medizinprodukte (2005). Antidepressiva: Wissenschaftliche Neubewertung der SSRI/SNRI abgeschlossen – Neue Warnhinweise auf suizidales Verhalten bei Kindern und Jugendlichen. Online unter: http://www.bfarm.de/cln_103/DE/Pharmakovigilanz/risikoinfo/2005/antidepressiva-neubewertung.html letzter Zugriff: 1.10.2011.

Chavira DA, Shipon-Blum E, Hitchcock C, Cohan S, Stein MB (2007). Selective mutism and social anxiety disorder: all in the family? Journal of the American Academy of Child & Adolescent Psychiatry; 46: 1.464–1.472.

Cohan SL, Chavira DA, Stein MB (2006). Practitioner review: Psychosocial interventions for children with selective mutism: a critical evaluation of the literature from 1990–2005. J Child Psychol Psychiatry; 47: 1.085–1.097.

Cohan SL, Chavira DA, Shipon-Blum E, Hitchcock C, Roesch SC, Stein MB (2008). Refining the classification of children with selective mutism: A latent profile analysis. Journal of Clinical Child & Adolescent Psychology; 37: 770–784.

Deutsches Institut für Medizinische Dokumentation (2011). Internationale statistische Klassifikiation der Krankheiten und verwandter Gesundheitsprobleme. 10. Revision German Modification Version 2011. Online unter: http://www.dimdi.de/static/de/klassi/diagnosen/icd10/htmlgm2011/index.htm letzter Zugriff: 1.10.2011.

Dobslaff O (2005). Mutismus in der Schule. Berlin: Wissenschaftsverlag Spiess.

Dummit ES, Klein RG, Tancer NK, Asche B, Martin J, Fairbanks JA (1997). Systematic Assessment of 50 Children with Selective Mutism. Journal of the American Academy of Chiild and Adolescent Psychiatry; 36: 653–660.

Elizur Y, Perednik R (2003). Prevalence and Description of Selective Mutism in Immigrant and Native Families: A Controlled Study. Journal of the American Academy of Child and Adolescent Psychiatry; 42: 1.451–1.459.

Ford MA, Sladeczek IE, Carlson J, Krachtowill TR (1998). Selective Mutism: Phenomenological Characteristics. School Psychology Quarterly; 13: 192–227.

Grohnfeldt M (2008). Sprachtherapie/Logopädie. In: Bode H, Schröder H, Waltersbacher A (Hrsg.). Heilmittel-Report 2008. Ergotherapie, Logopädie, Physiotherapie: Eine Bestandsaufnahme. Stuttgart: Schattauer. S. 109–147.

Hartmann B (1997). Mutismus – Zur Theorie und Kasuistik des totalen und elektiven Mutismus. Berlin: Wissenschaftsverlag Spiess.

Hartmann B (2006). Gesichter des Schweigens. Die systemische Mutismus-Therapie SYMUT als Therapiealternative. Idstein: Schulz-Kirchner.

Katz-Bernstein N (2011). Selektiver Mutismus bei Kindern. Erscheinungsbilder, Diagnostik und Therapie. 3. A. München/Basel: Ernst Reinhardt Verlag.

Katz-Bernstein N, Subellok K (2009). Selektiver Mutismus: Ein Thema für die Sprachtherapie? Vierteljahresschrift für Heilpädagogik und ihre Nachbargebiete; 78: 308–320.

Kopf A (im Druck). DiFraMut – Diagnostische Fragebögen zum selektiven Mutismus. Köln: Prolog.

Kramer J (2010). KoMut – Grundzüge der Kooperativen Mutismustherapie. In: Frontzek G (Hrsg.). Zur Sprache bringen – Disziplinen im Dialog. Tagungsband zum 29. Bundeskongress der Deutschen Gesellschaft für Sprachheilpädagogik. Hamm: Wilke. S. 167–173.

Kresse A (2011). Erfassung diagnostischer Daten bei Selektivem Mutismus – Entwicklung und Erprobung eines Elternfragebogens. Bielefeld: unveröffentlichte Masterarbeit, Universität Bielefeld.

Kriebel R (2001). Sprechangst. In: Grohnfeldt M (Hrsg.). Lehrbuch der Sprachheilpädagogik und Logopädie. Band 2. Erscheinungsformen und Störungsbilder. Stuttgart: Kohlhammer. S. 198–204.

Kristensen H (2000). Selective mutism and comorbidity with developmental disorder/delay, anxiety disorder, and elimination disorder. Journal of the American Academy of Child & Adolescent Psychiatry; 39: 249–256.

Kristensen H, Torgersen S (2001). MCMI-II personality traits and symptom traits in parents of children with selective mutism: A case-control study. Journal of abnormal psychology; 110: 648–652.

Kurth E, Schweigert K (1972). Ursachen und Entwicklungsverläufe des Mutismus bei Kindern. Psychiatrie, Neurologie und medizinische Psychologie; 24: 741–749.

Manassis K, Tannock R (2008). Comparing Interventions for Selective Mutism: A Pilot Study. Canadian journal of psychiatry; 53: 700–703.

Manassis K, Fung D, Tannock R, Sloman L, Fiksenbaum L, McInnes A (2003). Characterizing selective mutism: Is it more than social anxiety? Depression and anxiety; 18: 153–161.

Maturana HR, Varela FJ (1987). Der Baum der Erkenntnis. Die biologischen Wurzeln des menschlichen Erkennens. München: Goldmann.

McInnes A, Fung D, Manassis K, Fiksenbaum L, Tannock R (2004). Narrative skills in children with selective mutism: an exploratory study. American Journal of Speech-Language Pathology; 13: 304–315.

Melfsen S, Warnke A (2007). Überblick zur Behandlung des Selektiven Mutismus. Zeitschrift für Kinder- und Jugendpsychiatrie und Psychotherapie; 35: 399–409.

Melfsen S, Warnke A (2009). Selektiver Mutismus. In: Schneider S, Margraf J (Hrsg.). Lehrbuch der Verhaltenstherapie. Band 3: Störungen im Kindes- und Jugendalter. Heidelberg: Springer. S. 556–572.

Saß H, Wittchen H-U, Zaudig M, Houben I (2003). Diagnostische Kriterien des Diagnostischen und Statistischen Manuals Psychischer Störungen DSM-IV-TR. Göttingen: Hogrefe.

Schaller S, Schmidtke A (1975). Mutismus bei Kindern. Der Kinderarzt; 6: 1.025–1.026.
Schönberger F, Praschak W, Jetter KH (1987). Bausteine der Kooperativen Pädagogik. Stadthagen: Bernhardt-Pätzold.
Steinhausen HC (2010). Fragebogen zur Erfassung des elektiven Mutismus. In: Steinhausen HC (Hrsg.). Psychische Störungen bei Kindern und Jugendlichen: Lehrbuch der Kinder- und Jugendpsychiatrie und -psychotherapie. 7. A. München: Elsevier.
Steinhausen HC, Juzi C (1996). Elective Mutism: An Analysis of 100 Cases. Journal of the American Academy of Chiild and Adolescent Psychiatry; 35: 606–614.
Steinhausen HC, Wachter M, Laimböck K, Metzke CW (2006). A long-term outcome study of selective mutism in childhood. Journal of Child Psychology and Psychiatry; 47: 751–756.
Subellok K, Katz-Bernstein N (2010). Einfach scheu oder selektiv mutistisch? Früherkennung von Risikofaktoren. In: Leyendecker C (Hrsg.). Gefährdete Kindheit. Risiken früh erkennen, Ressourcen früh fördern. Stuttgart: Kohlhammer. S. 159–168.
Subellok K, Kresse A, Bahrfeck-Wichitill K (2010). Gemeinsam schweigsam: Selektiver Mutismus bei Zwillingen. Teil I: Spezifische Risikofaktoren für die Entstehung und Aufrechterhaltung des Schweigens. Die Sprachheilarbeit 55(3); 110–120.
Subellok K, Katz-Bernstein N (i. E.). Beeinträchtigungen der Sprachpartizipation: Psychoreaktive Redestörungen. In: Lüdtke U, Braun O (Hrsg.). Sprache und Kommunikation. Stuttgart: Kohlhammer.
Subellok K, Katz-Bernstein N, Bahrfeck-Wichitill K, Starke A (eingereicht). DortMuT (DORTmunder MUtismus Therapie): Eine (sprach-)therapeutische Konzeption für Kinder und Jugendliche mit selektivem Mutismus. L.O.G.O.S. interdisziplinär.
Tomasello M (2009). Die Ursprünge der menschlichen Kommunikation. Frankfurt/Main: Suhrkamp.
Toppelberg CO, Tabors P, Coggins A, Lum K, Burger C (2005). Differential Diagnosis of Selective Mutism in Bilingual Children. Journal of the American Academy of Child and Adolescent Psychiatry; 44: 592–595.
Wergeland H (1979). Elective mutism. Acta Psychiatrica Scandinavica; 59: 218–228.

14

KAPITEL

15

Ursula Franke

Sprachstörungen bei Kindern mit Autismus

„Mein Kind ist besonders."

Autismus ist eine tiefgreifende Entwicklungsstörung. In der Öffentlichkeit sind vor allem zwei Diagnoseformen bekannt: der frühkindliche Autismus und das Asperger-Syndrom. Kinder mit dieser Störung fallen ggf. zuerst durch ungewöhnliche Hand- oder Wedelbewegungen oder extremes Interesse an Details ihrer Umwelt auf. Zusammen mit dem atypischen Autismus fallen die Diagnosen beider Autismusformen unter den Oberbegriff *ASS (Autismus-Spektrum-Störung)*. Die Diagnose atypischer Autismus wird vergeben, wenn die Diagnosekriterien des frühkindlichen Autismus nicht erfüllt werden.

Im Folgenden wird der Einfachheit halber nur von Asperger-Syndrom, frühkindlichem Autismus oder ASS gesprochen.

Info

- Beide Erscheinungsformen sind multifaktoriell (viele Ursachentheorien kommen zusammen), vor allem aber genetisch (die Gene betreffend) bedingt!
- Kinder mit Autismus haben ein Entwicklungspotenzial!
- ABER Kinder mit ASS brauchen spezifische (besondere) Unterstützung!
- Eltern sind keine Verursacher der Behinderung!

ASS ist eine relativ selten vorkommende Behinderungsform. Die aktuellen Zahlen sprechen von 0,9 % ASS in Bezug auf die Gesamtbevölkerung (Bölte 2009). In einer Gruppe von 150 Kindern lässt sich ein Kind mit diesem Störungsbild finden.

Die Geschlechterverteilung liegt beim frühkindlichen Autismus im Verhältnis Jungen zu Mädchen bei 4 : 1 und beim Asperger bei 8 : 1.

Die ASS kann mit verschiedenen anderen Störungsbildern auftreten. Es sollen hier nur die in der Praxis am häufigsten erscheinenden genannt werden, z. B.:

- kognitive Störungen (Intelligenzminderung bei einem IQ von 70 und darunter)
- ADHS (Aufmerksamkeitsdefizithyperaktivitäts-Syndrom)
- Down-Syndrom (das Chromosom 21 ist – im Gegensatz zur Regelentwicklung – dreimal vorhanden)
- fragiles X-Syndrom (auch Marker X-Syndrom, häufig einhergehend mit Hyperaktivität, Verzögerung der motorischen und geistigen Entwicklung sowie Besonderheiten und Auffälligkeiten im Gesichtsbereich)
- Epilepsie (Anfallsleiden)

Möglich sind auch Seh- oder Hörstörungen bei Autismus.

Wenn die Kinderärztin Autismus diagnostiziert, verschlüsselt sie dies in den Kürzeln des ICD-10 (Internationale Klassifikation der Krankheiten). Für die ASS sehen diese wie folgt aus:

- F84.0 → frühkindlicher Autismus
- F84.1 → atypischer Autismus
- F84.5 → Asperger-Syndrom

Für die Diagnosestellung des frühkindlichen Autismus sind folgende Kriterien unabdingbar:
Vor dem dritten Lebensjahr manifestiert sich eine auffällige und beeinträchtigte Entwicklung in mindestens einem der folgenden Bereiche:
1. Die soziale Interaktion
2. Die Kommunikation
3. Interesse und Aktivitäten

ICD-10

15

> Und für das Asperger-Syndrom:
>
> *Es fehlt eine klinisch eindeutige allgemeine Verzögerung der gesprochenen oder rezeptiven Sprache oder der kognitiven Entwicklung. Die Diagnose verlangt, dass einzelne Worte bereits im zweiten Lebensjahr oder früher und kommunikative Phrasen im dritten Lebensjahr oder früher benutzt werden. (…) Allerdings können Meilensteine der motorischen Entwicklung etwas verspätet auftreten und eine motorische Ungeschicklichkeit ist ein häufiges (aber kein notwendiges) diagnostisches Merkmal.*
>
> ICD-10

Auf einzelne Diagnosepunkte wird im ➤ Kap. 15.1 eingegangen.

Die Kinderärztin wird bei einem Verdacht auf Autismus ggf. an eine fachspezifische Institution verweisen, um die Diagnose zu bestätigen (oder zu revidieren) und um anschließend die notwendigen Fördermaßnahmen einzuleiten bzw. abzustimmen.

Finanzierung

Die Finanzierung einer autismusspezifischen Therapie (in *AutismusTherapieZentren*) wird einkommensunabhängig gestaltet. Kostenträger der Therapie sind im Allgemeinen:

- Sozialamt §§ 53 und 54 SGB XII
- Jugendamt § 35a SGB VIII
- Krankenkasse

Im Falle einer speziellen Sprachtherapie verläuft die Kostenübernahme wie üblich nach der ärztlichen Verordnung über die gesetzliche oder private Krankenkasse.

15.1 Erscheinungsbild

Der frühkindliche Autismus zeigt Auffälligkeiten in drei relevanten Bereichen (entlehnt den DSM-Kriterien):

- soziale Interaktion
- Kommunikation
- Interesse und Aktivitäten

Die Beeinträchtigungen in den drei genannten Bereichen werden im Folgenden jeweils an einem Beispiel erläutert (➤ Tab. 15.1).

Zum Erscheinungsbild des Asperger-Syndroms betrachten wir die Gillberg & Gillberg-Kriterien (1989), die sich in sechs Bereiche aufteilen (➤ Tab. 15.2). Es handelt sich hierbei nicht um offizielle Diagnosekriterien (wie ICD-10 oder DSM-IV), sie sind aber aus klinischer Sicht umfassender und deutlicher in ihrer Aussagekraft.

Tab. 15.1 Beispiele für Beeinträchtigungen der sozialen Interaktion, Kommunikation und von Interessen und Aktivitäten

Beeinträchtigung	Beispiel
Soziale Interaktion	
nicht-sprachliche Verhaltensweisen, wie z. B. Blickkontakt, Gestik, Mimik	Das Kind nimmt keinen Blickkontakt auf, wenn die Mutter den Raum betritt. Es lächelt nicht oder streckt die Arme aus.
Aufbau von Kontakt zu Gleichaltrigen	Das Kind spielt in der Kita fast ausschließlich alleine.
Mangel, spontan Freude oder Interesse mit anderen zu teilen	Das Kind malt ein Bild, ist aber nicht daran interessiert, es den Eltern zu zeigen.
Mangel an sozio-emotionaler Gegenseitigkeit	Das Kind sieht ein Geschwister weinen, kommt aber nicht, um zu trösten oder zu fragen.
Kommunikation	
spätes Einsetzen oder völliges Ausbleiben von gesprochener Sprache (ohne dies durch Gestik oder Mimik zu kompensieren)	Das nicht-sprechende Kleinkind möchte den Becher haben, der auf dem Tisch steht, ist aber nicht in der Lage, dies durch die Zeigegeste verständlich zu machen.
bei vorhandenem Sprachvermögen große Schwierigkeiten, ein Gespräch zu beginnen oder fortzuführen	Im Erzählkreis antwortet das Kind auf die Frage „Was hast du am Wochenende gemacht?" nur „Viel.", ohne zu bemerken, dass diese Antwort nicht reicht.

Tab. 15.1 Beispiele für Beeinträchtigungen der sozialen Interaktion, Kommunikation und von Interessen und Aktivitäten *(Forts.)*

Beeinträchtigung	Beispiel
Kommunikation	
permanent wiederholender Sprachgebrauch (stereotyp) oder ungewöhnliche Beschreibungen	Das Kind sagt entweder unentwegt dasselbe („Gibt es heute Nudeln?") oder es benutzt für das Wort „duschen" „warmer Regen" etc.
typische Rollen- oder Imitationsspiele fehlen	Das Kind spielt nicht gerne Vater, Mutter, Kind oder es kann nicht so tun, als ob das Lineal jetzt ein Flugzeug wäre.
Interesse und Aktivitäten	
umfassende Beschäftigung mit sich wiederholenden und eingeschränkten Interessen; die Intensität ist extrem hoch	Das Kind beschäftigt sich ausschließlich mit dem Thema Dinosaurier. Andere Dinge treten völlig in den Hintergrund und der Zeitraum ist ungewöhnlich lang (mehrere Monate).
ungewöhnlich starres Festhalten an nicht funktionalen Gewohnheiten oder Ritualen	Bei kleinen Kindern z. B. das Aufreihen der Spielzeugautos nach einem bestimmten System, welches nur für das Kind einen Sinn ergibt. Oder obwohl es verschiedene Wege zum Supermarkt gäbe, nur immer den „einen" nehmen wollen.
sich wiederholende motorische Manierismen	Wenn das Kind angespannt oder aufgeregt ist, flattert es mit den Händen.
ständiges Beschäftigen mit Teilen von Objekten	Das Kind fährt nicht mit dem Bobby-Car, sondern dreht es um und bewegt die Räder stereotyp.

Tab. 15.2 Beispiele zu den Gillberg & Gillberg-Kriterien

Beeinträchtigung	Beispiel
1. Soziale Beeinträchtigung	
Schwierigkeiten, mit Gleichaltrigen zu interagieren	Das Kind „eckt" beim Gemeinschaftsspiel immer an.
mangelnder Wunsch, mit Gleichaltrigen zu interagieren	Bei Gruppenangeboten bleibt das Kind lieber für sich.
mangelndes Verständnis für soziale Signale	Die Enttäuschung des Banknachbarn über die schlechte Note wird vom Kind nicht wahrgenommen.
sozial und emotional unangemessenes Verhalten	Im Wartezimmer kräht der 9-Jährige laut: „Guck mal der dicke Mann da …"
2. Eingegrenzte Interessen	
Ausschluss anderer Aktivitäten	Das Kind beschäftigt sich ausschließlich mit Busfahrplänen und möchte trotz Angebot nichts anderes tun.
repetitives Befolgen der Aktivitäten	Die Wetteraufzeichnungen der letzten Jahre müssen in immer gleicher Weise gelesen und geordnet werden.
mehr Routine als Bedeutung	Die Stofftiere müssen in immer der gleichen Reihenfolge auf das Bett gestellt werden.
3. Repetitive Routinen	
für sich selbst, in Bezug auf bestimmte Lebensaspekte	Das morgendliche Müsli muss immer 80 Gramm wiegen.
für andere	„Mama muss mich immer dreimal küssen, bevor ich schlafen gehe."
4. Rede- und Sprachbesonderheiten	
verzögerte Entwicklung	verspätetes Einsetzen, dann ggf. sehr gute Sprachentwicklung
(oberflächlich gesehen) perfekter sprachlicher Ausdruck	in der Gruppe oft „der kleine Professor" (manchmal auch der Besserwisser)

15

Tab. 15.2 Beispiele zu den Gillberg & Gillberg-Kriterien *(Forts.)*

Beeinträchtigung	Beispiel
4. Rede- und Sprachbesonderheiten	
formelle, pedantische Sprache	genaues Beachten der Grammatik, „altmodische" Ausdrucksweise
seltsame Prosodie, eigenartige Stimmmerkmale	manchmal sehr leiernde, ausdruckslose Sprache
beeinträchtigtes Verständnis einschließlich Fehlinterpretationen von wörtlichen Bedeutungen	Ihr Kind könnte auf die Frage: „Möchtest du mich etwa an der Nase herumführen?" mit „Ja." antworten.
5. Nonverbale Kommunikation	
begrenzte Gestik	wenig Arbeit mit den Armen und Händen beim Erzählen von Erlebtem
unbeholfene/linkische Körpersprache	Manche Kinder/Jugendliche sitzen betont gerade/steif auf ihrem Stuhl.
begrenzte Mimik	auch bei einschneidenden Erlebnissen gleich bleibender Gesichtsausdruck
unangemessener Ausdruck, eigenartig starrer Blick	entweder scheinbar betont bewusstes Wegschauen oder seltsam anmutendes Anstarren (aber nicht in die Augen)
6. Motorische Unbeholfenheit	
	mangelnde Leistung bei der Untersuchung neurologischer Entwicklung unbeholfenes Gangbild Ungeschicklichkeit im Sportunterricht, besonders bei Mannschaftsspielen

Hinweis

Bei den aufgeführten Kriterien sowohl für den frühkindlichen Autismus als auch für das Asperger-Syndrom müssen nicht alle Merkmale zutreffen! Die Abklärung, ob eine ASS vorliegt, sollte in jedem Fall von ausgebildeten Fachleuten vorgenommen werden.

WICHTIG

Es geschieht immer wieder, dass Mütter bei der Untersuchung mit dem Hinweis „Das entwickelt sich noch ..." beschieden werden. Die Erfahrung zeigt, dass (gerade) Mütter auch von Erstgeborenen den Eindruck haben: „irgendetwas ist merkwürdig". Manchmal reicht ein Gespräch mit den Erzieherinnen, um einem Verdacht nachzugehen.

Zum Erscheinungsbild der ASS gehören große Schwierigkeiten bei den so genannten *ToM*-Fähigkeiten (Theory of Mind), das bedeutet:

„Die Fähigkeit, Vorstellungen, Gedanken, Gefühle und Interaktionen anderer Menschen zu verstehen."

Attwood, 2000, 127

Besonders wichtige Konzepte sind dabei die Perspektivübernahme und die Emotionserkennung. Perspektivübernahme meint, dass ich mir vorstellen kann, dass meine Spielkameradin etwas anderes denkt als ich. Emotionserkennung bedeutet beispielsweise: Das Wasser, das aus den Augen fließt, nennt man Tränen. Und Menschen weinen oft, wenn sie traurig sind oder sich verletzt haben. Regelgerecht entwickelte Kinder sind zu empathischem Verhalten mit ca. 4 Jahren in der Lage. Bei Kindern mit ASS muss die so genannte Theory of Mind langsam geübt und angelernt werden (Buchideen zum Thema „Gefühle" ➤ Kap. 15.9).

Fallbeispiel

Leon, 4;2 Jahre

Nach einer unauffälligen Schwangerschaft wurde Leon spontan und ohne Schwierigkeiten geboren. Von den ersten Lebensmonaten an war er ein extrem ruhiger und „pflegeleichter" Säugling. Er schlief viel und konnte sich schon sehr früh mit seinem Mobile über der Krabbeldecke begnügen. Er brabbelte wenig und erkundete nur zaghaft seine Umwelt. Da Leon das erste Kind der Familie war, fiel der Mutter erst durch den Vergleich mit anderen Kindern in der Krabbelgruppe, die Leon mit 15 Monaten besuchte, auf, dass seine Entwicklung anders war. Er interessierte sich nicht für die anwesenden Säuglinge oder Kleinkinder und versuchte stets seine geliebten Bauklötze aufzureihen und niemanden mit ihnen spielen zu lassen. Nachdem er mit 24 Monaten noch nicht richtig laufen konnte und außer „ato" für Auto nichts Sinnhaftes lautierte, sorgten sich seine Eltern und stellten ihn nach Absprache mit der Kinderärztin in einem Zentrum für Frühbehandlung vor. Zunächst ging man von einer allgemeinen Entwicklungsstörung aus. Alle medizinischen Maßnahmen zur Abklärung einer organischen Ursache für die ausbleibende Sprachentwicklung bzw. allgemeine Entwicklung wurden veranlasst. Durch die hartnäckige Nachfrage und die anhaltende Besorgnis der Familie wurde zum Zeitpunkt von Leons drittem Geburtstag eine erfahrene Psychologin des Zentrums für Frühbehandlung hinzugezogen. Diese führte mit Leon den CHAT (Checkliste für Autismus bei Kleinkindern) und den ADOS (Diagnostische Beobachtungsskala für Autistische Störungen) durch und befragte die Eltern ausführlich u. a. über den FSK (Fragebogen zur Sozialen Kommunikation). Anhand des Tests, der Interviews, der Fragebögen und der klinischen Beobachtung stellte sie die Diagnose „frühkindlicher Autismus" (F84.0).

Da die Familie nicht in erreichbarer Nähe eines ATZs (AutismusTherapieZentrums) wohnte, empfahl das Zentrum für Frühbehandlung einen integrativen Kindergarten und eine Sprachtherapeutin, die in der speziellen Kommunikationsanbahnungsmethode *PECS (Pictures Exchange Communication System)* (➤ Kap. 15.5) ausgebildet ist. Nach vielen Sitzungen, in denen der Kontaktaufbau und das Schaffen einer vertrauensvollen Basis im Vordergrund standen, konnte bei Leon die Kommunikationsanbahnung beginnen. Zum jetzigen Zeitpunkt ist Leon in der Lage, seine Bedürfnisse größtenteils über das Austauschsystem zu zeigen und er hat gelernt, einige Worte verbal auszudrücken. Durch die Hilfe verschiedenster Institutionen gelingt es ihm immer mehr, sich in seine Umwelt zu integrieren. ▮▮

15.2 Ursachen

„Die molekulargenetischen Untersuchungen der letzten 15 Jahre an einer Fülle von Patientenkollektiven mit ASS haben verschiedene Risikofaktoren als ursächlich vorgestellt, ohne bisher zu einem gesicherten Ergebnis gelangt zu sein" (Klauck und Bölte 2009, 87).

Die Forschung wird noch über Jahre offen bleiben, dennoch stehen genetische Veränderungen des zentralen Nervensystems im Vordergrund, wobei auch *prä-, peri- und postnatale Störungen* des zentralen Nervensystems während verschiedener Entwicklungsstadien auf *funktionelle Systeme* im Gehirn wirken und dadurch Lern-, Kommunikations- und Entwicklungsmöglichkeiten verändern können.

Info

Vererbung von Verhaltensweisen

Die Verhaltensgenetik beschäftigt sich mit dem Vorkommen spezifischer Verhaltensmuster unter Verwandten.
Es gibt Zwillingsstudien, z. B. von Steffenburg et al. (1989), bei denen die *Konkordanz* bei eineiigen Zwillingen bei 91 % und die bei zweieiigen bei 0 % lag.
Auch Eltern können Schwachsymptome aufzeigen, z. B. bevorzugen sie einen detailorientierten Wahrnehmungsstil, d. h. sie nehmen eher Details als die Gesamtheit wahr.

15.3 Prävention

Rat

Gehen Sie regelmäßig zu den U-Untersuchungen und achten Sie trotzdem auf ungewöhnliche Veränderungen Ihres Kindes, z. B. Rückzug, Interesselosigkeit, Stereotypien. Bei Besonderheiten machen Sie Ihre Kinderärztin darauf aufmerksam. Sprechen Sie mit den Erzieherinnen in der Kita insbesondere über die soziale Entwicklung Ihres Kindes.
Elterliches Verhalten kann auf keinen Fall Autismus hervorrufen. Das bedeutet aber auch, dass keine Vorsorge seitens der Eltern möglich ist.

15

Bei Verdacht auf ASS suchen Sie spezielle Institutionen auf: Suche über Bundesverband autismus Deutschland e. V. (www.autismus.de). Tauschen Sie sich mit anderen betroffenen Eltern aus!

15.4 Möglichkeiten der diagnostischen Abklärung

Die Diagnosestellung einer ASS setzt sich aus verschiedenen Verfahren zusammen. In der Regel werden die Fragebögen, Interviews, Beobachtungsskalen oder Skalen zu Verlaufsprotokollen von Ärztinnen, Psychologinnen, Kinder- und Jugendpsychotherapeutinnen oder in AutismusTherapieZentren durchgeführt.

Aus der Vielzahl der Verfahren sollen hier nur vier erwähnt werden:

- im Bereich der Früherkennung der CHAT (Checklist for Autism in Todlers) → Bezugsquelle www.autismus-koeln.de
- als Fragebogen der FSK (Fragebogen zur Sozialen Kommunikation) → Bezugsquelle Testzentrale
- als Beobachtungsskala der ADOS (Diagnostische Beobachtungsskala für Autistische Störungen) → Bezugsquelle Testzentrale
- für das Asperger-Syndrom MBAS (Marburger Beurteilungsskala für das Asperger-Syndrom) → Bezugsquelle Kamp-Becker et al. (2005)

Aus sprachtherapeutischer Sicht kann der Fragebogen zur Einschätzung kindlicher Kommunikationsfähigkeit (CCC) von Spreen-Rauscher (2003) hinzugezogen werden. Dieser kann jedoch nur dazu dienen, die Schwierigkeiten im Sprachgebrauch beim Asperger-Syndrom genauer zu erfassen. Eine umfassende Autismusdiagnose sollte vorab in anderen Institutionen gestellt werden.

WICHTIG

„Die Diagnostik von Autismus-Spektrum-Störungen (ASS) ist ein umfangreiches, multiprofessionelles Geschehen und bedarf in der Regel mehrerer Untersuchungstermine bei verschiedenen Fachleuten“ (Bölte 2009, 157).

Es sollten körperliche, neurologische, psychodiagnostische und ggf. genetische Untersuchungen durchgeführt werden.

15.5 Therapiemöglichkeiten, exemplarischer Verlauf, Verlaufschancen

Bei Kindern/Jugendlichen mit einer Autismus-Spektrum-Störung stehen kommunikative und interaktive Schwierigkeiten im Mittelpunkt. Eine spezielle Autismustherapie kann helfen, die vorhandenen Kernprobleme zu mildern. Ziel der Therapie ist es, dem Kind zu ermöglichen, sich in seiner Umwelt besser zurechtzufinden und für die Mitmenschen die Chance, einen adäquaten Umgang mit dem zum Teil herausfordernden Verhalten der Klienten zu gestalten. Da eine Heilung bei einer ASS nicht möglich ist, kann eine Sprachtherapie während oder nach einer speziellen Autismustherapie sehr sinnvoll sein.

Info

Was bedeutet spezielle Autismustherapie?

Die spezielle Autismustherapie beinhaltet eine Auswahl an verschiedenen Therapieansätzen/Methoden, wie z. B.:

- PECS → zur Kommunikationsförderung
- TEACCH → zur Strukturierung für Verstehen und Handeln
- ABA → Applied Behaviour Analysis (Angewandte Verhaltensanalyse)
- Musiktherapie
- Motopädie
- heilpädagogische Ansätze
- Sprachtherapie
- AIT → Aufmerksamkeitsinteraktionstherapie

Die Förderung hat als erstes Ziel, die Motivation des Kindes zu erreichen. Durch einen behutsamen Aufbau der Klienten-Therapeuten-Beziehung kann dies gelingen, um im Folgenden wichtige Aspekte wie *Joint Attention* (gemeinsame Aufmerksamkeit), Blickkontakt, Imitation, Handlungsplanung, Kommunikationsaufbau u. v. m. zu erarbeiten.

Therapiegestaltung

Die einzelne Therapiestunde wird sehr strukturiert vorbereitet, da bei Kindern mit ASS in der Regel nicht davon ausgegangen werden kann, dass sie sich *intrinsisch motiviert* für die Materialien interessieren. Es gilt häufig, ihnen über eine kleine Schwelle des Widerstandes hinwegzuhelfen, um die Motivation zu wecken, mit der Therapeutin das angebotene „Spiel" durchzuführen. Wichtig ist es, auch dem Kind die Möglichkeit zu geben, alleine oder mit Selbstgewähltem zu spielen, damit die oft geringe *Frustrationstoleranz* nicht permanent überschritten wird und die alles steuernde Motivation erhalten bleibt. Das Prinzip der ERST-DANN-Abfolge kann sehr erfolgreich sein. Das bedeutet, dass entweder erst das Kind oder (besser!) erst die Therapeutin den Inhalt einer kurzen Sequenz vorgibt, um dann abzuwechseln.

Fallbeispiel

Paul, 4;5 Jahre

Seit sechs Monaten kommt Paul zur Einzeltherapie. Er hat die Diagnose frühkindlicher Autismus (F84.0) und verfügt über *keine expressive Sprache.*

Schon in der ersten Stunde hat die Therapeutin Bildkarten zur Strukturierung der Abläufe und die *PECS*-Bilder (➤ Methodische Ansätze) mitgebracht. Unterstützt durch einen so genannten Prompter (Helfer) – in diesem Fall die Mutter – hat Paul gelernt, mittels der Karten seine Bedürfnisse zu äußern. Erste spezielle Lautierungen werden begeistert aufgenommen und durch Therapeutin oder Mutter verstärkt, so dass Paul hoch motiviert ist, z. B. den spielerischen Vorgaben der Erwachsenen oder mundmotorischen Imitationen im Spiegel zu folgen. Es besteht durchaus die Hoffnung, dass er lernt, einzelne Wörter korrekt auszusprechen. Eine Prognose über die gesamtsprachliche Entwicklung kann zu einem solchen Zeitpunkt nicht gestellt werden.

Methodische Ansätze (am Beispiel PECS)

PECS basiert auf der Grundidee, dass das Kind Wünsche oder Bedürfnisse durch Übergeben einer Bildkarte ausdrückt (Frontzek 2010). Die Herangehensweise trennt zwei wichtige Aspekte der Kommunikation, die für autistische Kinder problematisch sind, nämlich die Annäherung an einen kommunikativen Partner und die verbale Äußerung.

Bondy und Frost (1998) vom Delaware Autistic Program haben ein Verfahren ins Leben gerufen, welches die Hürden bzw. Schwierigkeiten anderer Sprachanbahnungsmethoden umgeht. Viele Ansätze, wie z. B. Gebärdensprache, Zeigegeste auf Bilder oder auch Talker gehen bei den Kindern von einer grundsätzlichen Bereitschaft zu kommunizieren aus. Bei Menschen mit einer ASS ist dies oft nicht der Fall. Gerade das Hinwenden an einen Erwachsenen, um einen Wunsch zu äußern, fehlt autistischen Kindern. PECS teilt sich in sechs Lernphasen auf:

- Phase 1: physischer Austausch (geleiteter Austausch durch Helfer/Prompter)
- Phase 2: Erhöhung der Spontanität/Zurücklegen von Distanzen
- Phase 3: Diskrimination/Unterscheidung zwischen Bildern
- Phase 4: Satzstruktur („Ich möchte"-Satzstreifen wird eingeführt) (➤ Abb. 15.1)
- Phase 5: Antworten auf „Was möchtest du?"
- Phase 6: Kommentieren von Ereignissen

Die Phasen sind von Bondy und Frost beschrieben worden. Sie entsprechen im weitesten Sinne der Entwicklung der Sprachanbahnung:

1. Prinzip begreifen
2. Lernen, Wege zurückzulegen, um zu kommunizieren
3. Unterschiede erkennen
4. Sätze bilden
5. antworten (auf Fragen)
6. kommentieren

Im weiteren Verlauf hat PECS seine Grenzen und könnte z. B. durch einen Talker abgelöst werden, sollte bis dahin nicht ausreichend Spontansprache entwickelt worden sein.

> *„PECS sollte von Fachkräften vermittelt und ausreichend begleitet werden, da die Erfahrung zeigt, dass es bei nicht korrekter Anwendung zu Frustration auf Seiten des Kindes oder zu Missverständnissen bei Therapeuten oder in Institutionen kommen kann, die dann zum Abbruch der Methode führen."*
>
> (Frontzek 2010, 98)

Die Arbeit im sprachtherapeutischen Kontext bei Kindern mit dem Asperger-Syndrom sieht anders aus. Hier geht es nicht um Sprachanbahnung, sondern eher um kommunikative Kompetenzen, die aufgebaut werden sollen. Wichtig dabei erscheint vor dem Hintergrund der autistischen Problematik,

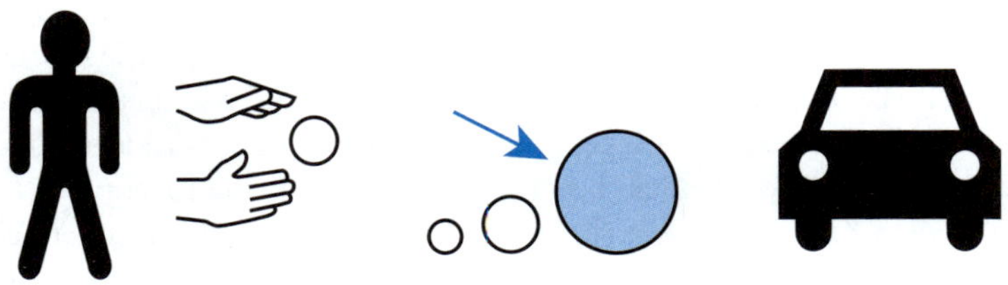

Abb. 15.1 PECS-Beispiel Phase 4

dass das *Einzelsetting* sehr strukturiert geleitet wird. Natürlich steht der Aufbau einer vertrauensvollen Basis zwischen Kind und Therapeutin auch hier am Anfang. Dennoch kann ein Anzeigen von Wechselseitigkeit (wie bereits erwähnt erst-dann) in der Therapiestunde früh beginnen: „Zuerst suchst du etwas aus, dann ich." Bei Kindern mit ausgeprägtem Spezialinteresse kann dies genutzt werden, um in Kontakt zu treten und die Dialogfähigkeit zu üben. Es erstaunt immer wieder, dass auch Kinder mit einem hohen kognitiven Niveau von Ablaufleisten im Therapieraum und Kurzzeitweckern zur Angabe von Wunsch- oder Lernabschnitten profitieren. Sprache ist für Kinder mit ASS oft sehr flüchtig und so werden *visuelle oder akustische Hilfen* gerne angenommen, da die Vorhersehbarkeit bei allen autistischen Störungen eine große Rolle spielt.

Elternarbeit

WICHTIG
Eltern sind die Fachleute für ihr Kind!
Therapeutinnen sind die Fachleute für die spezielle (Sprach-)Störung!

Unter dieser Prämisse kann Elternarbeit stattfinden. Durch die relative Besonderheit einer *Autismus-Spektrum-Störung* sind Eltern oft sehr verunsichert oder haben spezielle Bilder aus den Medien im Kopf, die Schreckensszenarien hervorrufen. Es sollte eine grundsätzliche Aufgabe sein, im Gespräch mit Eltern anzuerkennen, an welcher Stelle sie stehen, d. h. in welcher Phase einer Behinderungsverarbeitung sie sich befinden. Zu berücksichtigen ist, dass Mütter und Väter nicht immer zeitgleich verarbeiten. Die Ideen von Förderung sowie die Wünsche an Kind und Realität sind dann sehr verschieden. Es gilt, eine Balance zu schaffen zwischen Aushalten des Jetzt-Zustands und – trotz aller Schwierigkeiten – Förderung des Kindes seinem Potenzial entsprechend.

15.6 Prognosen

Eine prognostische Einschätzung kann gerade bei sehr jungen Kindern mit Autismus-Spektrum-Störung nur schwer vorgenommen werden. Die Hoffnung der Eltern, „wenn er/sie erstmal spricht …", löst sich der Autismus auf, kann nicht unterstützt werden. Sprache ist gerade in unserem Kulturraum von evidenter Wichtigkeit, doch hebt Kommunikation bzw. Sprachvermögen eine ASS nicht auf. Sie wird, wenn auch in abgemilderter Form, ein Leben lang bestehen bleiben.

Es gibt jedoch im Asperger-Bereich genügend Beispiele für eine nahezu unauffällige, selbstständige Lebensweise.

15.7 Störungsspezifische Möglichkeit für Eltern, ihr Kind zu fördern

Wie können Eltern ihre Kinder im Alltag fördern?
Es gibt zu Hause genügend (einfache) Möglichkeiten, die Kommunikation Ihres Kindes zu fördern. Im Folgenden werden Ihnen neue Strategien aufgezeigt, wie Sie Ihr Kind anregen können, Kontakt aufzunehmen und sprachlich zu interagieren (➤ Tab. 15.3) (aus: Bondy und Frost 2001, Übersetzung ATZ Köln).

Tab. 15.3 Strategien zur kindlichen Förderung im Alltag (aus: Bondy und Frost 2001, Übersetzung ATZ Köln)

Thema	Beispiel
1. Platzieren Sie beliebte Dinge außer Reichweite.	Legen Sie beliebte Dinge Ihres Kindes außer Reichweite, jedoch sichtbar. Stellen Sie Gegenstände oder Spiele auf ein hohes Regal, in durchsichtigen Containern mit verschlossenen Deckeln etc. Bieten Sie nicht immer sofort beliebte Dinge an.
2. Geben Sie kleine Portionen.	Bei Mahlzeiten geben Sie kleine Portionen. Schneiden Sie z. B. ein Butterbrot in kleine Stücke und geben Sie es immer nur stückweise. Gießen Sie nur ein oder zwei Schluck eines Getränks in ein Glas. Helfen Sie Ihrem Kind zu verstehen, dass es die Möglichkeit hat, mehr zu bekommen, indem Sie leichte Hilfestellungen geben, wie z. B. „Wir haben noch mehr Saft." Ebenfalls können Sie das Getränk zeigen.
3. Essen/Trinken Sie vor den Augen des Kindes etwas, was es gerne mag.	Essen oder trinken Sie etwas im Blickfeld Ihres Kindes, was Ihr Kind wirklich gerne mag. Essen Sie mit großer Begeisterung oder Freude („Mmh, ist die Schokolade lecker.").
4. Schaffen Sie Situationen, in denen das Kind um Hilfe fragen muss.	Bieten Sie Ihrem Kind einen beliebten Gegenstand an, den es nur mit Ihrer Hilfe erlangen kann. Ermutigen Sie Ihr Kind, um Hilfe zu fragen, um z. B. ein Spielzeug zu bedienen, den Fernseher, das Radio, den Kassettenrecorder anzuschalten, eine Box zu öffnen, usw.
5. Unterbrechen Sie eine beliebte gemeinsame Aktivität.	Beginnen Sie eine von Ihnen und Ihrem Kind besonders beliebte gemeinsame Aktivität. Wenn Sie beide besonders viel Spaß haben, unterbrechen sie das Spiel und ermutigen Sie Ihr Kind, Ihnen zu zeigen, dass es weiterspielen möchte. Beispiel: Wenn Ihr Kind Spaß beim Anschaukeln hat, halten Sie die Schaukel in der Luft an.
6. Bieten Sie Ihrem Kind etwas an, was es nicht mag.	Bieten Sie Ihrem Kind einen nicht präferierten Gegenstand/eine nicht präferierte Aktivität an und ermutigen Sie es in angemessener Weise „nein" zu sagen.
7. Bieten Sie eine Auswahl von Gegenständen/Aktivitäten an.	Bieten Sie ohne zu sprechen zwei beliebte Gegenstände an. Ihr Kind soll Ihnen zeigen, welches es möchte.
8. Unterlaufen Sie die Erwartungen des Kindes.	Beginnen Sie gemeinsam mit Ihrem Kind ein Puzzle. Nachdem vier oder fünf Teile gelegt worden sind, geben Sie Ihrem Kind ein Teil, was offensichtlich nicht passt.
9. Überraschen Sie Ihr Kind.	Verschütten Sie „aus Versehen" etwas, lassen etwas fallen oder machen Sie etwas kaputt. Reagieren Sie erschrocken auf das „Chaos". Dann gucken Sie Ihr Kind an und warten Sie auf eine Reaktion.

Wenn Sie zu Hause mit der Förderung Ihres Kindes beginnen wollen, ist es generell wichtig, dass Sie geduldig sind und genügend Zeit haben, um die Versuche Ihres Kindes zu unterstützen. Sie sollten abwarten, ob Ihr Kind von alleine reagiert, ohne durch Hinweise oder Fragen die Richtung vorzugeben. Lernen braucht Zeit! Sie können Hilfestellungen geben, indem Sie mit fragendem Blick oder minimaler Geste Ihr Kind ermuntern zu kommunizieren.

Generell kann man sagen, dass es sinnvoller und effektiver ist, eine kurze Zeitspanne mit Ihrem Kind zu verbringen – die dann aber intensiv und tolerant, als sich über den Tag verteilt mit geringerer Aufmerksamkeit Ihrem Kind zu widmen. Spiele und Aktivitäten, die die Imitationsbereitschaft oder die *Joint Attention* fördern, helfen prinzipiell der gesamten (Kommunikations-)Entwicklung.

Bei Kindern mit dem Asperger-Syndrom, die dazu neigen, sehr lange Zeit von ihrem Spezialinteresse zu erzählen, hat es sich als hilfreich erwiesen, die Redezeit zu begrenzen. Sie sollten feste Zeiten im Tagesablauf bestimmen, in denen Ihr Kind über sein Spezialgebiet reden kann. Sowohl der Zeitpunkt als auch die Zeitspanne werden von Ihnen festgelegt, z. B. 15 Minuten nach dem Mittagessen (per Kurzzeitwecker anzeigen). Zusätzlich kann es am Abend noch einmal eine Möglichkeit geben, Ihrem Kind Zuhörzeit zu schenken. Darüber hinaus sollte das Kind lernen, über andere Dinge zu erzählen. Machen Sie Angebote und Vorschläge, denn es kann sein, dass Ihr Kind trotz seines hohen kognitiven Potenzials keine eigenen Ideen hat.

15.8 Störungsspezifische Möglichkeiten der Förderung für Kindergarten und Schule

Da die Thematik der *Autismus-Spektrum-Störung* in der Ausbildung von Erzieherinnen und Lehrerinnen nur einen geringen Anteil ausmacht, ist es für eine spezifische Förderung oft unabdingbar, die Zusammenarbeit mit einem ATZ oder anderen fachspezifischen Institutionen zu suchen. Schon eintägige Fortbildungsveranstaltungen können den Blick für die Besonderheiten dieser tiefgreifenden Entwicklungsstörung erweitern und Fördermöglichkeiten aufzeigen. Kinder mit ASS sind – je nach Ausprägung des Syndroms – in allen Schulformen von Regel- bis Förderschulen zu finden.

Rat

Worauf Einrichtungen und Schulen achten sollten

- nach Möglichkeit keine reizüberfluteten Räume
- deutlich visualisierte Tagesabläufe und Strukturen (z. B. Stundenpläne durch Bild und Schrift darstellen)
- deutliche und prägnante Ansprache an die Kinder (Blickkontakt möglichst halten und vor allem auch einfordern)
- bei sehr herausforderndem Verhalten gegebenenfalls Hinzunahme von Integrationshelferinnen bzw. Schulbegleiterinnen

Eltern, Erzieherinnen, Pädagoginnen und Therapeutinnen sollten eng zusammenarbeiten, da die Einheitlichkeit der therapeutischen Interventionen sehr wichtig ist. Dennoch ist es auch wesentlich, die Grenzen von Institutionen wie Kita und Schule anzuerkennen und deren Leistungen zum Wohle des Kindes zu würdigen.

Entwicklung findet auch im kleinen Rahmen statt!

Glossar

Ablaufleisten
Bilder oder schriftliche Hilfen, die z. B. den Stundenablauf vorhersehbar machen

akustische Hilfen
eine Hilfe, die über das Hören wahrgenommen wird

ASS
Autismus-Spektrum-Störung

ATZ
AutismusTherapieZentrum

Einzelsetting
Therapeutin und Kind in Einzelkontakt (ohne Eltern)

expressive Sprache
das Sprechen an sich

Frustrationstoleranz
das Aushalten von negativem Erleben

funktionelle Systeme
Systeme im Gehirn, die bestimmte Funktionen betreffen, z. B. Sprechen

gesprochene oder rezeptive Sprache
aktives Sprechen und passives Aufnehmen von Sprache

intrinsisch motiviert
aus eigenem Antrieb

Joint Attention
gemeinsame Aufmerksamkeit

Konkordanz
Übereinstimmung

mundmotorische Imitationen
Nachahmung der Mundbewegungen

PECS
Picture Exchange Communication System (ein System der Kommunikation über den Austausch von Bildern)

perinatale Störungen
Störungen während der Geburt

postnatale Störungen
Störungen nach der Geburt

pränatale Störungen
Störungen vor der Geburt

spezielle Lautierungen
Laute, die noch keinen Sinn gebenden Inhalt haben

TEACCH
*T*reatment and *E*ducation for *A*utistic and related *C*ommunication handicapped *Ch*ildren (Be-

handlung und Erziehung von autistischen und anders kommunikationsgestörten Kindern)

ToM
Theory of Mind (eine Art des Einfühlungsvermögens)

visuelle Hilfen
eine Hilfestellung, die über das Sehen wahrgenommen wird

zentrales Nervensystem
aus Hirn und Rückenmark bestehender Teil des Nervensystems

15.9 Hinweise zur Vertiefung

RATGEBERLITERATUR

Aarons M, Gittens T (2005). Autismus kompensieren. Soziales Training für Kinder und Jugendliche ab 3 Jahren. Weinheim: Beltz.
Aarons M, Gittens T (2007). Das Handbuch des Autismus – Ein Ratgeber für Eltern und Fachleute. Weinheim: Beltz.
Attwood T (2008). Ein ganzes Leben mit dem Asperger-Syndrom. Stuttgart: Trias.
Bernard-Opitz V, Häußler A (2010). Praktische Hilfen für Kinder mit Autismus-Spektrum-Störungen (ASS). Stuttgart: Kohlhammer.
Degner M, Müller CM (Hrsg.) (2008). Autismus. Besonders Denken – Förderung mit dem TEACCH-Ansatz. Nordhausen: Kleine Wege.
Frost LA, Bondy AS (2002). The Picture Exchange Communication System Training Manual. Newark, DE: Pyramid Educational Consultants.
Greenspan S, Wieder S (2001). Mein Kind lernt anders – Ein Handbuch zur Begleitung förderungsbedürftiger Kinder. Walter.
Gutstein S, Sheely RK (2004). Relationship, Development Intervention with Young Children. 2. A. London: Jessica Kingsley Publishers.
Häußler A et al. (2003). SOKO Autismus. Dortmund: modernes Lernen.
Häußler A (2005). Der TEACCH-Ansatz zur Förderung von Menschen mit Autismus – Einführung in Theorie und Praxis. Dortmund: modernes Lernen.
Howlin P et al. (1999). Teaching Children with Autism to Mind-Read. Weinheim: Wiley.
Poustka F et al. (2004). Ratgeber – Autistische Störungen (Informationen für Betroffene, Eltern, Lehrer und Erzieher). Göttingen: Hogrefe.
Rollett B, Kastner-Koller U (2006). Praxisbuch Autismus. 3. A. München: Urban & Fischer.
Shira R (2004). Wie erziehe ich ein autistisches Kind? Bern: Verlag Hans Huber.
Schirmer B (2006). Elternleitfaden – Autismus. Stuttgart: Trias.
Schneider K, Köneke V (2009). Warum Bretter manchmal vor Köpfen kleben. Nordhausen: Kleine Wege.
Vermeulen P (2002). Ich bin was Besonderes – Arbeitsmaterialien für Kinder und Jugendliche mit Autismus/Asperger-Syndrom. Dortmund: modernes Lernen.
Weiß M (2002). Autismus – Therapien im Vergleich. Berlin: Edition Marhold.

FACHLITERATUR

Attwood T (2000). Das Asperger-Syndrom. Stuttgart: Trias.
Bölte S (2009). Autismus. Spektrum, Ursachen, Diagnostik, Intervention. Bern: Verlag Hans Huber.
Kalde M (1992). Vom spielerischen zum sprachlichen Dialog mit behinderten Kindern. Dortmund: modernes lernen.
Matthews J, Williams J (2000). Ich bin besonders! Stuttgart: Trias.
Poustka F et al. (2008). Autistische Störungen. 2. A. Göttingen: Hogrefe.
Remschmidt H, Kamp-Becker I (2006). Asperger-Syndrom. Heidelberg: Springer.
Rollett B, Kastner-Koller U (2007). Praxisbuch Autismus. 3. Aufl. München: Elsevier.
Steinhausen H-C, Gundelfinger R (Hrsg.) (2010). Diagnose und Therapie von Autismus-Spektrum-Störungen. Grundlage und Praxis. Stuttgart: Kohlhammer.

BILDERBÜCHER ZUM THEMA GEFÜHLE

Kosmolino (2009). Gefühle? Stuttgart: Kosmos.
Kreul H (2004). Ich und meine Gefühle. Bindlach: Loewe.
Löffel H, Manske C (2006). Ein Dino zeigt Gefühle. Köln: mebes + noack.
Smee N (2006). Gesichter machen. Berlin: Bloomsbury.

ERFAHRUNGSBERICHTE BETROFFENER

Grandin T (1999). Ich bin die Anthropologin auf dem Mars. München: Knaur.
Matzies M, Schuster N (2009). Colines Welt hat tausend Rätsel. Stuttgart: Kohlhammer.
Schuster N (2007). Ein guter Tag ist ein Tag mit Wirsing. Berlin: Weidler.

LITERATUR

Baron-Cohen A, Cox S, Baird G et al. (1996). Psychological Markers of Autism at 18 Months of Age in a Large Population. British Journal of Psychiatry 168; 158–163.
Bernard-Opitz V (2005). Kinder mit Autismus-Spektrum-Störung. Ein Praxisbuch für Therapeuten, Eltern und Lehrer. Stuttgart: Kohlhammer.
Bölte S (Hrsg.) (2009). Autismus. Spektrum, Ursachen, Diagnostik, Interventionen, Perspektive. Bern: Verlag Hans Huber.
Bondy AS, Frost LA (1998). The Picture Exchange Communication System. Seminar in: Speech and Language; 19: 373–389.
Buchenau J, Lechmann C (2004). Das „Picture Exchange Communication System". Köln: ATZ.

15

Frontzek G (2010) (Hrsg.). Zur Sprache bringen – Disziplin und Dialog. 29. Bundeskongress der DGS.

Frost LA, Bondy AS (2002). The Picture Exchange Communication System Training Manual. Newark, DE: Pyramid Educational Consultants.

Gillberg I, Gillberg C (1989). Asperger-Syndrome – Some Epidemiological Considerations: A Research Note. Journal of Child Psychology and Psychiatry; 30: 631–638.

Leyendecker C (2008). Einführung in Diagnostik und Therapie bei autistischen Störungen. In: Leyendecker C (Hrsg.). Gemeinsam Handeln statt Behandeln. München/Basel: Ernst Reinhardt Verlag. S. 318–327.

Mall W (2000). Bericht der Fachtagung des Bundesverbandes der Heilpädagogen November 2000. Bad Lauterberg/Harz: Bundesverband der Heilpädagogen.

Spreen-Rauscher M (2003). Die „Children's Communication Checklist". Ein orientierendes Verfahren zur Erfassung kommunikativer Fähigkeiten bei Kindern. Die Sprachheilarbeit; 48: 911–94.

Schreibmann L (2005). The Science and Fiction of Autism. Cambridge: Harvard University Press.

Zimmermann B (2002). Wenn Kinder die Sprache nicht entdecken: Einblicke in die Praxis der Sprachtherapie. Bern: Haupt.

KAPITEL

16 Sprachstörungen bei geistiger Behinderung

Dagmar Slickers

„Mein Kind lernt sicher noch sprechen."

Alternative Bezeichnungen: Intelligenzstörung, mentale Entwicklungsstörungen, kognitive Störung, intellektuelle Minderbegabung, mental retardation, mental handicap, intellectual disability, learning difficulties

Der Begriff „geistige Behinderung" beschreibt kein einheitliches Störungsbild (➤ Tab. 16.1) und sagt auch noch wenig über die Fähigkeiten und Entwicklungsressourcen eines Kindes aus. Die Auswirkungen von speziellen Schädigungen und behinderungsspezifischen Abweichungen sind von Kind zu Kind sehr unterschiedlich und machen sich nicht selten erst im Entwicklungsverlauf eines Kindes bemerkbar.

Bei den meisten Kindern mit einer geistigen Behinderung liegen zusätzlich Störungen der Wahrnehmung (z. B. Gleichgewicht, Berührungsempfinden), der Bewegungsfähigkeit sowie der sozial-emotionalen Entwicklung vor. Häufig sind auch die Hör- und Sehfähigkeit sowie die Wahrnehmungsverarbeitung mit Auswirkungen auf die Grundlagen von Kommunikation und Sprache betroffen. Nach Angaben der Lebenshilfe e. V. leben in Deutschland ungefähr 420.000 Menschen mit geistiger Behinderung, davon sind 185.000 Menschen im Kindes- und Jugendalter. Der Anteil der Menschen mit geistiger Behinderung an der Gesamtbevölkerung wird auch im internationalen Vergleich mit ca. 0,4–0,6 % angegeben. Der Anteil der Jungen liegt etwas höher als der der Mädchen, in einem Verhältnis von 1,6 : 1 (Fornefeld 2009).

Die Diagnose „geistige Behinderung" belastet jede Familie und betrifft nicht nur das Kind, sondern immer die ganze Familie. Vorstellungen und Hoffnungen für die Zukunft werden in Frage gestellt, die Familie muss sich auf eine neue und unerwartete Situation einstellen. Vielen Familien geht es so und gerade der Kontakt zu anderen Betroffenen kann eine große Unterstützung darstellen. Weitere Unterstützung erfahren Eltern durch Beratungsangebote, Frühförderung und Therapien.

Rat

- Eltern sind die Expertinnen und Experten für ihr Kind und haben meist ein gutes Gespür dafür, wenn mit ihrem Kind etwas nicht stimmt.
- Wenn Eltern erfahren, dass ihr Kind eine Behinderung hat, löst das meist große Sorgen und Ängste aus, das ganze Leben wird auf den Kopf gestellt.
- Nicht immer ist die Diagnosestellung einer geistigen Behinderung so schnell und eindeutig möglich, wie z. B. bei genetischen Syndromen wie dem Down-Syndrom.
- Eltern haben keine Schuld an der Störung ihres Kindes.

Wie wird eine geistige Behinderung definiert? Für die Erfassung von Krankheiten und gesundheitlichen Beeinträchtigungen stehen Klassifikationsschemata zur Verfügung, die international bei Menschen mit geistiger Behinderung Anwendung finden: die DSM-IV als diagnostisches und statistisches Manual Psychischer Störungen sowie die internationale Klassifikation der Krankheiten (ICD-10-GM). Diese dient im Gesundheitswesen Ärztinnen und Krankenhäusern als Grundlage für die Diagnosestellung sowie die Verordnung von medizinischen und therapeutischen Maßnahmen. Die geistige Behinderung wird dort als Intelligenzstörung aufgefasst und unter dem Kürzel F70-F79 wie folgt beschrieben:

„Ein Zustand von verzögerter oder unvollständiger Entwicklung der geistigen Fähigkeiten; besonders beeinträchtigt sind Fertigkeiten, die sich in der Entwicklungsperiode manifestieren und die zum Intelligenzniveau beitragen wie Kognition, Sprache, motorische und soziale Fähigkeiten. Eine Intelligenzstörung kann allein oder zusammen mit jeder anderen psychischen oder körperlichen Störung auftreten" (ICD-10-GM, 2011).

Tab. 16.1 Einteilung in Schweregrade der geistigen Behinderung (nach ICD-10-GM)

Codierung der ICD-10	Grad der Intelligenzminderung	IQ-Wert Intelligenzalter bei Erwachsenen (IA)	Symptomatik
F70	leichte Intelligenzminderung (leichte geistige Behinderung)	IQ-Bereich: 50–69 IA von 9 bis unter 12 Jahren	Lernschwierigkeiten in der Schule; viele Erwachsene können arbeiten, gute soziale Beziehungen unterhalten
F71	mittelgradige Intelligenzminderung (mittelgradige geistige Behinderung)	IQ-Bereich: 35–49 IA von 6 bis unter 9 Jahren	deutliche Entwicklungsverzögerung in der Kindheit; ausreichende Kommunikationsfähigkeit; Erwachsene brauchen Unterstützung im täglichen Leben
F72	schwere Intelligenzminderung (schwere geistige Behinderung)	IQ-Bereich: 20–34 IA von 3 bis unter 6 Jahren	andauernde Unterstützung ist notwendig
F73	schwerste Intelligenzminderung (schwerste geistige Behinderung)	IQ unter 20 IA unter 3 Jahren	eigene Versorgung, Kommunikation und Beweglichkeit sind hochgradig beeinträchtigt

16

Art und Ausprägung einer geistigen Behinderung können von Mensch zu Mensch sehr verschieden sein. Die Beurteilung der Intelligenzstörung erfolgt durch Ärztinnen, Psychologinnen oder erfahrene Therapeutinnen.

„Der Schweregrad einer Intelligenzstörung wird übereinstimmungsgemäß anhand standardisierter Intelligenztests festgestellt. Diese können durch Skalen zur Einschätzung der sozialen Anpassung in der jeweiligen Umgebung erweitert werden. Diese Messmethoden erlauben eine ziemlich genaue Beurteilung der Intelligenzstörung. Die Diagnose hängt aber auch von der Beurteilung der allgemeinen intellektuellen Funktionsfähigkeit durch einen erfahrenen Diagnostiker ab. Intellektuelle Fähigkeiten und soziale Anpassung können sich verändern. Sie können sich, wenn auch nur in geringem Maße, durch Übung und Rehabilitation verbessern. Die Diagnose sollte sich immer auf das gegenwärtige Funktionsniveau beziehen“ (ICD-10-GM, 2011).

Wenn hier von einer nur geringfügigen Veränderbarkeit der intellektuellen Fähigkeiten gesprochen wird, so bedeutet das nicht gleichzeitig, dass das Kind sich nicht mehr entwickeln wird. Die Herausforderung ist darin zu sehen, das Kind im Rahmen seiner Möglichkeiten optimal zu fördern, in seiner Entwicklung zu unterstützen und mit Blick auf die Lebensumstände mögliche Barrieren, Einschränkungen und Vorurteile abzubauen oder diese zu vermeiden.

Die Häufigkeit einer geistigen Behinderung im Sinne der oben beschriebenen Definition beträgt, bezogen auf die bundesdeutsche Gesamtbevölkerung, ca. 0,6 %. Hier lässt sich noch einmal eine Unterteilung nach Schweregraden vornehmen. Bei der Hälfte der betroffenen Menschen liegt eine mittelgradige oder schwere Form (IQ unter 50) der geistigen Behinderung, bei der anderen Hälfte liegt eine leichte Intelligenzminderung vor. Von einer Lernbehinderung spricht man bei einem IQ-Bereich zwischen 85 und 70. Eine Zuordnung, die eher für das Bildungswesen von Bedeutung ist, nämlich dann, wenn bei der Einschulung die Frage nach dem richtigen Förderort, also nach der richtigen Schulform für das Kind gestellt wird.

Finanzierung

Medizinische und therapeutische Leistungen bei Kindern und Jugendlichen sind in der Regel Leistungen der gesetzlichen Krankenkassen (im Rahmen der Heilmittel-Richtlinien)/privaten Krankenkassen. Neben den gesetzlichen Krankenkassen gehören u. a. die Sozialhilfe und die Öffentliche Jugendhilfe zum Kreis der Rehabilitationsträger (s. SGB IX). Die interdisziplinäre Frühförderung ist eine sog. Komplexleistung, die Kindern bis zur Einschulung gewährt wird. Menschen mit gravierenden Beeinträchtigungen der Sprachfähigkeit haben einen Anspruch darauf, dass alle notwendigen Hilfen zur Verbesserung der kommunikativen Fähigkeiten auch finanziert werden, dazu zählen beispielsweise die elektronischen Kommunikationshilfen.

> *„Hilfen zur Förderung der Verständigung mit der Umwelt. Bedürfen Menschen mit Hörbehinderung oder behinderte Menschen mit besonders starker Beeinträchtigung der Sprachfähigkeit auf Grund ihrer Behinderung zur Verständigung mit der Umwelt aus besonderem Anlass der Hilfe Anderer, werden ihnen die erforderlichen Hilfen zur Verfügung gestellt oder angemessene Aufwendungen hierfür erstattet."* (§ 57 SGB IX)

16.1 Erscheinungsbild

Sprachstörungen bei Kindern mit einer geistigen Behinderung

Bei Kindern mit einer geistigen Behinderung liegt immer eine komplexe Entwicklungsstörung vor, bei der in der Regel auch von einer Störung der sprachlichen und kommunikativen Fähigkeiten auszugehen ist. In den Förderschulen für geistige Entwicklung liegt der Anteil von Schülerinnen und Schülern, die sich nicht oder nur sehr eingeschränkt verständlich machen können, bei 20–40 %. Es wird aber davon ausgegangen

> *„… dass besonders im Vorschulalter aufgrund der oftmals gravierenden Entwicklungsverzögerungen umfassende Beeinträchtigungen der Kommunikation noch erheblich häufiger vorkommen."* (Wilken 2002, 1)

In der ICD-10 werden unter den Kürzeln F80–F89 alle Entwicklungsstörungen des Kindesalters zusammengefasst. Zunächst erfolgt eine Unterteilung der umschriebenen Entwicklungsstörungen, die nicht direkt neurologischen Störungen oder einer Intelligenzminderung zugeordnet werden können (➤ Kap. 4). Unter Kürzel F83 werden die kombinierten umschriebenen Entwicklungsstörungen beschrieben, bei denen eine Mischung von Störungen des Sprechens und der Sprache, der schulischen Fertigkeiten und der motorischen Funktionen vorliegt.

> *„Meist sind die Störungen mit einem gewissen Grad an allgemeiner Beeinträchtigung kognitiver Funktionen verbunden. Sie ist also dann zu verwenden, wenn Funktionsstörungen vorliegen, welche die Kriterien von zwei oder mehr Kategorien von F80.-, F81.- und F82 erfüllen."* (ICD-10-GM, 2011)

Fallbeispiel

Kindergarten

Anna 3;9 Jahre

Anna besucht seit einigen Wochen einen integrativen Kindergarten und mittlerweile hat sie sich auch schon ganz gut eingewöhnt. Sie kennt schon ihr Gruppenzeichen, die „Blume", die sie an der Garderobe, im Bad, sogar an ihrem Stuhl und an ihrem Schubladenfach wiederfindet. Für Anna ist das eine große Hilfe, denn so gelingt es ihr schon ganz alleine, ihre Jacke an den richtigen Haken zu hängen, die Schuhe in ihr Fach zu stellen und im Bad ihr Handtuch zu finden. Das Wort Blume sagen kann sie noch nicht, aber sie lernt es gerade: „bu" und öffnet dabei die geschlossene Faust. Die Kinder in ihrer Gruppe verstehen das schon, klar so geht das Zeichen für „Blume": Anna lernt *Gebärden.* Einige Kinder ihrer Gruppe haben bereits den Frühstückstisch gedeckt, und wie jeden Morgen sitzen nun alle Kinder am Tisch. „Anna, was möchtest du trinken?" die Gruppenleitung Frau K. hält Kakao und Tee hoch. Anna zeigt mit dem Finger in ihren Becher und freut sich schon auf den Kakao „da". Sie hat schon verstanden, dass es gleich etwas zu trinken gibt, aber warum Frau K. nicht gleich den Kakao in den Becher gießt, versteht Anna nicht. Sie wird unzufrieden, jetzt also etwas energischer „da". Als Heilpädagogin weiß Frau K., dass hier Geduld gefragt ist, wenn Anna lernen soll zwischen zwei Möglichkeiten zu wählen – ein wichtiger Entwicklungsschritt, der immer wieder in verschiedenen Alltagssituationen geübt werden muss. Sie zeigt Anna die jeweilige Kanne: „Anna, möchtest du Kakao oder Tee?". Anna zeigt auf den Kakao und sagt „dee". Hat Anna es sich doch anders überlegt? Nein, Anna weiß genau, was sie möchte und mittlerweile verwendet sie auch immer häufiger und zielgerichteter eine Zeigegeste, aber in diesem Fall hat sie einfach das zuletzt gehörte Wort wiederholt. Die Verwendung von Sprache als Mittel zur Verständigung gelingt

Anna noch nicht, aber es ist schon ein Erfolg, dass sie die Worte und Gesten, die sie in ihrer Umwelt wahrnimmt, zu imitieren beginnt, also versucht nachzuahmen, was sie hört oder sieht.

Für Anna ist das ganz schön anstrengend, immer wieder gibt es Missverständnisse, zum einen scheinen die anderen nicht immer zu verstehen, was Anna möchte, zum anderen gibt es so viele Regeln und Abläufe, die Anna nicht versteht und erst langsam lernen muss. Am besten scheint es zu klappen, wenn sie sich an den anderen Kindern orientiert und einfach mitmacht, was Mareike, Fenna oder Luca machen, aber das führt auch nicht immer zum Erfolg: Es geht raus in den Garten, alle Kinder sind in der Garderobe und ziehen sich an: Anna möchte – genauso wie ein anderes Kind – eine Mütze aufsetzen. Die Erzieherin bemerkt diesen Wunsch nicht und setzt ihr die Kapuze auf, Anna wird wütend, beißt einem anderen Kind in den Arm und wirft sich weinend auf den Boden.

Typische Situationen, wie sie am Tag immer wieder auftreten. Verstehen was gemeint ist, sich mitteilen, verstanden werden, mitmachen können, verhandeln, Protest äußern, Spaß machen, das alles scheint bei den anderen mühelos zu klappen. Aber bei Anna ist das anders. Anna ist ein Kind mit einer geistigen Behinderung. ▮▮

Kinder wie Anna, mit einer geistigen Behinderung, haben in der Regel sowohl im Bereich der kommunikativen Fähigkeiten als auch im Bereich des Sprachverständnisses und des aktiven Sprachgebrauchs deutliche Schwierigkeiten. Jedes Kind ist anders und die Erscheinungsformen gestörter Sprachenwicklung bei einer geistigen Behinderung sind individuell sehr unterschiedlich.

WICHTIG

Die allgemeine Entwicklung von Kindern mit einer geistigen Behinderung verläuft meist viel langsamer als die eines normal entwickelten Kindes. Die Entwicklung kommunikativer Fähigkeiten kann dem Entwicklungsstand eines jüngeren Kindes entsprechen oder auch bei älteren Kindern noch im Bereich der vorsprachlichen Entwicklung (0–12 Monate) liegen. Kinder mit einer geistigen Behinderung verharren oft sehr lange auf einer Entwicklungsstufe.

In ➤ Tab. 16.2 sind wesentliche Entwicklungsschritte beispielhaft zusammengestellt. Inwieweit bei einem Kind bestimmte Entwicklungsbereiche betroffen sind, ist von dem individuellen Schweregrad der Behinderung abhängig und kann sich im weiteren Entwicklungsverlauf durchaus verändern. Zur Einschätzung der Entwicklung bieten die einzelnen Entwicklungsschritte der vorsprachlichen (0–12 Monate) und sprachlichen Entwicklung (ab ca. 12 Monaten) eine Orientierung.

16.2 Ursachen

Die Diagnose „geistige Behinderung" umfasst unterschiedlichste Störungs- und Erscheinungsbilder und die sich daraus ergebenden Auswirkungen auf das Leben der betroffenen Menschen. Die Verursachung und die Entstehungsgeschichte sind nicht immer eindeutig, d. h. dass die Behinderung bezüglich ihrer Ursache manchmal auch unklar bleibt.

Die häufigsten Ursachen für eine geistige Behinderung sind bereits in der vorgeburtlichen Entwicklungsphase zu suchen und durch Chromosomenanomalien, wie z. B. dem Down-Syndrom und genetisch bedingte Syndrome verursacht. Als weitere Ursachen wurden Schädigungen des Ungeborenen durch Infektionen, toxische (giftige) Einwirkungen durch Medikamente, Drogen, Alkohol und Nikotin während der Schwangerschaft genannt. Auch um die Geburt des Kindes bestehen Risiken, die sich auf die Sauerstoffversorgung des Neugeborenen auswirken und zu Schädigungen des Gehirns führen können. Ein weitaus geringerer Anteil von Kindern erfährt eine Hirnschädigung im weiteren Entwicklungsverlauf durch Infektionen der Hirnhäute oder des Gehirns (Meningitis, Encephalitis), Vergiftungen, Unfälle oder traumatische Einwirkungen (Verletzungen durch Gewalteinwirkung).

Die Ursachen werden nach dem Zeitpunkt ihrer Entstehung in pränatale (bis zur 28. SSW), perinatale (28. SSW bis 4 Wochen nach Termin) und postnatale

Tab. 16.2 Erscheinungsbilder gestörter Kommunikations- und Sprachfähigkeit

Ebene	Entwicklungsschritt	Auswirkung
Basale kommunikative Entwicklung		
	Die Aktivität des Kindes (Bewegung, Schreien, Lautieren) ist eingeschränkt.	Durch ausbleibende oder veränderte Aktivität des Kindes fällt es Bezugspersonen schwer zu verstehen, welche Bedürfnisse das Kind hat. Die gegenseite Anpassung von Aktivitäten des Kindes und der Reaktionen der Bezugsperson ist gestört und damit die Entwicklung von absichtsvollem Handeln (Intentionalität) auf Seiten des Kindes erschwert.
	Alltagsrituale ermöglichen es dem Kind, Erwartungen aufzubauen, es lernt zu erkennen, was als nächstes passiert und sich darauf einzustellen (z. B. beim Anziehen sieht das Kind die Socke, hört die Mutter sprechen und streckt ihr den Fuß entgegen).	Der Aufbau von Erwartungen, die Anpassung an eine erwartete Situation und die Entwicklung von gemeinsamen Handlungen ist erschwert (z. B. bei wiederkehrenden Alltagssituationen wie anziehen, baden, spielen). Das Kind kann verunsichert oder eher passiv reagieren.
	Die Aufmerksamkeit für Dinge und Personen kann eingeschränkt sein.	Es gelingt dem Kind noch nicht, der Aufmerksamkeit der Bezugsperson zu folgen. Dadurch fällt es dem Kind schwer, den Zusammenhang zwischen Zeichen und Bezeichnetem (z. B. dem Wort „Ball" und dem wirklichen Spielzeug oder der Abbildung im Bilderbuch) zu erkennen. Der Aufbau gemeinsamer Bedeutungen und damit das Wortlernen sind erschwert.
	Die Fähigkeit der aktiven Einflussnahme auf die Umwelt durch Blickkontakt oder Zeigegesten kann eingeschränkt sein.	Für die Bezugsperson wird es schwieriger, die Fähigkeiten des Kindes einzuschätzen und die Anforderungen an dessen Fähigkeiten anzupassen. Dem Kind fehlt die Erfahrung, erfolgreich etwas bewirken zu können (mangelndes Erleben von Selbstwirksamkeit).
	Die Behinderung beeinflusst die Entwicklung konventioneller Mimik und Gestik, die Fähigkeit zur Imitation kann eingeschränkt sein.	Informationen fließen über mehrere Kanäle, die Unterstützung des Gesagten über Mimik oder Gestik kann erschwert sein.
	Die Behinderung kann das Symbolverständnis einschränken.	Das Kind verwendet erste Wörter oder Gesten eher kommentierend und meist noch ohne wirkliche Mitteilungsabsicht.
Verzögerung beim Erreichen allgemeiner Meilensteine der Sprachentwicklung		
Wortschatz und Wortbedeutung	Das Kind fängt verspätet an zu sprechen oder der aktive Sprachgebrauch bleibt aus. Das Kind verwendet auch keine symbolischen Gesten.	Das Kind kann sich nicht mithilfe von gesprochener Sprache, Wörtern oder gezielt benutzten Gesten mitteilen. Es drückt sich stimmlich, über Lachen oder Weinen oder „handelnd" aus. Im Bereich der Spielentwicklung fällt ein mangelndes Symbolverständnis auf, Kinder beschäftigen sich z. B. über einen langen Entwicklungszeitraum mit den Funktionen von Objekten, führen keine symbolischen Handlungen aus (So-tun-als-ob-Ebene).
	Der Wortschatzzuwachs erfolgt nur langsam oder stagniert.	Es werden keine Kombinationen von Wörtern oder von Wörtern und Gesten verwendet: „Anna spielen", „da Auto".
	Die Entwicklung von Wortbedeutungen ist auffällig.	Die Wortbedeutung ist entweder sehr eingegrenzt und bezeichnet z. B. nur ein bestimmtes Objekt (z. B. „wau-wau" nur für den einen Hund) oder ist mit einer eigenen Bedeutung gefüllt (z. B. „teuer" für alles, was schwer oder anstrengend ist). Die eigentliche Bedeutung des Wortes wird noch nicht erfasst.

Tab. 16.2 Erscheinungsbilder gestörter Kommunikations- und Sprachfähigkeit *(Forts.)*

Ebene	Entwicklungsschritt	Auswirkung
Verzögerung beim Erreichen allgemeiner Meilensteine der Sprachentwicklung		
	Die Kategorienbildung ist auffällig, z. B. die Bildung von Oberbegriffen (zu weit oder zu eng gefasste Kategorien).	Das Kind kann bestimmte Objekte nicht nach Kategorien ordnen, z. B. beim Aufräumen alle Fahrzeuge oder Tiere in eine Kiste, Bauklötze nach Farben, Form oder Größe sortieren.
	Der Wortschatz ist wenig differenziert.	Das Kind verwendet häufig eher unspezifische Begriffe wie: „das ist dingsda“, „der macht da so“, „die tut da das rein“, „dann die dahin“, „der dann wieder so“.
Wortfindung und Wortabruf	Das Kind sucht nach dem richtigen Wort.	Das Kind kann häufig spontan Dinge nicht benennen, es gelingt dem Kind leichter, wenn Hilfen gegeben werden, z. B. „Der Bär ist müde, er geht jetzt ins …?“ (Bett) oder „Die Oma fährt mit dem Auuu …?“ (Auto).
Sprachverständnis	Verschiedene Auffälligkeiten, z. B. im Bereich der Aufmerksamkeit, des Situationsverständnisses sowie im Bereich des Wortschatzaufbaus wirken sich auf das Sprachverständnis aus.	Das Kind reagiert eher auf Einzelwörter (Signalwörter), die es bereits aus einem bestimmten Zusammenhang kennt (z. B. „Schuhe“ – anziehen und rausgehen) und mit dieser bestimmten Handlung verbindet und erfasst nicht die ganze Aussage; hierdurch kann es zu zahlreichen Missverständnissen im Alltag kommen. Kinder mit geistiger Behinderung bemerken häufig nicht, dass sie etwas falsch verstanden haben und entwickeln keine oder nur unzureichende Strategien zur Auflösung von Missverständnissen.
	Das Sprachverständnis ist meist deutlich weiter entwickelt als der aktive Sprachgebrauch.	Kinder, die sich gar nicht oder nur eingeschränkt mitteilen können, werden hinsichtlich ihres Sprachverständnisses häufig unterschätzt, daraus kann auch eine permanente Unterforderung resultieren. Informationen, die im Alltag eine Orientierungshilfe geben, werden möglicherweise vorenthalten. Das sprachliche Angebot wird reduziert. Zum einen bietet es dem Kind eine Orientierung, wenn über das gesprochen wird, was gerade geschieht, zum anderen sind Kinder, um Sprache verstehen zu lernen, auf ein sprachliches Angebot angewiesen.
Störungen im Bereich der Mundmotorik mit Auswirkungen auf	… die Artikulation.	Störungen der Aussprache: Die Sprache klingt undeutlich, Laute werden ausgelassen, falsch ausgesprochen oder durch andere Laute ersetzt.
	… die Kau- und Schluckfunktionen.	Es können Probleme im Bereich der Nahrungsaufnahme auftreten (> Kap. 8).
	… das Kieferwachstum, die Zahnstellung, Mundschluss oder die Fähigkeit zur Nasenatmung.	Zahnfehlstellungen oder Entzündungen im Mundraum können die Folge sein (> Kap. 8).
pragmatisch-kommunikative Fähigkeiten	eingeschränkte, stereotype Verhaltensmuster	Eine flexible und aufeinander abgestimmte Kommunikation kann dadurch einschränkt sein.
	Blickkontaktvermeidung	Ein gemeinsamer Aufmerksamkeitsfokus ist erschwert, dem Kind entgehen durch den fehlenden Blickkontakt zusätzliche nonverbale Informationen (Mimik, Blickrichtung) des Gesprächspartners.

Tab. 16.2 Erscheinungsbilder gestörter Kommunikations- und Sprachfähigkeit *(Forts.)*

Ebene	Entwicklungsschritt	Auswirkung
Verzögerung beim Erreichen allgemeiner Meilensteine der Sprachentwicklung		
	Der Sprecherwechsel kann noch nicht eingehalten werden.	Es findet keine Abstimmung zwischen den Gesprächspartnern statt, das Kind spricht ungebremst weiter, fällt ins Wort.
	fehlender inhaltlicher Bezug im Gespräch	Der Sprecherwechsel kann schon eingehalten werden, aber das Kind wechselt oft spontan das Thema und kann sich nicht lange an der Äußerung der Eltern orientieren.
	wichtige Informationen werden weggelassen, der Gesprächspartner kann nicht wissen worum es geht	Um das „Wissensdefizit" des Gesprächspartners berücksichtigen zu können, muss man in der Lage sein, sich in den anderen hineinzuversetzen. Diesen Perspektivenwechsel können Kinder mit einer geistigen Behinderung häufig noch nicht vollziehen.
	distanzlose Kontaktaufnahme fremden Personen gegenüber	Der Gesprächspartner kann irritiert reagieren. Rückzug oder Ablehnung können die Folge sein, wenn Kinder spontan nahen Körperkontakt suchen.

Tab. 16.3 Übersicht der pränatalen, perinatalen und postnatalen Formen geistiger Behinderung

Pränatale Formen geistiger Behinderung	
Genmutation, die z. B. durch einen Enzymdefekt erkennbar wird	
Stoffwechselstörung	z. B. Phenylketonurie
dominant vererbte Genmutationen	z. B. Tuberöse Sklerose
x-chromosomal gebundene Störung	z. B. Fragil-x-Syndrom, Rett-Syndrom
Fehlbildungs-Retardierungs-Syndrom	z. B. Angelman-Syndrom, Cornelia-de-Lange-Syndrom
Fehlbildung des Nervensystems	z. B. Makro- und Mikrozephalie infolge primärer Fehlentwicklung des Gehirns
Chromosomenanomalien	
Trisomie (ein Chromosom ist dreifach vorhanden)	z. B. Down-Syndrom
Deletionen (Verlust von Chromosomenabschnitten)	z. B. Katzenschreisyndrom
Translokation (Ortsveränderungen von Chromosomenabschnitten)	
gonosomale Aberrationen (Anomalien in Zahl und Struktur der Geschlechtschromosomen)	z. B. Klinefelter-Syndrom
exogen verursachte pränatale Entwicklungsstörungen (ungünstige von außen auf das ungeborene Kind einwirkende Faktoren, die zu bleibenden Schäden führen können)	
Infektionen	z. B. HIV, andere Virusinfektionen
chemische Einwirkungen	Alkohol, Medikamente, andere Drogen
Strahlen und andere Umweltbelastungen	
idiopathische geistige Behinderung (unklare Entstehung)	

Tab. 16.3 Übersicht der pränatalen, perinatalen und postnatalen Formen geistiger Behinderung *(Forts.)*

Perinatale Komplikationen als Ursache für geistige Behinderung	
Geburtstrauma	Verletzung des Gehirns während der Geburt, z. B. durch starke Verformung
Sauerstoffmangelversorgung des Gehirns während der Geburt	
Frühgeburt	unreife Organentwicklung
Erkrankungen des Neugeborenen	z. B. Atemstörungen, Hirnhautentzündung oder Blutgruppenunverträglichkeit
Postnatale Ursachen geistiger Behinderung, als Folge einer Hirnschädigung, die sich auch erst im Laufe des Lebens ereignen kann	
entzündliche Erkrankungen des Zentralnervensystems	z. B. Hirnhautentzündung (Meningitis), Gehirnentzündung (Encephalitis)
Schädel-Hirn-Trauma	z. B. Hirnverletzungen durch Unfälle oder Gewalteinwirkung
Hirntumoren	Geschwülste des Gehirns und seiner Hüllen
Hirnschädigung durch Vergiftungen, Sauerstoffmangel, Stoffwechselkrisen	

(später als 4 Wochen nach Geburtstermin) Ursachen eingeteilt (➤ Tab. 16.3).

Die aufgeführten Ursachen einer geistigen Behinderung führen zu Entwicklungsstörungen unterschiedlichen Schweregrades (➤ Tab. 16.1). Es ist davon auszugehen, dass alle sprachlichen Ebenen betroffen sein können:

- Sprachverständnis
- Aussprache
- Wortschatzumfang, Wortbedeutung, Wortfindung
- Grammatik
- Kommunikation

16.3 Prävention

Eine Frage, die Eltern beschäftigt, ist die nach den Ursachen der Behinderung oder der Entwicklungsstörung ihres Kindes und damit auch die Frage, was sie dazu beitragen können, diese frühzeitig zu erkennen und Auswirkungen ggf. zu verhindern oder diese zu mindern.

Info

Ziele von Prävention

Unter Prävention versteht man im Allgemeinen alle Maßnahmen, die der Verhinderung bzw. Vermeidung von unerwünschten Entwicklungen dienen. Es handelt sich um Maßnahmen der Vorbeugung. Auf die Prävention von Behinderung eines Menschen bezogen haben diese Maßnahmen das Ziel:

- Krankheiten zu vermeiden und zu verhindern, die im weiteren Verlauf zu Funktionsstörungen führen können, z. B. durch Impfungen,
- durch geeignete Hilfen zu vermeiden, dass eine Funktionsstörung zu einer Einschränkung der persönlichen Entwicklung führt (z. B. durch frühe Hilfen wie Frühförderung, Physiotherapie, sowie durch die Versorgung mit Hilfsmitteln wie Hörgeräte oder elektronische Kommunikationshilfen),
- und eine soziale Benachteiligung des Menschen mit Behinderung zu verhindern.

Die Frage nach präventiven Maßnahmen darf aber nicht zu einer Schuldfrage werden. Eltern sind in der Regel nicht schuld an der Entwicklungsstörung ihres Kindes.

Info

Prävention von Sprachstörungen

Prävention im Hinblick auf Entwicklung der Kommunikations- und Sprachfähigkeit eines Kindes bemüht sich um folgende Bedingungen:

- eine das Kind akzeptierende und kommunikationsfördernde Umwelt
- ein möglichst frühes Angebot entwicklungsbegleitender Hilfen zum Verstehen und zur Verständigung
- bei Bedarf Einsatz ergänzender und ersetzender Kommunikationsformen

Prävention kann also dort erfolgreich ansetzen, wo Einschränkungen, die sich aus einer geistigen Behinderung auf den Spracherwerb ergeben, ausgeglichen oder gemindert werden können. Während die frühe motorische Entwicklung des Kindes im hohen Maße durch Reifung bestimmt ist, ist die Sprachentwicklung im weitaus höheren Maße von den Einflussfaktoren der Umwelt abhängig. Ein Kind lernt nur im Kontakt mit Bezugspersonen sprechen, es ist darauf angewiesen, dass sich ihm Menschen in der liebevollen Absicht zuwenden, sich mit ihm über die Welt, die eigenen Gedanken, Gefühle und Erlebnisse austauschen. Im gemeinsamen Handeln erlebt das Kind, dass es sinnvoll ist und Spaß macht, sich mitzuteilen.

Wie Eltern, Therapeutinnen und Pädagoginnen diese kommunikationsfördernden Umweltbedingungen für das Kind schaffen können und damit präventiven Einfluss auf die Entwicklung von Sprach- und Kommunikationsstörungen des Kindes nehmen können, wird in den ➤ Kap. 16.5 und ➤ Kap. 16.7 näher beschrieben.

16.4 Diagnostik

Die Diagnose einer geistigen Behinderung wird in der Regel von Fachärztinnen oder Psychologinnen gestellt und viele Familien werden bereits vor oder kurz nach der Geburt mit ihr konfrontiert. Wenn auch die Auswirkungen und die weitere Entwicklung des Kindes häufig noch nicht abzusehen sind, ist sicher davon auszugehen, dass mit Entwicklungsstörungen auch im Bereich von Sprache und Kommunikation zu rechnen ist. Nicht selten werden Kinder in der Sprachtherapie vorgestellt, die durch eine fehlende oder sehr langsame Sprachentwicklung auffallen. Hier kann die Sprachentwicklungsstörung manchmal ein erster Hinweis auf eine leichte oder mittelgradige geistige Behinderung sein. Gerade Auffälligkeiten im Interaktionsverhalten, mangelnder Blickkontakt, eingeschränkte Interessen, oppositionelles oder auch sehr angepasstes Verhalten können bereits Hinweise auf eine komplexe Entwicklungsstörung oder geistige Behinderung geben.

WICHTIG

Kinder mit einer geistigen Behinderung werden in der Regel bereits frühzeitig in Sozial- oder neuropädiatrischen Zentren vorgestellt. Wichtig ist die Untersuchung des Hörvermögens bzw. eine Einschätzung des allgemeinen Entwicklungsstandes des Kindes. Ebenfalls sollten auch alle gesundheitlichen Einschränkungen des Kindes erfasst werden. Eine solche Diagnostik wird in der Regel von Fachärztinnen in Zusammenarbeit mit Psychologinnen und Therapeutinnen durchgeführt.

Die Diagnostik einer Sprachentwicklungsstörung erfolgt in der Regel durch Logopädinnen, akademische Sprachtherapeutinnen sowie klinische Linguistinnen. Die Diagnostik hat die Aufgabe der Befunderhebung und stellt die Grundlage für die Planung der geeigneten Maßnahmen und ihrer am Entwicklungsverlauf des Kindes orientierten notwendigen Anpassungen dar.

Info

Die Sprachtherapeutische Diagnostik geht von der Frage aus, was notwendig ist:

- für die sprachliche Kommunikation im Alltag,
- für die konkrete soziale Integration und
- für die individuelle Persönlichkeitsentwicklung des Kindes mit einer Sprachstörung.

Die meisten der zur Verfügung stehenden Diagnostikinventare sind für Kinder mit einer spezifischen Sprachentwicklungsstörung entwickelt worden, also für Kinder, die in erster Linie im Bereich der Sprachentwicklung Auffälligkeiten aufweisen. Zum einen erfassen Tests die aktuellen Fähigkeiten des Kindes

z. B. in den Bereichen Sprachverstehen (Wort- und Satzverständnis) und Sprachproduktion (z. B. Wortschatz, Grammatikentwicklung), auf der anderen Seite kann man die Leistungen des Kindes mit denen gleichaltriger Kinder vergleichen, was eine Einschätzung des Sprachentwicklungsstandes eines Kindes zulässt. Einige Sprachentwicklungstests bieten die Möglichkeit, einzelne Untertests auch bei Kindern mit komplexen Entwicklungsstörungen anzuwenden. Das setzt aber voraus, dass das Kind schon über ein gewisses Maß an Sprach- und Aufgabenverständnis verfügt.

Gibt es die Möglichkeit, auch bei einem Kind, dass noch nicht oder noch sehr wenig spricht, eine Diagnostik durchzuführen und welche Verfahren stehen zur Verfügung?

Info

Bei Kindern mit einem verspäteten Sprachbeginn oder ausbleibender Lautsprachentwicklung geht es in erster Linie darum zu verstehen, weshalb sich ein Kind in dieser Weise entwickelt. Um das typische Kommunikationsverhalten eines Kindes beobachten und beschreiben zu können, eignen sich am besten lebensnahe Situationen, die bei dem Kind eine Reaktion mit Kommunikationscharakter hervorrufen.

Vor der Durchführung einer Diagnostik bespricht die Therapeutin mit den Eltern im Vorfeld, welche Fragestellung geklärt werden soll. Zeit und Umfang werden festgelegt und es wird abgeklärt, in welcher Form die Mitwirkung der Eltern notwendig ist. Abhängig vom Alter des Kindes und davon, ob es sich um einen Erstkontakt handelt oder eine Verlaufsdiagnostik – sich Therapeutin, Kind und Familie also bereits kennen – kann die Vorgehensweise variieren. Meist erhalten die Eltern vorab einen Fragebogen, der bereits auf die Vorgeschichte des Kindes, auf den Entwicklungsverlauf, auf vorangegangene Befunde und Therapien eingeht und sich auch auf die familiäre Situation des Kindes bezieht. Es stehen unterschiedliche Verfahrenstypen zur Verfügung (> Tab. 16.4).

Meist werden die Verfahren miteinander kombiniert. Im Folgenden wird beispielhaft auf Verfahren eingegangen, die bei Kindern mit einer geistigen Behinderung Anwendung finden können.

Tab. 16.4 Diagnostische Verfahrenstypen

Verfahrenstyp	Beschreibung
Informelles Verfahren	Die Informationen werden anhand einer kriteriengeleiteten Beobachtung des Kindes und den Einschätzungen der Bezugspersonen gewonnen. Ein Beobachtungsschwerpunkt kann beispielsweise die Fragestellung sein, welche Worte oder Gesten das Kind in einer bestimmten Spielsituation spontan einsetzt oder die Beobachtung, wie ein Kind darauf reagiert, wenn eine Aktivität (z. B. ein Lied oder das Schaukeln) unterbrochen wird. Hier wird in der Regel auch das natürliche Umfeld des Kindes berücksichtigt, d. h. welche Anregungen und Lernmöglichkeiten das Kind in seinem sozialen Umfeld vorfindet. Die Ergebnisse werden beschreibend formuliert.
Testverfahren	Es stehen Testverfahren zur Verfügung, die Aussagen darüber zulassen, wie die Entwicklung im Vergleich zu anderen Kindern einzuschätzen ist bzw. welche Entwicklungsschritte ein Kind bereits vollzogen hat. Die Ergebnisse werden in Zahlen (Prozenträngen) ausgedrückt.

Ordinalskalen von Sarimski (1987)

Für das Erlernen von Sprache müssen beim Kind bestimmte Voraussetzungen entwickelt sein, die bereits in den 1950er Jahren von Jean Piaget (1896–1980), einem Schweizer Entwicklungspsychologen beschrieben wurden. Die Ordinalskalen beruhen auf der Grundlage der Entwicklungstheorie Piagets. Dazu gehört z. B. die Objektpermanenz, die ein Kind ab dem 8. Lebensmonat zu entwickeln beginnt. Objektpermanenz bezeichnet das Wissen darum, dass Dinge oder Personen, die eben noch da waren und aus dem Blickfeld verschwunden sind, wie ein Ball, der wegrollt oder die Mutter, die den Raum verlässt, trotzdem noch existieren, auch wenn das Kind diese nicht mehr sehen kann. Man kann diese Fähigkeit beim Kind überprüfen, indem man beispielsweise ein Spielzeug vor den Augen des Kindes versteckt (z. B. unter einer Decke oder hinter dem Rücken). Zeigt das Kind Bemühungen, das Objekt zu finden, indem es die Decke hochhebt oder versucht, den Gesprächspartner durch Blicke oder Gesten auf das Versteck aufmerksam zu machen, verfügt das Kind über diese kognitive Voraussetzung. Diese Grundvoraussetzungen für die Entwicklung von Sprache sind ganz wesentlich an eigene Handlungserfahrungen gebunden. Die Ordinalskalen sind also ein Instrument zur Verhaltensbeobachtung, anhand dessen man Aussagen über die kognitive Entwicklung eines Kindes machen kann. Daraus lassen sich Erwartungen für den Sprachentwicklungsverlauf ableiten und konkrete Ziele für die Förderung des Kindes formulieren.

Entwicklungsprofil von Barbara Zollinger (1997)

Das Entwicklungsprofil von Barbara Zollinger (1997) lässt bei jungen und nicht sprechenden Kindern eine Einschätzung des kognitiven und auch des kommunikativen Entwicklungsstandes zu. Es besteht aus einer Zusammenstellung der Fähigkeiten, welche das Kind in relevanten Entwicklungsbereichen zwischen dem 1. und 3. Lebensjahr erwirbt:

- **praktisch-gnostische Kompetenzen:** Welche Handlungen führt ein Kind mit alltäglichen Gegenständen aus? Benutzt es den Stift zum Malen, die Bürste zum Kämmen? Hier kann zum einen das Wissen des Kindes um Objekte und deren Gebrauch überprüft werden (Weltwissen). Darüber hinaus lassen sich die motorischen Fähigkeiten und die Fähigkeit zur Handlungsplanung und Durchführung beobachten.
- **symbolische Kompetenzen:** Ist das Kind schon in der Lage, Objekte von ihrer Funktion zu lösen und beginnt es, auf der „So-tun-als-ob"-Ebene zu spielen? Verwendet es bereits einen Spielgegenstand, wie beispielsweise einen Bauklotz, im Spiel mal als Handy, dann als Auto? Dieser Entwicklungsschritt ist eine wichtige Voraussetzung, um Sprache zu erlernen, bei der die Worte ebenfalls als Symbole für ein bestimmtes Konzept stehen.
- **sozial-kommunikative Kompetenzen:** Hier handelt es sich um Fähigkeiten, die als Voraussetzung für eine erfolgreiche Interaktion mit einem Gesprächspartner wichtig sind. Kann das Kind den Blickkontakt herstellen und ist es in der Lage, dem Blick des Partners zu folgen oder die Aufmerksamkeit des Partners durch Blicke zu lenken? Die Fähigkeit, sich im Spiel und auch im Dialog abzuwechseln, ist die Voraussetzung dafür, auch als Gesprächspartner mal die Rolle des Zuhörers oder des Sprechers einnehmen zu können.
- **sprachliche Kompetenzen:** Hierzu gehören sowohl das Sprachverständnis – als sogenannte rezeptive Fähigkeit – als auch die expressive Fähigkeit, sich sprachlich ausdrücken zu können. Dazu zählt auch die Nutzung unterstützender oder ergänzender Kommunikationsformen wie Mimik und Gestik, Gebärden, Bildkarten, Symbole oder elektronische Kommunikationshilfen.

Die Diagnostik wird in einem spielerischen Kontext durchgeführt, bestimmte vorgegebene Materialien werden dem Kind zur Verfügung gestellt. Die Beschäftigung mit den Materialien ist von den Interessen des Kindes geleitet. Die Ergebnisse der Beobachtung werden in einem Entwicklungsprofil erfasst und geben Auskunft darüber, wie weit ein Kind in den einzelnen Kompetenzbereichen entwickelt ist.

COCP-Programm von Heim, Jonker und Veen (2005)

Verhaltensbeobachtung in Anlehnung an das COCP-Programm von Heim, Jonker und Veen (2005). Hierbei handelt es sich um eine Interventionsmethode, welche in den Niederlanden für nicht- oder kaum sprechende Kinder entwickelt wurde. Grundlage ist eine Analyse des Kommunikationsverhaltens sowohl des Kindes als auch der Bezugspersonen gegenüber dem Kind. Es wird festgehalten, über welche Kommunikationsfunktionen ein Kind verfügt, also ob es z. B. in der Lage ist, seine Aufmerksamkeit gezielt auf eine Person oder ein Objekt zu richten, ob und in welcher Weise es Zustimmung oder Ablehnung äußert, ob es zwischen Alternativen wählen und um Hilfe bitten kann, bis hin zu der Fähigkeit sich mitzuteilen, seine Gefühle, Gedanken und Meinungen auszudrücken. Diese Funktionen sind nicht an das Vorhandensein von Lautsprache gebunden. Es werden alle Formen der Kommunikation berücksichtigt und erfasst, also Mimik und Gestik, stimmlicher oder auch lautsprachlicher Ausdruck sowie die Fähigkeit, sich über Bilder, grafische Symbole oder mithilfe einer elektronischen Kommunikationshilfe auszudrücken.

Eine Übersicht weiterer Testverfahren findet sich im ➤ Kap. 5.

Elterliches Verhalten

Von Eltern kann die Diagnostiksituation manchmal als belastend erlebt werden. Sorgen über ein mögliches Versagen des Kindes, die Befürchtung, dass das Kind seine Fähigkeiten nicht zeige oder gar die Mitwirkung verweigere, spielen eine große Rolle. Manche Eltern erleben eine Diagnostik als eine Art Prüfungssituation und versuchen ihrem Kind zu helfen oder Aufgabenstellungen für das Kind zu übernehmen. Dieses ist gar nicht nötig bzw. verhindert eine gute Einschätzung der Fähigkeiten des Kindes. Gerade bei einem Kind, das noch nicht oder nur wenig spricht, ist die Therapeutin auf eine gute Zusammenarbeit und die Unterstützung der Eltern angewiesen. Eine erfahrene Diagnostikerin wird sich stets darum bemühen, die Fähigkeiten des Kindes zu erfassen, ohne bei dem Kind das Gefühl von Versagen aufkommen zu lassen. Je besser die Eltern über das geplante Vorgehen informiert sind und in dieses einbezogen werden, desto günstiger sind die Voraussetzungen für eine vertrauensvolle Zusammenarbeit.

16.5 Therapie

Die Sprachtherapie bei Kindern mit einer geistigen Behinderung muss sich im besonderen Maße an den Fähigkeiten und Bedürfnissen des Kindes orientieren und die kommunikativen Anforderungen und Ressourcen, die sich in der Kontaktgestaltung im Alltag ergeben, einbeziehen. Die kommunikativen Anforderungen können je nach Umgebung (im Kindergarten, zu Hause, bei den Großeltern, in der Therapie) recht unterschiedlich sein. Im Kindergarten kann eine wichtige kommunikative Anforderung darin bestehen, sich in einer Gruppe bemerkbar zu machen, sich an gemeinsamen Aktivitäten wie einem Singkreis zu beteiligen, ein Lied oder einen Spielpartner auszuwählen, während zu Hause möglicherweise ganz andere Themen von Bedeutung sind. Es ist nicht davon auszugehen, dass alle Kommunikationspartner des Kindes über die gleichen Ressourcen verfügen. Vielleicht spricht das Kind noch sehr unverständlich und ein wenig geübter Gesprächspartner missversteht die Äußerungen. Erwartet der Kommunikationspartner überhaupt eine Reaktion des Kindes und lässt ihm die nötige Zeit zu reagieren? Verfügt der Gesprächspartner beispielsweise über Gebärdenkenntnisse? Für eine erfolgreiche Kommunikation ist es nämlich notwendig, dass alle Beteiligten die gleiche „Sprache“ sprechen, also die gleichen Zeichen verwenden und sie mit einem möglichst übereinstimmenden Inhalt füllen. Die Aufgabe der Therapie besteht auch darin, die Fähigkeiten des Kindes und die Anforderungen der Umwelt zu erfassen und möglichst gut aufeinander abzustimmen.

Info

Zugang zu einer Sprachtherapie

- Die Verordnung von Sprachtherapie/Logopädie erfolgt über die niedergelassene Kinderärztin, HNO-Ärztin sowie über Neuro- oder Sozialpädiatrische Zentren.
- Sprachtherapie/Logopädie wird in der Regel von Logopädinnen, akademischen Sprachtherapeutinnen oder klinischen Linguistinnen erbracht.
- Sprachtherapie und eine entsprechende Beratung bieten: sprachtherapeutische/logopädische Praxen, Sozial- und Neuropädiatrische Zentren, Rehabilitations- und Therapiezentren, interdisziplinäre Frühförderstellen, Institutionen wie heilpädagogische oder integrative Kindergärten sowie Beratungsstellen des Gesundheitsamtes oder freier Träger.

Was macht eine gute Therapie aus?

Jede therapeutische Maßnahme bei einem Kind mit einer komplexen Entwicklungsstörung, so auch die Sprachtherapie, ist langfristiger ausgerichtet, d. h. sie ist für die Eltern mit einem gewissen Zeitaufwand verbunden und setzt die zuverlässige und regelmäßige Einhaltung der Absprachen voraus. Zunächst sollte zwischen Therapeutin und Eltern die Erwartung an die Therapie als auch die gegenseitigen Erwartungen geklärt werden. Eine vertrauensvolle Beziehung zwischen Kind und Therapeutin, aber auch zwischen Eltern und Therapeutin bildet die Grundlage für den Erfolg einer Therapie.

Hilft mehr auch mehr?

Kinder mit einer geistigen Behinderung benötigen aufgrund ihrer komplexen Störung häufig neben der Sprachtherapie auch weitere Therapieformen, wie z. B. Ergotherapie, Physiotherapie oder Psychomotorik. Hier kann es in Absprache mit allen Beteiligten manchmal besser sein, wenn man sich für eine oder zwei wichtige Therapieformen entscheidet. Bei der Entscheidung ist es hilfreich zu schauen, zu welcher Therapeutin das Kind einen guten Kontakt hat und wo es gerne mitmacht. Gerade Kindern mit einer geistigen Behinderung fällt es schwer, sich schnell auf neue Situationen einzustellen, sie benötigen ein hohes Maß an Kontinuität, brauchen viele Wiederholungen und sind gerade im Aufbau der kommunikativen Fähigkeiten auf eine gute und abgestimmte Verständigung angewiesen. Diese Entscheidung sollte immer in Abstimmung mit der behandelnden Ärztin und den Therapeutinnen erfolgen.

Info

Welchen Prinzipien folgt die Therapie?

Die Therapie
- erfolgt auf Grundlage einer Befunderhebung und Diagnostik
- orientiert sich am Entwicklungsstand des Kindes.

Die Therapeutin
- formuliert Ziele, die im Therapieverlauf immer wieder überprüft und angepasst werden müssen
- unterstützt die Anbahnung neuer Interaktions- und Verhaltensmuster, erweitert und festigt diese
- arbeitet methodenkombiniert und berücksichtigt die unterschiedlichen Entwicklungsbereiche (z. B. Kommunikation, Sprachentwicklung, Mundmotorik, Aufmerksamkeit, Verhalten und Motivation)
- berät und informiert die Bezugspersonen und bezieht diese in aktuelle Therapieprozesse ein
- berücksichtigt den aktuellen Stand der Wissenschaft
- erkennt eigene fachliche Grenzen und sucht gemeinsam mit den Eltern nach Lösungsmöglichkeiten.

Kinder mit einer geistigen Behinderung haben meist auch Probleme im Bereich der Aufmerksamkeits- und Merkfähigkeit, sie lernen langsamer und vergessen manches schneller wieder, so dass eine Festigung über häufige Wiederholungen in unterschiedlichen Zusammenhängen notwendig und hilfreich ist. Im Bereich der Motivation und Ausdauer sind sie häufig eher sprunghaft oder folgen eigenen Ideen und Impulsen. Es kann auch sein, dass ein Kind eher antriebsarm und lustlos ist. Es ist besonders wichtig, die Zielsetzungen immer den Fähigkeiten und der Bedürfnislage des Kindes anzupassen und es weder zu unter- noch zu überfordern.

Fallbeispiel

Therapie

David, 3;8 Jahre

David besucht seit vier Monaten einen integrativen Kindergarten und kommt seitdem zweimal wöchentlich zur Sprachtherapie. David ist ein Kind mit einer geistigen Behinderung, die Ursache der Behinderung ist nicht sicher geklärt. David leidet unter Epilepsie, er ist ein ehemaliges Frühgeborenes der 27. SSW. Die Therapie findet in den Räumlichkeiten des Kindergartens statt. Die Therapiestunde war von Anfang an durch eine klare Struktur gekennzeichnet, die den Beginn der Stunde und auch das Aufräumen und den Abschluss durch wiederkehrende „Rituale" kennzeichnet. Zu Beginn kam David in den Raum gestürmt, stürzte sich ohne Rückversicherung auf ein Spielzeug, z. B. den Bauernhof oder die Spielzeugeisenbahn, und begann, die Materialien auf dem Teppich zu verteilen. Das Spiel bestand aus Ausräumen und Einräumen. Er erschien noch wenig zugewandt, suchte selten den Blickkontakt. Auf Schwierigkeiten reagierte David meist mit einem unzufriedenen Brummen, auch hier ohne den Blickkontakt zu suchen oder sich an die Therapeutin zu wenden. In den ersten Sitzungen standen der Aufbau grundlegender Interaktionsstrukturen wie der Aufbau des Blickkontaktes, das Sich-abwechseln beim Spiel (ich bin dran – du bist dran) im Vordergrund. David orientierte sich sehr schnell an den wiederkehrenden Abläufen. Zum Sprachentwicklungsstand: David begleitete sein Spiel weder mit Geräuschen noch Lautmalereien und zeigte zunächst auch keine Ansätze zu lautlicher oder verbaler Nachahmung (Imitation). Auf das Angebot der ersten *Gebärden* (spielen, Auto, Bär, trinken, schlafen, aufräumen) ging er bereits sehr interessiert ein.

Therapieziele in der vorgestellten Sitzung waren die Festigung des Wortschatzes in einer neuen Spielsituation und die Wortschatzerweiterung. Das Kind lernt die Übertragung (Transfer) der gelernten Begriffe auf andere Objekte (z. B. die Übertragung des Begriffs Hund vom Spielzeughund auf das Foto eines Hundes). David kennt aus vorausgegangenen Stunden durch das Spiel mit dem Bauernhof schon einige Tiere.

Die Therapeutin hat nun ein Spiel ausgesucht, bei dem die Tierstimmen den jeweiligen Fotos von bekannten Bauernhof-Tieren zugeordnet werden sollen. Die großen Fotokarten werden zwischen beiden auf dem Teppich verteilt. Das erste Tiergeräusch ist die Kuh und David erkennt es auch sofort. Die Therapeutin greift die Äußerungen Davids positiv und verstärkend auf. Jedes Mal wenn das Wort Kuh fällt, kommt zeitgleich die Gebärde für „Kuh" (beide Hände formen die Hörner). David macht aktiv mit und zeigt sich bei den Tieren, die er schon in irgendeiner Weise benennen kann, besonders motiviert. Beim Hundebellen schlägt seine Hand sofort aufs Bein (Gebärde für Hund), danach imitiert er „wau-wau". In den folgenden Stunden sollte sich der Gebärdenwortschatz stetig erweitern (z. B. verschiedene Tiere, „noch mal", „fertig", „kaputt") und auch die verbalen Äußerungen nahmen rasch zu (Lautmalereien, Tierstimmen und weitere verbale Imitation). Der Einsatz von Gebärden schien bei David eine „Weckfunktion" für die Entwicklung seiner Kommunikationsfähigkeit und das Sprechen erfüllt zu haben. Der Transfer der bereits erlernten Gebärden in den Kindergartenalltag und in das Elternhaus wurde sehr engagiert und erfolgreich von den Erzieherinnen und Davids Eltern unterstützt. David kommunizierte zu Therapieabschluss nach fast 2 Jahren Sprachtherapie verbal über Lautsprache, unterstützt durch Gebärden, ein *Kommunikationstagebuch*, Lautmalereien und Mimik. Er konnte sich sprachlich so gut mitteilen, dass die Kommunikation im Alltag erfolgreich funktionierte. ❚❚

Zielsetzung

Manche therapeutische Zielsetzungen werden sich im Therapieverlauf verändern. Beispielsweise kann neben der Verbesserung der kommunikativen Fähigkeiten auch die Verbesserung der Kau- und Schluckfunktion angestrebt werden und möglicherweise macht das Kind in einem Bereich schnelle Fortschritte, während es in einem anderen Bereich noch mehr Zeit benötigt. Die Zielsetzungen kommen in den einzelnen Therapiestunden in unterschiedlicher Gewichtung zum Tragen. Über die direkte Arbeit mit dem Kind hinaus, verfolgt die Therapie den Transfer, also die Erprobung und Übertragung der in der Therapie erworbenen Fähigkeiten in weitere Alltagssituationen. Die Zusammenarbeit mit den Eltern und Bezugspersonen ist für den Erfolg einer Therapie sehr wichtig.

Unterstützte Kommunikation

Mit *„Unterstützter Kommunikation" (UK)* fasst man alle alternativen und ergänzenden Kommunikationsformen zusammen, die bei Menschen, die sich gar nicht oder nur eingeschränkt lautsprachlich verständigen können, zum Einsatz kommen. Dazu gehören Gebärden, Bilder, grafische Symbole, einfache elektrische Kommunikationshilfen (z. B. BigMac, Step-by-Step) oder flexible und erweiterbare elektronische Kommunikationshilfen mit Sprachausgabe, sog. *Talker*. Die Sorge, dass der Einsatz von Gebärden, von Talkern oder Kommunikationsbüchern die Lautsprachentwicklung hemmen oder verzögern könnte, hat sich nicht bestätigt. Es konnte vielmehr der positive Effekt auf die Entwicklung der sprachlich-kommunikativen Fähigkeiten gezeigt werden.

Info

Gesten und Gebärden

- Gesten und Gebärden gehen in der natürlichen Sprachentwicklung der Lautsprache voraus.
- Schon Babys verwenden erste „Baby-Zeichen".
- Kleinkinder zeigen auf Dinge, die sie haben möchten oder heben die Arme, um hochgenommen zu werden.
- Kinder erfinden ihre eigenen Zeichen, imitieren z. B. Bewegungen (ähnlich Lautmalereien).
- Auch schwer körperbehinderte Kinder setzen spontan eine Reihe von Gesten und Gebärden ein.

16.6 Prognosen

Die Frage, wie sich ein Kind mit einer geistigen Behinderung entwickeln wird, kann an sich nicht pauschal beantwortet werden. Art und Ausprägung einer Behinderung sind individuell so unterschiedlich, dass jeweils der Entwicklungsverlauf eines Kindes betrachtet werden muss. Welches Maß an Selbstständigkeit ein Mensch mit geistiger Behinderung im Jugendlichen- und Erwachsenenalter erreichen kann, welche Schulform die richtige für das Kind ist, welche Form des Zusammenlebens und welche berufliche Perspektive es für das einzelne Kind gibt, kann nicht beantwortet werden. Die Lebenswege von Menschen mit einer geistigen Behinderung sind von vielen persönlichen Faktoren und von den jeweiligen förderlichen oder auch hemmenden Lebens- und Entwicklungsumständen abhängig. Bei einem eher geringen Teil der Betroffenen ist auch von einem so genannten progredienten, also fortschreitenden Verlauf auszugehen. Die Zielsetzung aller Maßnahmen kann der Erhalt der bisher erworbenen Fähigkeiten sein. Kinder mit einer geistigen Behinderung sind in der Regel auch im Erwachsenenalter auf Unterstützung und Hilfe angewiesen.

16.7 Förderung im Alltag

Wie können Eltern ihr Kind im Alltag fördern? Für Kinder mit einer Behinderung ist es viel schwieriger, anderen Menschen zu zeigen, was sie möchten oder was sie nicht möchten. Ihre Äußerungen sind oft schwieriger wahrzunehmen oder zu verstehen. Für Eltern eines Kindes mit geistiger Behinderung ist es in besonderem Maße schwer, auch bei fehlenden oder uneindeutigen Reaktionen ihres Kindes die eigenen kommunikativen Bemühungen aufrecht zu erhalten. Kinder sind aber zwingend auf eine kommunikationsfördernde Umwelt angewiesen. Sie lernen sprechen, weil Erwachsene sich ihnen zuwenden, mit ihnen reden und den Äußerungen des Kindes eine Bedeutung geben. In den vielfältigen gemeinsamen sinn- und bedeutungsvollen Situationen im Alltag beim Spielen, bei den Mahlzeiten oder bei den Versorgungstätigkeiten kann das Kind erfolgreiche Interaktion erfahren. Man nennt das auch das Erleben von Selbstwirksamkeit – eine wichtige Erfahrung und eine Voraussetzung dafür, dass ein Kind sich als aktiver Gesprächspartner erleben kann. Grimm (2003) betont die grundlegende Bedeutung, welche die „sensitive elterliche Responsivität“ für die Entwicklung der kommunikativen Kompetenzen des Kindes hat. Damit ist gemeint, dass die frühen

Info

Wie können Eltern ihren Kindern helfen?

Eltern sind keine Therapeuten und sollten im Alltag mit ihren Kindern möglichst viel Normalität erleben. Aber es gibt einige hilfreiche Strategien, wie man erfolgreiche Kommunikationserlebnisse unterstützen kann:

- Blickkontakt herstellen; der Blickkontakt ist die Brücke zwischen den Gesprächspartnern, d. h. in Beziehung treten, das Mundbild erkennen, sehen was gemeint ist und auch Stimmungen im Gesicht des anderen wahrnehmen, z. B. ein ermunterndes Lächeln, Interesse, Freude oder auch Ärger
- sich Zeit lassen, um zu erfassen, was das Kind mitteilen möchte, auch wenn es sich sprachlich noch nicht gut äußern kann
- offen sein für die Art des Kindes, sich anderen mitzuteilen (über Worte, mit der Stimme, mit Gebärden oder Bildkarten); bedeutet auch abzuwarten, was das Kind „erzählen“ möchte; nicht voreilig Verständnis signalisieren und eine Bitte erfüllen, bevor sie „ausgesprochen“ ist
- dem Kind das zutrauen, was es schon kann, denn nur so kann es wachsen
- Sprachanregungen sollten natürlich, verständlich und in einer Weise erfolgen, die dem Entwicklungsstand des Kindes entspricht; Gelegenheiten für Gespräche suchen, z. B. beim Spielen, Essen, Spazierengehen, bei Alltagstätigkeiten.
- Nicht nachsprechen lassen!!! Das Nachsprechen von Lauten und Wörtern, bei denen Kinder „Fehler“ machen, kann ein Kind auf seine Fehler festlegen und die Sprechfreude im hohen Maße hemmen. Jedes Kind möchte sich mitteilen und dies kann es nur, wenn es Kommunikation ohne Angst und Scheu erlebt. Der Inhalt ist immer wichtiger als die Form!!!

Bezugspersonen eines Kindes, meist sind es die Mütter, über die natürliche Fähigkeit verfügen, mit dem Kind in einer unterstützenden und sprachentwicklungsförderlichen Weise zu kommunizieren und sich dabei intuitiv dem Entwicklungsstand des Kindes anzupassen. Grimm beschreibt den Spracherwerb als Lehr-Lernprozess, bei dem die angeborenen und früh erworbenen Fähigkeiten des Säuglings und die Verhaltensweisen der Bezugsperson ineinander greifen. Kinder, die aufgrund einer Behinderung in der Entwicklung der kommunikativen und sprachlichen Fähigkeiten Probleme haben, sind in besonderer Weise darauf angewiesen, dass der Gesprächspartner sich an das Kind anpassen kann. Die Frage ist also „Bin ich ein guter Gesprächspartner?“ Meist gelingt es Eltern intuitiv, sich „richtig“ zu verhalten, aber es kann durchaus hilfreich sein, sich an folgenden Punkten zu orientieren. Im Rahmen des COCP-Programms von Heim, Jonker und Veen wurden folgende Partnerstrategien entwickelt, die hier verkürzt zusammengefasst werden.

Info

Partnerstrategien

- kommunikativ anregende Situationen schaffen
- auf die Hinweise des Kindes achten (der Führung des Kindes folgen)
- gemeinsamen Aufmerksamkeit herstellen (joint attention)
- dem Kind die Gelegenheit geben, an die Reihe zu kommen, d. h. sich sowohl im Spiel als auch im Gespräch abzuwechseln (turn taking)
- Kommunikation über Dinge erwarten, die das Kind kennt und versteht und die seinen motorischen und kommunikativen Möglichkeiten entsprechen
- Reaktionen abwarten und dem Kind ausreichend Zeit lassen
- neben der Lautsprache die Kommunikationsformen verwenden, die das Kind verwendet
- ein angemessenes Sprachverhalten zeigen und Rückmeldung geben
- Kommunikationsversuche durch positive Reaktionen belohnen (COCP Programm, Heim, Jonker und Veen 2005)

Erziehungsverhalten

- Das Erziehungsverhalten sollte konsequent sein. Alle an der Erziehung Beteiligten sollten sich an ähnliche Abläufe und Absprachen halten. Das bringt Ruhe und Sicherheit in den Umgang miteinander.
- Eine Regelmäßigkeit sowie der Einbau von Ritualen in den Alltag sind für das Kind hilfreich. Das bietet dem Kind eine Orientierung und schafft Struktur.
- Die Stärken und liebenswerten Seiten des Kindes sollten immer im Vordergrund stehen. Wichtig ist es, den Blick nicht auf die Defizite zu fokussieren. Der begeisterte Blick, mit dem Eltern die vielen kleinen Entwicklungsschritte ihres Kindes begleiten, ist für ein Kind auch ein enormer Motivationsfaktor und kann ein Motor für Entwicklung sein.
- Der Umgang mit Frustration und Ärger kann Eltern sehr belasten. Das bedeutet, nicht böse zu sein, wenn mal etwas nicht klappt: Das Kind macht vieles nicht aus Absicht, um andere zu ärgern, sondern weil es manches einfach (noch) nicht besser kann oder versteht.

Hilfen im Blick auf eigene Ressourcen

- Als Eltern eines Kindes mit einer Behinderung kann man in Situationen kommen, die als sehr belastend empfunden werden und man vergisst leicht, an seine eigenen Ressourcen zu denken und auf diese zu achten. Kraft tanken, Hilfe suchen und annehmen, wenn nötig mal eine Auszeit nehmen, abgeben können, eigene Grenzen erkennen: alles das sind wichtige Aspekte, auf die man selber achten sollte.
- Wichtig ist es, achtsam im Umgang mit sich selbst, mit dem Partner und den Geschwisterkindern zu sein. Leben noch weitere Kinder in der Familie, so sollten die Eltern sich bewusst Zeit für sie nehmen und diese nicht zu sehr mit pädagogischen Aufgaben belasten.

16.8 Sprachförderung in Kindertagesstätten und Schulen

Kinder mit einer geistigen Behinderung besuchen sowohl Regelkindergärten als auch integrative oder heilpädagogische Kindergartengruppen. Neben Förderschulen mit dem Förderschwerpunkt geistige Entwicklung steht Kindern mit einer geistigen Behinderung auch der Besuch einer allgemeinen Schule in Form eines Gemeinsamen Unterrichts (GU) offen. Die Entscheidung für die eine oder andere Betreuungsform ist von vielen Faktoren abhängig. So kann die Nähe zum Wohnort oder die Bedeutung privater Freundschaften zu Nachbarkindern bei der Wahl von Kindergarten und Schule eine Rolle spielen. Auf der anderen Seite sind die besonderen Förderbedarfe des Kindes zu berücksichtigen:

- Passen die pädagogischen Angebote der Einrichtung zu dem Förderbedarf meines Kindes?
- Welche therapeutischen Maßnahmen werden im Kindergarten oder in der Schule angeboten?
- Wie ist die Einrichtung auf Kinder mit Behinderung eingestellt, wenn es z. B. um die Berücksichtigung bestimmter kommunikativer Bedürfnisse im Alltag geht (z. B. Einsatz von Unterstützter Kommunikation, Bereitschaft, sich auf Gebärden, Talker etc. einzulassen)?
- Welche Qualifikationen haben die Mitarbeiterinnen des Kindergartenteams, welche Betreuungsangebote macht die Schule?

In erster Linie ist Sprachförderung für Kinder mit einer geistigen Behinderung in Kindertagesstätten und Schulen als allgemeine Unterstützung von Sprache und Kommunikation zu verstehen und von einer sprachtherapeutischen Behandlung zu unterscheiden. Die besondere Aufgabe für Erzieherinnen und Lehrerinnen ist es, die unterschiedlichen Lern- und Förderbedürfnisse der Kinder zu erfassen und entsprechende individuelle Lernangebote zu planen und zu vernetzen. Das Lernen in einer Gemeinschaft mit sprechenden Gleichaltrigen motiviert Kinder mit schweren Sprach- und Kommunikationsstörungen, sich mitzuteilen und die eigenen sprachlichen Fähigkeiten intensiv einzusetzen. Der Einsatz unterstützender und ergänzender Kommunikationsformen ist in den meisten Einrichtungen fest etabliert. Häufig findet sich ein übersichtliches Raumbeschriftungssystem mit Bildsymbolen mit der Zielsetzung, dem Kind eine Orientierung in den Räumlichkeiten der Einrichtung zu geben, so dass es sich möglichst selbstständig zurecht finden kann, d. h. die Toilette, die Turnhalle oder den eigenen Gruppenraum findet. Strukturierte Tagesabläufe und das Wissen darum, was gerade passiert bzw. als nächstes geschieht, sind für das Kind außerordentlich wichtig. So erhält es die Möglichkeit, sich auf Situationen einzustellen und sich aktiv zu beteiligen. Ähnlich einem Stundenplan können bestimmte Abläufe während eines Tages für das Kind anhand von Bildsymbolen oder auch Realgegenständen dargestellt werden. In der Regel gibt es mehrere Kinder in der Einrichtung, für die ergänzende Kommunikationsformen hilfreich sind, so dass eine Vielfalt unterstützender Kommunikationsformen angeboten wird. In der Regel findet Kommunikation immer mithilfe einer Kombination mehrerer Kommunikationsformen statt (z. B. Gebärden, Bildsymbole, Schriftsprache, Kommunikationsbuch). Musikalisch-rhythmische Angebote und gemeinsame Sing- und Spielkreise eignen sich besonders gut, dem Kind die Möglichkeit zu geben, sich aktiv am Gruppengeschehen zu beteiligen und im spielerischen Zusammenhang beispielsweise erste Gebärden zu erlernen und sinnvoll einzusetzen. Kommunikationsbücher oder Kommunikationstafeln mit Bildsymbolen können die Verständigung erleichtern. In Form eines „Ich-Buches" können wichtige Informationen über das Kind zusammengestellt werden. Ein solches „Ich-Buch" kann als Grundlage für den Austausch mit dem Kind genutzt werden und bietet vielfältige Gesprächsanlässe, die über das Hier und Jetzt hinausgehen, angepasst und erweitert werden können.

Rat

Der Besuch eines Kindergartens oder auch schon einer Spielgruppe sollte möglichst früh erfolgen. Der Kontakt zu gleichaltrigen Kindern, die Möglichkeit von anderen zu lernen, Freundschaften zu schließen und am Alltag teilzunehmen sind für alle Kinder und für Kinder mit Behinderung im besonderen Maße wichtig. Eigenes Herumprobieren, Fehler und sprachliche Erfahrungen machen können, sind ein notwendiger Lernprozess.

Glossar

basale Kommunikation
bezeichnet alle Verhaltensweisen, wie Atemrhythmus, Körperspannung, Lautäußerungen, die als Äußerungsverhalten eines Kindes gedeutet werden können
Gebärden
werden vornehmlich mit den Händen gebildet, sind konventionelle körpereigene Zeichen, die (ähnlich wie ein Wort) eine Bedeutung haben
Kommunikationsform
bezeichnet in der Unterstützten Kommunikation unterschiedliche Ausdrucksformen des Vokabulars (Objekte, Piktogramme, Lautsprache, Schrift, Gesten, Gebärden)
Kommunikationstagebuch
Mappe oder Kladde, die eingesetzt werden kann, um z. B. im Kindergarten oder zu Hause über Erlebtes zu berichten; es kommen Bildsymbole, kurze Texte oder Fotos zum Einsatz; wird als Unterstützung bei Menschen mit Kommunikationsbeeinträchtigungen eingesetzt und von einer Bezugsperson (z. B. Eltern, Therapeutin) geführt
pragmatische Kompetenz
Fähigkeit, angemessen zu kommunizieren, d. h. sich zu begrüßen und zu verabschieden, ein Gespräch einzuleiten, aufrechtzuerhalten und zu beenden, Form und Inhalt der Äußerung auf den Gesprächspartner abzustimmen
Talker
Bezeichnung für tragbares Sprachausgabegerät, elektronische Kommunikationshilfe; das Wort existiert im Englischen nicht
turn taking
Rollenwechsel in der Interaktion, im Gespräch, sich im Spiel abwechseln, an der Reihe sein; auf Dialogebene der Wechsel zwischen der Rolle des Sprechers und des Zuhörers
UK
Abkürzung für „Unterstützte Kommunikation", bezeichnet alle die Lautsprache ergänzenden und unterstützenden Kommunikationsformen; dazu gehören körpereigene Kommunikationsformen (Gesten, Gebärden) sowie alle nichtelektronischen und elektronischen Kommunikationshilfen

16.9 Hinweise zur Vertiefung

Verlage

Ariadne Buchdienst
Daimlerstr. 23
76187 Karlsruhe
Tel.: 0721/46 47 290
E-Mail: buchdienst@ariadne.de
www.ariadne.de

Verlag Birgit Jacobsen
Bei den Höfen 11a
22043 Hamburg
Tel.: 040/69 70 40 26
E-Mail: info@gebaerden.de
www.gebaerden.de

Verlag hörgeschädigte Kinder gGmbH
Bernadottestr. 126
22605 Hamburg
Tel.: 040/880 70 31
E-Mail: verlagh@t-online.de
www.verlag-hk.de

Verlag Karin Kestner
Hufgarten 4b
34302 Guxhagen
Tel.: 05665/31 67
E-Mail: Karin@kestner.de
www.kestner.de

von Loeper Literaturverlag
Daimlerstr. 23
76187 Karlsruhe
Tel.: 0721/46 47 29 0
E-Mail: info@vonloeper.de
www.vonloeper.de

Anbieter

Deutsches Down-Syndrom Info-Center
Hammerhöhe 3
91207 Lauf a. d. Pegnitz
Tel.: 09123/98 21 21
E-Mail: info@ds-infocenter.de
www.ds-infocenter.de

METACOM Symbolsystem
Annette Kitzinger
Bundesstraße 10
4988 Oeversee
Tel.: 04630/419
E-Mail cd@metacom-symbole.de
www.metacom-symbole.de

Forschungsinstitute

Forschungsinstitut Technologie-Behindertenhilfe
Evangelische Stiftung Volmarstein
Grundschötteler Str. 40
58300 Wetter
Tel.: 02335/96 81 0
E-Mail: info@ftb-volmarstein.de
www.ftb-net.de

Technik für Behinderte
Gesellschaft für Rehabilitationstechnik mbH
Hildesheimer Str. 154a
30880 Laatzen
Tel.: 0511/828 300
E-Mail: info@tfb-team.de
www.tfb-team.de

Hilfsmittelfirmen

Prentke Romich GmbH
Goethestr. 31
34119 Kassel
Tel.: 0561/785 59 0
E-Mail: info@prentke-romich.de
www.prentke-romich.de

Reha Media GmbH
Bismarckstr. 142a
47057 Duisburg
Tel.: 0203/306 19 50
E-Mail: info@rehamedia.de
www.rehamedia.de

REHAVISTA Bremen
Konsul-Schmidt-Straße 8c
28217 Bremen
Tel.: 0421/41 78 50
E-Mail: bremen@rehavista.de
www.rehavista.de

Interessantes im Netz

VEREINE UND VERBÄNDE

www.isaac-online.de → ISAAC – Gesellschaft für Unterstützte Kommunikation GSC e. V.
www.bvkm.de → Bundesverband für körper- und mehrfachbehinderte Menschen e. V.
www.lebenshilfe.de → Bundesvereinigung Lebenshilfe für Menschen mit geistiger Behinderung e. V.
www.bsk-ev.org → Bundesverband Selbsthilfe Körperbehinderter e. V.
www.aktion-mensch.de → Deutsche Behindertenhilfe – Aktion Mensch e. V.
www.people1.de → Mensch zuerst – Netzwerk People First Deutschland e. V./Verein zur Förderung der Selbstvertretung von Menschen mit Lernschwierigkeiten
www.mittendrin-magazin.de → Bundesverband behinderter Pflegekinder e. V.
www.abid-ev.de → Allgemeiner Behindertenverband in Deutschland e. V. für Selbstbestimmung und Würde
www.bdh-reha.de → BDH Bundesverband für Rehabilitation und Interessenvertretung Behinderter e. V.
www.dvfr.de → Deutsche Vereinigung für Rehabilitation e. V. (DVfR)
www.bag-selbsthilfe.de → Bundesarbeitsgemeinschaft Selbsthilfe von Menschen mit Behinderung und chronischer Erkrankung und ihren Angehörigen e. V.
www.gemeinsamleben-gemeinsamlernen.de → Bundesarbeitsgemeinschaft Gemeinsam leben – gemeinsam lernen e. V.
www.autismus.de → autismus Deutschland e. V. Hilfe für Menschen mit Autismus
www.down-syndrom-netzwerk.de → Down-Syndrom Netzwerk Deutschland e. V.
www.kuratorium-zns.de → ZNS Hannelore Kohl Stiftung für Verletzte mit Schäden des zentralen Nervensystems
www.rett.de →Elternhilfe für Kinder mit Rett-Syndrom in Deutschland e. V.

UK-SEITEN

www.bag-bkom.de → Bundesarbeitsgemeinschaft Beratungsstellen für Kommunikationshilfen
www.kometh.net → Informationen zu Kommunikationsmethoden, Symbolsystemen und Kommunikationshilfen
www.learn-line.nrw.de → Informationen zur Unterstützten Kommunikation und Nutzung neuer Technologien in der Sonderpädagogik
www.uni-leibzig.de → Universität Leipzig, Literaturdatenbank Unterstützte Kommunikation

PRIVATE WEBSEITEN, AUSTAUSCH

www.metakommuniziert.de → Informationen zur UK, Erfahrungsberichte, Spiele, Forum
www.besondere-kinder.de → Erfahrungsberichte von Familien, Informationen, Forum, Chat
www.behinderte-kinder.de → Informationen über Rechte behinderter Kinder, Therapieformen, Forum, Chat

www.familienratgeber.de → Online-Service für Menschen mit Behinderung und ihre Angehörigen der deutschen Behindertenhilfe – Aktion Mensch e. V.

LITERATUR

Borchert J, Hartke B, Jogschies P (2008). Frühe Förderung entwicklungsauffälliger Kinder und Jugendlicher. Stuttgart: Kohlhammer.

Fornefeld B (2009). Grundwissen Geistigbehindertenpädagogik. 4. A. München/Basel: Ernst Reinhard Verlag.

Grimm H (2003): Störungen der Sprachentwicklung. Göttingen: Hogrefe.

Heim M, Jonker V, Veen M (2005). COCP: Ein Interventionsprogramm für nicht sprechende Personen und ihre Kommunikationspartner. In: Isaac (Hrsg.). Handbuch der unterstützten Kommunikation. Karlsruhe: Loeper Literaturverlag.

Kitzinger A, Kristen U, Leber I (2008). Jetzt sag ichs dir auf meine Weise! – Erste Schritte in Unterstützter Kommunikation mit Kindern. Karlsruhe: Loeper Literaturverlag.

Neuhäuser G, Steinhausen H-C (2003). Geistige Behinderung. Grundlagen, klinische Syndrome, Behandlung und Rehabilitation. Stuttgart: Kohlhammer.

Sarimski K (1987). Ordinalskalen zur sensomotorischen Entwicklung. Göttingen: Beltz Test.

Sarimski K, Steinhausen H-C (2008). Psychische Störungen bei geistiger Behinderung. Informationen für Eltern, Lehrer und Erzieher. Göttingen: Hogrefe.

Suchodoletz W von (2005). Früherkennung von Entwicklungsstörungen. Göttingen: Hogrefe.

Wilken E (1993). Sprachförderung bei Kindern mit Down-Syndrom mit ausführlicher Darstellung des GuK-Systems. Berlin: Ed. Marhold im Wissenschaftsverl. Spiess.

Wilken E (2001). Sprachentwicklungsstörungen und geistige Behinderung. In: Grohnfeldt M (Hrsg.). Lehrbuch der Sprachheilpädagogik und Logopädie. Bd. 2: Erscheinungsformen und Störungsbilder. Stuttgart: Kohlhammer. S. 102–112.

Wilken E (2002): Unterstützte Kommunikation. Eine Einführung in Theorie und Praxis. Stuttgart: Kohlhammer.

Zollinger B (1997). Spracherwerbsstörungen: Grundlagen zur Früherfassung und Frühtherapie. Bern: Haupt.

Zollinger B (2000). Kinder im Vorschulalter. Erkenntnisse, Beobachtungen und Ideen zur Welt der Drei- bis Siebenjährigen. Bern: Haupt.

KAPITEL

17

Britta Grabherr

Lese-Rechtschreib-Störungen

„Mein Kind hat Schwierigkeiten beim Lesen und/oder Schreiben, obwohl wir zu Hause üben!"

Alternative Bezeichnungen: Lese-Rechtschreib-Schwäche und Legasthenie. Als isolierte Störungen: Dyslexie bzw. Dysgraphie, Entwicklungsdyslexie bzw. Entwicklungsdysgraphie

Viele Kinder interessieren sich schon vor ihrer Grundschulzeit fürs Lesen und Schreiben. Sie imitieren ihre Eltern, indem sie beispielsweise Bücher „vorlesen" und Briefe „schreiben". Einige Kinder können ihren Namen bereits vor dem Schuleintritt aufschreiben und präsentieren diese Fähigkeit stolz. Das große Interesse an der Schriftsprache ist eine gute Motivation, um das Lesen und Schreiben zu erlernen. Denn der Schriftspracherwerb ist nicht immer einfach und bedarf eines großen Durchhaltevermögens. Die Lese- und Schreibfähigkeit entwickelt sich in den ersten beiden Schuljahren sehr schnell. Jedoch sind die Lernfortschritte in diesen beiden Jahren von Kind zu Kind und auch von Klasse zu Klasse sehr unterschiedlich.

> *„...der Abstand zwischen Kindern einer Klasse beträgt bis zu drei Entwicklungsjahren"*
> (Scheerer-Neumann 2002, 19)

Dies liegt zum einen daran, dass jedes Kind sein eigenes Entwicklungstempo zeigt. Zum anderen verwendet jede Schule, und mitunter jede Lehrerin, ihre eigene Unterrichtsmethode, basierend auf der bevorzugten Fibel (➤ Tab. 17.1).

Weitgehende Einigkeit besteht mittlerweile lediglich darüber, dass das Buchstabe-Laut-Prinzip zu Beginn des Schriftspracherwerbs vermittelt werden sollte. Oftmals werden dafür in den Schulen so genannte Anlauttabellen verwendet. Dabei handelt es sich um eine Buchstabentabelle, die mit entsprechenden Bildern versehen ist (Bsp.: Das Bild eines Balls für den Buchstaben <B>).

Info

Buchstabe-Laut-Prinzip

Hierunter versteht man, dass im Deutschen jeder Laut eines gesprochenen Wortes im Prinzip auch in seiner schriftlichen Variante auftauchen muss und umgekehrt. Diese 1 : 1-Beziehung ist im Deutschen, im Vergleich zu anderen Sprachen wie bspw. Englisch, meist gegeben.
Für ein Kind ist die Erkenntnis dieses Grundsatzes zu Beginn des Schriftspracherwerbs essenziell. Nur, wenn es dieses Prinzip, das auch als „Alphabetisches Prinzip" bezeichnet wird (Byrne 1998), verinnerlicht hat, kann es das Lesen und Schreiben erfolgreich meistern.

Aus den beschriebenen Gründen ist es schwer, eine Abweichung vom „normalen" Schriftspracherwerb festzustellen. Im ersten Grundschuljahr ist es nur bedingt möglich, zwischen individuellen Unterschieden, den verschiedenen Lese- und Schreiblernmethoden und einer beginnenden Störung der Schriftsprachentwicklung zu unterscheiden. In dieser Phase werden daher Risikofaktoren ermittelt, die auf eine spätere Lese-Rechtschreib-Störung (im Folgenden mit LRS abgekürzt) hinweisen. Ab der zweiten Klasse kommen standardisierte *Diagnoseverfahren* zur Überprüfung der Lese- bzw. Rechtschreibfähigkeit zum Einsatz. Diese Verfahren führen unabhängig von der Untersucherin zu einem unvoreingenommenen Ergebnis und einer objektiven Auswertung sowie Interpretation. Darüber hinaus messen sie nur, was sie vorgeben zu messen und tun dies auch bei mehrmaligen Untersuchungen stets zuverlässig. Bei etwa 4 bis 7 % aller Schulkinder wird eine LRS, entsprechend den Kriterien der internationalen Klassifikation von Krankheiten, diagnostiziert (Küspert et al. 2007). Die Angaben schwanken jedoch erheblich, je nachdem welche Kriterien angelegt werden. Man geht davon aus, dass in jeder

Tab. 17.1 Unterrichtsmethoden beim Schriftspracherwerb

Methode	Beschreibung
Synthetische Methode	Zu Beginn des Schriftspracherwerbs werden die Laute und die ihnen entsprechenden Buchstaben erlernt, die so genannte Buchstaben-Laut-Zuordnung (oder: *Graphem-Phonem*-Korrespondenz). Die erlernten Buchstaben werden später zu ganzen Wörtern zusammengefügt.
Analytische Methode	Es werden von Anfang an ganze Wörter gelernt und später werden diese in ihre Untereinheiten (Silben, Laute und Buchstaben) zerlegt.
Integrierte Methode	Hier wird der synthetische Ansatz mit dem analytischen vereint. Die Kinder lernen, ganze Wörter in Laute und Buchstaben zu zerlegen, um sie dann direkt wieder zusammenzufügen.

Schulklasse ungefähr ein bis drei Kinder betroffen sind. Jungen werden zwei- bis dreimal häufiger als lese-rechtschreib-gestört eingestuft.

In der fürs Deutsche modifizierten Internationalen Klassifikation von Krankheiten (ICD-10-GM) wird die LRS unter den so genannten „umschriebenen Entwicklungsstörungen schulischer Fertigkeiten" aufgeführt. Damit ist gemeint, dass die LRS auf eine Funktionsstörung des Zentralnervensystems zurückgeht, die wiederum eine Beeinträchtigung der Informationsverarbeitung geistiger Funktionen nach sich zieht, und eine Schulleistung betrifft. Eine weitere umschriebene Entwicklungsstörung schulischer Fertigkeiten ist die Rechenstörung. In der ICD-10-GM wird zwischen einer Lese- und Rechtschreibstörung (mit der Kodierung F81.0) und einer isolierten Rechtschreibstörung (mit der Kodierung F81.1) unterschieden. Die isolierte Lesestörung ist nicht explizit aufgelistet, sie kommt aber durchaus vor und ist klinisch bekannt.

Lese- und Rechtschreibstörung

„Das Hauptmerkmal ist eine umschriebene und bedeutsame Beeinträchtigung in der Entwicklung der Lesefertigkeiten, die nicht allein durch das Entwicklungsalter, Visusprobleme [Visus = Sehschärfe, Anm. d. Autorin] oder unangemessene Beschulung erklärbar ist. Das Leseverständnis, die Fähigkeit, gelesene Worte wieder zu erkennen, vorzulesen und Leistungen, für welche Lesefähigkeit nötig ist, können sämtlich betroffen sein. Bei umschriebenen Lesestörungen sind Rechtschreibstörungen häufig und persistieren [= bleiben bestehen, Anm. d. Autorin] oft bis in die Adoleszenz [= Übergang von Kindheit in das Erwachsenenalter, Anm. d. Autorin], auch wenn einige Fortschritte im Lesen gemacht werden. Umschriebenen Entwicklungsstörungen des Lesens gehen Entwicklungsstörungen des Sprechens oder der Sprache voraus. Während der Schulzeit sind begleitende Störungen im emotionalen und Verhaltensbereich häufig" (ICD-10-GM 2011).

Bei der Lese-Rechtschreib-Störung nach der ICD-10-GM ist das Lesen also immer betroffen und das Schreiben nicht notwendigerweise. Bei der isolierten Rechtschreibstörung hingegen muss das Leseniveau altersentsprechend sein.

Isolierte Rechtschreibstörung

„Es handelt sich um eine Störung, deren Hauptmerkmal in einer umschriebenen und bedeutsamen Beeinträchtigung der Entwicklung von Rechtschreibfertigkeiten besteht, ohne Vorgeschichte einer Lesestörung. Sie ist nicht allein durch ein zu niedriges Intelligenzalter [= der Intelligenzquotient entspricht einem niedrigeren Alter als das tatsächliche Alter, Anm. d. Autorin], durch Visusprobleme [Visus = Sehschärfe, Anm. d. Autorin] oder unangemessene Beschulung erklärbar. Die Fähigkeiten, mündlich zu buchstabieren und Wörter korrekt zu schreiben, sind beide betroffen" (ICD-10-GM 2011).

Die ICD-10-GM weist in ihren Definitionen darauf hin, dass die Leistung des Kindes im Lesen und/oder Schreiben nicht altersgemäß entwickelt ist und nicht durch eine geringe Intelligenz erklärbar sein darf. Nur dann wird von einer (spezifischen) LRS gesprochen und nicht beispielsweise von Lese-Rechtschreib-Schwierigkeiten. Diese beiden Kriterien werden als „Alters- und IQ-*Diskrepanzkriterium*" bezeichnet. Um die Diagnose einer spezifischen (L)RS stellen zu können, müssen die Leistungen eines Kindes im Lesen und/oder Schreiben also unterhalb der Altersnorm liegen (je nach Definition 1,5 bis 2 Standardabweichungen) und zudem muss die Lese- und/oder Schreibfähigkeit bedeutsam unterhalb des Niveaus liegen, das vom IQ ausgehend zu erwarten wäre (vgl. Regressionsmodell, Schulte-Körne et al. 2001).

17.1 Erscheinungsbild

Ein Kind mit LRS kann bereits vor dem Schuleintritt durch Defizite auffällig werden, wie z. B. durch:

- eine Sprachentwicklungsstörung (➤ Kap. 5) (Vor allem Kinder mit phonologischer Sprachentwicklungsstörung zeigen ein erhöhtes Risiko zur Entwicklung einer LRS.)
- Schwierigkeiten beim Unterscheiden ähnlicher Laute, wie z. B. /b/ und /p/ (Dies kann ein Symptom der phonologischen Sprachentwicklungsstörung sein.)
- Einschränkungen beim Unterscheiden ähnlicher Formen/Buchstaben wie z. B. <b> und <d> bzw. <p> oder beim Abschreiben von Wörtern/Symbolen etc. (Wenn dies nicht auf Defizite der Sehstärke bzw. -schärfe etc. zurückzuführen ist.)
- Probleme beim Silbenklatschen („Mama" = zweimal klatschen) oder Reimbilden („Vater" – „Kater") oder andere Schwierigkeiten im Bereich der so genannten „phonologischen Bewusstheit" (➤ Kap. 17.2)

Wenn Eltern das Gefühl haben, ihr Kind zeigt in einem dieser Bereiche Auffälligkeiten, so erscheint es sinnvoll, sich an Fachpersonal zu wenden (bspw. an eine Sprachtherapeutin, Pädaudiologin, Augenärztin etc.). Diese kann die Symptomatik abklären und die Eltern ggf. an weitere Institutionen verweisen bzw. ausschließen, dass eine Störung vorliegt.

Die LRS stellt keine einheitliche Störung dar. Sie ist vielmehr durch individuelle Unterschiede und verschiedene Störungsschwerpunkte gekennzeichnet.

WICHTIG

Es gibt keine LRS-spezifischen Fehlermuster. LRS-Kinder zeigen die gleichen Fehlleistungen wie (jüngere) unauffällige Kinder. Bei LRS-Kindern treten die Fehler aber meist in größerem Umfang auf. Außerdem hilft verstärktes häusliches Üben, z. B. von Diktaten, bei LRS-Kindern oft nicht. Zu großer Druck kann die LRS hingegen noch verschärfen bzw. dem Störungsbild neue Aspekte (wie bspw. psychische Auffälligkeiten) hinzufügen.

Wie bereits beschrieben, kann das Lesen bzw. Schreiben isoliert gestört sein oder beides gemeinsam. Sind beide Bereiche der Schriftsprachentwicklung beeinträchtigt, so können die Störungsanteile dennoch unterschiedlich verteilt sein. In ➤ Tab. 17.2 sind mögliche Störungsschwerpunkte aufgeführt und kurz erläutert.

Die in ➤ Tab. 17.2 beschriebenen Störungsschwerpunkte können isoliert auftreten. Meist zeigt ein LRS-Kind aber mehrere Symptome in unterschiedlich starker Ausprägung.

Tab. 17.2 Mögliche Störungsschwerpunkte einer LRS (vgl. Klicpera et al. 2003)

Störungsschwerpunkt	Beschreibung	Überprüfung
Lesegeschwindigkeit	Bei den meisten deutschsprachigen Kindern mit Lesestörung besteht weniger ein Defizit im korrekten Lesen von Wörtern, als vielmehr eine Beeinträchtigung der Lesegeschwindigkeit (Wimmer 1993). Lesegestörte Kinder können meist kurze, häufig auftretende Einzelwörter sicher und flüssig lesen. Bei längeren und/oder unbekannten Wörtern bzw. *Pseudowörtern* und Sätzen zeigt sich aber ein deutliches Defizit in der Lesegeschwindigkeit.	lautes Lesen von Wörtern und *Pseudowörtern* auf Zeit
Leseverständnis	Die Kinder zeigen Schwierigkeiten beim Erfassen von Wortbedeutungen und bei inhaltlichen Fragen zu einem gelesenen Text. Eine längere Bearbeitungszeit bzw. das Vorlegen des Wortes/Textes ändert nichts daran, dass sie den Sinngehalt des gerade Gelesenen nicht vollständig erfassen können.	Zuordnen von geschriebenen Wörtern zu Bildern und/oder das Bearbeiten von Fragen zu einem Satz/Text
Rechtschreiben	Diese Kinder zeigen vor allem in den frühen Grundschuljahren viele lautgetreue Fehler im Schreiben, wie z. B. „Hunt" oder „Ferd". Außerdem verletzen sie häufig Rechtschreibregeln, wie bsp. die Groß- und Kleinschreibung.	Überprüfung der phonologischen Bewusstheit, Diktat mit Fehleranalyse
schriftlicher Ausdruck	Diese Kinder schreiben weitgehend altersentsprechend, zeigen aber eine stark eingeschränkte schriftliche Ausdrucksweise.	schriftliches (Nach-)Erzählen und freies Schreiben

Fallbeispiel

Jan, 9;0 Jahre

Jan war ein guter und fleißiger Schüler, der im Deutschunterricht schnell die Buchstaben und Wörter lernte. Er hatte Spaß am Lesen und Schreiben und ging gern zur Schule. Zu Beginn der dritten Klasse wunderten sich jedoch seine Eltern, dass er an manchen Tagen nicht mehr so richtig Lust auf die Schule hatte. Er klagte häufiger über Bauchschmerzen und vergaß, vor allem in Mathe, öfter seine Hausaufgaben. Die Eltern sprachen mit der Klassenlehrerin, die Jan auch in Deutsch unterrichtete. Es stellte sich heraus, dass Jan im Deutschunterricht immer noch gut war. Die Diktate und das laute Lesen bereiteten ihm wenig Mühe. Aber seine Leistungen in Mathe rutschten immer weiter ab. Vor allem mit Textaufgaben hatte er große Probleme, obwohl er mündlich mitkam. Er wurde der Schulpsychologin vorgestellt. Sie stellte nach wenigen Sitzungen fest, dass Jan ein hochentwickeltes Intelligenzniveau besaß, sich aber in letzter Zeit in der Schule zurückzog. Er selbst merkte nur, dass er in der Schule und an den Schulaufgaben nicht mehr so viel Spaß hatte wir früher. Jan wurde in einer sprachtherapeutischen Praxis einer Therapeutin für LRS vorgestellt. Diese konnte durch Tests und eine enge Zusammenarbeit mit Jans Klassenlehrerin und Schulpsychologin bald sein Problem ermitteln. Jan zeigte eine Beeinträchtigung der Verknüpfung von geschriebenen Wörtern mit ihrer Bedeutung. Er war in der Lage, flüssig und korrekt laut zu lesen, aber er konnte kaum mit eigenen Worten wiedergeben, was er gerade gelesen hatte. Seine Klassenlehrerin stellte daraufhin fest, dass er auch beim Schreiben teilweise „komische" Wörter verwendete. Dies war jedoch weniger auffällig als beim Lesesinnverständnis. Jan bekam daraufhin zweimal die Woche eine Therapie, die die Verknüpfung des geschriebenen Wortes mit der Bedeutung unterstützte und zusätzlich den schriftlichen Ausdruck verbessern sollte. Als Jan merkte, dass die Therapie ihm half, in Mathe und anderen Fächern wieder besser mitzukommen, wurden seine Bauchschmerzen weniger und seine Freude an der Schule kehrte langsam zurück.

Finanzierung

Die Förderung bei LRS findet überwiegend nicht in der Schule statt, da die finanziellen und personellen Mittel dort oft fehlen. Für die Behandlung der LRS durch Fachpersonal kommt, nach Antragstellung auf eine so genannte „Eingliederungshilfe", meist das zuständige Jugendamt auf. Dafür müssen zwei Voraussetzungen erfüllt sein:

1. Die seelische Gesundheit muss vom alterstypischen Zustand abweichen (bestätigt durch die medizinische Diagnostik).
2. Die Teilhabe am Leben in der Gesellschaft muss beeinträchtigt sein oder eine Beeinträchtigung muss drohen (wenn Begleiterscheinungen wie z. B. Schulunlust, Aggressivität o. ä. vorliegen)

(Bundesverband Legasthenie und Dyskalkulie e. V. 2011).

17.2 Ursachen

So unterschiedlich die Erscheinungsformen von LRS sind, so groß ist die Anzahl an möglichen Ursachen. Die Ursachenforschung bei LRS ist ein weites Feld, das bisher keine eindeutige Aussage zulässt. Einigkeit besteht lediglich darin, dass auch die Ursachen für LRS unterschiedlich sein können und meist ein Zusammenspiel von mehreren Faktoren eine LRS ausmacht. Hierbei muss unterschieden werden zwischen äußeren Einflüssen, biologischen Voraussetzungen und geistigen Ursachen. Äußere Einflüsse könnten beispielsweise vorgeburtliche Fehlbildungen oder ein problematisches soziales Umfeld sein, die sich ungünstig auf die biologische und/oder geistige Entwicklung und somit auch auf die Schriftsprachentwicklung auswirken könnten. Mit biologischen Faktoren sind z. B. die genetische Veranlagung sowie die sensorische und motorische Verarbeitung gemeint. Die Ebene der geistigen Entwicklung beinhaltet u. a. die phonologische Bewusstheit, das visuelle bzw. auditive Arbeitsgedächtnis und automatisch ablaufende Prozesse wie das schnelle Benennen. Die geistigen Fähigkeiten interagieren unmittelbar mit dem zu entwickelnden Lese- und Schreibsystem (Cholewa et al. 2008).

In diesem Abschnitt werden die gängigsten Theorien über mögliche Störungsursachen bei einer LRS beschrieben.

Genetische Ursache

In der Praxis kann beobachtet werden, dass Kinder mit LRS oftmals ein betroffenes Elternteil und/oder ein Geschwisterkind mit LRS-Symptomatik haben. Die LRS tritt also familiär gehäuft auf; dies lässt eine genetische Ursache vermuten. In verschiedenen Untersuchungen wurde festgestellt, dass die Wahrscheinlichkeit für das Auftreten einer LRS bei Kindern mit betroffenen Eltern und/oder Geschwistern erhöht ist (einen Überblick geben z. B. Schulte-Körne 2007; Scerri und Schulte-Körne 2010). Der genetische Einfluss wird für eine Lesestörung auf ca. 50 % und für eine Rechtschreibstörung auf 60 % geschätzt (Schulte-Körne 2004). Inzwischen konnten in der medizinischen Forschung so genannte „Kandidatengene" (Schulte-Körne 2007) ermittelt werden, die an der Entstehung einer LRS beteiligt sein sollen. Es wird angenommen, dass durch diese Gene die geistigen Fähigkeiten, die für einen ungestörten Schriftspracherwerb wichtig sind, beeinflusst werden. Die Erforscher der „LRS-Gene" erhoffen sich für die Praxis, dass es mittels genetischer Diagnoseverfahren irgendwann möglich sein wird, LRS-Risikokinder schon vor Schuleintritt auf eine mögliche Genmutation hin zu untersuchen. Somit könnte eine Intervention, z. B. eine gezielte Sprachtherapie, schon in einem Alter ansetzen, in welchem die Gehirnstrukturen noch ausreifen (Schulte-Körne 2007). Außerdem bestünde dann sogar die Möglichkeit, für extreme LRS-Fälle Medikamente zu entwickeln (Scerri und Schulte-Körne 2010). Diese Vorstellungen sind jedoch Zukunftsmusik. Bis dahin bleibt lediglich die Feststellung, dass es für LRS eine genetische Veranlagung zu geben scheint, die höchstwahrscheinlich durch das Zusammenspiel mit der Umwelt beeinflusst werden kann.

Auditive Verarbeitungs- und Wahrnehmungsstörung

Eine auditive Verarbeitungs- und Wahrnehmungsstörung bezeichnet die Störung zentraler Hörprozesse (AVWS, Ptok et al. 2000). Unter zentralen Hörprozessen wird unter anderem die Fähigkeit verstanden, Töne und Geräusche wahrzunehmen und voneinander in ihrer Höhe und Richtung, aus der sie kommen, abzugrenzen. Die Verarbeitung von nichtsprachlichen Lauten und Tönen wird als Voraussetzung für die korrekte Wahrnehmung von sprachlichen Lauten betrachtet. In der Theorie über ein auditives Verarbeitungsdefizit bei LRS wird davon ausgegangen, dass bei den betroffenen Kindern bereits auf der untersten Stufe der Lautverarbeitung eine Störung angesiedelt ist (Ptok 2000). Diese wirke sich dann auf die höheren Stufen der sprachlichen Verarbeitungsebenen (➤ phonologische Informationsverarbeitung) aus. Somit würde indirekt der Grundstein für eine LRS gelegt, indem die wichtigsten auditiven Voraussetzungen für das Erlernen von Lesen und Schreiben fehlten.

Störung der phonologischen Informationsverarbeitung

Zur phonologischen Informationsverarbeitung werden, je nach Auffassung, die phonologische Bewusstheit, das auditive Kurzzeitgedächtnis sowie der automatisierte Zugriff auf das Lexikon gezählt (Ptok et al. 2000). Unter phonologischer Bewusstheit versteht man die Fähigkeit, die Wörter, *Silben* und Laute der gesprochenen Sprache zu erkennen und sie zu verändern, ohne jedoch auf die Bedeutung der Wörter einzugehen (Schnitzler 2008, 5). Die phonologische Bewusstheit gehört mittlerweile zu der am besten untersuchten Fertigkeit im Zusammenhang mit der LRS. Es gibt zahlreiche Studien, die einen Zusammenhang zwischen der phonologischen Bewusstheit und dem Erwerb des Lesens und Schreibens feststellen konnten (einen Überblick gibt Schnitzler 2008). Neben einem Defizit in der phonologischen Bewusstheit nehmen einige Forscher zusätzlich Schwierigkeiten im auditiven Kurzzeitgedächtnis an (z. B. Beneventi et al. 2010). In diesem werden die Laute zur Weiterverarbeitung zwischengespeichert, wie z. B. beim innerlichen Wiederholen einer Adresse, um diese zu notieren. Des Weiteren wurde schon früh eine Störung im Benennen von Bildern, Symbolen und Buchstaben als Ursache, zumindest für eine Lesestörung vermutet (z. B. Denckla und Rudel 1976). Diese Fähigkeit setzt die automatisch ablaufende Zuordnung von bspw. Farben mit dem entsprechenden Namen voraus (vgl. Mayer 2009).

Störung der visuellen Verarbeitung

Bereits zur Zeit der ersten LRS-Untersuchungen wurde vermutet, dass eine LRS durch die Störung der visuellen Verarbeitung von Formen hervorgerufen werden kann. Später wurde, durch bildgebende Verfahren unterstützt, ein Defizit in der Wahrnehmung von Bewegung, Reizen mit niedrigem Kontrast sowie die verlangsamte Weiterleitung visueller Formen angenommen. Obwohl es zahlreiche Untersuchungen mit LRS-Patienten ohne jegliche Störung der visuellen Informationsverarbeitung gibt, ist ein visuelles Defizit nicht ganz auszuschließen. Es kann aber davon ausgegangen werden, dass eine Beeinträchtigung der visuellen Informationsverarbeitung lediglich bei einem geringen Teil der Personen mit LRS ausschlaggebend ist (Warnke et al. 2004).

17.3 Prävention

Wie im vorigen Kapitel bereits deutlich wird, kann nicht auf alle Bereiche, die zur Entstehung einer LRS führen, unmittelbar präventiv eingewirkt werden. Genetische Voraussetzungen für die LRS sind wahrscheinlich. Die Vorbeugung dient also dazu, die Rahmenbedingungen zu verbessern und somit möglicherweise das Risiko einer LRS zu verringern. Vor allem im Bereich der phonologischen Bewusstheit gibt es eine Vielzahl von Untersuchungen, die belegen, dass der Schriftspracherwerb schon vor dem Schuleintritt einsetzt (z. B. Schnitzler 2008). Es haben sich so genannte *Vorläuferfertigkeiten* herauskristallisiert, die bereits im Kindergartenalter entwickelt sein sollten, um später das Lesen- und Schreibenlernen zu erleichtern. Darunter fallen vor allem die Fähigkeiten im Bereich der phonologischen Informationsverarbeitung sowie die Befähigung, Buchstaben und Wörter als solche wahrzunehmen und zu verarbeiten. Zu diesen spezifischen Vorläuferfertigkeiten kommen eher unspezifische Voraussetzungen für den erfolgreichen Schriftspracherwerb wie bspw. die Konzentrationsfähigkeit sowie die Lernfreude und -motivation des Kindes (vgl. Marx 2007).

Training der phonologischen Bewusstheit

Eine Präventionsmaßnahme, die bereits im Kindergartenalter ansetzt, ist das Training der phonologischen Bewusstheit im weiteren Sinne. Im deutschsprachigen Raum wird mitunter zwischen der phonologischen Bewusstheit im engeren und weiteren Sinne unterschieden (Skowronek und Marx 1989). Letztere bezeichnet den Umgang mit den größeren phonologischen Einheiten wie Silbe, Onset und Reim.

Info

Phonologische Einheiten

Silbe: Silben sind phonologische Einheiten und entsprechen daher keinen Sinneinheiten. Sie werden beim Sprechen durch den Rhythmus markiert. Jede Silbe besitzt einen so genannten Silbenkern. Dieser besteht meist aus einem Vokal (Selbstlaut wie /a/, /e/, /i/, /o/, /u/). Die kleinste Silbe setzt sich lediglich aus einem Vokal zusammen (Bsp.: /o:/ bei /o:pa/). Zu diesem Silbenkern kommen fakultativ ein konsonantischer rechter und linker Silbenrand.
Onset: Als Onset werden die Laute vor dem Silbenkern bezeichnet.
Reim: Der Reim besteht aus dem Silbenkern und den nachfolgenden Lauten.

Unter phonologischer Bewusstheit im engeren Sinne versteht man das Erkennen und Verändern von kleineren phonologischen Einheiten, den Lauten. Ein Training der phonologischen Bewusstheit im weiteren Sinne umfasst z. B. Übungen wie Lausch- und Reimspiele (Küspert und Schneider 2006).

Training der Buchstabe-Laut-Zuordnung

Die Förderung der Buchstabe-Laut-Zuordnung kann den Einstieg ins Lesen- und Schreibenlernen ebenfalls optimieren. Bei diesem Training werden die Buchstabe-Laut-Korrespondenzen trainiert. Durch die Automatisierung werden Ressourcen frei, die das Kind für weitere Anforderungen im Schriftspracherwerb nutzen kann. Es geht bei diesem Training keinesfalls darum, dem Kind schon in der Vorschule das Lesen oder gar das Schreiben beizubringen. Mit der Förderung werden dem Kind spielerisch einige

Buchstabe-Laut-Verbindungen nahegebracht, auf welche es in der Schule zurückgreifen und darauf aufbauen kann (Küspert et al. 2007).

Optimierung der Lernumwelt

Neben den oben genannten Präventionen, die direkt beim Kind ansetzen, ist es wichtig, die Lernbedingungen für das Kind zu optimieren. Zu Hause können die Eltern dem Kind als gutes Beispiel vorangehen und vermitteln, dass Lesen und Schreiben Spaß machen.

„Ziel der Maßnahmen ist es, eine möglichst anregende und dem Entwicklungsstand des Kindes angemessene Leseumgebung zu schaffen, um so das Lernen der Schriftsprache zu erleichtern und Leseinteresse und -motivation zu fördern." (Küspert et al. 2007, 91)

17.4 Diagnostik

Bereits vor dem Einstieg in den Schriftspracherwerb besteht die Möglichkeit, Kinder auf ein mögliches LRS-Risiko hin zu testen. Hierbei werden die bereits erwähnten Vorläuferfertigkeiten der phonologischen Informationsverarbeitung und der visuellen Verarbeitung untersucht (➤ Tab. 17.3).

Die Ergebnisse sind jedoch mit Vorsicht zu genießen. Die ursprünglich als sehr eng eingeschätzten Zusammenhänge zwischen Defiziten in den Vorläuferfertigkeiten und der Entstehung einer LRS (Jansen et al. 1999) sind nach neueren Erkenntnissen nicht so eindeutig (Marx und Weber 2006). Bei einer auffälligen Leistung in einem Test der Vorläuferfertigkeiten sollten Eltern die Schriftsprachentwicklung des Kindes im Auge behalten und eventuell versuchen, die Rahmenbedingungen zu optimieren. Die Annahme, das Kind entwickle in jedem Fall eine LRS, wäre jedoch verfrüht. Vielmehr sollten die schwachen Bereiche des Kindes (bei Schuleintritt) mit der Lehrerin besprochen werden. So können die weitere Schriftsprachentwicklung und ein potenzielles Stagnieren frühzeitig erkannt werden.

Zur endgültigen Diagnose der LRS bedarf es der Durchführung mehrerer Tests. Es müssen sowohl der Entwicklungsstand im Lesen und Schreiben als auch der Intelligenzquotient ermittelt werden. Darüber hinaus muss ein psychologisches Gutachten erstellt werden, um das seelische Befinden des Kindes zu untersuchen. Die abschließende Diagnose wird dann durch Ärztinnen für Kinder- und Jugendpsychiatrie und -psychotherapie oder Diplom-Psychologinnen gestellt.

Tab. 17.3 Diagnostik der Vorläuferfertigkeiten

Name	Verfahren	Alter
Bielefelder Screening zur Früherkennung von Lese-Rechtschreibschwierigkeiten, BISC (Jansen et al. 1999)	Identifizierung von Vorschulkindern mit Risiko zur Ausbildung von Lese-Rechtschreib-Schwierigkeiten	10 und 4 Monate vor der Einschulung einsetzbar
Münsteraner Screening, MÜSC (Mannhaupt 2005)	untersucht vier Lernvoraussetzungen des Schriftspracherwerbs: • Phonologische Bewusstheit • Auditives Kurzzeitgedächtnis • Benenngeschwindigkeit • Visuelle Aufmerksamkeit	in den ersten 4 Wochen der 1. Klasse anwendbar
Basiskompetenzen für Lese-Rechtschreibleistungen, BAKO 1–4 (Stock et al. 2003)	Untersuchung der phonologischen Bewusstheit	jeweils zum Ende der Klassen 1 bis 4 einsetzbar

WICHTIG

Vor der eigentlichen LRS-Diagnostik muss geklärt werden, ob eine Hörstörung und/oder eine Sehstörung vorliegt. Die Untersuchung des Hörvermögens wird in der Regel von HNO-Ärztinnen oder Pädaudiologinnen durchgeführt. Das Sehvermögen wird bei der Augenärztin abgeklärt.

Die verwendeten Testverfahren sollten normiert sein, um eine Abweichung vom normalen Schriftspracherwerb erkennen zu können. Das bedeutet, dass das Verfahren bereits an einer repräsentativen Stichprobe von Schulkindern erprobt sein muss. Diese Erprobung sollte im besten Fall nicht älter als

Tab. 17.4 Diagnostik des Lesens und Schreibens

Name	Lesen	Schreiben	Klasse 1	Klasse 2	Klasse 3	Klasse 4	Klasse 5	Klasse 6*
Deutscher Rechtschreibtest, (Stock und Schneider 2008) DERET 1–2+		X	X	X	X			
DERET 3–4+		X			X	X	X	
Weingartener Grundwortschatz Rechtschreib-Test, (Birkel 2007) WRT 1+,		X	X	X				
WRT 2+,		X		X	X			
WRT 3+		X			X	X		
WRT 4+		X				X	X	
Diagnostischer Rechtschreibtest, (Müller 2003) DRT 1		X	X					
DRT 2		X		X				
DRT 3		X			X			
Diagnostischer Rechtschreibtest, (Grund et al. 2003) DRT 4		X				X		
DRT 5		X					X	
Hamburger Schreib-Probe 1–9, HSP (May 2002)		X	X	X	X	X	X	X
Rechtschreibtest für 6. und 7. Klassen, RST (Rieder 1992)		X						X
Hamburger Lesetest für 3. und 4. Klassen, HAMLET 3–4 (Lehmann et al. 2006)	X				X	X		
Knuspels Leseaufgaben, KNUSPEL-L (Marx 1998)	X		X	X	X	X		
Lernfortschrittsdiagnostik Lesen, LDL (Walter 2009)	X		X	X	X	X	X	X
Salzburger Lese-Screening für die Klassenstufen 1–4, SLS 1–4 (Mayringer und Wimmer 2003)	X		X	X	X	X		
SLS 5–8 (Auer et al. 2005)	X						X	X
Zürcher Lesetest, ZLT (Linder und Grissemann 2000)	X			X	X	X	X	X
Zürcher Leseverständnistest für das 4. bis 6. Schuljahr, ZLVT 4–6 (Grissemann und Baumberger 2000)	X					X	X	X

Tab. 17.4 Diagnostik des Lesens und Schreibens *(Forts.)*

Name	Lesen	Schreiben	Klasse 1	Klasse 2	Klasse 3	Klasse 4	Klasse 5	Klasse 6*
Ein Leseverständnistest für Erst- bis Sechstklässler, ELFE 1–6 (Lenhard und Schneider 2006)	X		X	X	X	X	X	X
Würzburger Leise Leseprobe – Revision, WLLP-R (Schneider et al. 2011)	X		X	X	X	X		
Lesegeschwindigkeits- und verständnistest für die Klassen 6–12, LGVT 6–12 (Schneider et al. 2007)	X							X
Lese- und Rechtschreibtest, SLRT II (Moll und Landerl 2010)	X	X	X	X	X	X	X	X

* Teilweise sind die Verfahren auch für höhere Klassenstufen und weiterführende Schularten, wie z. B. Haupt- oder Förderschulen, zulässig.

5 bis 10 Jahre sein und in verschiedenen Bundesländern stattgefunden haben. Außerdem sollte die Durchführung standardisiert sein, um zu vermeiden, dass die Untersucherin bzw. die Untersuchungssituation das Testergebnis beeinflusst. ➤ Tab. 17.4 gibt einen Überblick über derzeit bestehende Testverfahren zum Lesen und/oder Schreiben. Die Auflistung erhebt jedoch keinen Anspruch auf Vollständigkeit. Es können auch andere Diagnostikverfahren zum Einsatz kommen, wenn diese standardisiert sind.

Die meisten Untersuchungen können im Klassenverbund durchgeführt werden. Bei manchen Diagnostiken ist aber eine Einzelsitzung notwendig. Die Eltern sind bei der Diagnostik normalerweise nicht anwesend. Sie können aber die Untersuchungsergebnisse jederzeit erfragen und eine Kopie der Diagnostikbögen verlangen.

Wenn Eltern sich fragen, ob das eigene Kind mit dem Schriftspracherwerb Probleme hat, so können die folgenden Hinweise als erste Anhaltspunkte dienen (➤ Tab. 17.5).

WICHTIG

Alle aufgeführten Symptome sind in einer frühen Phase des Schriftspracherwerbs normal. Daher muss in jedem Fall eine Abklärung durch Fachpersonal erfolgen.

17.5 Therapie

Bei einer LRS bestehen mitunter Begleitsymptome, wie psychisch-emotionale Auffälligkeiten. Das Kind zieht sich möglicherweise zunehmend zurück und zeigt, vor allem in Prüfungssituationen, Versagensängste. Diese können sich in psychosomatischen Beschwerden wie Unwohlsein, Kopf- oder Bauchschmerzen und Ähnlichem äußern. Daher ist es wichtig, in der Therapie nicht nur das Defizit im Lesen und/oder Schreiben zu behandeln, sondern die gesamte psychische Verfassung des Kindes im Auge zu behalten. Die Art und Dauer der Therapie richtet sich immer nach dem individuellen Störungsschwerpunkt und dem -ausmaß. Allgemeine Angaben können daher nicht getroffen werden. Die Therapie wird meist ein bis zweimal wöchentlich durchgeführt und dauert ca. 45 Minuten. Das Kind ist in der Regel mit der Therapeutin allein. Die Eltern haben aber ein Recht darauf, gut über die Therapie und ihre Entwicklung unterrichtet zu werden. Sie sollten daher die Diagnose sowie die Therapieinhalte und den -verlauf mit der Therapeutin besprechen. Häufig ist die elterliche Unterstützung im häuslichen Umfeld für den Therapieerfolg erforderlich. In diesem Fall wird die Therapeutin die

Tab. 17.5 LRS-Checkliste für Eltern

Allgemein	ja	nein
Mein Kind hat Probleme, Reime zu finden/zu erkennen.		
Mein Kind kann Wörter nicht oder nur mühsam in Silben oder Laute zerlegen.		
Mein Kind hat Probleme bei der Unterscheidung ähnlicher Laute (/b/ und /p/).		
Mein Kind kann Buchstaben schlecht erkennen bzw. unterscheiden.		
Lesen		
Mein Kind liest nur verlangsamt und mühsam; auch bei bereits bekannten Wörtern.		
Mein Kind kann keine unbekannten Wörter oder Quatschwörter lesen.		
Mein Kind versteht das Gelesene nicht bzw. nicht auf Anhieb.		
Mein Kind vertauscht Buchstaben beim Lesen oder lässt Buchstaben/Wortteile weg bzw. fügt welche hinzu.		
Mein Kind liest falsche Wörter und merkt nicht, dass der Sinn des Gelesenen dadurch beeinträchtigt wird.		
Mein Kind kann die Länge von Selbstlauten nicht erkennen (z. B. „Muter" statt „Mutter").		
Schreiben		
Mein Kind schreibt bereits bekannte Wörter nur mühsam und „wie man sie spricht" (z. B. <Fert> statt <Pferd>).		
Mein Kind ersetzt häufig ähnlich aussehende Buchstaben (z. B. <b> und <d>).		
Mein Kind hat Schwierigkeiten beim schriftlichen Ausdruck (z. B. beim Verfassen einer Geschichte).		
Mein Kind schreibt ein falsches Wort, ohne zu merken, dass der Sinn dadurch verfälscht wird.		

Eltern fachlich unterstützen und aufkommende Fragen regelmäßig beantworten.

WICHTIG

Die Unterstützung der Eltern ist für den Therapieerfolg maßgebend. Lassen Sie sich daher auf die Therapie ein und vermitteln Sie ihrem Kind, dass ihm in der Therapie geholfen wird. Versuchen Sie, regelmäßig und mit Interesse an der Therapie Ihres Kindes Anteil zu nehmen. Besprechen Sie Fragen und Probleme rechtzeitig mit der behandelnden Therapeutin, um zu vermeiden, dass die Therapie bspw. durch eine beeinträchtigte Kommunikation behindert wird.

Die Vorgehensweise bei einer Therapie ist immer dieselbe. Erst werden der Störungsschwerpunkt und die bereits etablierten Schriftsprachkompetenzen ermittelt. Die Förderung wird so gestaltet, dass die defizitären Bereiche der Schriftsprachverarbeitung direkt therapiert werden. Hierfür werden die bereits vorhandenen Kompetenzen genutzt. Sind bei einem Kind zusätzlich Bereiche wie z. B. die phonologische Informationsverarbeitung beeinträchtigt, so werden diese ebenfalls in die Therapie mit aufgenommen.

WICHTIG

Für die LRS-Therapie gibt es kein allgemeingültiges Rezept. Jede LRS ist anders und daher muss die Therapie immer individuell abgestimmt sein. Ein Grundsatz besteht aber darin, dass Lesen durch Lesen und Schreiben durch Schreiben gelernt und auch therapiert wird. Bei einer Beeinträchtigung der Vorläuferfertigkeiten sollten diese in die Therapie mit aufgenommen werden. Eine Therapie, die aber ausschließlich auf die Verbesserung von mit dem Lesen und/oder Schreiben assoziierten Leistungen ausgerichtet ist, kann das Lesen und Schreiben nur bedingt beeinflussen (Huemer et al. 2009).
Eltern sollten daher prüfen, ob die Therapie ausschließlich das Training von bestimmten Vorläuferfertigkeiten vorsieht oder auch Lese- und Schreibaufgaben beinhaltet. Darüber hinaus sollten Eltern bei Therapiekonzepten aufhorchen, die eine Standardlösung anpreisen und große Versprechungen machen, wie z. B. „Die Methode heilt LRS innerhalb von 6 Monaten!".

Fallbeispiel

Therapiesitzung

Julia 8;6 Jahre

Seit einem halben Jahr kommt Julia zweimal wöchentlich zur LRS-Therapie. Zu Beginn der Therapie wurden ihre Fähigkeiten im Bereich der phonologischen Bewusstheit auf Lautebene trainiert sowie die Buchstabe-Laut-Zuordnung. Vor der Therapie bestand Julias Taktik im Deutschunterricht darin, alle Wörter als „Gesamtbild" abzuspeichern. Dieses Vorgehen funktionierte anfangs gut. Jedoch kollabierte ihr System, als die Anzahl der Wörter immer größer wurde und im Deutschunterricht auch unbekannte Texte verwendet wurden. Eine LRS mit dem Schwerpunkt in der Buchstabe-Laut-Zuordnung wurde festgestellt. In der beschriebenen Sitzung liegt das Ziel darin, dass Julia ihre mittlerweile erworbenen Buchstabe-Laut-Kenntnisse beim lauten Lesen und beim Schreiben nach Diktat anwendet. Julia kommt alleine zur Therapie, da sie unweit der sprachtherapeutischen Praxis wohnt. Sie freut sich auf die Sitzung und verkündet stolz, dass sie heute in der Schule eine gute Note für das laute Lesen erhielt. Die Therapeutin gratuliert Julia und fragt, wie sie sich auf das Vorlesen vorbereitet hatte. Nach dem Gespräch liest Julia zunächst einen Text mit so genannten „Quatschwörtern" laut vor. Dabei soll sie darauf achten, dass sie korrekt und flüssig liest. Weil die Wörter nicht real existieren, ist Julia gezwungen, die einzelnen Buchstaben kontinuierlich in Laute zu übertragen. Anfangs stockt sie noch, aber nach ein, zwei Sätzen wird ihr Lesen flüssiger. Fehler macht Julia mittlerweile kaum noch, aber bei längeren Wörtern kommt ihr Lesefluss manchmal zum Erliegen. Die Therapeutin ist dennoch zufrieden und die Sitzung wird mit einer Schreibübung fortgesetzt. Die Quatschwörter, die Julia Schwierigkeiten beim Lesen bereiteten, werden ihr nun diktiert. Julia ist sehr konzentriert und macht beim Schreiben kaum Fehler. Lediglich bei den langen Wörtern mit Konsonantenverbindungen (wie z. B. „Strapflus" und „notschen"), überlegt sie lange und spricht sich die Quatschwörter mehrmals vor. Nach dieser anstrengenden Übung spielen Julia und ihre Therapeutin ein Bewegungsspiel. Julia tankt hierbei wieder Energie, um noch einmal am Tisch sitzen und konzentriert arbeiten zu können. Am Ende der Sitzung legt die Therapeutin Julia ein Kreuzworträtsel vor, das die beiden zusammen lösen. Als Julias Mutter kommt, zeigt Julia ihr das ausgefüllte Rätsel und erzählt, was sie heute alles in der Sitzung geübt hat. ■

Zielsetzung

Die Therapeutin legt zu Beginn der Therapiephase ein Ziel fest, das sie im Laufe der Therapie an die Entwicklung des Kindes anpassen kann. Anfangs besteht das Ziel möglicherweise darin, dass das Kind seine Vorläuferfertigkeiten im Bereich der phonologischen Bewusstheit trainiert und dann für das Lesen effektiv nutzt (bspw. das Durchgliedern von Wörtern in Einzellaute). Im weiteren Therapieverlauf kann das Ziel dann auf Fortschritte im Rechtschreiben erweitert werden (z. B. die Anwendung der etablierten Laut-Buchstabe-Verbindungen beim Schreiben). Durch das ständige Angleichen der Therapieinhalte auf die erweiterten Fähigkeiten des Kindes entsteht eine Verlaufskontrolle. Diese ist wichtig, um das Kind weder zu unterfordern noch zu überanstrengen.

Therapiematerialien

Das verwendete Material in der LRS-Therapie hängt sehr stark von der Konzeption der Förderung ab. Es bestehen einige Materialien von Therapiemittelherstellern, jedoch kann die Therapeutin auch selbst erstelltes Material verwenden oder in handelsübliche Spiele integrieren. Dies ist aber kein Hinweis auf eine mindere Qualität der Therapie. Meist muss die LRS-Therapie so individuell gestaltet werden, dass die Therapeutin die Sitzungen mit selbst erstelltem Material besser auf das Kind abstimmen kann als mit vorgefertigtem.

Methodische Ansätze

Unter Berücksichtigung des diagnostizierten Störungsschwerpunkts setzt die Therapie direkt am Lesen und/oder Schreiben an oder richtet sich zunächst an die Förderung von Vorläuferfertigkeiten. Häufig werden die beiden Bereiche auch parallel therapiert. Im folgenden Überblick werden ausschließlich Therapieprogramme und/oder grundlegende Therapieansätze genannt, deren Wirksamkeit durch wissenschaftliche Studien belegt wurde (Huemer et al. 2009).

Phonologische Informationsverarbeitung

Mit dem Training der phonologischen Informationsverarbeitung sollen die Voraussetzungen für den erfolgreichen Schriftspracherwerb geschaffen oder nachträglich optimiert werden. Das Kind soll befähigt werden, selbst zu entscheiden, ob ein Wort bspw. aus einer Silbe oder zweien besteht. Mit dieser Förderung soll das „Sprachgefühl" für die Verschriftung von Lautsprache angeregt werden.

Therapieprogramme und Ansätze:

- Hören, lauschen, lernen (Küspert und Schneider 2006)
- Hören, lauschen, lernen 2 (Plume und Schneider 2004)
- MALI (Zaps et al. 2011)
- Modellgeleitete Therapie (bspw. Costard 2007; Brandenburger und Klemenz 2009)

Leseflüssigkeit

Deutschsprachige LRS-Kinder zeigen häufig ein Defizit der Leseflüssigkeit und weniger Schwierigkeiten im korrekten Lesen. Die Therapie der Leseflüssigkeit soll den Leseprozess automatisieren.

Therapieprogramme und Ansätze:

- Blitzschnelle Worterkennung, BliWo (Mayer 2009)
- PotsBlitz – Das Potsdamer Lesetraining (Scheerer-Neumann und Ritter 2009)
- Modellgeleitete Therapie (bspw. Costard 2007; Brandenburger und Klemenz 2009)

Lesesinnverständnis

Bei der Förderung des Lesesinnverständnisses liegt das Ziel darin, die Verbindung zwischen den geschriebenen Wörtern und deren Bedeutung zu etablieren. Das Kind soll die Fähigkeit erwerben bzw. verbessern, dem gelesenen Wort/Satz/Text den Inhalt direkt entnehmen zu können, ohne nachlesen zu müssen.

Therapieprogramme und Ansätze:

- Modellgeleitete Therapie (bspw. Costard 2007; Brandenburger und Klemenz 2009)

Rechtschreibung

Zur Verbesserung der Rechtschreibung gibt es verschiedene Vorgehensweisen. Das Marburger Rechtschreibtraining (Schulte-Körne und Mathwig 2000) bspw. ist ein vielfach erprobtes Regeltraining, das auf die Verbesserung der orthografischen Rechtschreibregeln abzielt. Dies wird durch das schrittweise Erlernen und Anwenden der Rechtschreibregeln erreicht. Andere Programme (z. B. MORPHEUS, Kargl et al. 2009) legen den Fokus eher auf das Üben von häufig vorkommenden Wortbestandteilen. Beide Trainingsformen scheinen aber erfolgreich zu sein, um Kindern mit LRS die Rechtschreibung zu vermitteln (Huemer et al. 2009).

Therapieprogramme und Ansätze:

- Marburger Rechtschreibtraining (Schulte-Körne und Mathwig 2000)
- Morpheus (Kargl et al. 2009)
- Modellgeleitete Therapie (bspw. Costard 2007; Brandenburger und Klemenz 2009)

Lesen und Schreiben

Wenige Therapieprogramme beinhalten die Förderung des Lesens und Schreibens gleichermaßen. Das hier aufgeführte Programm ist ein umfangreiches Training, das sowohl die Buchstabe-Laut-Verknüpfung trainieren soll als auch die Wortanalyse und das lautgetreue Schreiben. Es scheint aber primär für die Vermittlung der Rechtschreibung geeignet (Huemer et al. 2009).

Therapieprogramme und Ansätze:

- Lautgetreue Lese-Rechtschreibförderung (Reuter-Liehr 2000)

17.6 Prognosen

Wird in der Vorschule ein Defizit in den Vorläuferfertigkeiten erkannt, so können diese bereits im Kindergarten gefördert werden. Es besteht jedoch keine Einigkeit darüber, in welchem Maße das LRS-Risiko dadurch verringert bzw. eine LRS verhindert wird. Die phonologische Bewusstheit beispielsweise verbessert sich sehr rasch, sobald die Kinder im Lesen und Schreiben unterrichtet werden (Klicpera und Schabmann 1993). Daher argumentieren manche Fachleute, dass die phonologische Bewusstheit nicht als Voraussetzung für den ungestörten Schriftspracherwerb betrachtet werden kann. Vielmehr nehmen sie an, dass sich die Fähigkeiten der phonologischen Bewusstheit erst im Zusammenspiel mit dem Lesen und Schreiben vervollkommnen. Eine eindeutige Vorhersage kann für den Vorschulbereich, aufgrund der bisherigen Forschungslage, daher nicht getroffen werden. Bei Andauern der Defizite im Schriftspracherwerb ist die Prognose jedoch eindeutig ungünstig. Es gibt zwar Kinder, die ihre anfänglichen Schwierigkeiten bis zum Ende der 1. Klasse überwinden. Die Anzahl dieser Kinder liegt, je nach Ausmaß der Störung, zwischen einem Drittel und mehr als der Hälfte (Klicpera et al. 2003). Zeigt ein Kind aber in der zweiten Schulstufe

> *„noch immer größere Probleme beim Lesen und Rechtschreiben […], [so] gelingt es [ihm] bis zum Ende der Schulzeit kaum ohne spezielle Hilfe, diese Schwierigkeiten zu überwinden.“* (Klicpera et al. 2003, 127)

WICHTIG

Grundsätzlich muss davon ausgegangen werden, dass eine LRS bis ins Erwachsenenalter bestehen bleibt. Die individuelle Entwicklung von LRS-Kindern ist aber sehr unterschiedlich und somit nur schwer vorhersagbar.

Das Fortbestehen der LRS bis zum Ende der Schulzeit und darüber hinaus führt häufig dazu, dass LRS-Patienten ein niedriges Bildungsniveau sowie ein geringes Berufsausbildungsniveau aufweisen (Klicpera et al. 2003; Schulte-Körne 2004). Dabei spielen aber zusätzliche Faktoren, wie z. B. die Akzeptanz und Unterstützung des LRS-Kindes durch seine Eltern, eine große Rolle (Klicpera et al. 2003).

Info

Begünstigende Faktoren für einen positiven Verlauf der Schriftsprachentwicklung

- Es bestand/besteht keine Sprachentwicklungsstörung.
- Die LRS-Symptomatik ist gering ausgeprägt.
- Das Selbstbewusstsein des Kindes ist groß.
- Das familiäre und schulische Lernumfeld des Kindes ist unterstützend.

17.7 Förderung im Alltag

Die familiäre Unterstützung stellt für den Lese-Rechtschreiberwerb eine wichtige Grundlage dar. Eltern können beim Kind Begeisterung für das Lesen und Schreiben wecken, indem sie vorleben, wie wichtig und bereichernd diese Fertigkeit ist. Ein Kind, das mit Freude und Elan in den Schriftspracherwerb einsteigt, hält den hohen Anforderungen und möglichen Komplikationen besser stand.

Mit dem Schuleintritt werden weitere Fähigkeiten relevant, wie z. B. die Verknüpfung von Lauten mit Buchstaben und die Automatisierung dieses Vorgangs. In Studien konnte festgestellt werden, dass sich die Bemühungen von Eltern, ihrem Kind das Alphabet und einzelne Wörter beizubringen, kurzfristig auf die Lese- und Schreibfähigkeit in der 1. und 2. Klasse positiv auswirkte. In dieser Phase ist das Vorlesen etc. nicht mehr so wichtig. Eine langfristig positive Auswirkung auf die Lese- und Schreibfähigkeit konnte hingegen für einen umfangreichen Wortschatz und das Wissen um sprachliche Strukturen ermittelt werden (Klicpera et al. 2003). Mit den in ➤ Tab. 17.6 dargestellten Vorgehensweisen unterstützen Eltern demnach die langfristige Entwicklung des Kindes im Lesen und Rechtschreiben (vgl. Klicpera et al. 2003).

Eine weitere wichtige Voraussetzung für das Gelingen des Lesen- und Schreibenlernens ist die gute Zusammenarbeit von Eltern und Schule (➤ Kap. 17.8). Eltern sind im Gegensatz zu Lehrkörpern dazu in der Lage, die ersten Lese- und Schreibversuche des Kindes geduldig, aufmerksam und interessiert zu begleiten. Sie können sich mit dem Kind zusammen an den Tisch setzen und schrittweise einzelne Wörter und Sätze durchgehen. Diese Zeit fehlt in der Schule. Daher stellt das häusliche Lesen und Schreiben eine wichtige Ergänzung des Unterrichts dar (Klicpera et al. 2003).

Rat

Lassen Sie sich und Ihrem Kind Zeit. Es ist besser, nicht vorschnell Lösungen zu präsentieren, sondern schrittweise Hilfestellungen anzubieten. Bei der Korrektur von Lese- oder Schreibversuchen sollte das Kind in den Korrekturprozess einbezogen werden (Klicpera et al. 2003). Lassen Sie sich hierfür von der Lehrerin Ihres Kindes anleiten und wenden Sie sich bei Fragen und Problemen an sie.

In den höheren Grundschulklassen hat sich bei leseschwachen Kindern u. a. das gemeinsame Lesen mit einem Elternteil als sinnvoll erwiesen. Diese Technik wird „paired reading“ genannt (Klicpera et al. 2003, 116).

Tab. 17.6 Möglichkeiten der familiären Unterstützung vor Schuleintritt (vgl. Klicpera et al. 2003)

Unterstützungsmöglichkeiten	Beispiele
Verhalten und Vorläuferfertigkeiten	Wenn Sie sich ruhig und konzentriert zusammen mit Ihrem Kind ein Buch anschauen oder am Tisch malen, so fördert dies die Konzentrationsfähigkeit und Aufmerksamkeitsspanne des Kindes. Dies erleichtert später die Bewältigung der Schularbeiten. Sie können zusammen mit Ihrem Kind Sprachspiele (Reime finden, Silben klatschen etc.) spielen, um seine Vorläuferfertigkeiten für den Schriftspracherwerb zu schulen.
sprachliche Grundlagen	Wenn Sie mit Ihrem Kind schon früh bspw. während einer Mahlzeit über Ereignisse des Tages sprechen, so vermitteln Sie ihm, dass Sprache unabhängig vom Kontext benutzt werden kann. Dies ist für die sprachliche Entwicklung des Kindes wichtig und kann später den Schriftspracherwerb erleichtern.
Lernklima	Wenn Sie Ihrem Kind vorleben, dass Lesen Spaß macht und die Fantasie anregt, schaffen Sie ein günstiges Lernklima. Sie zeigen damit Ihrem Kind, dass das Lesen auch einen Unterhaltungswert besitzt.
Vorlesen	Das Vorlesen von Büchern und das gemeinsame Erarbeiten von Texten begünstigen den Wortschatz Ihres Kindes und das Verständnis für den Aufbau von Texten. Davon profitieren das Leseverständnis und der schriftliche Ausdruck.
Interaktion	Wenn Sie beispielsweise beim Vorlesen zusätzlich mit Ihrem Kind über die Geschichte sprechen und Verständnisfragen dazu stellen, so unterstützen Sie den Wortschatz und den sprachlichen Ausdruck Ihres Kindes.

Info

„paired reading"

Bei dieser Technik liest das Kind im Wechsel allein und zusammen mit einem Erwachsenen (oder einem weiteren Kind) vor. Das Kind signalisiert, z. B. durch Klopfen, dass es nun alleine lesen will. Daraufhin hört der Erwachsene auf und das Kind liest so lange, bis ihm ein Fehler unterläuft. Der Erwachsene lässt dem Kind nun ca. 4 Sekunden Zeit, um den Fehler selbst zu korrigieren. Gelingt dies nicht, wird das korrekte Wort vorgegeben und das Kind wiederholt es. Danach wird gemeinsam weitergelesen, bis das Kind erneut das Signal gibt (Klicpera et al. 2003).

Lesen und Schreiben sollen dem Kind Spaß bereiten. Um dies zu erreichen, ist es hilfreich, das Kind häufig zu loben. Viele Kinder mit LRS halten sich selbst für dumm, weil sie nicht verstehen, warum ihnen das Lesen- und/oder Schreibenlernen so schwer fällt. Aus diesem Grund ist es wichtig, dass Eltern eine emotionale Unterstützung für ihr Kind darstellen. So wird die Wahrscheinlichkeit verringert, dass sich emotionale Begleiterscheinungen oder Schulängste entwickeln.

Im Folgenden finden Sie Spielideen für zu Hause, wenn Sie Ihr Kind bei einer LRS-Therapie unterstützen möchten.

Hinweis

Bitte informieren Sie sich vorher immer, ob dieses Spiel für das Störungsbild Ihres Kindes geeignet ist!

Spielideen zur Unterstützung der phonologischen Bewusstheit

Reime finden

Dieses Spiel eignet sich sehr gut für gemeinsame Autofahrten oder Situationen, in denen kein Tisch zur Verfügung steht (bspw. gemeinsames Warten bei der Ärztin etc.).

Sprechen Sie Ihrem Kind ein Wort (bspw. „Ball") oder Quatschwort (bspw. „Kier") vor. Es ist günstig Wörter zu nehmen, für die Sie selbst einige Reimwörter kennen. Ihr Kind soll dann versuchen, ein Wort zu finden, das sich auf Ihr Wort oder Quatschwort reimt. Dies kann auch ein Quatschwort sein, wenn es sich auf Ihr vorgegebenes Wort reimt.

Loben Sie Ihr Kind, wenn es ein passendes Wort/Quatschwort finden konnte.

Falls Ihr Kind ein Wort/Quatschwort nennt, das sich nicht auf Ihr Wort reimt, so fordern Sie es auf, ein neues Wort/Quatschwort zu suchen. Sollte es auch beim zweiten Versuch kein Reimwort finden, so geben Sie ihm zwei zur Auswahl und fragen es, welches Wort/Quatschwort sich auf Ihr erstes Wort/Quatschwort reimt. Schafft es Ihr Kind auch dann nicht, das richtige Wort zu nennen, so geben Sie ein Reimwort vor.

Variante: Suchen Sie im Wechsel Reimwörter oder lassen Sie Ihr Kind ein Wort vorgeben.

Wörter klatschen

Dieses Spiel eignet sich für alle Situationen, in denen kein Tisch zur Verfügung steht.

Suchen Sie ein beliebiges Wort aus und sagen Sie dies Ihrem Kind (bspw.: „Mama"). Das Kind soll nun das Wort bzw. die Silbenstruktur des Wortes klatschen oder klopfen o. ä. (bei unserem Beispiel: 2× klatschen für die beiden Silben des Wortes „Mama").

Schafft es Ihr Kind korrekt zu klatschen, so loben Sie es und geben ein neues Wort vor.

Hat Ihr Kind Mühe, die richtige Anzahl an Silben zu finden, so sprechen Sie das Wort erneut und in Silben gegliedert vor (bspw. „Ma-ma"). Ist es danach immer noch nicht in der Lage, die Silben zu erkennen und zu klatschen, so sprechen Sie das Wort in Silben zerlegt und klatschen dazu.

Zur Steigerung der Schwierigkeit nehmen Sie immer längere Wörter.

Spielidee zur Unterstützung der Buchstabe-Laut-Verknüpfung beim Lesen

Passt das Wort zum Bild?

Für dieses Spiel benötigen Sie einen Tisch und Bildkarten (bspw. ein Memory-Spiel oder selbst erstelltes Material).

Suchen Sie sich zwei Bilder aus, deren Namen ähnlich klingen (bspw. „Kirche" und „Kirsche"). Die Namen der Bilder sollten sich nur in einem gesprochenen Laut bzw. einem Buchstaben unterscheiden (➤ Abb. 17.1). Somit muss Ihr Kind das geschriebene Wort Buchstabe für Buchstabe „erlesen", um den Unterschied zwischen den Bildern zu erkennen. Legen Sie die beiden Bilder auf den Tisch und schreiben Sie einen der Namen in passender Schrift (Blockschrift oder Schreibschrift) auf (bspw. „Kirsche"). Ihr Kind soll nun das richtige Bild dazu finden.

Ähnlich klingende Wörter zum Suchen bzw. Erstellen von Bildmaterial für die Spielidee „Passt das Wort zum Bild?".

Kirche – Kirsche
Maus – Haus
Tisch – Fisch
Feder – Feger
Bus – Kuss
Uhr – Ohr
Sahne – Fahne
Herd – Pferd
Baum – Schaum
Beet – Bett
Taube – Traube
Buch – Busch
Herd – Herz
Garten – Karten

Abb. 17.1 Spielidee: Passt das Wort zum Bild?

Zeigt Ihr Kind das richtige Bild, so loben Sie es und nehmen zwei weitere Bilder.

Hat Ihr Kind Probleme das richtige Wort zu finden, so fordern Sie es auf, das geschriebene Wort laut vorzulesen und mit dem Finger nachzufahren. Findet Ihr Kind daraufhin noch immer nicht das richtige Bild, so lesen Sie das Wort vor und das Kind zeigt das richtige Bild.

Spielidee zur Unterstützung des ganzheitlichen Wortlesens

Wörter finden

Dieses Spiel können Sie am Tisch oder auch auf dem Sofa etc. spielen.

Geben Sie Ihrem Kind ein Blatt mit Buchstabenfolgen (➤ Abb. 17.2). Es soll nun alle Wörter, die es kennt, umkreisen.
Findet Ihr Kind alle Wörter, so loben Sie es.

Falls noch Wörter fehlen, so fordern Sie Ihr Kind auf, weitere Wörter zu finden. Sollten nun immer noch Wörter übrig sein, so suchen Sie mit Ihrem Kind gemeinsam die restlichen Wörter.

17

BADARMAERLKMDAOCLKBALLKA

LRLKADLKJVJDLKAMMLBJJDKLFJL

IOERDEKLVOMDKEKLREOIKLNASEJ

LKJVNMKDIRLCLKJBOILDVNWSIER

UIDFJKGMKLDJFJLVJNOIJLKJKFAJF

OOEIRJJMNKLAJLKJFLAÖBOHEOHR

AJDLKFJLÖSOEWIROALSÜSÖFÖÄFA

OISDHFVLSJKHLKKJFOBIHALTKJEL

RKJSDNMVOQPOWEKYXXHNFIERLL

KAFDGKHBPERLEKDALSOEORAKLJ

DLFKALÖBIJERLKJDALTKJFLKJLSDJ

FIOSEJLKJLJGHANDOIHJLDJFBNGU

HZTZIZOJJKÖHPBNKJAMSDFNVHSD

GCWEOJASFMNLGKHJEOIHAISDJFL

KWJEROSÜÜSAOLJFALKJBHERZLKJ

AVLKJDFHBIHPAPOSDFLJBKRHADL

FKKJBEHROIADFPSÜROEISJKJFHAK

JBÖLRAÖODFAPOIRJHKJHADFLKFA

BLJCNSGHDVCFFRWRGHQBHDGHZ

TUNGKJBHOLENJPIUÖJÜÄGLSDJUG

BJMNAFHWEZJUNGMNASDHERDJA

HZSGHVHBGGJUKEFELSJGGJALD

Abb. 17.2 Spielidee: Wörter finden

Variante: Sie können Ihrem Kind auch nur Teile des Blattes vorlegen. Dazu falten Sie das Blatt entsprechend.

Spielidee zur Unterstützung der Laut-Buchstabe-Zuordnung beim Rechtschreiben

Bilder-Kreuzworträtsel

Das Bilder-Kreuzworträtsel (➤ Abb. 17.3) lösen Sie am besten gemeinsam am Tisch.

Füllen Sie die Vorlage mit Bildern bzw. Beschreibungen und schwärzen Sie ggf. übrige Kästchen. Legen Sie Ihrem Kind das Kreuzworträtsel vor und lassen Sie es ausfüllen. Achten Sie darauf, dass die Wörter dem Schwierigkeitsgrad entsprechen, den Ihr Kind meistern kann.

Hat es einen Namen gefunden und korrekt geschrieben, dann loben Sie es.

Zeigt es Probleme mit der Schreibung eines Wortes, so fordern Sie Ihr Kind auf, den Namen deutlich auszusprechen und es noch einmal zu versuchen.

Treten weiterhin Schwierigkeiten auf, so geben Sie ihm das Wort vor und erarbeiten gemeinsam eine korrekte Lösung.

Spielidee zur Unterstützung der ganzheitlichen Wortschreibung

Wort-Duell

Dieses Spiel benötigt einen Tisch sowie Papier und Stift für alle Mitspieler.

Einer der Mitspieler geht im Stillen das Alphabet durch und ein anderer Mitspieler sagt irgendwann „Stopp". Dann wird dieser Buchstabe als Anfangsbuchstabe für alle zu findenden Wörter benutzt.

Beispiel: Die Mutter spielt mit Ihrem Sohn Tom, sie bleibt bei dem Buchstaben „T" stehen. Tom und seine Mutter schreiben nun jeder für sich alle Wörter auf, die sie mit diesem Anfangsbuchstaben finden können. Nach einer vorher festgelegten Zeit wird abgebrochen (einen Wecker stellen) und die Wörter werden besprochen. Für jedes richtige Wort gibt es einen Punkt.

Hat Ihr Kind Wörter gefunden und richtig geschrieben, so loben Sie es.

Ist Ihrem Kind ein Fehler in der Rechtschreibung unterlaufen, so fordern Sie es auf, das Wort noch einmal deutlich zu sprechen und aufzuschreiben.

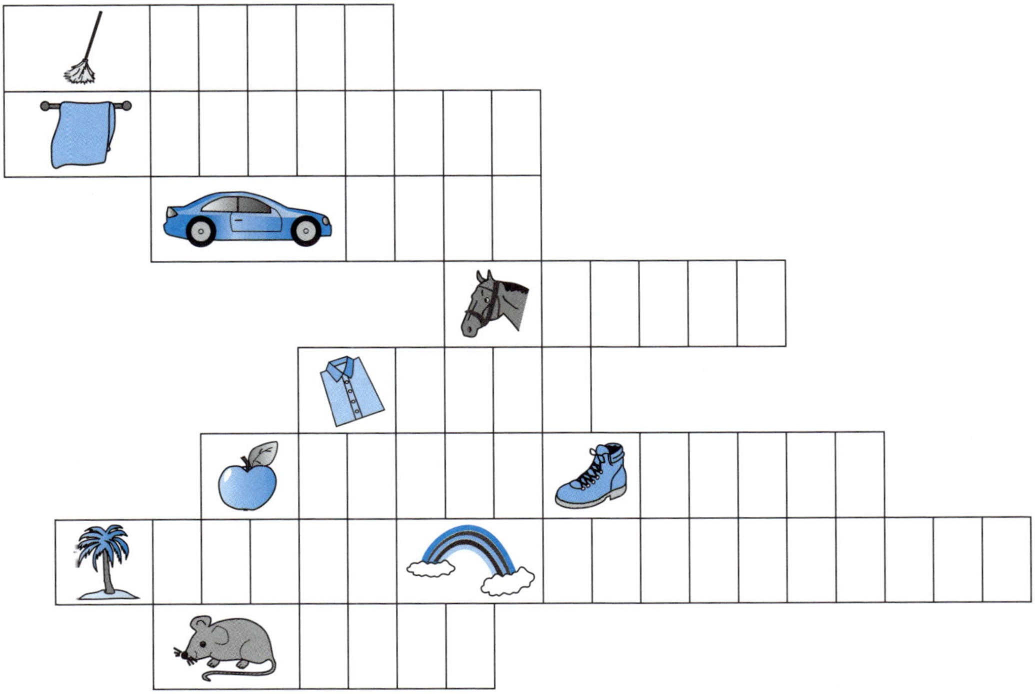

Abb. 17.3 Spielidee: Bilder-Kreuzworträtsel

Sollten dabei erneut Probleme auftreten, so verbessern Sie gemeinsam mit Ihrem Kind den Rechtschreibfehler.

Variante: Um den Rahmen enger zu stecken und die Aufgabe zu erschweren, legen Sie eine Kategorie fest, z. B. Tiere, Fahrzeuge oder Lebensmittel.

17.8 Förderung in Kindertagesstätten und Schulen

In Kindertagestätten besteht meist ein umfangreiches Angebot an Sprachspielen. Hierbei wird oft die phonologische Bewusstheit im weiteren Sinne geschult. Die Entfaltung weiterer Vorläuferfertigkeiten, wie bspw. das Trainieren der auditiven Merkspanne und die Verknüpfung von Laut und Buchstabe, ist heutzutage fest im Kita-Alltag verwurzelt. Sollten Eltern aber das Gefühl haben, dass ihr Kind sprachliche Schwierigkeiten zeigt, so können sie die Erzieherin darüber informieren. Gemeinsam kann dem Verdacht nachgegangen werden und die geeigneten Maßnahmen werden rechtzeitig ergriffen.

Eine spezielle Förderung für LRS-Kinder in der Schule ist nicht selbstverständlich. Jedes Bundesland regelt den Umgang mit LRS-Kindern durch eigene Rahmenrichtlinien, die sich teilweise deutlich unterscheiden (vgl. Bundesverband Legasthenie und Dyskalkulie e. V. 2011). Grundschullehrerinnen werden außerdem nicht notwendigerweise zur Durchführung von Schriftsprachunterricht mit LRS-Kindern ausgebildet. Beim Verdacht auf eine LRS sollten sich Eltern daher erkundigen, inwiefern eine schulische Förderung möglich und für das Kind sinnvoll ist. Häufig ist es angeraten, das Kind in einer therapeutischen Einrichtung vorzustellen. So wird eine Einzelbetreuung mit individuellem Therapieschwerpunkt gewährleistet. Hierfür kommen medizinisch-psychologische, sprachtherapeutische und mitunter auch andere therapeutische Einrichtungen in Frage. Im Zweifelsfalle sollten Eltern sich daran orientieren, ob die dort angebotene Therapie wissenschaftlich untermauert ist (➤ Kap. 17.5). Jedoch müssen Eltern und Schule, auch bei außerschulischer Behandlung der LRS, eng zusammenarbeiten.

Rat

- Seien Sie das Sprachrohr für Ihr Kind. Machen Sie sich dafür stark, dass ihm in der Schule Verständnis entgegengebracht wird.
- Besprechen Sie die Symptomatik der LRS mit der Lehrerin. So können Sie Maßnahmen vereinbaren, die vermeiden, dass Ihr Kind ständig Misserfolge (z. B. beim lauten Vorlesen in der Klasse) erlebt.
- Einigen Sie sich mit der Lehrerin auf sinnvolle Hausaufgaben, die das Kind nicht überfordern.
- Erfragen Sie, ob die Möglichkeit für einen so genannten „Nachteilsausgleich" bei Klassenarbeiten besteht. (Unter „Nachteilsausgleich" versteht man Maßnahmen wie z. B. längere Bearbeitungszeiten oder das Nichteinbeziehen der Rechtschreibung in die Note.)
- Verständigen Sie sich mit der Lehrerin darauf, dass auch kleine, individuelle Lernfortschritte gelobt werden. (Bundesverband Legasthenie und Dyskalkulie e. V. 2011)

Glossar

Diagnoseverfahren (Diagnostik)
Untersuchungsmethode

Diskrepanzkriterium, Alters-
Lese- und/oder Rechtschreibleistung sind zum Alter eines Kindes gegensätzlich

Diskrepanzkriterium, IQ-
Lese- und/oder Rechtschreibleistung sind zum IQ eines Kindes gegensätzlich

Graphem
geschriebener Buchstabe

Phonem
gesprochener Laut

Pseudowort
Wort, das den Regeln der deutschen Schriftsprache entspricht, aber nicht existiert; Bspw. Notsch

Silbe
linguistische Einheit; besteht obligatorisch aus einem Silbenkern und fakultativ aus rechtem und/oder linkem Silbenrand

Vorläuferfertigkeiten
kognitive Fähigkeiten, die zu einem erfolgreichen Schriftspracherwerb beitragen und mit dem Lesen und Schreiben assoziiert werden

17.9 Hinweise zur Vertiefung

VERTIEFENDE LITERATUR

Brandenburger N, Klemenz A (2009). Lese-Rechtschreib-Störungen. Eine modellorientierte Diagnostik mit Therapieansatz. München: Urban & Fischer.

Klicpera C, Schabmann A, Gasteiger-Klicpera B (2003). Legasthenie. Modelle, Diagnose, Therapie und Förderung. München/Basel: Ernst Reinhardt Verlag.

Suchodoletz W von (Hrsg.) (2003). Therapie der Lese-Rechtschreib-Störung (LRS). Traditionelle und alternative Behandlungsmethoden im Überblick. Stuttgart: Kohlhammer.

Warnke A, Hemminger U, Plume E (2004). Elternratgeber Lese-Rechtschreibstörungen. Göttingen: Hogrefe.

INFORMATIVE INTERNETSEITEN

www.bildungsserver.de
www.legasthenie-brandenburg.de
www.legakids.net

VEREINE UND SELBSTHILFEN

http://bvl-legasthenie.de
www.lrs-online.de
www.selbsthilfenetz.de

NÜTZLICHE MATERIALIEN

Buchstabenkärtchen verschiedener Verlage

Café der Tiere: Das Buchstabenbuch für Vorschulkinder und Schulanfänger (Klett)

Detektiv Langohr (Trialogo)

Kreuzworträtsel und Wortsuchspiele verschiedener Verlage

Leichter lesen und schreiben lernen mit der Hexe Susi (Auer Verlag)

PhonoFit-Spiele (ProLog)

LITERATUR

Auer M, Gruber G, Mayringer H, Wimmer H (2005). SLS 5–8. Salzburger Lese-Screening für die Klassenstufen 5–8. Bern: Verlag Hans Huber.

Benevento H, Tønnessen FE, Ersland L, Hugdahl K (2010). Executive working memory processes in dyslexia: Behavioral and fMRI evidence. Scandinavian Journal of Psychology; 51: 192–202.

Birkel P (2007a). Weingartener Grundwortschatz Rechtschreib-Test für 1. und 2. Klassen, WRT 1+. 2. A. Göttingen: Hogrefe.

Birkel P (2007b). Weingartener Grundwortschatz Rechtschreib-Test für 2. und 3. Klassen, WRT 2+. 2. A. Göttingen: Hogrefe.

Birkel P (2007c). Weingartener Grundwortschatz Rechtschreib-Test für dritte und vierte Klassen, WRT 3+. 2. A. Göttingen: Hogrefe.

Birkel P (2007d). Weingartener Grundwortschatz Rechtschreib-Test für vierte und fünfte Klassen der Grund- und Hauptschule, WRT 4+. 2. A. Göttingen: Hogrefe.

Brandenburger N, Klemenz A (2009). Lese-Rechtschreib-Störungen. Eine modellorientierte Diagnostik mit Therapieansatz. München: Urban & Fischer.

Bundesverband Legasthenie und Dyskalkulie e. V. (BVL) (2011): Förderung. Online unter: http://bvl-legasthenie.de/foerderung letzter Zugriff am 2.3.2011.

Byrne B (1998). The foundation of literacy. The child's acquisition of the alphabetic principle. Hove: Psychology Press.

Cholewa J, Heber S, Hollweg W, Mantey S (2008). Die kognitive Neuropsychologie der Störungen des Schriftspracherwerbs. Heilpädagogische Forschung; 4: 174–191.

Costard S (2007). Störungen der Schriftsprache. Modellgeleitete Diagnostik und Therapie. Stuttgart: Thieme.

Denckla MB, Rudel RG (1976). Rapid automatized naming (R. A. N.): Dyslexia differentiated from other learning disabilities. Neuropsychologica; 14: 471–479.

DIMDI (2011). ICD-10-GM. Online unter: http://www.dimdi.de/static/de/klassi/diagnosen/icd10/htmlgm2011/block-f80-f89.htm letzter Zugriff am 2.3.2011.

Grissemann H, Baumberger W (2000). ZLVT 4–6. Zürcher Leseverständnistest für das 4. bis 6. Schuljahr. 2. A. Bern: Verlag Hans Huber.

Grund M, Haug G, Naumann CL (2003a). Diagnostischer Rechtschreibtest für 4. Klassen, DRT 4. In: Hasselhorn M, Marx H, Schneider W (Hrsg.). Deutsche Schultests. 2. A. Göttingen: Beltz.

Grund M, Haug G, Naumann CL (2003b). Diagnostischer Rechtschreibtest für 5. Klassen, DRT 5. In: Hasselhorn M, Marx H, Schneider W (Hrsg.). Deutsche Schultests. 2. A. Göttingen: Beltz.

Huemer SM, Pointner A, Landerl K (2009). Evidenzbasierte LRS-Förderung. Bericht über die wissenschaftlich überprüfte Wirksamkeit von Programmen und Komponenten, die in der LRS-Förderung zum Einsatz kommen. Online unter: http://www.schulpsychologie.at/?id=33 letzter Zugriff am 4.4.2011.

Jansen H, Mannhaupt G, Marx H, Skowronek H (1999) Bielefelder Screening zur Früherkennung von Lese-Rechtschreibschwierigkeiten (BISC). Göttingen: Hogrefe.

Kargl R, Purgstaller C, Weiss S, Fink A (2009). Morpheus. Morphemunterstütztes Grundwortschatz-Segmentierungstraining. Wien: Hogrefe.

Klicpera C, Schabmann A (1993). Lesen und Schreiben – Entwicklung und Schwierigkeiten: Die Wiener Längsschnittuntersuchungen über die Entwicklung, den Verlauf und die Ursachen von Lese- und Schreibschwierigkeiten in der Pflichtschulzeit. Bern: Verlag Hans Huber.

Klicpera C, Schabmann A, Gasteiger-Klicpera B (2003). Legasthenie. Modelle, Diagnose, Therapie und Förderung. München/Basel: Ernst Reinhardt Verlag.

Küspert P, Schneider W (2006). Hören, lauschen, lernen – Sprachspiele für Vorschulkinder. 5. A. Göttingen: Vandenhoeck & Ruprecht.

Küspert P, Weber J, Marx P, Schneider W (2007). Prävention von Lese-Rechtschreibschwierigkeiten. In: Suchodoletz W von (Hrsg.). Prävention von Entwicklungsstörungen. Göttingen: Hogrefe. S. 81–96.

Lehmann RH, Peek R, Poerschke J (2006). Hamburger Lesetest für 3. und 4. Klassen, HAMLET. In: Hasselhorn M, Marx H, Schneider W (Hrsg.). Deutsche Schultests. 2. A. Göttingen: Hogrefe.

Lenhard W, Schneider W (2006). ELFE 1–6. Ein Leseverständnistest für Erst- bis Sechstklässler. In: Hasselhorn M, Marx H, Schneider W (Hrsg.). Deutsche Schultests. Göttingen: Hogrefe.

Linder M, Grissemann H (2000). ZLT. Zürcher Lesetest. 6. A. Bern: Verlag Hans Huber.

Mannhaupt G (2005). Münsteraner Screening. MÜSC. Göttingen: Hogrefe.

Marx H (1998). KNUSPEL-L. Knuspels Leseaufgaben. Göttingen: Hogrefe.

Marx P (2007). Lese- und Rechtschreiberwerb. Paderborn: Ferdinand Schöningh.

Marx P, Weber J (2006). Vorschulische Vorhersage von Lese- und Rechtschreibschwierigkeiten. Neue Befunde zur prognostischen Validität des Bielefelder Screenings (BISC). Zeitschrift für Pädagogische Psychologie; 20(4): 251–259.

May P (2002). Hamburger Schreibprobe 1–9, HSP. Seelze: Verlag für pädagogische Medien.

Mayer A (2009). Blitzschnelle Worterkennung, BliWo. Dortmund: modernes Lernen.

Mayringer H, Wimmer H (2003). SLS 1–4. Salzburger Lese-Screening für die Klassenstufen 1–4. Bern: Verlag Hans Huber.

Moll K, Landerl K (2010). SLRT II. Lese- und Rechtschreibtest. Weiterentwicklung des Salzburger Lese- und Rechtschreibtests (SLRT). Bern: Verlag Hans Huber.

Müller R (2003a). Diagnostischer Rechtschreibtest für 1. Klassen, DRT 1. In: Hasselhorn M, Marx H, Schneider W (Hrsg.). Deutsche Schultests. 2. A. Göttingen: Beltz.

Müller R (2003b). Diagnostischer Rechtschreibtest für 2. Klassen, DRT 2. In: Hasselhorn M, Marx H, Schneider W (Hrsg.). Deutsche Schultests. 4. A. Göttingen: Beltz.

Müller R (2003c). Diagnostischer Rechtschreibtest für 3. Klassen, DRT 3. In: Hasselhorn M, Marx H, Schneider W (Hrsg.). Deutsche Schultests. 4. A. Göttingen: Beltz.

Plume E, Schneider W (2004). Hören, lauschen, lernen 2 – Sprachspiele mit Buchstaben und Lauten für Kinder im Vorschulalter. Göttingen: Vandenhoeck & Ruprecht.

Ptok M (2000). Auditive Verarbeitungs- und Wahrnehmungsstörungen und Legasthenie. Hessisches Ärzteblatt; 2: 52–54.

Ptok M, Berger R, von Deuster C, Lamprecht-Dinnesen A, Nickisch A, Radü HJ, Uttenweiler V (2000). Auditive Verarbeitungs- und Wahrnehmungsstörungen. HNO; 48: 357–360.

Reuter-Liehr C (2000). Lautgetreue Lese-Rechtschreibförderung. Bochum: Verlag Dr. Winkler.

Rieder O (1992). Rechtschreibtest für 6. und 7. Klassen, RST 6–7. In: Ingenkamp K (Hrsg.). Deutsche Schultests. 2. A. Weinheim: Beltz Verlag.

Scheerer-Neumann G (2002). Lese-Rechtschreibschwierigkeiten: Analyse und Förderung. Gesammelte Beiträge. Potsdamer Studien zur Grundschulforschung, 29.

Scheerer-Neumann G, Ritter C (2009). PotsBlitz – Das Potsdamer Lesetraining. Köln: ProLog.

Scerri TS, Schulte-Körne G (2010). Gentetics of developmental dyslexia. European Child and Adolescence Psychiatry; 19: 179–197.

Schneider W, Blanke I, Faust V, Küspert P (2011). WLLP-R. Würzburger Leise Leseprobe – Revision. Göttingen: Hogrefe.

Schneider W, Schlagmüller M, Ennemoser M (2007). LGVT 6–12. Lesegeschwindigkeits- und verständnistest für die Klassen 6–12. In: Hasselhorn M, Marx H, Schneider W (Hrsg.). Deutsche Schultests. Göttingen: Hogrefe.

Schnitzler CD (2008). Phonologische Bewusstheit und Schriftspracherwerb. Stuttgart: Thieme.

Schulte-Körne G (2004). „Lese-Rechtschreib-Störung – Symptomatik, Diagnostik, Verlauf, Ursachen und Förderung". In: Thomé G (Hrsg.). „Lese-Rechtschreib-Schwierigkeiten (LRS) und Legasthenie". Weinheim: Beltz. S. 64–85.

Schulte-Körne G (2007). „Genetik der Lese- und Rechtschreib-Störung". Monatsschrift Kinderheilkunde; 155: 328–336.

Schulte-Körne G, Mathwig F (2000). Das Marburger Rechtschreibtraining. Bochum: Winkler Verlag.

Schulte-Körne G, Deimel W, Remschmidt H (2001). Zur Diagnostik der Lese-Rechtschreibstörung. Zeitschrift für Kinder- und Jugendpsychiatrie und Psychotherapie; 29: 113–116.

Skowronek H, Marx H (1989). The Bielefeld longitudinal study on early identification of risks in learning to write and read: Theoretical background and first results. In: Brambring M, Lösel F, Skowronek H (Hrsg.). Child at Risk: Assessment, Longitudinal Research, and Intervention. New York: De Gruyter. p. 268–294.

Stock C, Schneider W (2008a). Deutscher Rechtschreibtest für das erste und zweite Schuljahr, DERET 1–2+. In: Hasselhorn M, Marx H, Schneider W (Hrsg.). Deutsche Schultests. Göttingen: Hogrefe.

Stock C, Schneider W (2008b). Deutscher Rechtschreibtest für das dritte und vierte Schuljahr, DERET 3–4+. In: Hasselhorn M, Marx H, Schneider W (Hrsg.). Deutsche Schultests. Göttingen: Hogrefe.

Stock C, Marx P, Schneider W (2003). Basiskompetenzen für Lese-Rechtschreibleistungen, BAKO 1–4. In: Hasselhorn M, Marx H, Schneider W (Hrsg.). Deutsche Schultests. Göttingen: Hogrefe.

Walter J (2009). LDL Lernfortschrittsdiagnostik. Ein curriculumbasiertes Verfahren. In: Hasselhorn M, Schneider W, Trautwein U (Hrsg.). Deutsche Schultests. Göttingen: Hogrefe.

Warnke A, Hemminger U, Plume E (2004). Elternratgeber Lese-Rechtschreibstörungen. Göttingen: Hogrefe.

Wimmer H (1993). Characteristics of developmental dyslexia in a regular writing system. Applied Psycholinguistics; 14: 1–22.

Zaps J, Berendes K, Gottal S, Grabherr B, Wittler M, Ptok M (2011). Modellorientierte Aufgabensammlung zur Leistungssteigerung in der phonologischen Informationsverarbeitung, MALI. Köln: ProLog.

17

III Anhang

Anhang 1

Ermittlung des Förderbedarfs im Bereich Sprache (EFIS)

Sandra Niebuhr-Siebert

Name des Kindes:	
Alter des Kindes:	
Datum der Beobachtung:	
In der Einrichtung seit:	
Familiensprache(n):	
Weitere Beobachtungen: (Wann? Durch wen?)	

Hörvermögen

	Kurzbeschreibung
Hörvermögen des Kindes z. B. Unterscheiden von Geräuschen ■ Richtungshören ■ Reaktion auf Ansprache ■ Sprechlautstärke	
Abklärung empfohlen durch Kinderarztpraxis Logopädie SPZ Förderung in der Kita	☐ ☐ ☐ ☐

Aufmerksamkeit und Konzentration

Besonderheiten z. B. in der Länge der Ausdauer ■ im Ablenkverhalten	
Abklärung empfohlen durch Kinderarztpraxis Logopädie SPZ Förderung in der Kita	☐ ☐ ☐ ☐

Beschreibung des Sprachstandes

Zum Kommunikationsverhalten	
	Kurzbeschreibung
Blickkontakt z. B. offen ■ fehlt	
Gesprächsverhalten z. B. beteiligt sich häufig (nicht) an Gesprächen ■ antwortet (nicht) auf Fragen ■ erzählt nicht (nach)	
Nutzung nonverbaler Ersatzstrategien z. B. häufige/kaum Verwendung von Zeigegesten	
Vermeidungsverhalten z. B. schweigt ■ lenkt vom Gespräch ab ■ „weiß-ich-nicht-Antworten" ■ vermeidet Gespräche	
Zur Aussprache	
	Kurzbeschreibung
Lautinventar z. B. vollständig ■ altersgemäß ■ es fehlen Laute ■ Laute werden ersetzt durch andere Laute ■ Konsonantenverbindungen werden nicht realisiert (/br/, /sp/, /kr/, /dr/)	
Sprechgeschwindigkeit z. B. unauffällig ■ zu schnell ■ zu langsam ■ verhaspelt sich häufig ■ verschluckt Endungen eines Wortes	
Sprechrhythmus z. B. unauffällig ■ monoton ■ stottert ■ fehlende Sprechpausen ■ abweichende Silben- oder Wortbetonung	
Zum Wortschatz	
	Kurzbeschreibung
eingeschränkter oder verzögerter Erwerb von Wörtern und Wortbedeutungen z. B. viele/wenig Verben ■ viele/keine oder kaum zusammengesetzte Verben ■ (einkaufen) ■ richtiger/falscher kontextueller Gebrauch von Verben ■ viele/keine oder kaum zusammengesetzte Nomen (Apfelbaum) ■ richtiger/falscher Kontextgebrauch von Nomen ■ viele/wenig Adjektive ■ viele/wenig Präpositionen (auf, unter, in)■ richtiger/falscher Gebrauch von Präpositionen ■ Ersatzformen von Präpositionen (bei) ■ viel/wenig Adverbiale (morgens) ■ generell reduzierter Wortschatz	
semantische Fehlleistungen z. B. Ersetzung eines Zielwortes durch unspezifischen Oberbegriff („Mama" für alle Betreuungspersonen) ■ keine oder kaum Verwendung von Oberbegriffen ■ (Besteck, Tiere, Kleidung) ■ Benutzung von Passe-partout-Wörtern (das Dingsbums) ■ häufige Verwendung von Allzweckverben (machen, tun) ■ nicht sinnvolle Umschreibungen durch funktionale Beschreibung (Damit kann man spielen.) ■ häufige Verwendung von Zeigewörtern (da, hier)	

Zur Grammatik	
	Kurzbeschreibung
Verb im Satz z. B. vorhandene/fehlende Subjekt-Verb-Kongruenz (er gehen) ■ (Probleme in der) Bildung der „du –st-Form" ■ vorhandene/fehlende Zeitformmarkierung (er war gehen)	
Nomen im Satz z. B. vorhandene/fehlende oder fehlerhafte Pluralmarkierung (die Büchen, die Buch) ■ (Stagnation im) Erwerb des Kasussystems (Fälle): der Nominativ (1. Fall) wird auf den Akkusativ (4. Fall) und Dativ (3. Fall) übergeneralisiert (Peter sieht der Mond) ■ unvollständiges Kasussystem: der Akkusativ wird noch auf den Dativkontext übergeneralisiert (das Buch liegt auf den Tisch) ■ falsche Zuweisung des Genus (Geschlechts) oder Verwendung einer neutralen Platzhalterform („de" statt der, die, das)	
Satzkomplexität z. B. schneller/verzögerter Übergang von Einwort- zu Mehrwortäußerungen ■ umfangreiche/reduzierte Äußerungslänge und Satzkomplexität ■ Gebrauch/Auslassungen von obligatorischen Satzteilen wie Subjekt, Verb, eventuell Objekt ■ Gebrauch/Auslassungen von Funktionswörtern, wie etwa Auxiliaren (haben, sein in: wir [haben] gemalt) ■ Gebrauch/Auslassung des obligatorischen Artikels (Ich fahre mit […] Bus.) ■ Gebrauch/Auslassung von Präpositionen (auf, in, zwischen) ■ Gebrauch von präpositionalen Ersatzformen (bei)	
Wortstellungsfehler z. B. Endstellung des flektierten Verbs im Aussagesatz (Anna Ball spielt.) ■ falsche Platzierung von Negationselementen, wie „nicht" oder „kein" (Ich keine Wurst will haben.) ■ fehlende Trennung von Verb und Verbpräfix (Anna einkaufen.)	
Variabilität im Gebrauch von Satztypen z. B. es werden (nicht) alle Satzarten ausgeschöpft, z. B. viele/wenig oder keine Fragesätze, viele/wenig oder keine Aufforderungssätze, wenig oder keine Nebensätze	
Flexibilität von Satzmustern z. B. flexible/starre Satzmuster ■ viele/keine oder falsche Bildung von Inversionen ■ (Und dann der Mann kommt da.)	
Sonstiges:	
Abklärung empfohlen durch Kinderarzt Logopädie SPZ Förderung in der Kita	☐ ☐ ☐ ☐

Lernerbiografie

	Wenn ja, bitte kurz beschreiben
Gibt es zur Entwicklung des Kindes weitere Beobachtungen? Sprachlerntagebuch ■ andere Diagnose- oder Beobachtungsergebnisse ■ weitere Untersuchungsergebnisse von Ärzten oder von Therapeuten	

Medienkonsum

	Wenn ja, bitte kurz beschreiben
Ist der Fernsehkonsum des Kindes bekannt? Wie viel? ■ Wann? ■ Was? ■ Mit wem? ■ Können Eltern eine Empfehlung über eine Kindersendung geben?	
Hat das Kind zu Hause Kinderbücher? Kind kennt Kinderbücher ■ Kind kann ein Lieblingsbuch benennen ■ Eltern können auf Nachfrage Kinderbücher empfehlen?	
Wird in der Kita häufig gemeinsam gelesen oder vorgelesen? Vorhandensein von Leseecke, Leserituale, Lesespiele ■ Anschlussgespräche nach dem Vorlesen von Geschichten ■ Kind erzählt Geschichten (nach)	
Werden in der Kita regelmäßig Hörspiele gehört? Welche Hörspiele mag das Kind? ■ Lauscht das Kind aufmerksam einer Geschichte? ■ Eltern können auf Nachfrage Hörspielempfehlungen abgeben?	
Kinderlieder Kennt das Kind Kinderlieder? ■ Kann das Kind Kinderlieder mitmachen oder mitsingen?	

Fazit

Anhang 2

Elternfragebogen

Feststellung des Sprachförderpotenzials in Familien

Sandra Niebuhr-Siebert

Name des Kindes: ______________________

Datum: ______________________

Sprachen

Welche Sprachen spricht Ihr Kind?	
Welche Sprache spricht Ihr Kind Ihrer Meinung nach am besten?	
In welcher Sprache sprechen Sie vorwiegend mit Ihrem Kind? In welcher Sprache sprechen der Vater/Ihr/e Partner/in und die Geschwister des Kindes mit Ihrem Kind?	Mutter: Vater: Geschwister:
Zeigt(e) Ihr Kind im Erwerb seiner Muttersprache Auffälligkeiten? z. B. im Spracherwerb sehr langsam ■ Kind benutzt nur wenig Wörter ■ Kind spricht ungrammatisch ■ Kind hat eine undeutliche Aussprache	

Diagnostik

Gibt es zur Entwicklung Ihres Kindes weitere Beobachtungen oder Testergebnisse? Untersuchungsergebnisse von Ärztinnen oder Therapeutinnen	

Medienkonsum

Wie viel Fernsehen darf Ihr Kind zu Hause?		
Mehr als zwei Stunden täglich?	☐ ja	☐ nein
Wann? Eher morgens, mittags, abends?		
Kennen Sie die Inhalte der Sendungen?	☐ eher ja	☐ eher nein
Wählen Sie Fernsehangebote bewusst aus?	☐ eher ja	☐ eher nein
Wie heißt die derzeitige Lieblingssendung Ihres Kindes?		
In welcher Sprache sieht Ihr Kind am häufigsten fern?		
Hat Ihr Kind Kinderbücher zu Hause?		
Mehr als zehn Kinderbücher?	☐ ja	☐ nein
Welches Kinderbuch können Sie empfehlen?		
Welches Lieblingsbuch hat Ihr Kind zurzeit?		
Lesen Sie Ihrem Kind mindestens zwei Mal in der Woche vor?	☐ eher ja	☐ eher nein
Besprechen Sie mit Ihrem Kind Buchinhalte?	☐ eher ja	☐ eher nein
Haben Sie Leserituale zu Hause? (z. B. Lesen vor dem Schlafengehen, Lesen auf einem Lesesofa)		
Hat Ihr Kind Bücher in seiner Muttersprache?	☐ ja	☐ nein
Hat Ihr Kind Bücher auf Deutsch?	☐ ja	☐ nein
Lesen Sie selbst regelmäßig Bücher?	☐ ja	☐ nein
Hat Ihr Kind Hörspiele auf CD oder Kassette zu Hause? Geschichten und Märchen zum Anhören auf CD oder Kassette		
Werden zu Hause mehr als zweimal die Woche Hörspiele gehört?	☐ eher ja	☐ eher nein
Welches Lieblingshörspiel hat Ihr Kind zurzeit?		
Welches Hörspiel können Sie empfehlen?		
In welcher Sprache hört Ihr Kind häufiger Hörspiele?		
Kinderlieder		
Singen Sie zu Hause gemeinsam mit Ihrem Kind Kinderlieder? In welcher Sprache?	☐ ja	☐ nein
Welches Kinderlied kann Ihr Kind mitsingen oder mitmachen?		
Hören Sie gemeinsam CDs oder Kassetten mit Kinderliedern?		

Freizeitaktivitäten

Kontakte			
Hat Ihr Kind in der Freizeit Kontakt zu anderen Kindern?	☐ häufig	☐ selten	☐ eher nicht
Bekommen Sie von anderen Familien mit Kindern Besuch?	☐ häufig	☐ selten	☐ eher nicht
Verabreden Sie sich mit anderen Eltern auf dem Spielplatz oder im Park?	☐ häufig	☐ selten	☐ eher nicht
Schläft Ihr Kind manchmal auch allein bei Freunden oder Verwandten?	☐ häufig	☐ selten	☐ eher nicht
Gemeinsame Ausflüge: Waren Sie mit Ihrem Kind schon…			
im Zoo?	☐ häufig	☐ selten	☐ eher nicht
im Museum?	☐ häufig	☐ selten	☐ eher nicht
im Theater, in der Oper?	☐ häufig	☐ selten	☐ eher nicht
im Wald, am See, im Gebirge?	☐ häufig	☐ selten	☐ eher nicht
im Zug, in der S-Bahn, im Bus, im Auto?	☐ häufig	☐ selten	☐ eher nicht
gemeinsam im Urlaub in einem anderen Land?	☐ häufig	☐ selten	☐ eher nicht
Beziehen Sie Ihr Kind in Haushaltsarbeiten mit ein, z. B.			
beim Kochen und Backen?	☐ häufig	☐ selten	☐ eher nicht
beim Saubermachen und Abwaschen?	☐ häufig	☐ selten	☐ eher nicht
beim Müll runter tragen, beim Tischdecken?	☐ häufig	☐ selten	☐ eher nicht
Rituale zu Hause?			
Haben Sie besondere Rituale zu Hause? Welche und zu welcher Tageszeit?			
Gespräche			
Sprechen Sie mit Ihrem Kind regelmäßig über die Tageseindrücke Ihres Kindes?	☐ häufig	☐ selten	☐ eher nicht
Wann? Eher morgens, nachmittags, abends?			
Wo? Auf dem Weg von der Kita nach Hause, beim Abendessen, vor dem Zubettgehen?			
Über welche Themen?			
Einschätzung Sprachentwicklung			
Ist die Sprachentwicklung des Kindes Ihrer Meinung nach altersgerecht?			
Was sollte Ihrer Meinung nach bei Ihrem Kind besonders gefördert werden?			
Worin sehen Sie für sich Beratungsbedarf?			
Gibt es etwas, worum Sie sich in der Entwicklung Ihres Kindes Sorgen machen?			

Anhang 3

Was ein Kind zum Sprechenlernen braucht

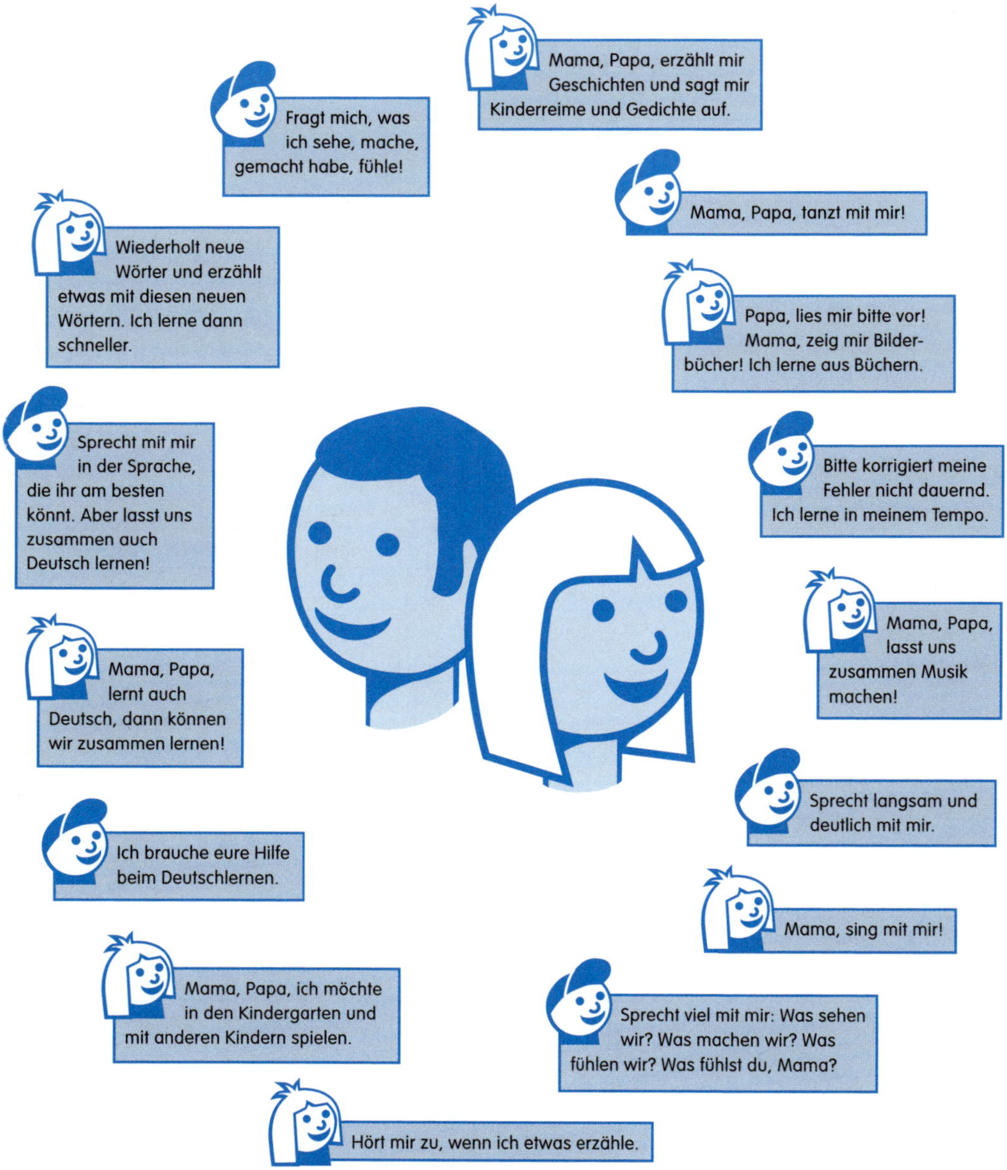

Abbildung: gezeichnet von Marc Musenberg, erstellt von Niebuhr-Siebert und Pochert (Berliner Senat, unveröffentl. Manuskript)

Anhang 4

Hilfen für das Sprechenlernen

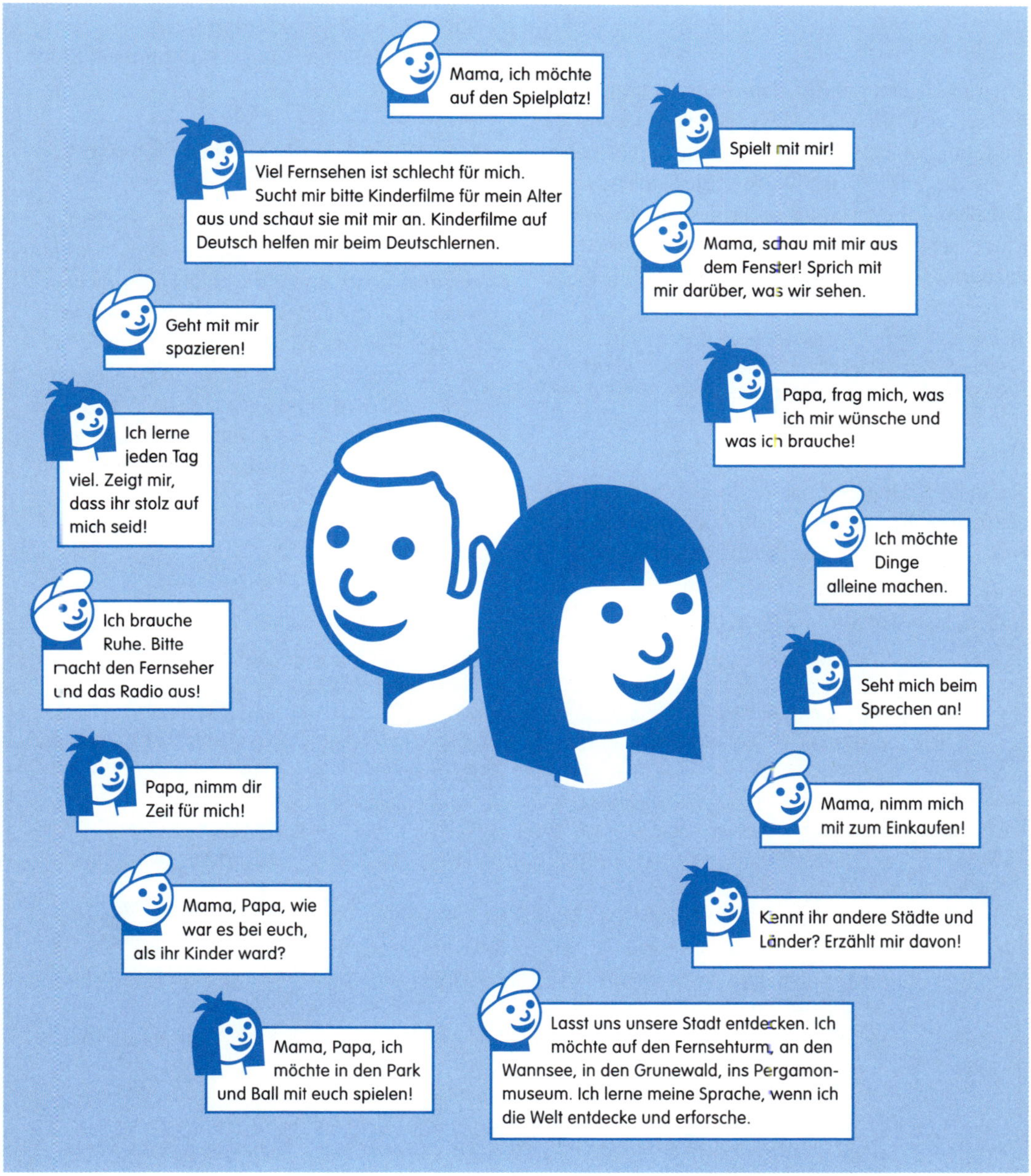

Abbildung: gezeichnet von Marc Musenberg, erstellt von Niebuhr-Siebert und Pochert (Berliner Senat, unveröffentl. Manuskript)

Anhang 5

Umgang mit Medien

Sandra Niebuhr-Siebert

Wird an Medien gedacht, dann in erster Linie an das Fernsehen. Doch unser Alltag wird von vielerlei Medien mitgestaltet: Bücher, Zeitungen, Fernsehen, Computer, CDs, DVDs, Blu-rays. Sie Kindern vorzuenthalten, wäre unsinnig, schon deshalb, weil sie für Kinder sehr attraktiv sind. Angeraten aber ist ein reflektierter Umgang mit ihnen.

WICHTIG

In der Auswahl geeigneter Medien muss es darum gehen, was diese Medien für Inhalte präsentieren und auf welche Art und Weise sie es tun.

Nicht das Buch an sich ist für die Entwicklung anregend, sondern der unterhaltsame, vielleicht auch zum Denken oder zur Fantasie anregende Inhalt.

Unter diesem Aspekt sollten alle Medieninhalte bewertet werden:

- Fördert der mediale Inhalt mein Kind oder wird es durch das Thema sowie die Art und Weise der Darbietung überfordert?
- Verdrängt die Mediennutzung eine Aktivität, die für mein Kind gerade besser wäre?
- Wie viel Mediennutzung ist gut für mein Kind?

Info!

Können Medien die kindliche Sprachentwicklung fördern?

Grundsätzlich können Medien die zwischenmenschliche Interaktion nicht ersetzen. Das Miteinander Reden ist für die kindliche Sprachentwicklung die wichtigste Form. Studien zeigen positive wie negative Wirkungen auf die Sprachentwicklung. Negativ ist meist ein Zuviel an ungeeigneten Medieninhalten. Für die Auswahl geeigneter Medien kann es hilfreich sein, sich die sprachförderlichen Potenziale von Medien vorurteilsfrei vorzuhalten.

Tab. 1 Mediale Potenziale für die Sprachförderung

Bücher	• bieten schriftsprachlich orientierte Sprache an und fördern somit die Erzählfähigkeit • fördern in Vorlesesituationen die Kommunikation zwischen Eltern und Kind • fördern die kindliche Vorstellungskraft • einzelne Bilder erleichtern das sprachliche Verstehen und ermöglichen ein gemeinsames Gespräch • ermöglichen neue Erfahrungswelten und können den Wortschatz erweitern
Hör-CDs, Hörspiele auf CDs oder Kassetten	• bieten schriftsprachlich orientierte Sprache an und fördern somit die Erzählfähigkeit • bieten Rhythmus, Geräusche, Musik, die die Aufmerksamkeit auf die Sprache lenken und das Verstehen erleichtern können: (Beispiel: man hört Regen tatsächlich tröpfeln und muss sich das nicht nur vorstellen) • ermöglichen neue Erfahrungswelten und können den Wortschatz erweitern
Filme auf DVD, Blu-Ray	• bieten teilweise schriftsprachlich orientierte Sprache an und fördern somit die Erzählfähigkeit • bieten bewegte Bilder, die das Verstehen erleichtern, aber vom sprachlichen Input ablenken können • ermöglichen neue Erfahrungswelten und können den Wortschatz erweitern
Fernsehen	• bietet bei kluger elterlicher Auswahl Filme mit teilweise schriftsprachlich orientierter Sprache, die ebenfalls die Erzählfähigkeit fördern • bietet bewegte Bilder, die das Verstehen erleichtern, aber vom sprachlichen Input ablenken können • ermöglicht neue Erfahrungswelten und kann den Wortschatz erweitern • kann bei unzureichender Vorauswahl ungeeignete Lerninhalte und für das Kind unbrauchbaren sprachlichen Input bieten
Computer: Computerspiele	• können schriftsprachlich orientierte Sprache anbieten und so die Erzählfähigkeit der Kinder fördern • bieten bewegte Bilder, die das Verstehen erleichtern, aber vom sprachlichen Input ablenken können • bieten die Möglichkeit der unmittelbaren Interaktion mit dem Medium • ermöglichen neue Erfahrungswelten und können den Wortschatz erweitern

Anhang 6

Wie kann ich mein Kind in seiner Sprachentwicklung unterstützen?

Sandra Niebuhr-Siebert

Unterstützen Sie Ihr Kind in seiner Sprachentwicklung.

Spaß am Sprechen haben

Nur wenn ein Kind Freude am Sprechen hat, spricht es auch. Wie selbstverständlich sollte Sprache und Sprechen den Alltag begleiten. Ein Kind kann zum Sprechen angeregt werden, indem ihm Fragen gestellt werden: „Was hast du heute im Kindergarten gemacht?“ „Warum siehst du so traurig aus?“ „Was wollen wir morgen gemeinsam unternehmen?“

Dem Kind ein Sprachvorbild sein

Sprachvorbild zu sein, bedeutet zunächst einmal sich selbst beim Sprechen zu beobachten, sensibel für seinen eigenen Sprachgebrauch zu werden, einzuschätzen, ob man selbst eher ein Sprachmuffel oder Dauerredner ist. Es bedeutet auch, darauf zu achten, klar, verständlich und deutlich zu sprechen.

Den Alltag sprachlich begleiten

Kinder haben die Aufgabe herauszufinden, was Worte bedeuten und wie sie zu Sätzen zusammengefügt werden. Das können sie besonders gut, wenn Erwachsene ihre alltäglichen Handlungen sprachlich begleiten. Nicht stillschweigend vor sich hin leben, sondern benennen, was Sie gerade in der Hand haben oder beschreiben, was Sie gerade tun oder wie Sie sich fühlen.

Zuhören können

Wirklich zuzuhören ist gar nicht so einfach und wird meistens unterschätzt. Wie häufig erwischen wir uns selbst dabei, mit den Gedanken nicht bei unserer Gesprächspartnerin, sondern ganz woanders zu sein. Häufig neigen wir dazu, andere zu unterbrechen. Kinder brauchen oft etwas länger, um sprachlich auszudrücken, was sie sagen möchten. Es ist wichtig, dem Kind diese Zeit zu geben. Lassen Sie Kinder ausreden, ermuntern Sie sie dazu weiterzusprechen. Nehmen Sie ihnen das Reden nicht ab, indem Sie Sätze vorschnell selbst vervollständigen.

Sprachversuche des Kindes annehmen

Kinder machen in ihren Sprachversuchen Fehler. Die Aussprache von Lauten ist anfangs nicht immer korrekt, sie verhaspeln sich, stottern, stellen Wörter im Satz nicht an ihren richtigen Platz, benutzen falsche Wortendungen. Fehler gehören zum Spracherwerb dazu und sind völlig normal. Natürlich kann ein Kind auch Schwierigkeiten mit dem Spracherwerb haben, braucht vielleicht professionelle Unterstützung. In jedem Fall ist es wichtig, ein Kind nicht unter Druck zu setzen oder ihm seine Fehler vorzuhalten.

Äußerungen verbessern

Natürlich können und sollen die Äußerungen der Kinder verbessert werden. Es kommt dabei nur darauf an, auf welche Art und Weise das Verbessern geschieht. Hilfreich ist es für das Kind, wenn Sie die falsche oder noch nicht ganz richtige Aussage einfach nur annehmend richtig wiederholen und die Aussage dabei gegebenenfalls inhaltlich erweitern. Beispiel: Das Kind sagt: „Auto put dedannen.“ Und ein Erwachsener reagiert darauf: „Oh ja, tatsächlich, das Auto ist kaputt gegangen (Wiederholung). Schade! Komm wir schauen, ob wir das Auto reparieren können“ (Erweiterung).

Sich Zeit nehmen

In jedem Fall wird ein Kind in seiner Sprachentwicklung unterstützt, wenn Erwachsene sich für ihre Kinder Zeit nehmen. Zusammen spielen und gemeinsam den Alltag bewältigen, sollte selbstverständlich sein, ist es aber nicht. Das Berufsleben und die täglichen Verpflichtungen gehen häufig zu Lasten der Zeit, die Eltern mit Kindern verbringen. Umso wichtiger ist es, die verbleibende Zeit bewusst miteinander zu verbringen.

Anhang 7

Sprachentwicklung auf einen Blick

	Kommunikation	Sprachverständnis	Wortschatz	Artikulation	Grammatik
bis zur Geburt		• Kind nimmt Stimmen und Geräusche wahr		• Kind trainiert Lippen, Zunge und Gaumen	
bis ca. 3 Monate	• durch Schreien und Mimik drückt Kind Wohlbefinden und Unbehagen aus	• Kind reagiert auf laute Geräusche			
bis ca. 4 Monate	• Kind lächelt bewusst	• Kind versteht Stimmungen über Stimmklang und Satzmelodie		• Kind macht erste lautähnliche Äußerungen	
bis ca. 6 Monate		• Kind wendet den Kopf zu einer Geräuschquelle		• Lautbestand des Kindes erweitert sich	
bis ca. 9 Monate		• Kind reagiert darauf, wenn der eigene Name gerufen wird; Kind wendet sich gezielt einer Geräuschquelle zu		• Kind kombiniert Verschluss- mit Öffnungslauten, z. B. waa, gaa	
bis ca. 10 Monate				• gehörte Laute werden vom Kind gespeichert, erste Laute und Mundbewegungen werden nachgeahmt	
bis ca. 12 Monate		• Kind beginnt die Bedeutung von Wörtern zu verstehen, für das Verständnis sind Mimik, Gestik und Tonfall des Gesprächspartners sehr wichtig		• Kind ahmt Mundbewegungen nach • Kind produziert mit Freude Doppelsilben (dadada) und Silbenketten zunächst ohne Sinnbezug (gadidu)	
bis ca. 1–½ Jahren	• Eltern und Kind schauen bewusst gemeinsam auf das Gleiche	• Kind versteht mehr Wörter, als es selbst sagen kann	• erste Wörter		• Einwortäußerungen bekommen die Bedeutung von ganzen Sätzen, z. B. Ball! kann bedeuten: Ich möchte den Ball haben! Spiel mit mir! Da ist der Ball.

bis ca. 2 Jahre		• Kind versteht einfache alltägliche Fragen und Aufforderungen; das Kind versteht Eigenschaften wie lieb, heiß, weich	• Kind erweitert seinen Wortschatz (es bezeichnet Gegenstände, Personen, erste Tätigkeiten); Kind beherrscht ca. 50 Wörter	• Kind übt die Aussprache einzelner Wörter; die Aussprache einzelner Wörter muss aber noch nicht korrekt sein	
bis ca. 2 ½ Jahre	• Kind benennt sich mit eigenem Namen	• Grammatik wird zum Verstehen genutzt	• der Wortschatz erweitert sich explosionsartig; Kind beherrscht ca. 250 Wörter, benutzt Tätigkeitswörter wie schlafen, essen oder rufen; es benutzt erste Eigenschaftswörter wie groß, schön, kalt	• Kind benutzt alle Vokale: a, e, i, o, u; Kind beherrscht Laute wie m, b, p, und eventuell auch schon d, f, l, n, t, w; erste komplizierte Lautverbindungen werden vom Kind ausgesprochen: z. B. ch, kn, gl	• Kind bildet kurze Sätze; Zweiwortäußerungen; Verben stehen ungebeugt am Ende eines Satzes, z. B. Ball haben!; Kind gebraucht verschiedene Wortarten, z. B. Ball, laufen, schön, mein
bis ca. 3 Jahre	• Warum-Fragealter beginnt; Kind führt Selbstgespräche mit Puppen und Tieren	• Verstehen von Präpositionen, z. B. in, auf, über, unter	• Kind erfindet neue Wörter, z. B. Hosenhalter, Bestimmer; Kind erkennt und benennt erste Farben		• Länge einer Äußerung nimmt zu
bis ca. 4 Jahre	• Kind benennt sich mit ich; Kind erweitert sein Wissen durch Fragen, z. B. wo, wer, was, warum	• Kind versteht Gegensätze und Abstufungen, z. B. groß – größer, groß – klein	• Kind beherrscht ca. 800 Wörter; erste Zuordnung der Artikeln der, die, das	• Lautsystem komplett bis auf evtl. s, sch, r und schwierige Lautverbindungen, wie br, dr, kn	• die Endungen von Verben sind häufig korrekt, z. B. er geht, ich gehe; Fehler entstehen noch bei unregelmäßigen Formen, z. B. er ist gegangt; das gebeugte Verb steht zunehmend an zweiter Position im Satz, z. B. Peter malt ein Bild.
bis ca. 6 Jahre	• Kind erzählt kleine Geschichten; es beschreibt, was die Figuren in seinen Büchern machen	• Kind versteht Sachverhalte und Aufgabenstellungen, die den eigenen Lebensbereich betreffen	• Kind spricht etwa 1.500 Wörter; Kind benutzt Präpositionen, z. B. auf, über, unter in, neben; Kind hat Vorstellung von Vergangenheit, Gegenwart und Zukunft, benennt einzelne Körperteile und erklärt ihre Funktion		• Kind bildet vollständige Sätze; auch Nebensätze werden gebildet, z. B. Der Junge weint, weil der Hund bellt.
ab ca. 6 Jahren	• Kind beherrscht Kommunikationsregeln sicher	• Kind fragt nach Bedeutung von Wörtern, die es nicht kennt	• Grundwortschatz ist vorhanden, ca. 3.000–7.000 Wörter; der Wortschatz entwickelt sich ständig weiter, vor allem in speziellen Sachgebieten	• Kind beherrscht die Laute seiner Muttersprache sicher	• fehlerfreie Grammatik; auch Vergangenheitsform wird verwendet, z. B. Das Mädchen ging zum Kindergarten.

Register